精神医学入門

西丸四方
西丸甫夫 共著

改訂25版

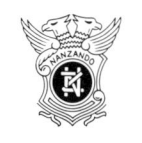

南山堂

An Introduction to Psychiatry

Shiho Nishimaru, M.D.

Toshio Nishimaru, M.D.

NANZANDO COMPANY, LIMITED
Tokyo

この本を
故内村祐之先生に
ささげる

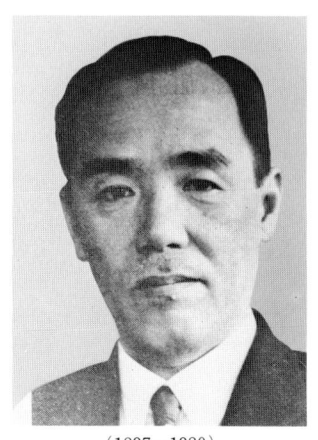

(1897〜1980)

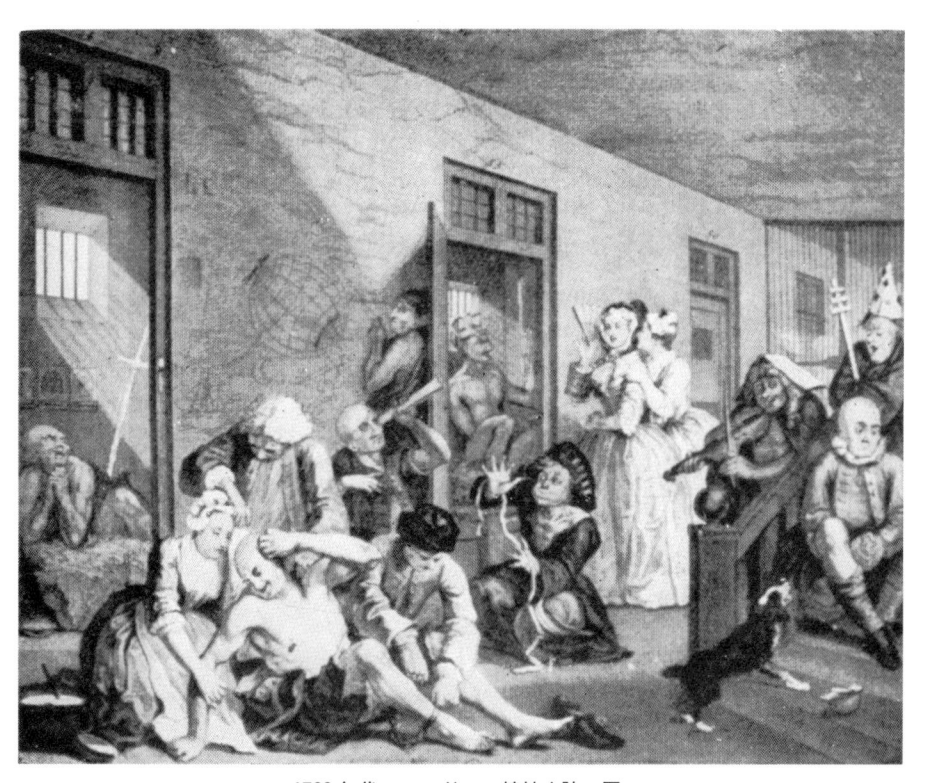

1700年代のロンドンの精神病院の図

18世紀のロンドンのベドラム Bedlam（ベツレヘム）精神病院の光景．この病院は13世紀に建てられたもので，ベドラムといえば精神病院の代名詞となったほどのものである．18世紀の終わりに，ここの所長，薬剤師ハズラム Haslam がはじめて進行麻痺の像を記載した．立派な観察者であったが管理は下手であった．なぜ薬剤師が院長であったかといえば，この頃は精神病院の院長になる医師はあまりいなかったらしい．昔の薬剤師は今日の町のきぐすりやのようなもので，今なら開業医や家庭医のように病気の相談もして薬を売るのが当然であったので，精神障害の相談もしていたろう．それで精神病院長も勤まったのであろう．

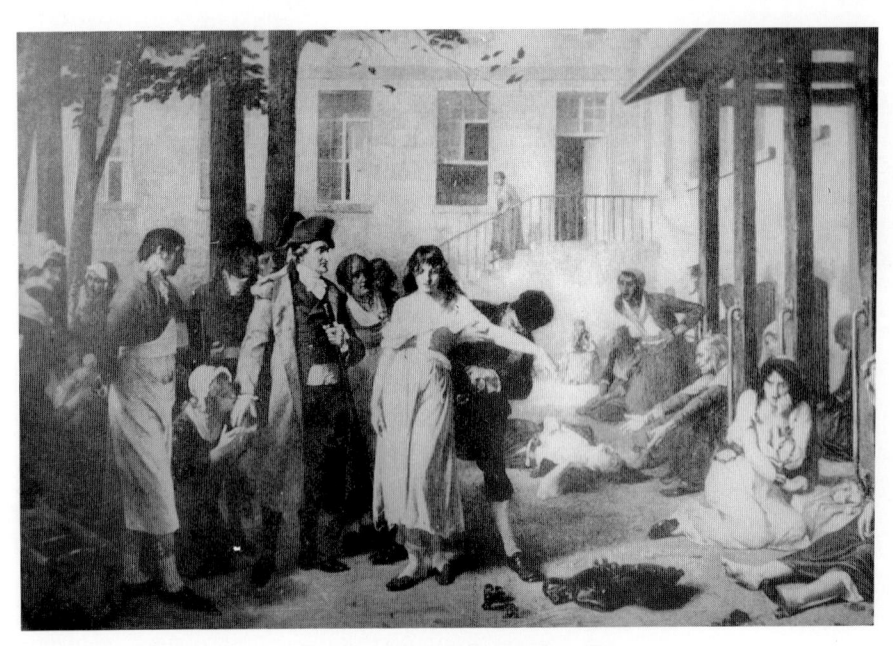

ピネルが精神病患者を解放する図
（フルゥーリー）

第 24 版 の 序

　昔，戦争中結核で病臥する身となり，その無聊を紛らわすために内村先生からシュナイダーの「精神医学講義」でも訳してみないかとのおすすめで，1939年に訳しおわり1943年に南山堂から出していただいた．この本は1936年大学卒業後，精神医学を志して，その理解に苦しんだころ先生から紹介されて，目がさめる思いがしたものである．シュナイダーの本は空襲時原版は焼失し絶版になったが，1977年復刊された（みすず書房）．この本のおかげで戦争末期から戦後の混乱期にかけて東京女子医専の講義を仰せつかったときに，任務を果たせたのであるが，この頃は敗戦前後で何の教科書も手に入らなかったので，聴講者の有志が私の講義を基にしてプリントを作り配布していたのが南山堂の編集者の河田孫一郎さんの目にとまり，一冊の教科書とすることをすすめられて，小さな教科書らしくまとめられたのがこの「精神医学入門」である．

　内外の精神医学の教科書はいずれもむずかしくて理解に困難であるので，初心者当時苦労した経験から，普通の教科書と違って平易な叙述と構成に工夫をこらして，かなり特異な形の，教科書ともいえない入門書としたが，思いのほか多くの読者を得て，改訂を重ねつつ，50年も生命を保っている．「入門」と題しているので初心者にも理解しうるように努めたが，易しいことばかり述べているのでもなく，高いものの平易化をも志した．それで医学専門でない方々にもだいぶ読者があったようである．

　わが国の教科書も欧米の手軽な教科書も，このごろは要点だけをつまんだ，試験目的の無味乾燥なものが多くなってしまったが，これは受験には便利かもしれぬにしても砂をかむように味気なく，おもしろくなくなってしまった．本書はこれに逆行して興味深く読めるように，実際の症例や写真を多数に挿入したり，昔からの有名な症例も多く引用したりして，ありありと病像を画き出すことを心掛けた．

　本書の記述は精神医学ではどう考えるか，いかにしてこうなってきたかという，動的な見方と過去からの時間的な経緯を考えつつ，現在の横断面のみでな

く時間的縦断面からも述べることにし，一つの流派だけでなく各国各流派についても具体的に画き出した．このごろはアメリカ式の術語定義規定体裁に従うものが多いが，これが絶対的なものとは思えないので，著者独自の分類配列を行い，他の諸国諸流派のことも入れ，また用語に英語のみならず，独仏語も入っているのは，まだ過去の遺産で現在に生きているものが多いからである．

写真は薬を用いない古いころのものを掲載したが，これはなまのままの像と，支障のないものを使うためである．精神医学に名の出る著名な人物の肖像も集めたが，これは思いのほか困難なことで，このためにジャン・ドレ，鈴木知準，中井久夫，小俣和一郎，片桐隆，永田丕，香川靖雄の諸氏の援助を得た．

なお著者も老いたので，今回及びその後の改訂増補のため息子の援助を必要とするようになり，著者を連名とする．今回改版に当たり，100個所あまり改訂増補を行った．

1996年3月

今回増刷に当たりいくつか追加，改訂を行った．

2000年4月

西　丸　四　方

改訂にあたって

　今回南山堂より増刷するが改訂は必要かどうか，とのお話をいただいた．改訂するとなれば2002年2月14日父が他界して以後初めてとなる．父からは改訂増補の際には，DSM，ICD等の操作的診断基準には準拠しないこと，大幅な改訂は行わないこと，薬物の改訂は順次行うことの三点につき口頭で伝えられていたが，今回は著者の意思を尊重し，急を要する部分のみ最小限の変更にとどめることとした．特に精神分裂病の呼称変更に関しては父自身，時代に即応した変更として好意的に受け取っていたことでもあったため，原則として統合失調症と変更させていただくことにした．痴呆から認知症への変更も同様の理由による．ただし本書の性格上，文脈の関係，更には歴史的経緯等から修正できかねる部分もあるため，そういったところは原著の香気を損なわないためにも敢えて旧来のまま残した．どうか御容赦いただきたい．

　父亡き後も快く出版継続をご承諾いただいた南山堂の皆様ならびに購読下さる読者の皆様に，父にかわって心より感謝申し上げ御礼の言葉としたい．

2006年3月

西　丸　甫　夫

目　次

I．精神障害の体系

1　精神障害の組立て · · · · · · · · · · · · · · · 3
§1．精神現象 · 3
§2．異常精神現象 · · · · · · · · · · · · · · · · · · 6
§3．異常精神現象の諸像 · · · · · · · · · · · · · · 12
　　A．神経衰弱状態 · · · · · · · · · · · · · · · · 12
　　B．減動増動状態 · · · · · · · · · · · · · · · · 16
　　C．幻覚妄想状態 · · · · · · · · · · · · · · · · 20
　　D．錯乱状態 · · · · · · · · · · · · · · · · · · 22
　　E．記憶減退状態 · · · · · · · · · · · · · · · · 24
　　F．欠陥状態 · · · · · · · · · · · · · · · · · · 26
§4．精神障害の分類と編成 · · · · · · · · · · · · · 29

2　人格と反応の異常 · · · · · · · · · · · · · · · 48
§1．概　念 · 48
§2．異常性格の型 · · · · · · · · · · · · · · · · · 52
　　A．シュナイダーの分類 · · · · · · · · · · · · · 53
　　B．クレペリンの分類 · · · · · · · · · · · · · · 58
　　C．クレッチマーの分類 · · · · · · · · · · · · · 59
　　D．アメリカ派の分類 · · · · · · · · · · · · · · 59
§3．異常心因反応，神経症 · · · · · · · · · · · · · 60
§4．異常心因反応の分類 · · · · · · · · · · · · · · 67
　　A．神経衰弱反応 · · · · · · · · · · · · · · · · 69
　　B．情意的反応 · · · · · · · · · · · · · · · · · 73
　　C．妄想反応 · · · · · · · · · · · · · · · · · · 79
　　C'．感応反応 · · · · · · · · · · · · · · · · · · 83
　　D．錯乱反応 · · · · · · · · · · · · · · · · · · 83

　　　　E．反応性健忘・・・・・・・・・・・・・・・84
　　　　F．偽痴呆（偽認知症）・・・・・・・・・・84
　§5．心身症・・・・・・・・・・・・・・・・・・・85

3　原因不明の精神障害・・・・・・・・・・・87

〔I〕躁うつ病, 気分障害・・・・・・・・・・・・・89
　§1．概　念・・・・・・・・・・・・・・・・・・89
　§2．うつ病・・・・・・・・・・・・・・・・・・90
　§3．躁　病・・・・・・・・・・・・・・・・・・93
　§4．混合状態・・・・・・・・・・・・・・・・・95
　§5．異　型・・・・・・・・・・・・・・・・・・96
〔II〕統合失調症・・・・・・・・・・・・・・・・・97
　§1．概　念・・・・・・・・・・・・・・・・・・97
　§2．統合失調症の症状・・・・・・・・・・・・・99
　　　　A．体　験・・・・・・・・・・・・・・・99
　　　　B．態　度・・・・・・・・・・・・・・・107
　　　　C．印象と人格・・・・・・・・・・・・・116
　　　　D．その他の症状・・・・・・・・・・・・119
　§3．病　型・・・・・・・・・・・・・・・・・120
　§4．統合失調症の解釈と説明・・・・・・・・・134
〔III〕非定型精神病・・・・・・・・・・・・・・・138

4　器質性精神障害・・・・・・・・・・・・・140

〔I〕症状性精神病・・・・・・・・・・・・・・・143
〔II〕慢性嗜好品中毒・・・・・・・・・・・・・・146
　§1．アルコール中毒（アルコール関連精神障害）・・・147
　　　　A．急性アルコール中毒・・・・・・・・・147
　　　　B．慢性アルコール中毒（アルコール依存）・・148
　　　　C．慢性アルコール中毒（アルコール依存）の際の急性精神病・・148
　§2．モルヒネ中毒・・・・・・・・・・・・・・150
　§3．コカイン中毒・・・・・・・・・・・・・・152
　§4．睡眠薬中毒・・・・・・・・・・・・・・・152

- §5．覚醒剤中毒 ··············· 153
- §6．幻想剤中毒 ··············· 153

〔Ⅲ〕**慢性脳疾患による精神障害** ··· 156
- §1．麻痺性痴呆，進行麻痺 ······ 157
- §2．脳動脈硬化 ··············· 159
- §3．老年痴呆（認知症） ········ 160
- §4．初老期精神病 ············· 162
- §5．外傷性精神病 ············· 163
- §6．その他の脳疾患 ··········· 164
- §7．てんかん ················· 164
  - A．まえおき ··············· 164
  - B．発作の諸型 ············· 167
  - C．原因と形による分類 ····· 169
  - D．時刻のちがいによる分類 · 170
  - E．精神病的挿入と慢性状態 · 171
  - F．その他の発作性疾患 ····· 173

〔Ⅳ〕**精神遅滞，知的障害** ········· 174
- §1．概念 ····················· 174
- §2．知能の程度 ··············· 175
- §3．精神遅滞の心理 ··········· 176
- §4．精神遅滞者の精神病的状態 · 177
- §5．原因 ····················· 178
- §6．偽精神遅滞 ··············· 178

〔付〕**児童-青春期精神医学** ······· 179
- §1．精神成熟の障害 ··········· 180
- §2．児童早期の脳毀損 ········· 180
- §3．精神遅滞 ················· 181
- §4．読書薄弱 ················· 181
- §5．精神病質 ················· 182
- §6．心因性反応と神経症 ······· 182
- §7．精神病的障害 ············· 188

II. 精神障害の諸像

1 まえおき ……………………………… *193*

2 知覚と思考の障害 ……………………… *197*
 §1．知覚の障害 ……………………… *197*
 §2．思考の障害 ……………………… *203*
  A．思考体験の障害 ………………… *205*
  B．意味づけの障害 ………………… *210*
  C．思路の障害 ……………………… *215*

3 感情, 意欲と行動の障害 ……………… *222*
 §1．感　情 …………………………… *222*
 §2．意　欲 …………………………… *224*
 §3．身体的感情の障害 ……………… *225*
 §4．精神的感情の障害 ……………… *226*
 §5．意欲の障害 ……………………… *231*
 §6．行動の障害 ……………………… *236*
 §7．身なりと態度の障害 …………… *241*

4 自我意識および時間意識の障害 ……… *243*
 §1．自我意識と時間意識 …………… *243*
 §2．自我意識の障害 ………………… *244*
 §3．時間意識の障害 ………………… *247*

5 記憶の障害 ……………………………… *249*

6 反応性の障害 …………………………… *253*

7 意識状態の障害 ………………………… *255*

| 8 | 知能と人格の障害 ・・・・・・・・・・・・・・・・・・・・ 260 |

III. 精神障害の身体的基盤

| 1 | 巣症状 ・・・・・・・・・・・・・・・・・・・・・・・・・・・ 267

§1. 中枢神経系の構造 ・・・・・・・・・・・・・・・・・・・・ 267
§2. 失語 ・・・・・・・・・・・・・・・・・・・・・・・・・・・・ 274
  A. 運動性失語 ・・・・・・・・・・・・・・・・・・・・・・ 274
  B. 感覚性失語 ・・・・・・・・・・・・・・・・・・・・・・ 274
  C. 健忘失語 ・・・・・・・・・・・・・・・・・・・・・・・ 275
  D. 意味失語 ・・・・・・・・・・・・・・・・・・・・・・・ 275
  E. 伝導失語 ・・・・・・・・・・・・・・・・・・・・・・・ 275
§3. 失読と失書 ・・・・・・・・・・・・・・・・・・・・・・・・ 276
§4. 失行 ・・・・・・・・・・・・・・・・・・・・・・・・・・・・ 276
§5. 視覚失認 ・・・・・・・・・・・・・・・・・・・・・・・・・ 277
§6. 自己の身体に関する失行と失認 ・・・・・・・・・・・・・ 278
§7. 運動障害 ・・・・・・・・・・・・・・・・・・・・・・・・・ 278
§8. 精神現象の異常 ・・・・・・・・・・・・・・・・・・・・・ 279
§9. 理論 ・・・・・・・・・・・・・・・・・・・・・・・・・・・・ 280

| 2 | 精神障害の解剖生理学 ・・・・・・・・・・・・・・・・ 285

§1. 組織病理学 ・・・・・・・・・・・・・・・・・・・・・・・ 285
§2. 脳梅毒と進行麻痺 ・・・・・・・・・・・・・・・・・・・ 291
§3. 脳動脈硬化と老年痴呆（認知症）・・・・・・・・・・・・ 292
§4. てんかん ・・・・・・・・・・・・・・・・・・・・・・・・・ 293
§5. 内因性精神病 ・・・・・・・・・・・・・・・・・・・・・・ 297
§6. 精神遅滞 ・・・・・・・・・・・・・・・・・・・・・・・・・ 302
  A. 胎児幼児の外因性障害 ・・・・・・・・・・・・・・・ 302
  B. 種々の身体的奇形のあるもの ・・・・・・・・・・・ 302
  C. 代謝障害 ・・・・・・・・・・・・・・・・・・・・・・・ 304
  D. 染色体異常 ・・・・・・・・・・・・・・・・・・・・・ 305

IV. 精神障害の心理学的基盤

1 医学的心理学 ･････････････････････････ *311*
　§1．医学的心理学 ････････････････････････ *311*
　§2．神経心理学 ･･････････････････････････ *312*
　　A．心身問題 ･･････････････････････････ *312*
　　B．神経心理学 ････････････････････････ *313*
　§3．先天性行動と習得性行動 ･･････････････ *317*
　§4．交　通 ･･････････････････････････････ *319*
　　A．表　情 ････････････････････････････ *319*
　　B．言　語 ････････････････････････････ *320*
　　C．孤　立 ････････････････････････････ *322*
　　D．集　団 ････････････････････････････ *322*
　§5．文化人類学 ･･････････････････････････ *323*
　§6．発達心理学 ･･････････････････････････ *325*
　§7．精神力動論 ･･････････････････････････ *328*
　　A．精神の構造 ････････････････････････ *328*
　　B．動機づけ ･･････････････････････････ *329*
　　C．葛藤，防御 ････････････････････････ *329*
　§8．夢 ･･････････････････････････････････ *330*

2 心理派の精神医学 ･･･････････････････････ *332*
　§1．心理的な見方 ････････････････････････ *332*
　§2．深層心理学 ･･････････････････････････ *336*
　　A．フロイトの精神分析 ････････････････ *336*
　　B．フロイトの亜流 ････････････････････ *341*
　§3．異常性欲 ････････････････････････････ *346*
　　A．量的異常 ･･････････････････････････ *346*
　　B．質的異常 ･･････････････････････････ *347*
　　C．精神障害と異常性欲 ････････････････ *348*

V. 各国の精神医学と歴史

1 各国の精神医学 ・・・・・・・・・・・・・353
§1. アメリカ ・・・・・・・・・・・・・353
§2. フランス ・・・・・・・・・・・・・358
§3. ロシア ・・・・・・・・・・・・・・363
§4. ドイツ ・・・・・・・・・・・・・・363
§5. 日 本 ・・・・・・・・・・・・・・372

2 精神医学の歴史 ・・・・・・・・・・・・374
§1. 歴 史 ・・・・・・・・・・・・・・374
§2. 年代記 ・・・・・・・・・・・・・・378

VI. 治療，その他

1 特殊療法 ・・・・・・・・・・・・・・・403
§1. 持続睡眠療法 ・・・・・・・・・・・403
§2. 熱療法 ・・・・・・・・・・・・・・403
§3. インスリン・ショック療法 ・・・・・404
§4. 電気ショック療法（電気けいれん療法）・404
§5. 前頭葉白質切断 ・・・・・・・・・・404
§6. 薬物療法 ・・・・・・・・・・・・・405

2 種々の状態の治療 ・・・・・・・・・・・408
§1. 興 奮 ・・・・・・・・・・・・・・408
§2. 抑うつ，不安 ・・・・・・・・・・・408
§3. 拒 食 ・・・・・・・・・・・・・・409
§4. 不 眠 ・・・・・・・・・・・・・・409

3 精神療法 ・・・・・・・・・・・・・・・410
§1. あばき療法 ・・・・・・・・・・・・411

§2．覆い療法・・・・・・・・・・・・・413

4 社会療法・・・・・・・・・・・・・・416
　§1．社会精神医学，地域（共同体）精神医学・・・・416
　§2．環境療法・・・・・・・・・・・・・416
　§3．作業療法・・・・・・・・・・・・・417
　§4．社会復帰・・・・・・・・・・・・・417
　§5．昼間病院，夜間病院・・・・・・・・・417
　§6．集団療法・・・・・・・・・・・・・418
　§7．生活療法・・・・・・・・・・・・・418
　§8．精神保健・・・・・・・・・・・・・418
　§9．社会病理学における治療・・・・・・・419

5 心理テスト・・・・・・・・・・・・・420

6 精神鑑定と法律・・・・・・・・・・・423

7 病　誌・・・・・・・・・・・・・・427

精神医学の要約・・・・・・・・・・・・・431

薬物療法の詳細・・・・・・・・・・・・・443

索　引・・・・・・・・・・・・463
薬の索引・・・・・・・・・・・493

I

精神障害の体系

精神障害の組立て　　3
人格と反応の異常　　48
原因不明の精神障害　　87
器質性精神障害　　140

1 精神障害の組立て

§1. 精 神 現 象

　私は何かを見たり，思い浮かべたり，考えたり，悲しんだり，欲したりする．これを精神現象とか心の働きという．この場合精神とか心という実体，根本的な本体があって，それが働いて精神現象が現われるように考えられて居り，霊魂 spirit, Geist, たましい soul, Seele という，肉体とは別の，死後も体から離れて存在するかもしれないものがあって，これが働いて精神現象となると考えられて来たのであるが，自然科学ではこのようなたましいは証明できないのであって，脳という物質のある活動状態が，机の上にりんごがあるのを見て知り，また脳のある別の活動状態が，手を動かしてりんごを取るというようになっているのである．

　脳のある活動状態がいかにして精神現象となるのかはわからないが，これを変態 metamorphosis と昔から呼んでいる．精神現象は脳のある活動状態ではあるが，どうして脳が働くと精神現象を生ずるのか，脳のどんな働きでどんな種類の精神現象が生ずるのかはまだわからないので，精神現象を全部脳の物質的過程で置き換えて述べることはとてもできない．それで，脳と精神現象という次元の全く違うものが，互いにどのような影響を及ぼし合うかということはある程度わかっているから，脳と心という二つのものを認めて，この二つのものは互いに依存，影響し合うものであるとするということに，日常の経験から一応定めておく．異常な精神現象にはある程度脳に関連させて見ることができるものもある．しかし脳を全く引合いに出せない異常精神現象もある．

机の上にりんごがあることが私は見てわかる．この場合「りんご」という客体 object, Gegenstand が知られるが，また同時に「私は」「見ている」という主体 subject, Ich とその作用 act, Akt も知られる．りんごを思い浮かべる時にもりんごが知られるが，これは机の上に実際にあるりんごを見る時の知られ方とは違い，りんごという同じ客体，対象が，知覚と表象という異なった作用によって知られる．客体，主体，作用が知られることを意識される conscious, bewusst という．scio, wissen は知ること，con-, be- は強めである．意識することを体験 Erleben というが，これには主体が身を以てその中に生きて知って得る lived experience, vécu というようなニュアンスがある．

　何物かを見，聞き，嗅ぎ，味わい，触れて，そのようなものが外界に実際に存在すると知るのを**知覚** perception, Wahrnehmung という．赤い，丸い，甘酸っぱい，硬いりんごについては，そのもの自体 thing in itself, Ding an sich は私には知り得ないが，そのようなもの，赤い丸い酸い硬いものとして私に知られ，これをりんごと意味づけるのであるから，知覚とは外界から神経を通じての入力 input に対して意味 meaning, Bedeutung を与えるものである．知覚されたものから意味を全く取去ったものは感覚 sensation, Empfindung であって，これは新生児が初めてりんごを見た時の経験であろう．りんごの赤だけなら感覚であるが，元来はしかじかの波長の電磁波であるべきものなのであるから，赤いといってももういくらかの意味は入って居よう．

　知覚されたものをあとで思い浮かべるのは**表象** representation, Vorstellung（再び前に置く）といい，知覚や表象とちがって客体の姿なしに客体の意味だけがわかるのは**思考** thinking, Denken といい，物事の間の関係や事態の意味がわかるのは**判断** judgement, Urteil という．机の上にりんごがあるのを見て知るのは知覚，目を閉じて思い浮かべれば表象，りんごという言葉でその意味がわかるのは思考，りんごはなしと違う，いずれも果実である，机の上にりんごが置いてあるとわかるのは判断である．

　りんごがある時に，嬉しいという私の心の状態が意識され，いいなあと価値づける evaluate, werten ならば，**感情** emotion, Gefühl である．私はりんごを欲しいという私の働きかけの状態の意識，欲しくても取ってはいけないという欲しさを抑える意識は，それぞれ**欲求** need, impulse, desire, Trieb, Wunsch と**意志** will, volition, Wille といわれる．満腹の時にりんごを出されて，儀礼上無理に食べるのも意志である．欲求と意志を一緒に**意欲** Wollen ともいう．嬉しい，見える，心に浮かぶというのは受動的 passive な自己の状態の意識であり，欲しい，見る，考えるというのは能動的 active な働きかけの自己の状態の意識である．

以上のような自分の精神状態は私には直接わかるが，他人にはわからない．私がりんごを思い浮かべ，欲しいと意識しても，他人にはこのことはわからない．「私はりんごが欲しい」と言葉（精神現象の符牒 sign, Zeichen, 象徴 symbol）によって他人に伝えて初めて他人に私の精神現象がわかる．また私がりんごの方を見て，にこにこして近寄って手に取れば，他人は私の顔つき，表情，態度，行動を見て，私がりんごを知覚し，嬉しいのであり，欲しいのであるとわかる．すなわち私の**表情** expression, Ausdruck, **行動** behavior, Verhalten から，私の知覚，感情，意欲を，他人は知るのである．

私も他人の精神現象を，その人が言葉で叙述してくれたり，表情や行動に発表してくれたりするので，知ることができるのである．前者は言語的 verbal，後者は非言語的 nonverbal な伝達である．精神現象の発表であるような行動は**精神運動** psychomotility, Psychomotorik といわれ，単なる神経学的な反射運動や，錐体外路運動などと区別される．

他人が何を見たり，聞いたり，考えたりしているのかは，言葉によって叙述されなければ私にはわからない．見たり，聞いたりしている様子，考え込んでいる態度は，私に見てとれることもあるが，実際その人が見たり考えたりしているのかどうかは確かにはわからないので推測に止まり，殊に何を考えているのかは全くわからない．患者の周囲の人が，患者は考え込んでいる様子であるというのに，患者に尋ねると，頭の中はからっぽであるということがよくある．

これに反して，感情や意欲は，傍から見て一層よくわかる．にこにこしている人は嬉しいのであり，りんごを取って行く人は欲しいのである．その人が「私は嬉しい」，「私は欲しい」と告げなくても，その人の感情や意欲は私によくわかる．しかし尋ねてみると，実際は嬉しくないのだが作り笑いをしているということもあろうし，欲しくても手を出さないこともあろう．こういう時には欺かれるのである．すなわち誤った伝達が行われる．仮病を使って欺かれることがよくある．それにしてもとにかく，私は上の二つの仕方，言語的と非言語的の伝達によって，他人の精神現象を知るほかに知る術はない．

ただし他人がいちいち「私は本が見える」といわなければ，知覚しているかどうかわからないのではなく，その人が「ここに本がある」といえばその人は本を知覚したのであり，またその人が何もいわなくても本を黙って読めば，それも本を知覚したのであると私にわかる．他人が「鉛筆で書く」と述べ，あるいは鉛筆で字を書いているのを私が見れば，その人には鉛筆の意味がわかっている，正しく知覚し，正しく思考し，判断しているのだと私にわかる．もしその人が鉛筆を頭に載せれば，正しく知覚していないのか，判断が誤っているのか，わざと妙な

ことをしているのか，鉛筆とわかっていても行動の発表がうまくいかないのかと，種々の異常が考えられる．異常な精神現象を見る場合には，以上のような精神現象の種々の様子をはっきり心得ておかなければならない．

§2. 異常精神現象

異常な精神現象というのは，いろいろな点で普通ありふれたものとは違うものをいう．この場合病的ということもある．病的精神現象の定義は曖昧であって，脳に病気がある時に，それによって現れると思われる異常な精神現象をいうこともあり，脳を引合いには出せないが，今までにない，新規な精神現象が起こる場合をいうこともあり，正常にもありうるが度外れに著しい精神現象をいうこともある．高熱でうわごとをいう場合とか，他人の心が直接わかるという場合とか，誰にもそれとわかるような大嘘をつく場合などである．

ある人が「人が居ないのに声が聞える」と告げるなら，実際に存在しないものを存在するとして知覚するのであるから異常であって，これを**幻覚** hallucination, Halluzination という．

実際は何も悪いことをしていないのに「人々が私を悪人だとあてつける」，「私は罪人だ」と堅く信ずるならば，その人の考え方，意味の取り方，意味づけ，判断が誤っているのであり，これを信じて疑わず，理屈上誤りであることをいくら説いてもどうしても訂正しなければ，これを**妄想** delusion, Wahn, idée délirante という．

ある患者はのろのろと，とぎれとぎれに話をし，ある患者は早口で，おしゃべりで，次から次へといろいろの話をし，ある患者は話がまわりくどく，ある患者は話にまとまりがなく全体として何の話をしているのかわからない．このような話し方をする時には，話の進み方，すじみちが異常である，考えの進み方，**思路** train of thoughts, Gedankengang が異常であるという．

またある患者は「私が考えるのではなく，他の力で考えさせられる」といって，正常人なら誰にもある考えの自律性 autonomy を失って，他律性 heteronomy を体験し，あるいは「ある考えがいつも浮かび上って抑えられず，うるさくて困る」と自律性でなくて自動性 automatism を体験する．これらにおいては**思考体験** Denkerlebnis に異常があることになる．

感情と意欲については，程度が強すぎたり弱すぎたりするもの，動機 motive,

Motivすなわちその感情や意欲をひき起こすきっかけにふさわしくないもの，私の知らないような感情や意欲を持つものなどが異常である．親が死んでから一年も二年も毎日ひどく悲しむものも，全然悲しまないものも，悲しむどころか笑うものも異常であり，何のきっかけもないのに笑い出すのも異常であり，神を信じて私の知らない法悦の境という恍惚感を味わうのも異常である．店に飾ってある宝石を欲しいというのは異常ではないが，その欲望を意志で抑え切れずに盗むのは異常である．これを欲望が強すぎるとか，意志が弱すぎるという．異常性欲でむくつけき老人に性欲を感ずるのも異常である．

一般に，ある状況の下で，ある感情やある意欲が起こった際，言葉で告げられるその人の意識と，感情の表出すなわち表情や行動とが，一致しているのが普通である．ところがりんごをもらって「ありがとう」と言いながら殴りかかるのは異常である．「私は王様だ」といいながら便所の掃除の手伝いをして，煙草を一本もらって満足そうな顔をしているならば，これは異常である．独裁者の軍人が子供の頭をなでているのは異常であり，犬をけとばせば正常である．

上記の個々の精神現象には，それに伴う性質や，それの現れる条件がいくつもある．

ある人が「私は今しがた食事をしたところです」，「私は昨日街で鈴木さんに会った」，「私は昔大阪の中学に通っていた」，「馬のことを英語でホースという」と告げるなら，この話，あるいはこの思考の際には，この人は近い，あるいは遠い以前の経験を貯えていて，今また取り出したのだ，思い出したのだと認められるので，こういう表象や思考を**記憶** memory, Gedächtnis という．以前習った仕事を今また繰返してやっている人も，記憶があるからだと認められる．以前経験したのに，そのことを思い出せない，忘れた，そのような経験をしたことがない，とその人が言ったり，以前確かに習ったことがある行動をさせてもできなかったりするなら，その人は忘れている，記憶を失っている forget, vergessen という．

人は目が醒めている時には，周囲のことも自分のこともよくわかっており，目的のはっきりした，周囲の状況によく合った行動をする．しかしうとうとしていたり，眠ったりしていると，周囲のことはよくわからず，精神的に何もないからっぽのこともあり，夢を現実と思っていることもあり，うわごとを言ったり，ねぼけて歩いて柱にぶつかったりすることもあって，この時には周囲の状況にそぐわない，目的のよくわからない，まとまりのない話や行動をする．この眠りと似た状態が病的に起こるならば**意識障害** disturbance of consciousness, Bewusstseinsstörung という．この状態は眠りと違って，ゆり起こしてもはっきり醒めることがない．はっきり醒めて，周囲のことも自分のこともよくわかっている状態

は，意識が清明 clear, klar である，正気である aware, besonnen という．

　ある人は社会生活の中で，困難な問題にぶつかるとうまく解決をつけて困難を切り抜けていって仕事に成功し，試験に通る．これは効果的な判断ができる，賢く考えられる，頭がいいからであるといわれ，このように賢く考えられる傾向をいつも持っていることを，**知能** intelligence, Intelligenz がよい，高いという．効果的な判断がいつもできず，簡単な問題も解決できない，愚かにしか考えられないことを，知能が悪い，低いという．

　ある人はいつも快活で，活動的で，困ったことにぶつかっても悲観せず，へこたれない．またある人はいつもふさぎ勝ちで，引込思案で，少しの困難にぶつかってもひどく悲観し，へこたれてしまう．このようにある種の感情や意欲をいつも現わしやすい持ち前の傾向を**性格** character, Charakter, あるいは**人格** personality, Persönlichkeit という．こういう感情や意欲の傾向がひどく片寄った人，たとえば「ひどく」気の弱い人，「ひどく」ねたみ深い人，「ひどく」ものぐさな人，「ひどく」向う見ずの人を**異常人格** abnormal personality, abnorme Persönlichkeit といい，その異常さのために社会の人を困らせ，あるいは自分が困るほどならば**精神病質人格** psychopathic personality, Psychopathie, déséquilibre psychique（精神的平衡喪失），**人格障害** personality disorder という．

　異常な精神現象を示すような患者は大体において自分の異常性を正しく自覚していない．これを**病識** insight, Einsicht, autocritique がないという．

　人は社会のなかに生活していて，いろいろの目に遭い，さまざまの経験をすると，それに応じてまた何かの精神現象を起こしてくる．社会生活の中で，ある人に遭遇すれば，その人を愛し，その人が自分を愛さねば悲しみ，その人が他人を愛すれば嫉妬し，その人を愛するが社会的や経済的な面でその人を愛することは不利と判断すれば，その人を受け入れるか捨てるかの選択で迷い，受否の二つの反対方向の欲求がぶつかり合って**葛藤** conflict, Konflikt を起こして煩悶する．この場合，ある人に遭遇したという動機から，愛や，悲しみや，嫉妬や，煩悶などの精神現象が起こってくることが，私は気持の上でいかにもそうであろうとわかる．これを**了解** understand, Verstehen という．すなわち精神現象は動機から了解しうるように起こってくる．ある精神現象が動機なしに，あるいは動機から了解し難く，了解性が少なく，起こってくれば，その精神現象の起こり方は異常ないし病的である．了解されないものは心理的異物で，病気によるとする．

　動機がないように見える場合，心の底に隠れた，無意識の動機があると想定して，そういう動機があるとすれば今ある精神現象の存在は了解しうるとするならば，これは**解釈** interpretation, Deutung といわれる．

了解できない精神現象というのは，前述の，他人に自分が考えさせられるという，われわれ正常人の思い及ばない，体験不能の精神現象で，このような体験自体がわかるかどうかの了解を静的了解 statisches Verstehen と呼び，今ここで述べたような，動機から了解できるようにある精神現象が起こる場合には，発生的了解 genetisches Verstehen という．

　病気のしるしと見られる精神現象のことを症状というが，静的了解ができないような症状は私が体験したことのない，私に見知らぬ strange, fremd ものなので，おかしく，奇妙で，狂っていると見え，発生的に了解できない時にも起こり方がおかしく，狂って見える．しかし意味づけ，解釈を無理に行って，患者は何か自分の思うようにならないことに悩んで居り，人間は根本的には自由を求めるものなので，思考の自由を失ったという象徴を以って自分の悩みを吐き出して，欝々としている心を少しでも軽くしているのだといえば，ある程度了解される．またある人が理由のない，了解できない，不安に悩んでいる時に，それはその人が平生意識していない，昔の心の古傷によるのだとか，人がこの世に生きて行く時には，いつ不幸が起こるかもしれず，いつ死ぬかもしれないという心配がいつも心の底にはっきり気づかれずに，横たわっているので，ちょっとしたつまずきでそれが現れてくるのだといえば了解できる．このような了解の仕方は，実際患者にそういうものがあるかどうかわからない推定であるとすれば，解釈である．

　動機から了解しうるように精神現象が起こることは人の心の一般的な性質で，これを**反応性** reactivity, Reaktivität といい，反応的に精神現象を起こさせることを**動機づけ** motivation, Veranlassung という．動機を精神現象をひき起こす原動力と考え，それからそれへと了解できる反応を起こして行くと見れば，これを**力動的** dynamic, dynamisch な見方という．社会的な場面の中，あるいは世界の中に人間が居て，世界を作っている人々との間の**対人関係** interpersonal relationship, zwischenmenschliche Beziehung を以って，いろいろの精神現象ないし行動を起こして行くというように見るのも力動的であるし，あるいは現在だけというような空間的な場面でなく，過去から現在に至る時間的な場面で，ある人が歴史的に過去に持っている動機から，今の精神現象が起こってくるというように見るのも力動的である．すなわち共時的 synchronic な場面と，通時的 diachronic な場面とがある．

　力動的に精神現象が起こってくる場合には，これと動機との間に了解性がなければならない．世界の中にある動機と，歴史の中にある動機と，今の精神現象とは，全体として意味のつながり，**文脈** context, Zusammenhang を持っている，と私に認められる．というより私が意味を与える，意味づけるのである．他の人も私と同じように意味づけるとは限らない．

今ここに，病気でもないのに，自分は重病ではないかと気を病んでいる人があると，その動機を探して，最近親しい友人が急病で死んで驚いたということが見出され，それが原因であると意味づければ，文脈がはっきりつけられ，これを**心因性反応** psychogenic reaction, psychogene Reaktion という．この人がしばらく前の自動車事故の被害者とわかれば，後遺症を心配しているのか，賠償金をせしめてやろうとの魂胆があるのかの何れかを動機とすれば文脈はできる．この場合賠償金のことについては，患者は自分にはそういう魂胆はないといっても，傍の人はそのように意味づけて文脈を作り上げ，患者の心の底の無意識の中にはそういう魂胆，**コンプレクス** complex, Komplex があるのだとして，無理に文脈をつける．この場合には患者自身も知らない無意識の心というものを想定して，それから今の症状を導き出すので，了解というよりも解釈であるが，何れも意味づけであるにしても，人によってはこう解釈しない人もあろう．こう解釈するのは，患者の心の中にずるさが存在すると想定するのであるから，もし実はこのようなずるさはないものとすれば，患者の人間としての価値をおとすような意味づけとなろう．

この病気の心配は，幼時の性的悪癖の道徳的禁止による長年の心の底の葛藤のせいであるとか，人生の中における長年の慢性のトラブルの始末をつけられないで無意識の心の中で悶々としているせいであるといえば，了解とか解釈とも取れるが，こじつけ，でっちあげではないかと見られなくもない．あるいは社会生活の中における圧迫的雰囲気，たとえば受験生活の連続というような，今問題になっている病的精神現象の動機であることが確実であるかどうかわからないようなものもある．以上のような了解，解釈が行われる如き障害を，**神経症** neurosis, Neurose, **ヒステリー** hysteria, Hysterie という．

異常な精神現象はしかし脳の物質的なできごとによっても起こる．酒を飲むとアルコールが脳に働き，その時の脳の機能変化の際に現われる精神現象は，愉快だ，乱暴する，意識を失うという形をとる．これは試験に通って愉快になる，ばかにされたのを怒って乱暴する，驚いて気を失うというのとは違い，精神的動機がなく，了解性がなく，酒を飲んだということと乱暴するということは文脈をなさない．多くの人は酒を飲むとこうなるものであるという因果関係が認められるだけである．試験に通った時の愉快と，酒に酔った時の愉快における，脳の中の物質的過程が同じかどうか今のところわからない．原因不明でひとりでに憂うつになる病気であるうつ病と，失恋して憂うつになる場合と，両者における脳内物質過程が同じかどうかはわからない．前者は精神的な慰めでよくならず，後者はよくなる．病的憂うつらしいうつ病を治す薬が存在する．動機によって起こった，

心因反応性の憂うつが長く続けば病的憂うつになるか，心因が病的憂うつを誘い出す引金となるかどうかについては種々の見解の相違がある．

　一般に精神的動機で，心因性に起こった精神障害は精神的作用の影響で治るものであり，脳の物質的原因で起こった精神障害は物質的に治すべきものとされる．精神病は脳の病的物質的過程によるものをいう，と規定すれば都合がよいが，これは精神現象の形の上からは必ずしもわかるとは限らない．また精神病には脳の病的物質的過程がその基礎になっていると想定したいが，今のところ証明はできないものも多い．軽い精神病，すなわち脳の病的物質的過程が基礎となっている軽い異常精神現象は精神病といい難い．酒に酔って眠るのも，睡眠薬で眠るのも，いずれも脳の中毒性物質過程を基礎としているので，この睡眠状態は精神病であるといってもよいものの，普通にはこういわれない．

　また心因性の邪推が昂じて妄想となることがあり，たとえば自慰を恥じていると他人がそれを知っていると邪推し，他人からばかにされるという妄想となることがある．これは妄想性精神病といいたくなるが，脳の病的物質的過程はないと考えられるので，妄想性反応という方がよいとされる．邪推を起こすような心因がないのに妄想性精神病が起これば，これは脳に病的な物質的過程があるためとして，妄想性精神病という．何の動機もなしに突然他人から加害されるという誤った信念に襲われる迫害妄想は妄想性精神病とされ，秘めている旧悪を他人が感付いているのではないかとの疑いを起こし，そのために他人から妙な目で見られると邪推し，これが昂じて他人から馬鹿にされるという迫害妄想となれば妄想反応というが，前者の場合には脳の病的物質的過程が想定され，後者には想定されないものの，妄想の形の上からは必ずしも両者をはっきり区別しうるものとも限らず，見る人が歴史的，了解的，解釈的，力動的に見る傾向が強いと，後者とされ，脳ないし身体の病的物質的過程があると想定したがれば，前者の妄想性精神病とされる．見る人には癖があって，物質的過程で見たがる人は身体論者 Somatiker といわれ，心因性と見たがる人は精神論者 Psychiker といわれる．

　脳病による精神病，すなわち**器質性精神病** organic psychosis, organische Psychose であるか，あるいは**心因性反応** psychogenic reaction, psychogene Reaktion であるか，今のところまだ本体のわからないものがあり，それをドイツでは**内因性精神病** endogene Psychose といい，アメリカでは**機能性精神病** functional psychosis という．ドイツでは今のところ原因不明ではあるが将来器質性であることがわかるはずのものと想定し，こういう精神病は遺伝的素質によってひとりでに起こってくるものとされる．アメリカでは精神－脳の機能障害とはいうものの，心因性のものに重きを置いて考え，昔の心の古傷や，慢性の悩みの積

もり積もったものの爆発によるものとする．心因とすれば，動機づけは相当任意的に解釈して行いうるので，あいまいな動機はいくらでも見つけられる．それで人によって異なった動機を原因として挙げることになる．

内因性精神病は，患者の数が多いこと，奇妙な，静的ならびに発生的に了解し難い精神現象が現れること，治り難いものがかなりあることのために非常に問題となる．

§3．異常精神現象の諸像

精神的に異常な人間を見ると，たとえばある感情だけが異常で，その他の点では正常であるというようなことはなく，感情の異常が目立つが，それと共に行動にも，話の進み方にも，話の内容にも異常があり，これら種々の異常は偶然の併発ではなく，全部まとまって一つの文脈をなして居り，全体的な異常性の一つ一つのものが，感情，行動，話の異常なのである．ここでは全体的な異常状態をいくつかの種類に分けて，それを**状態** state, **状態像** status, Zustandsbild, **症状群** syndrome とする．まずA, B, C, D, E, F の6個の大きな状態を分け，その各々についてさらに細かく，いくつかの状態，症状群を取出す．

A．神経衰弱状態 neurasthenic state, neurasthenischer Zustand

精神的身体的の故障感が強く，何か重い病気があるのではないかと心配していつもそれにこだわり，執拗に訴え，日常生活の中のわずかな加重にもすぐ参ってしまう，無力性へばり asthenic breakdown, asthenische Versagung に陥りやすい，感じやすく疲れやすい，比喩的にいえば精神力も身体力も弱い，神経が弱いとでもいえるような状態である．実際は何の病気もないのに，あるいは些細な故障を大げさに考えて何か重大な病気にかかっているのではないかと心配するのは，**心気** hypochondria, Hypochondrie という．

心気とは漢方では精神の働き，こころもちのことであるが，辛気くさいというように，心がむすぼれて悶々とするということが本意である．ヒポコンドリアは

肋軟骨の下の内臓のことで，ここに病気があってこういう気分になるとして古代の人が作った言葉である．訴えは疲れやすさ，気分不調，病気の心配；記憶力減退感，作業能力減退感，注意集中不能感，不眠などの精神的なもの；あるいは頭痛，頭重感，身体不調感，疾病感，植物神経系に司られる諸器官の機能障害，性的機能障害などである．これらのために苦悩し，日常の仕事にもいくらか差支えを生ずる．かげん，ぐあい condition, Befinden が悪いと訴えられる．

> **症 例** 頭が重くて，中が空っぽになったようで，何も覚えられず，いつもむかついていて，時々胸が締めつけられ，動悸がしたり，冷汗が出たり，背筋がぞくぞくしたりして，何か重い病気になったような気がして，方々の医者にみてもらっても，どこも何ともないといわれ，見落しているんじゃないでしょうか．一番困るのは夜眠れないことで，医者は睡眠薬を呉れるので飲めば眠れるのですが，しじゅう飲んでいて習慣性になったらどうしよう，一生飲み続けなければならないならどうしようと思うと，恐くて飲めなくなり，飲まないと眠れず，いつまでも眠れないでいると重い病気になるのではないかと心配です（心気）．

さらにこの状態に編入されるものとしてまず**離人** depersonalization, Depersonalisation, 人格感喪失，現実感喪失 derealization がある．外界および自分が存在する，活動する，自分が体験をしているという実感，現実感，実在感，生命感がなくなる．あるいは自己と外界が疎外 alienate, entfremden されたと感ずる．疎外(マバラ)と疎通(トオス)と，疎と疏を区別することもある．

> **症 例** 見るものも聞くものもぴんときません．人を見るとヴェールでも透したようで，平べったく，奥行きがなく，絵のように生気がありません．犬は木で彫ったもののようです．仕事をしても現にしているという実感がなく，ただぎくしゃくと動いているだけです．私がここに坐っていてもそれが近く感じられず，遠のいて影のようです．何か思い出しても影のように消えてしまいます．魂がないようです．話をしても心がなく，ただ口が動いているだけです．傍に夫が居てもそれはでくの棒みたいですし，私はただ影のようにそばに居るだけです．食物を口に入れても，穴の中に滓をつっこむだけのことで，何のうるおいもないのです（離人）．

強迫 obsession, compulsion, Zwang も神経衰弱状態に入る．多くは不安を伴った考えや欲求がひとりでに湧き上って来，強いて迫って来て，抑えられず，こういうことは理由のないことだと知っていながら，理由があるのではないかと思われてきて，この二つが互いに競争してけりをつけられず，理由がないとして無理に抑えつけると不安が増してきて我慢ができなくて，ついまた理由のない考えを反覆してしまう．ある特定のものや状況に対する理由のない恐れが強いて迫って来て，ついにはそういうものや状況を避けるようになるのを**恐怖** phobia, Phobie という．これは強迫的な不安感情である．

症例

道を歩いていると細長い芥が気になり，いちいち拾ってそれが何であるか確かめないと気が済まない．こんなことをしても何にもならないと知っているが，そうしないと気が済まない．次から次へと芥を確かめなければならないので，道を歩いても苦しいが，確かめずに見過ごすとよけい苦しくなるので，どうしても確かめてしまう（強迫）．

● 夜寝てから戸の鍵を掛けなかったのではないかと心配になり，さっき掛けたことはちゃんと知っているが，もしかしたら掛けなかったのではないかという心配を抑えることができない．それで起きて見に行く．ちゃんと掛かっている．床に入るとまた，鍵を掛けなかったのではないかという心配に取付かれる．心配でどうにもならない．また見に行く．こういうことを 20 回も 30 回も繰返すので寝つけなくて困る（強迫）．

● 本屋の店員，女の客が来るとその陰部を思い浮かべなければ気が済まない．こんな不道徳なことをしてはいけないと思いつつ，どうしても思い浮かべてしまい，消そう消そうと思ってもどうにもならない．自分は猥褻な性質なのかと悲観してしまう（強迫）．

● 車が通るといちいち番号を読んで，次に逆に読まないと気が済まない．左から読んでも右から読んでも同じだと安心する．こんなことをしたって何にもならぬと思いつつ，やらないと気が済まない．道を歩いても車ばかり目について，人や柱にぶつかることがある（強迫）．

● 汽車に乗ろうとすると恐ろしくて足が竦み歩けなくなる．何も恐ろしいことはないと知っていながら，恐ろしさを抑え切れない．自動車なら平気で乗れる．仕方がないから，なるべく乗らずに済ますが，止むをえず乗ると今にも死にそうな気になり，堪えられずに目的地に着く前に降りてしまう．我慢

して目的地まで乗るとへとへとになっている（恐怖）．

　神経衰弱状態，離人，強迫においては，何れも逞しさがなく，いつもくよくよしていて自信がなく，現実の生活を張切って送って行くのに多少とも支障をきたすので，比喩的にいえば精神の力が弱いと見られるから，精神衰弱 psychasthénie ともいわれる．神経衰弱でも神経が弱っているという証拠はないが，現実の世界に逞しく生きて行こうという所がないので，精神力，神経力が弱い，と比喩的に表現される．

　神経衰弱状態における精神的身体的故障感は，それを心配して始終それに注意を向けていると，ますます故障感が増し，そうするとよけい心配になって，ますます注意を向けるようになるという悪循環 circulus vitiosus をなす．一般に自己の精神的身体的状態は放置して，人工を用いずにあるがままに，自然に任せておく方が，ひとりでにうまく運ぶものであり，心身の機能に注意を向けると，却ってぎこちなくなって故障を起こすものである．

> **症　例**　ある顎ひげの長い老人が長いこと自然にうまく寝ていたのに，あるとき人に，夜寝る時にその立派なひげをどうして置くのかと問われて，ひげに注意すると，どこへ置いても工合が悪く，ついに不眠症になってしまった．

　このように，心配して自己観察をする癖のある人を**神経質** nervosity, Nervosität という．

　神経衰弱状態になるような人は一般に自律神経系が不安定で，ひとりでに機能障害を起こしやすいので，その人の心構えよりも故障の方に着眼すれば，**自律神経失調** vegetative dystony ということがある．

　神経質的な自己観察の心構えになるとか，自律神経失調を起こすことが，それ以前の精神的動機，たとえば目の前で親友が心臓発作で死んだので，自分もいつそうなるかわからぬとの心配を条件としていると考えるならば，**心因反応**といい，長く続く慢性の動機で，はっきりとは意識されているとは限らないもの，たとえば競争社会でいつも心の平静が得られず緊張しているようなこと，を条件としていると考えれば，**神経症**という．多くの場合自律神経失調と，小心な性格と，心因反応と，神経症とが互いに絡み合っていて，どれに重きをおくかは見解の相違となる．

症例 ある青年，幼い時から母親が小心で心配性で，いつも本人の健康を気づかい，顔色が悪い，熱がありそうだから体温を計れ，勉強のし過ぎで体をこわすからもう休め，ビタミンを飲め，など口うるさく注意されて育った．思春期に夢精があり非常に心配し，不具になるのではないかと気を回わし，神経衰弱に陥った（母が小心で子が小心なら体質性かもしれない．幼い時から小心な母にいつも注意されていると子供も小心になるかもしれない．心配を起こす直接の動機もあった．体質性神経質，神経症的性格形成，心因反応，何れも関係があろう）．

　神経衰弱状態は種々の身体的条件でも起こり（身体の病気の随伴現象），精神病の初期（うつ病，統合失調症，脳動脈硬化）にも見られる．

　神経衰弱，神経症という言葉はあいまいに用いられることがあり，狂ったようには見えない軽い，あるいは初期の精神病が皆ここに入れられてしまう．

　患者が自ら神経衰弱的な故障を訴えるのではなく，傍から見るとそうではないかと推測されることがあり，毎日ろくに仕事もせずぶらぶらしていて，本人に尋ねると頭や体の調子が悪いからというものの，さして自ら訴えることも心配することもなく，治そうと努力することもないものは，神経衰弱的に見えるが，この客観的神経衰弱状態は大体は通俗的概念であって，重い精神病の初期であることが多い．

　神経衰弱的状態では，実際に精神的作業能率も下がることがあるが，これは故障に悩まされて注意集中ができないためかもしれない．あるいは神経衰弱状態では作業能力減退と種々の故障感とが同列にあって，一方のために他方が起こるというのではなく，精神力の低下の現れとして，プラスの症状（神経衰弱症状の発生）と，マイナスの症状（能力の喪失）というようになっているのかもしれない．すなわち能力の軽い喪失があるような時には神経衰弱症状が現れることになっているのかもしれない．

B．減動増動状態 hypokinetic-hyperkinetic state, hypokinetisch-hyperkinetischer Zustand

　ここで動というのは運動 motion, Bewegung のことであるが，単なる筋肉の運動というより動作 action, Handlung とか行動 behavior, Verhalten という，精神的なものの表現と見られるようなものであって，体の麻痺とか震

えというような神経学的な減動や増動をいうのではない．口数が少ない，多い；表情が動かない，活発である；ものぐさである，活動的である；動作や身動きが少ない，じっとしていない；するべきこともしない，よけいなことまでやる，というような状態である．

　感情と行動は一体をなしていて，気分の沈んだ時には口数も身動きも少なく，愉快な時には多弁で身動きが多い．行動の異常状態 behavior disorder, Verhaltensstörung は感情の様相を加味して，いくつにも分類される．

　憂うつな減動，**うつ状態** depressive state, depressiver Zustand

　愉快な増動，**躁状態** manic state, manischer Zustand

　不安 anxiety, Angst や**恐慌** panic や**不機嫌** dysphoria, Verstimmung や**憤怒** anger, Zorn に伴う増動．

　感情鈍麻 apathy, Apathie や**感情の硬さ** affective rigidity, Affektsteifheit を伴う，すなわち，自然の生きたしなやかさのない，減動や増動．

　うつ状態は憂うつな減動状態である．

　感情の点では，悲しみ，沈み，淋しさ，不幸，興味喪失；不安，苦しみ；卑下，悲観，厭世，自己非難，罪過感．

　意欲と行動の点では，元気喪失，おっくう，決断や実行の不能（**抑制** inhibition, Hemmung），自殺傾向 suicidality, Selbstmordneigung．

　思考の点では，思考進行の減動（**思考抑制** inhibition of thought, Denkhemmung）すなわち考えが浮かばず，話も進み方が遅い．

　患者は一般に過去のことにこだわり，後悔が多く，未来は考えられず，希望や前進がない（生成制止 Werdenshemmung）．身体の状態は不調で，神経衰弱状態のような疾病感，心気が強いので，身体疾患があるように見える．

　心身の具合のことを condition, Befindlichkeit という．

> **症例**　憂うつで……何もする気になれず……テレビもちっとも面白くありませんし……1日中……じっとして……困った困ったと思っているだけ……どうしたんでしょう……頭も重いし……胃もだめになって何も食べられないし……これじゃ生きているより死んだ方がましです……私はだめな人間なのです……家の者に迷惑をかけて……悪人なんです……．

躁状態は愉快な増動状態である．

感情の点では，爽快 cheerful, heiter，昂揚 elated, gehoben；安心，幸福，楽天，満足；誇大，尊大．

意欲と行動の点では，軽率に何にでも手を出し，無遠慮でおせっかい（**抑制喪失** disinhibition, Enthemmung）；行動の途中で気が変りやすく，完成せずに他のことに脱線，失敗；他人ともめごとや争いを起こしやすい．

思考進行の点では，考えがあとからあとからと続々と浮かび，話の進み方が速やかであるが，話題，思考のテーマがそれからそれへと逸れて行く（**思考奔逸** flight of ideas, Ideenflucht）．

身体の調子は好調で，健康感，能力感に溢れる．

> **症 例**　やあ先生，しばらく，親父が行け行けってんでまた来ちゃいましたよ，僕は何ともないのに病気だ病気だといって．今日はいい天気ですねえ，花もいっぱい咲いてるし，看護婦さんちょっと一緒に散歩に行きませんか．あ，いい指輪をはめてる，彼氏からもらったんですか．私の彼女も美人で，100万円位のを買ってやるかなあ，政治家になりゃあ，ぽんと10億や20億入って来るから3つも4つも，10も20も買ってやる，ダイヤモンドのをね．それから外車も，ムスタング，フォード，スポーツカー，国産ならフェアレディ，マイフェアレディ，オードリーヘップバーン，花のパリ，僕もおととし農協の旅行でパリへ行って来ましたよ，村会議員だってパリじゃもてますよ，来年あたりは国会議員になって……．

躁，不安，不機嫌に伴う増動は激しければ**興奮** excitement, Erregung，**狂暴** frenzy, rave, Tobsucht といい，不機嫌や憤怒の時の興奮は**攻撃** aggression, Angriff，**乱暴** violence, Gewalttat にまで高まることがある．軽いものは落着きがない restless, unruhig という．

感情の硬い，**無感情**の減動増動では，患者がどんな気持なのか察し難く，共感（相手の気持になってみる，感情移入 empathy, Einfühlen）できず，了解しにくい．表情，態度，行動の色彩がしなやかさがなく，硬く，冷たく，不自然で奇妙である．同時に行動にも話にもまとまり，文脈がない（**支離滅裂** incoherent, zerfahren）．このような性質の行動異常を**緊張症状群**

catatonic syndrome, katatones Syndrom といい，増動ならば**緊張性興奮** catatonic excitement, katatone Erregung, 無動ならば**緊張性昏迷** catatonic stupor, katatoner Stupor という．

症例　患者は壁に向かってしゃっちょこばって，じっと坐っている．目は開いて居り，食物は気が向けば手づかみで食べ，用便には行く．その他の場合にはじっとしていて，自発的にも，命令しても動かない．表情は硬くて全く動かない．腕を持ち上げて離すとそのままの姿勢をいつまでも保っている．全体的にしゃっちょこばって，ぎこちなく，ロボット的にぎくしゃくしている（緊張性昏迷）．常人も緊張時には硬くぎこちなくなる．
● 患者は個室の中で独りで飛び上ったり，腕を振回したり，あっやられたと叫んで倒れたり，観察者の所へいきなり近寄って手を握って，敬礼をして，ぷいと去ってしまったりする．時々独り言をいう．ああ，そうだよ，達男がね，あっちへ行って，金をもらって，おれもさ，おやじがね，殺してさ，まあ，いいやね（緊張性興奮と支離減裂）．
● ああ，どうしよう，困った困った，何とか助けて下さい．どうにもならないんです，困ったなあ，どうしようもない——といいながら，患者はじっとして居らずに深刻な顔をしてベッドの周囲を歩き回っている．時々すがりついて来て，助けて下さいという（不安な興奮）．
● 患者は周囲の人に当たり散らし，悪口をいい，物を投げとばし，ばかやろう，こんちきしょうと怒鳴り，近寄る人に襲いかかり，殴りつける（不機嫌な興奮，怒りっぽい irritable, reizbar）．

感情鈍麻 blunted emotion, Gefühlsabstumpfung のある減動は**鈍感** apathetic, apathisch であると共に**無為** aboulic, abulisch（boulē は意欲）であって，ものぐさで，無関心で，だらしなく，不潔もかまわず，ぼやっとしており，娯楽も交わりも求めず，退屈を感じることもなく，感情平板 flat, flach である．

緊張性増減動と躁うつ性増減動を較べると，前者では病人と医者との間に精神的交流（接触 contact, Kontakt, rapport ラポール）がなく，医者は病人に共感し，気持を了解することが困難である．

増減動は後に述べるDの錯乱状態にもあるが，この場合には意識が清明でなく混濁している．

Aの神経衰弱状態やBのうつ状態の軽いものは，精神障害の形として軽く（共感しやすい，そう奇妙でない）見え，この場合病気であるとの自覚もあるものが多いが，こういう状態で身体的に何も病気が摑めないと，神経症として片づけられることがよくある．

C．幻覚妄想状態 hallucinatory-paranoid state, halluzinatorisch-paranoider Zustand

幻覚とは外界に実在の対象がないのに，あるとして知覚されることである．

幻視 visual hallucination, Gesichtshalluzination

幻聴 auditive hallucination, Gehörshalluzination

体感幻覚 cenesthesic hallucination, koenaesthetische Halluzination（身体幻覚 Körperhalluzination）

その他幻嗅，幻味もある．幻聴と体感幻覚が多く，重要である．

　幻聴の場合には単なる音より人の話声が聞こえ，自分のことを悪くいう声，噂する声，自分に命令する声が多い（幻声 voice hearing, Stimmenhören）．

　体感幻覚では，体に他から何か影響される，いたずらされる，体の内部に妙なものがいるのをありありと感ずるというのが重要である．

　意識障害の時には幻視様の夢が多い．

　妄想 delusion, Wahn, idée délirante とは意味のとり方の誤り，意味づけの誤り，判断の誤り，誤った強い信念であり，それが誤りであることは客観的には明白でありながら，当人は真実で正しいことを信じて疑わない．

　この意味づけの誤りは思考全般でなく，極く限られた一部についてのみであるが，患者の精神状態全体には大きな影響があることが多く，感情や行動も妄想に支配されることがある．

　妄想は二次的に，幻覚や感情状態から出発したものとしてわれわれに了解されることもある．自分に対する悪口の幻聴があれば，敵が陰で密かに何か企んでいると推量し，後暗い所のある人は警察に見張られていると邪推 suspect, misstrauen することは了解される．

　何からも導かれない一次的，原発的な妄想もある．この場合には二つのものが区別される．

妄想着想 delusional intuition, Wahneinfall では，誤った意味がいきなり思い着かれて，それを確信する．「私は神だ」といきなりわかるのである．
　妄想知覚 delusional perception, Wahnwahrnehmung では，ふと知覚されたものに特別の意味があるのが認められ，殊に自分に重大な関係があるのが認められる．何も悪いことをした覚えもないのに，患者は，門の前に木の棒が一本転がっているのがふと目につくと，自分は警察に狙われているのだといきなりわかり，それは明白で疑う余地のないことだと確信するのである．

　　症　例　　　私のことを泥棒といっています．隣の人や，道ですれちがう人がそういいます．夜寝ていると電波で頭の中へ「明日つかまるぞ」と知らせて来ます．超能力を使って私の頭の骨を削って孔をあけます．体の中に3センチ位の黒い虫が3匹いて，腰の骨を嚙じります（幻覚と二次的妄想的解釈）．
　　私はキリストです．人々を救うために生まれたのだということが，この間突然わかりました（妄想着想）．
　　レストランに居ると，ホステスがひょいと曲がりました．何だか変でした．カウンターにいる女の子が2人でこそこそ何か話していました．きっと私のことです．それからトイレに行くと入口に割箸が一本置いてありました．あっ誰かが私を狙っているなとわかりました（妄想知覚）．

　多くの妄想では，自分に関係があるごとき意味を認めるので，**関係妄想** delusion of reference, Beziehungswahn といわれる．また人から加害されるという意味のものが多く，**迫害妄想** delusion of persecution, Verfolgungswahn といわれる．
　妄想の内容によって，誇大，発明，宗教，血統，罪過，虚無，貧困，嫉妬，憑依などの名が付けられている．
　妄想を形容詞にすると delusional, paranoid, wahnhaft となる．paranoiac, paranoisch は paranoia のということで，パラノイアというまとまった妄想が主で他に障害のない病気のという形容詞である．
　幻覚が主で，他に大して症状がないのは**幻覚症** hallucinosis というが，これは幻覚であるとの自覚のあるものをいうこともあり，意識障害による夢のような幻覚に属するが，幻覚のみがはっきりして意識障害はそう明白ではないようなものを

いうこともある．

D．錯乱状態 confusional state, Verwirrtheitszustand

　意識混濁 clouding of consciousness, Bewusstseinstrübung があって，話や行動にまとまりがない状態を錯乱状態 confusion mentale という．

　意識とは何かということは定義し難い．醒めていて awake, wach, 何でも，周囲のことも自分のこともよくわかっていてよく気がつくこと，alert, awareであること，besinnenできること，vigilantであること，を意識が清明 clear, lucid, klar である，という．外界のことも自分のことも全般的によくわきまえていて，話にも行動にもまとまりがあって矛盾がなく，周囲と正しい交渉ができるような状態である．

　しっかり醒めておらず，周囲のことも自分のことも全般的にはっきりわかっていないことが，その話や行動から見て取られ，話や行動に混乱があってまとまりがなく，周囲との正しい交渉がうまくできない時には，**意識混濁, 減損** clouding, impairment, Trübung, Minderung があるという．

　混濁が極く軽ければ，当人はよくわからなくて，まとまらないことをいくらか自覚して困ってしまうことがある（**困惑** perplexed, ratlos）．

　意識混濁は客観的にはその言動から，しっかり醒めて居らず，なかば眠ってうとうとしていて，その時にはまだ残っている精神活動としての夢と，まだ少しは認識している現実とを混同しているように見える．多くの錯乱患者は横たわってうとうとして居たり，うわごと（譫語）をいったり，無意味に立上ってよろけ，助けられても反抗したりする．

　意識混濁が軽くて，ある程度問答ができる場合には，自分の今居る場所，時，周囲の人を正しく知らず，見当がつかないことが検者にわかる（**見当識喪失** disorientation, Desorientierung）．

　行動も話も，それだけ見ればまとまりがないものの，醒めてしゃんとして居るようで，しっかり歩き，外界のものも全般的には正しく認識しているように行動するのは，多くの場合Bの緊張症状群に属する．

　幻覚という語は意識清明時に限って用いるべきであり，意識混濁時の幻覚は夢 dream, Traum, rêve, oneiros であり，このような状態を夢幻状態

dreamlike state, traumhafter Zustand, rêverie という．意識混濁時の誤った思考においては，全般的に間違いがそれからそれへと移り，妄想では意識清明で思考の極く一部に限られた間違いが持続する．

　意識状態の病的でない異常は，眠り，夢，寝言，寝惚けである．眠りにおいては揺り起こせばまもなく意識清明となるが，病的な意識障害ではそうならない．

　人の心は視野のようなもので，それが曇ったり狭くなったりして，外のものが全般的にはっきり映らないのが意識障害に当たると比喩的にいえる．内外のことが全般的によくわかるという意味で，意識のことを**全知覚，識覚** sensorium ともいう．

　意識という言葉を上記とちがった意味に用いることがあり，「私はりんごを取る」という場合に私にはりんごも私というものも知られている．これを対象も自我も意識されているという．

　意識障害にはいくつもの形がある．

　体験も行動も減り，外界認識も少なく明晰でない状態を**意識混濁** torpor, clouding of consciousness, Bewusstseinstrübung, Benommenheit（自分から頭が取去られている）といい，このうち軽いものを傾眠 somnolence，重いもので，強い刺激でやっと反応するのを昏眠 sopor，精神活動が全くないのを**昏睡** coma，意識喪失 unconsciousness, Bewusstseinsverlust という．これらの場合傍から見ると，眠たげ，睡眠，熟睡と似ているが，昏睡では熟睡と違って，揺り起こしても醒めない．

　意識混濁があって，外界と連絡のない精神内部の活動が夢として盛に現われ，外界の認識は減っても居り，誤られても居る場合には，**夢幻意識** oneiroid state, traumhaftes Bewusstsein という．その上まとまりのない行動や談話が加わって浮かされた状態になれば，**せん妄** delirium という．意識混濁は軽いが，外界と自己の認識がうまく行かず，考えもまとまらないことをある程度自覚して**困惑し** perplexed, ratlos，談話もまとまりがなく**散乱** incoherent であるならば，**アメンチア** Amentia という（英語の amentia は精神発達遅滞）．

　意識の曇りは著明でなく，醒めているように見え，外界をある程度正しく認識しているものの誤認も著しく，一応まとまった行動をしていながら空想

を現実としてしまって，周囲に正しく適応しない，時には危険な行動をし，歴史的全般的な自己の認識がなくて，正常とは全く別の，その場限りの自分である（こういう意味では意識は狭くなって居り，正常とは別物になっている）というような場合には，**もうろう状態** befogged, twilight state, Dämmerzustand, état crépusculaireといい，寝惚(ねぼ)け歩き，寝言，夢中遊行 sleep-walking, Somnambulismusと似た状態である．もうろうといっても曇ってぼんやりしていることとは限らず，不分明のことである．

意識障害のあとで正気に戻った時には，障害の間の体験や行動を思い出せないものであり，これを**健忘** amnesia という．

> **症 例** あるせん妄の患者は，横たわっていたのが急に起き上って，制止をきかず，隣の人のベッドに入り込み，枕を叩き，「だめよ，この花を折っちゃ，ああ坊や，今日はお天気，あなたどなた……」などと呟いたり，怒鳴ったりした．
>
> ● あるもうろう状態の患者は，睡眠様の状態から突然起き上って，扉を開いて隣の病室に入り，隔壁を巧によじ上り，空きベッドの上に飛降りたが，全く負傷しなかった．そして通りがかりの患者に殴りかかったので，取り押さえられて自分のベッドに連れ戻されると眠ってしまった．あとで目が醒めてから，この異常行動を全く覚えていなかった．

Dの錯乱状態とBの増減動状態とは区別し難いことがあり，Bの興奮とDのせん妄やもうろう状態，Bの昏迷とDの意識混濁，BとDの話のまとまりなさが区別し難い．ドイツでは支離滅裂 zerfahren と散乱 inkohaerent を区別するが，英米ではいずれも incoherent である．

E．記憶減退状態 amnestic state, amnestischer Zustand

新しいことを覚え込めない**記銘力減退** fixation defect, Merkschwäche, 記銘弱と，覚えているはずのことを思い出せない，追想 remember, erinnern できない，すなわち忘れている**健忘** amnesia, Amnesie とが区別される．覚え込めないというのは極く短い時間の前に経験したことを追想できないことであり，新鮮な記憶 immediate memory, Frischgedächtnis の健忘で

ある.

　記銘力障害があると，今の状況，すなわち今自分の居る場所も，時も，周囲の人が誰かも，わからなくなる．これを**見当識喪失** disorientation, Desorientierung という．これは意識障害でも見られる．またこの場合変化に富んだ，またすぐ忘れられてしまう想像が思い出として語られ，空想された事が実際の経験として語られることがあり，これを**作話** fabrication, Konfabulation という．記銘力減退と見当識喪失と作話との三つが揃っていれば，**コルサコフの症状群，健忘症状群** *Korsakoff*'s amnestic syndrome, *Korsakow*sches amnestisches Syndrom という．

症例　5個の物を示し，一つ一つその名を言わせ，次に物を隠して，今何があったかと尋ねると，正常なら5個とも正しくいえるが，記銘力障害があると1～3個位しかいえない．
　さっきの夕食のおかずは何でしたか――さあ，夕食を食べたかしらん，もう夕方なのですか，朝かと思っていました．
　ここはどこですか――さあ，どこですかね，家に居るのかと思っていたら，ベッドがあるし，ホテルですか，それもおかしい，白い服を着た人が居て，床屋ですか．
　昨日何をしましたか――昨日は街へ行って，デパートへ行って，いろいろ買物をしました，服だの菓子だの，それから帰りがけに映画館に入りました（実際は入院中でどこへも行かなかった．記銘力喪失，作話，コルサコフ症状群）．

　限られた時間内の経験が全く思い出せないのを健忘 amnesia, Amnesie という（健忘とは記憶減退全般のことも，限られた時間内の経験の追想不能のこともいう）．Dの意識障害の後，醒めてから，障害の間のことを思い出せない．そして時としてはこの健忘が，意識障害の起こる前の，記銘されて居たはずの経験にまで遡ることがあり，それを**逆行健忘** retrograde amnesia, retrograde Amnesie〔retro後，gradus歩〕という．頭部外傷で意識障害を起こして覚醒した後，外傷を受けるより暫く前のことまで思い出せなくなることがある．

> **症例** 自己経験であるが，ある精神病院の運動会に招かれて行き，来賓としてパン食い競走に出たが，手を用いないように背後で縛られた．気がついてみると病院の当直室に寝て居た．この間1時間のことは何も思い出せなかった．人に尋ねると，スタートで走り出して，パンに食いついて取り，また走り出した後跌いて転び，腕で支えられないので下顎を打って歯で唇を切って出血した．それで自分で歩いて処置室へ行き，治療を受けて，当直室へ行き，布団を敷いてもらって，自分で上衣を脱いで横たわり，暫く寝ているからといって人を帰らせたとのことであった．自分では競走前に手を後で縛られたこと以後のことは全く空白であった（もうろう状態，健忘，逆行健忘，軽い脳振盪）．

　非常に不快な，嫌悪の感情を伴う経験も思い出せなくなることがあり，これを**ヒステリー性健忘** hysterical amnesia, **反応性健忘** reaktive Amnesie と呼ぶ．思い出したくもないという，必ずしもはっきりとは意識されない欲求のために忘れられるのだと解釈される．稀に見られるものである．

　老年になると，古い経験は思い出せるが，新しい経験は覚えられなくなる．

　正常者も日常の経験をいくらも忘れるのが普通であり，また思い出，追想の誤りも多いものである．この正常の忘れっぽさを，自分の記憶力の病的減退のためと思い，正常の人は一度経験したことは忘れないはずだと誤信して，自分の生理的健忘を心配するのはAの神経衰弱状態の心気の症状である．

F．**欠陥状態** defective state, Defektzustand

　知能的及び人格的の退化崩壊，精神的人間水準の低下である．

　知能が元来伸びないのを，**精神遅滞** mental retardation, oligophrenia, Schwachsinn, arriération mentale といい，一旦伸びた知能が，脳の病的破壊のため再び低下するのを**認知症** dementia, Dmenz という．

　認知症の場合には性格の変化も起こる．脳の破壊が起こり始めると，認知症，知能の低下が著しくなる前から性格の変化が現れ，まず抑制（意志の力による欲求への抑え，遠慮，我慢）がなくなり，元来の持前，性格が制止を受けることなく剥き出しになるので，極端化され，感情の繊細さがなくなり，粗野になり，不行儀，非道徳的になる．すなわち倹約な人は吝嗇になり，用心

深い人は疑い深くなるごとき極端化と，だらしなくなり，礼儀作法をわきまえなくなり，無分別になり，思いやりがなくなるごとき粗野化のために，人間の価値の低下，低格化が起こる．さらに進むと，認知症の進行と共に，しっかりした意志を失って，我儘勝手になり，あるいは人のいうがままになり，自発性や興味や関心が失われて鈍感無為になり，あるいはひどく呑気で不平がなくなり（上機嫌，多幸 euphoria, Euphorie），おしつけがましく，強引で，口うるさくなり，頑固で不平が多く，刺激性 irritable, reizbar で，僅かのきっかけで不機嫌になり，怒って乱暴するようになるなど，種々の形の性格変化が起こる．何れも人間性の価値からいって低いものと見られ，**人格水準の低下** abasement of personality level, Niveausenkung der Persönlichkeit といわれる．

ただし知能が低くても，単純，純真，正直，信頼，服従などという価値の高さが目立つ人もある．

欠陥の軽いうちは知能の低下よりも，記憶の減退と性格の変化の方が目立つことも多い．

このような欠陥状態は，脳の全般的な破壊によるとされるので，**器質性認知症** organic dementia, organische Demenz という．認知症は著明でなく，人格変化の方が目立つのは，脳の一部の限局的破壊や内分泌障害にもあることがあり，**脳局所性精神症状群** hirnlokales Psychosyndrom, **内分泌性精神症状群** endokrines Psychosyndrom と呼ぶ（*Manfred Bleuler* 1954）．

もう一つの欠陥状態では，知能の低下はほとんどないが，実際上の生活態度は認知症者のそれと同じである．知能は保たれているのに，その知能を用いて生活することがない．感情が鈍く，興味や関心が失われ，意欲が減って努力して作業をすることがなく，無為茫然としてその日その日を送るものぐさな無精者という状態になる．これを**分裂(統合失調)性欠陥状態** schizophrenic deterioration, schizophrene Verblödungという．

この欠陥が軽ければ，知能が保たれていることははっきりわかるが，感情，関心，意欲の傾向が変り，ずれを起こし，人格のまとまりが薄れて，奇妙な人間，了解性の少ない人間，奇人，変人 eccentric, Verschrobene というように見える．

痴呆について deterioration, Verblödungとdementia, Demenz という二つの言葉があるが，前者は知能低下へ進む過程，後者はその結果でき上ったものをいうのであるから，前者を鈍化，後者を痴呆ということもあり，両方一緒にして痴呆ということもある．〔de ＝down, deterior＝worse〕

症例　80歳の老人，よく話をするが，さっき話したことをまた話し出し，古い話題ばかりである．欲が深くなり，貰った菓子を人に与えず，いつまでもしまっておいて忘れ，皆腐らせてしまう．外出すると必要のないものまで買い込むが，金が足りずに注意される．帰宅の道筋がわからなくなり，近所の人に見つかって送り届けられる．寝衣のまま外出する．時々癇癪を起こし，嫁がちっとも面倒をみてくれない，と人に悪口をいう（認知症）．

● 朝いつまでも寝ている．食事は貪るほど食べ，隣の人の副食物に平気で箸をつける．一日中何をするということもなく，ただぼやぼやと昼間も布団を被って寝て居り，時々起き出してあちこちあてもなく歩き回る．注意しないと顔も洗わず，身嗜み，更衣，入浴もしない．テレビも新聞も見ず，人の所に行って話しかけることもない．話しかけられれば短い答をするのみで，そっけなく立ち去ってしまう．質問すれば以前のことはよく知っており，金の計算もでき，文章の意味も正しく解し，気のきいた文章も書ける．無関心のために近頃の社会情勢については何も知らない（分裂性痴呆）．

● 農家の長男，高校を出て3年間は家業に従事したが，その後よく作業を休んで読書に耽るようになり，哲学，数学，物理学の本を好み，永久機関ができないはずはないとその設計書をたくさん作ったり，今あるものとは別のロータリーエンジンを作って特許をとって，どこかの自動車会社に売って何億円も入るのだという．訪れると，2は－2に等しいことを証明したといい，$2=\sqrt{4}=\sqrt{(-2)^2}=-2$ というような証明をして大発見をしたと満足して楽しんでいる．将来の生活については何も考えない．家業は二男が継いでいる（分裂性欠陥による奇人）．

以上の諸状態の間にはある程度の移行，混合もある．Dの錯乱状態とEの記憶減退状態，EとFの欠陥状態，Aの神経衰弱状態とBの増減動状態とFの欠陥状態，Bの増減動状態とDの錯乱状態は，必ずしもはっきりと区別できないことがある．

§4. 精神障害の分類と編成

　以上に見て来た諸状態像，症状群は，もとにある何かの病気の現れに過ぎず，身体の病気でいえば発熱状態とか黄疸状態というようなもので，発熱ならばそれは伝染病，それもチフス，マラリア，肺炎によるものとか，黄疸ならば肝炎，中毒，胆道閉塞によるものということがわからないと，病気としての根本的な治療ができない．精神障害の上の6個の形も，一定の原因で起こり，一定の症状，一定の経過，一定の形態学的，生理学的，化学的な病理変化，それに対する一定の治療法が明らかにされて初めて病気の性質が定まり，一つ一つの根本的な単位としての病気の種類，**疾患単位** disease entity, Krankheitseinheit として確立される．

　朗らかに興奮している患者，すなわち愉快な増動状態，躁状態にある患者は，千万円の宝くじに当ったためなのか(心因性反応)，酒に酔ったためなのか，脳の梅毒性炎症によるものか(器質性精神病)，素質性といわれる以外に手掛りのない躁うつ病(内因性精神病)のためなのかは，この状態を見ているだけでは区別し難い．生活史，身の上，動機，他の特別の精神身体症状，経過などをよく調べてみなければならない．そして躁性興奮の背景に軽く認知症的な所があり，中年であり，舌の回りが悪く，瞳孔の対光反射が鈍いとなれば，梅毒性脳炎の疑いが濃くなり，髄液を見ると白血球と蛋白質が増して居り，梅毒の血清反応が出るということがわかれば，この病気は確定される．経験上この病気は放置すれば悪化してひどい認知症に陥り，身体的にも衰え，遂に死亡し，解剖学的には慢性の脳炎と髄膜炎が全般的にあり，梅毒病原体が脳の中に見出されるので，この病気は一つの単位疾患(麻痺性痴呆)とされる．

　しかしこの病気の診断は精神症状だけでは定まらない．この病気の存在が大体わかったのは18世紀の終りで，19世紀には脳炎の存在がわかり，梅毒の既往歴が多いことがわかり，ついにこの患者に梅毒患者の発疹の汁を接種しても梅毒の初期症状が現れることがないことから，梅毒性のものであるというような冒険までした（クラフト-エービング *Krafft-Ebing* 1897）．しかし精神症状で診断するしかなかったので，そのため多くの精神障害者が梅毒性

のものと誤診された．また原因も，過労，酒色の溺れ，性的悪癖など，悪そうなものが因果づけられた．20世紀の初めにワッサーマン反応が発明され，髄液にこれが用いられるようになって初めて診断に確実な根拠ができた．するとこの病名は激減したし，逆に他の病名，たとえば躁病とかうつ病と診断したのが実は梅毒性脳炎であることがわかることもあった．すなわち様々の精神障害を誤って梅毒性脳炎としたり，梅毒性脳炎を見逃していたりしたのであった．その後今世紀の半ばになって抗生物質の発見によりこの致命的な難病は姿を消してしまったかのごとき観がある．

　このように精神症状だけによる病気の単位の診断はあやふやなものである．病気の単位の診断は，何科の病気にしても，症状だけでは確定し難く，何か臨床検査法のごとき補助手段がないと確定しがたいのであるが，精神病の単位疾患的なものについては精神症状以外の身体症状ないし臨床検査法にまだ頼ることができないものが多いので，精神症状が重要視されるのである．

　脳の梅毒性精神病が単位疾患として定められると，他の精神障害もそれに倣わせたいと志向された．以前はうつ症，躁症，妄想症，錯乱症，認知症というように，症状の名がそれぞれ一つの精神病とされていた．原因は様々で，患者の経歴を調べて問題になりそうな精神的身体的事件が因果づけられた．しかし一つの症から他の症に変わることも多いので，原因はいろいろ違っても精神病では一つで，どんな精神病でもうつ，躁，妄想，錯乱，痴呆という諸状態をたどって行くような経過をとるものともされた．脳の梅毒性精神病の症状も大体これに当てはまる．また以前は幻覚妄想状態と錯乱状態とははっきり区別されなかったので，今日でもフランスで，デリール délire という言葉では妄想と錯乱が区別されていない．記憶減退と欠陥の二状態は一つにまとめてもよいので，統合失調症という精神病は $A-B-\overparen{CD}-\overparen{EF}$ の経過をとり，躁うつ病はA－Bで止まって先へ進まず，神経症もAかBに止まっているといえる．

　しかし精神病は一つで，その原因は様々であるというのではあまりに頼りないし，梅毒性精神病はやはり $A-B-\overparen{CD}-\overparen{EF}$ の経過を取るものの，少しは特異的な精神症状があって，初めから器質性欠陥状態が少しは認められるものであり，目につく間の抜けた誇大妄想がよくあり，経過も大体定まっ

ているようなので，脳梅毒性精神病ほどには手掛りになる身体的症状が認められなくても，特異な精神症状と経過だけでも手掛りとして，単位となるような精神病を作ろうと試みられた．

モレル Morel は若くから起こって速やかに欠陥状態に至る精神障害を早発性痴呆 démence précoce（1860）とし，カールバウム Kahlbaum は B の中の硬い増減動の特徴のある，やはり結局は A－B－CD－EF の経過を取るものを緊張病 Katatonie とし（1863，1874），ヘッカー Hecker は青春期に始まり，青春前期の若者の，おどけや脱線行為のような，愚かしい言動を示し，速やかに鈍感無為の欠陥状態に陥るものを破瓜病 Hebephrenie として（1871），何れも一つの単位疾患のごとく取扱おうとした．妄想性精神病は急性で治るものは急性幻覚妄想症（ワーンジン Wahnsinn）とし，慢性で治らぬものは妄想病（パラノイア Paranoia）として，独立のものと考えられていたが，クレペリン Kraepelin は緊張病と破瓜病とワーンジンないしパラノイアの一部のものとは，いずれも他の二つの特徴を多少とも持ち，互いに転換し合うこともあり，ついには欠陥状態に達するという経過から，統一して一つにして**早発性痴呆 dementia praecox**，**内因性鈍化 endogene Verblödung** とまとめ，この一つの精神病の諸型として破瓜型，緊張型，妄想型があるとした．こうして早発性痴呆が一つの単位疾患らしいものになった（1896）．

また躁病 Manie，うつ病 Depression，循環性精神病 zirkuläre Psychose，周期性精神病 periodische Psychose には躁とうつとそれが交代するもののほかに躁やうつ以外の症状のものも入っていたが，感情の面に主点をおいて，躁とうつが周期的に起こり，躁とうつとは互いに交代しうるが，中間期には完全に治り，欠陥に達することのないものとしてまとめて，**躁うつ病** manisch-depressives Irresein として，これも一つの単位疾患と見た（1896～1899）．

早発性痴呆と躁うつ病では，原因は全くわからず，身体や心へ外から加わる何のきっかけもなしにひとりでに発病するので，こういう病気になる遺伝的素質があるのだろうと想像し，外からの物的，心的のきっかけなしに内の原因で起こるという意味で内因性という名ができた．この内因性精神病の基盤となる身体病はいつか将来捉えられるだろうと期待されている．

クレペリンは早発性痴呆は早期に発病して痴呆に至るという点に着目して

命名したが，ブロイラー *Bleuler* はまとまりなさ（話，知情意，人格，のまとまりなさ），分裂していることに着目して，必ずしも若くして発病するとも，痴呆に陥るとも限らないということを考え合わせて，**統合失調症** Schizophrenie と改名した（1908～1911）．クレペリンは病気の基盤として何かの代謝障害があろうと想像し，今日までこの期待のもとに研究が行われているが，いかなる代謝障害か，基礎的な疾患が一種か多種かわからないので，ブロイラーは精神分裂病群 Gruppe der Schizophrenien, group of the schizophrenias といっている．種々の像があるので複数とする．

　ところで，錯乱状態は一般に急激に脳が重く侵害されることによって起こり，それは何の伝染病でも，中毒でも，外傷でも，血行障害でもかまわないのであって，これらいずれによっても，一様に錯乱という定まった精神障害を起こし，また，脳が広く破壊されると，何の脳炎でも，脳変性疾患でも，外傷でも，中毒でも，血行障害でも，一定の痴呆という精神障害を生ずる．それ故，早発性痴呆といっても，これは精神症状のみによって定められた形であるから，錯乱とか痴呆と同列の状態であって，基礎には種々異なった病気があるのかもしれないので，単位疾患ではないかもしれない．実際種々の脳病に際して早発性痴呆の症状が見られることがあり，流行性脳炎後，覚醒アミン中毒，脳腫瘍の際に早発性痴呆の症状がまれならず見られ，とにかくあらゆる器質性脳病の際に早発性痴呆の症状が現れ得る．こういう場合には器質性脳疾患と早発性痴呆の併発とはいえない．早発性痴呆は症状の名であって，器質性脳疾患らしい病気の症状に過ぎないのである．したがって今日われわれの用いる統合失調症という診断には，今のところわれわれが知っているような種類の脳の器質性疾患は見つからないという条件が必要になる．

　なぜ同じ器質性脳疾患でも早発性痴呆の症状を現わすものと，現わさないものがあるのかはわからない．脳の特定の部分（間脳か中脳）が侵されるためなのか，統合失調症の症状を起こしやすいような脳の条件あるいは出来があって，種々の脳病でそれが出てくるのかと想像される．また心因によって典型的な統合失調症の症状を呈することはないものとされるが，これにも意見を異にする人がある．心因によって素質による統合失調症の準備状態が動き出して発病すると考える人もある．あるいはまた，心因によって統合失調症の症状が起こる場合，こういう症状の基礎となっている脳の物質的状態が心因によってひとりでに進み出して，遂に不可逆の

状態になってしまうのだ,というように心因と物質因を折衷して考える人もある.
　このような状態で,統合失調症,一般に内因性精神病は,他の単位疾患と同列に置けないし,診断の確実性もそうしっかりしていないから,人によって様々な意見,異論が出てくるのであって,身体的に捉えどころのない何かの精神病を早発性痴呆と同じであるとか,異なるものであるという議論には決着がつけられない.たとえば老人や幼児に起こる統合失調症様症状は,青年や成人の統合失調症と同じか異なるかという議論には決着をつけられない.前者と後者とでは症状の形が少しは違っても,前者と後者が同じとも異なるともいえない.老年,幼年に統合失調症的な症状を起こす精神病が現われたとしかいえない.

　精神障害には,脳や身体の病的変化を条件にできないものもある.われわれが信頼する人に裏切られて悲しみ苦しむのは,人によってその程度の差はあるにしても,またこの悲しみや苦しみは自然科学的には脳の何らかの機能の変化によるとはいえ,脳の病気によるものではなく,したがってこの裏切り事件が解決すれば,悲しみも苦しみもひとりでに去ってしまうのである.精神障害にはこういうものと同列のものが多くある.これを精神的**動機** motive, Beweggrund で起こる**心因反応的** psychoreactive, **体験反応的** erlebnisreaktiv な精神障害という.これと身体的基礎による精神障害との違いは,われわれにこの患者がこのようになったことが気持の上でわかるか否か, **了解しうる** verständlich か否か, **意味がある** meaningful か否かということである.酒を飲んで愉快になるのはどうしてかわれわれには了解できない.アルコールが脳に働いて,脳がアルコールに中毒した状態が基礎となるような精神活動は愉快という感情なのである.これに反して試験に合格して愉快になるのは,われわれにこの人がこうなったことが了解される.他人にばかにされれば怒り,だまされ続ければ邪推深くなり,甘やかされていればわがままになることが,われわれに了解される.

　動機となる心的原因の力で,結果として精神状態の変化が起こったと見れば, **力動的** dynamic, dynamisch に起こったという.後暗い所のある人は力動的に,自分が他人から目をつけられる,非難されると邪推するようになる.この思い違いの程度が著しくなれば妄想とみなされる.精神障害といわれる程度の心因反応は**異常心因反応** abnormal psychogenic reaction, abnorme psychogene Reaktion といわれる.心因性精神病 psychogenic psychosis と

いう名はあまり使いたくない．正常人の心因反応と程度の差しかないからである．

しかし異常心因反応は誰にでも同じように起こるものではなく，こういう反応が起こりやすい人がある．気の小さな人には邪推が起こりやすい．気の小さい性格は素質かもしれない．素質という時には，精神的なものの基礎になっていると考えられる脳の出来を考えるのであり，生まれつき気が小さいというのは，脳の一種の奇形のようなものであろうか．けれども性格の形は全部このような先天的な定まりではなく，動機から次第に心因反応的に形成されてくるかもしれない．幼い時から圧迫し続けられ，脅かされ続けられて次第にいじけたために，あるいは幼い時にひどく恐しい目に会ったことが心にこびりついていて，気が小さくなったのかもしれない．このように見るのは，性格が力動的，了解的にでき上がるという見方である．

性格といわれるような精神的な全体像もある程度脳を条件とし，脳の発達と共に変化するが，社会の中にいて種々の事件に遭遇して経験を重ねることによっても変化するのであって，幼児の性格から小児の性格，青年の性格，成人の性格へと変って行くのは，脳の生理的な発達の変化と，経験の積み重なりとの両者が密接に絡み合ってかもし出され，意味の連続した，了解性のある流れとなっている．この場合には連続的に変って行くのであって，少年と青年と成人との間に境があるわけではない．この連続的な成行きがある時期に突然屈折して非連続的に変化すれば，ここで精神障害が起こったと推測され，この場合には脳に病気が起こったのか，重大な精神的動機があったのか，ということになる．

どこまで素質によるのか，どこまで精神的動機によるのか決定はできないにしても，この二つが絡み合って，性格，異常性格，さらにある種の精神障害までも了解的，力動的に形成されていくものと見れば，これを**発展** development, Entwicklung という．精神病といわれる程度のものの場合には，異常な精神現象の発生が了解できないようであるが，人間はどんな場合にも意味を見つけることができるものであり，精神病の奇妙な症状は了解し難いが，それでも解釈して意味を見つけることができ，過去のいかなる事件とも文脈をつけることができなくはない．こうすると様々な解釈，意味づけが可能と

なり，無理なでっち上げ construction と思えることもある．たとえば現在の小心は，幼児の時の自慰行為の厳しい叱責による禁止のせいであるといえば，これは了解可能な神経症的性格発展とすることができる．これはあり得ないでっち上げと見る人もある．

> 症例
>
> ある少年，中学 2 年生，勤勉なよい子であったが数か月前から不機嫌になり，よく学校を休み，ぶらぶらして居り，時々母親に当たるようになった．意味もなく笑ったり，親の前で裸になったりするなど，奇妙なことをした．ある日母親が部屋に入ると突然ナイフで切りつけて負傷させ，自分の手首も切ったが，その後けろっとして平気な顔をしていた．
>
> この状態はよい子が悪い子になったのに，その動機がないという，了解できない性格変化，無為怠惰という B の減動の一種，奇妙な（了解し難い）行動，衝動行為（動機不明の突発的な行為）という点から，統合失調症の破瓜型とされよう．
>
> しかし動機を過去に遡って調べると次のようなことがあった．
>
> 発病前自室で陰部をいじっているのを，突然入ってきた母に見つかり，母はそれをきびしく注意した．一人っ子なので甘やかして育てたが，虫歯の予防のために幼時から砂糖や菓子をきびしく制限した．小学 2 年の時，他の子は飴をなめているけど僕は平気だよというので誉めてやったところ，その後小遣で飴を買ってなめたことが発覚し，禁止を破ったことと，不正直であったことのため，ひどく叱ったところ，他の子はやっているのに，なぜ僕だけいけないんだと反抗したので，もう一度叱られた．平生おとなしい素直な甘えん坊なのに，この時だけなぜこうも反抗したのかわからぬと母はいった．
>
> 本人の告白によれば，小学 5 年の時悪い生徒に脅かされて母の財布から 5,000 円盗み出して渡した．母に知られたらどうしようとはらはらして恐れていたが，本人の仕業と判明せずに，うやむやに終ってほっとした．その後は悪友に脅かされても我慢することにした．母に愛想をつかされるのが恐かった．陰部いじりは平生まだ子供っぽく見えるのをからかう同級生が教えてくれたので面白半分に行ってみただけである．今でも母と一緒に入浴して洗ってもらうことがある．このごろ学校へ行かずにぶらぶらしているのは，頭が重くて体がだるいからである．母に切りつけたのはちょっとふざけただけのことである．
>
> 以上の精神的異常状態は，まだ原因不明の，素質的と思われる統合失調症

が発病したためであって，どうしてこうなったかの動機はないのであり，過去の精神的事件は多くの子供にあり勝ちのものであって，そういうものから了解できるように精神異常が起こってきたのではないと見ることができる．

これに反して了解的な見方によると，この少年は母に非常に依存的 dependent, abhängig で，母に愛想をつかされ見捨てられることを恐れて居り，学校へ行かずに傍に居り，幼児的な態度を取っているのである．母も子供に対してあまりに保護的 overprotective, verwöhnend で，いつも幼児の純真さを要求して居り，性的に成長して母から離れていくのに抗っているのである．母に切りつけたのはこの仕返しである（子が母から verwöhnt）．

もちろん母も子もこのような気持が自分の中にあることを自覚していないが，心の底の気づかれぬ所ではこういう意識が働いているとすれば，この場合子供の精神障害の発生が了解されるようでもある．これは一つの解釈，意味づけである．かなり無理なでっち上げであるとするか否かは，観察者の了解―解釈的態度の存否いかんによる．

ところでこの少年においては，その後数年の間にますますぐれてしまい，鈍感無為状態が徐々に進んでしまった．それならば全く身体的に起こった未知の病気，統合失調症なのかということになる．この身体的病的過程，プロセスは，最初は，精神的動機で引金を引かれたが，それがうまく元に戻らずに，先へ先へと進んでしまったのだと解する人もあり，病的といえるような反応的な，母への反抗が癖となって，固定してしまったのだという人もある．いずれも折衷的な仮説である．

このような解釈を行うと，いかなる器質的精神病も心因性のものと解釈をつけられることになる．

| 症 例 | ある青年が不安，心気を訴え，水分を多量に摂取し，尿を多量に排泄している．心理学的に調べると，この青年は以前から夢精がときどきあり，気が小さいので，いけないことをしていると悩み，遺精に当たる pollution という英語は汚染という意味であることを知り，身体が汚れたと思って悩んだ．その後不安と心気と多飲多尿が起こって来たのだという．こういう感情の発生は了解しうる反応であり，心の底では汚れを清めたいと欲しているので，多飲多尿は汚れを洗い流す身すすぎ，禊の象徴と解された．それで青年に彼の恐れの理由のないこと，水分摂取の隠れた意味を教えたところ，不安は去り，水分摂取もかなり減った．しかし詳しい身体検査

の結果，下垂体腫瘍が発見され，尿崩症であることがわかった．

　身を清めたいという欲求から都合よく下垂体腫ができるとは今の医学常識では考えられないから，上の解釈はこじつけ，でっち上げであろう．しかし安心させると水分摂取が減ったのは何故か．身体病の症状も精神的に影響を受けることがあるとすべきであろう．心頭滅却すれば火も亦涼しの類である．しかし上の下垂体腫の症状に対する心理学的解釈は行き過ぎであろう．

　自殺は秋から冬にかけての季節に多い．それは暗さに向かう季節であるからというのは了解される．しかし統計的には春から夏にかけて自殺が多いのである．それでは了解的な秋から冬に多いというのは誤りか．そうではなくて了解的にもっともなものが，統計と合わなくても，それはそれで正しいのである．

　すなわち器質性精神障害にも心理学的解釈は可能ではあるが，それは医学的には当たらないことがある，とすべきであろう．登校拒否児が登校したくないと思っていると，意識外の精神身体的機構がうまく働いて，頭痛，腹痛，嘔吐，下痢などを起こし，当人も本当に病気になったと思うのであるが，これで不登校の口実が意識されずに出来上るのだと解釈される．このような自律神経系の機能障害は心理的に起こりうるが，腫瘍のような器質的疾病は心理的に起こり得ないものとされる．しかし胃潰瘍は心理的ストレス，圧迫緊張から起こり得，これが反覆しているうちに癌に変ることもあろうといわれると，否定もできない．自然科学的臆説と心理学的臆説とがあって，器質性精神病と心因反応という既成事実があるとき，原因と本体の未知の精神病を説明しようとして，でっち上げを行うのである．それにしても原因不明の精神病には，器質性精神病と非常に違った，了解のできない症状があることが多いのは不思議なことである．静的な了解も発生的な了解もしにくいように思われるのである．

　精神障害を見る時に前提となるのは，器質的脳病の時の精神病は心因反応的に起こるのではなく，精神的作用を加えることで治るということはないこと，心因反応的な精神障害には脳の病的変化はなく，精神的作用によって治るはずのものである，ということである．

　ただし器質的精神病に心因反応が加わることはあり，器質的精神病の症状は心因反応的影響を受けることは多少ともありうる．

　また感情と自律神経系と内分泌系とは密接に関連しているので，心因反応的に身体的変化が起こり得る．驚いた時には心臓の鼓動が速くなり，血圧が

上がり，体が震えるが，驚きの感情が治まれば身体的変化も去る．しかし時として体の震えが癖のように固定して，感情が去っても震えが止まらないことがある．それでもこの場合に証明できるような神経系の病的変化は見出せず，精神的作用を及ぼすことによって治しうる．ところが悩みが続いている中に血圧が上がり続けて，ついに高血圧になり，悩みを除くことができても変化を起こしてしまった血管は元に戻らないことはあり得よう．あるいは自律神経を通じて胃の血行障害を起こし，ついに胃潰瘍になることはあり得るが，こうなってからは悩みを去っても胃は元に戻るとは限らない．こういう変化が脳にも起こり得ないだろうか．

心因反応と考えたい場合に，心因という精神的動機が見つからず，強いて見つけても動機との間の了解性が少なくて，それを動機として取上げてよいかどうかわからないことがある．心因反応として感情が強く起こる時に，自律神経系の障害と同列に置かれるようなものとして，錯乱状態が起こることがあり，驚くと失神（意識喪失）を起こしたり，前後もわからずに泣きながら走り回ったりすること（せん妄）があるが，このようなものは動機との間に了解性を認め難い，もうろう状態を起こすこともある．

症例 ある娘に恋人が居たが突然の事故で死んでしまい，娘は嘆き悲しんだが，二週間もすると夜寝惚けたように起き出して恋人と話をしているような独語を長々と続けてまた寝てしまい，翌朝そのことを尋ねても全く覚えていなかった．その後二年して親のすすめる結婚を気が乗らずに止むをえずしたが，あまりよい夫ではなかった．夜中に裏の小川に飛込んだが浅くて死ねなかった．あとでこのことを思い出せなかった（反応性もうろう状態）．

虫を脅かすと死んだようになってしまい，室に飛込んで来た小鳥が壁や窓にぶつかりながらめちゃくちゃに飛び回って，開いた窓があるのにそこからうまく飛出せないのに似ていて，とっさの脅威に対する一種の反応である．これを人間にもある原始反応 primitive reaction といい，人間にも動物にも同じような仕組み，**機構** mechanism が備わっていて，感情という精神的なものからこういう仕組みが働き出すのだと考えるしかない．強いて意味を付け

れば、虫は死んだふりをして危難を逃れるのであるとして、脅威との了解性を求める。虫は意識的に死んだふりをして敵の目をだますのではあるまい。自然が生命維持のためにこのような巧みな仕組みを、あらかじめ虫の中に作っておいたのだとするしかない。人間の神経症やヒステリーの症状にはこのように見られるものがある。

　機構 mechanism という言葉には二つの意味がある。恐れの感情があると顔が蒼くなり、体が震えるのは、人間においては精神身体間にはこういう機構があるからだという場合がある。これは意味のない関係ではなく、顔が蒼くなるのは血管が収縮するためで、こうして血圧を上げて血流を増し、逃げるにしても抵抗するにしても筋肉が機敏な運動ができるように細かく収縮するので震えるのであるといわれる。

　また試験に失敗した時に、あの先生は私のことを嫌いなので、わざと意地の悪い問題を出して私を困らせるのだと考えることがある。これは迫害妄想である。この場合には、この人は心の底では、実は自分の不勉強のせいなのだが、そう認めるのは辛い、堪え難いことなので、人間の心には元来辛さを救う機構があって、自分の咎を人の咎にすりかえて、自分の心の辛さを救うようになっているのだとする。これは一つの解釈であるが、こうすれば迫害妄想の発生の意味がわかり、動機との間に文脈が築かれ、了解性が得られる。

　一般に心因反応的な精神障害がある場合、その動機がたやすく見つからないと、患者には意識されない、無意識の動機なり、心内過程なりを持ってきて、そういうものがあれば心因反応性である、了解されるのだとする。人間は、その生活の歴史を遡れば、また周囲の事情を見れば、いくらでもなにかの困難な状況に遭遇していることを探し出せるので、そういうものから今の精神障害が発生してくることをいくらでも意味づけることができる。そして患者も、自分の気がつかなかった意味を教えられてなるほどと思えば、気が軽くなるものなのである。これはどういう意味でもよいのであって、必ずしも特定の、本来の心因ではなくてもよいのである。

　クレペリンに対抗するアメリカのアドルフ・マイヤー *Adolf Meyer* は人間を精神身体的全体、統一体と見て、そこに外から加わる精神的物質的圧力が人間に歪みを起こし、これに反発する力が精神障害の症状なのだとする。社

会的な歪みの圧力が人に加われば，人は苦悩を感じてこれから逃れようとするのであるが，社会的な歪みというような漠然とした雰囲気的なものには個人として反抗する術もないので，特定の人から迫害を受けるという妄想にすりかえて反抗する相手を見出して，間にあわせの心の安定を得るのである．そしてドイツでは内因性の精神病とされるものまでも，このようなストレスへの反応の一つの型なのだという．幼時から親や周囲の人との人間関係がうまくいかないために，あるいは現代の文明社会の機械化，人間性無視のために人間疎外が起こり，人は孤独になる．すると人は孤独に堪えきれず，幻の声を聞き，居もしない迫害者を作って孤独から逃れる．敵でも孤独よりはましなのだ，幻覚や妄想に悩まされても孤独よりはましなのだとする．人間にはこのように自分を守る機構が備わっているのである．

　こういう解釈は誰をも納得せしめるものとも限らないが，人間の心は意味のない所にも意味を見つけて救われるのである．大空をあおぎ，山霊をあがめ，仏像に祈って安心を得る．悪人が栄え，善人が滅びるのは納得できないので，神の最後の審判，死後の救いと罰を信じれば心の平静が保たれる．死後は精神的に虚無であり，悪人も善人もないというのが自然科学的に正しいのであろうが，これでは人は救われない．精神医学にもこのような宗教的な所がある．これは非科学的なことではあるが，精神現象に純科学的に対処することは難しく，どうしても非科学的なものが入ってくるのが避けられない．

　神経衰弱状態，不安，憂うつ，不機嫌が現われる時，これが直接了解できる動機から起こったなら**心因性反応**といい，直接了解できる動機は見当らないが，脳―身体のせいでもなく，内因性精神病の徴もなく，無意識の中の古い動機，重圧的な身の上，了解性の少ない動機，および機構をしいて考え合わせねばならない場合には**神経症**という．心因反応と神経症は区別なしに混合して用いられることもあり，神経症という名には本来意味がないので用いない方がよいという人もある．元来は器質的変化の見出せない神経症状という意味であった．

　無意識の機構というようなものを設定することを止めて，神経衰弱状態といわれるような精神障害をたいして動機もないのに，あるいは些細な心身の原因で，起こしやすいような素質があると考えれば，**神経質**（素質性神経衰

弱）とか**異常人格**という．結局のところは検者が了解的態度をとるか，解釈的態度をとるか，身体論的態度をとるかによって，いずれかに落着くことになる．

早発性痴呆（統合失調症） と**躁うつ病（感情循環病）** は原因も本体も不明であるが，脳の器質性疾患であるにしても，脳の既知の器質性疾患の症状とは大分違い，神経症と同列のものと見てもやはりその症状や経過が大分違う．

統合失調症には奇妙な幻覚や妄想の独特の形のものや，了解不能の感情意欲の現れがある．奇妙，了解不能というのは，いわゆる狂ってる aliéné, verrücktというので，正常の場所からほかへ免れていることであるから，統合失調症の患者はわれわれと精神的交通の途絶えた，孤立した世界に心の一部か全部が陥っているのだとされるが，この状態を古い無意識の動機から起って来たのだと考えてはどうか．長いこと動機が積もり積もって，動機をうまく処理できないという習慣が長く続いて，その人間が世界の中でうまくやっていくのに破綻を来たして，どうにもならなくなると，心を守る機構が働いて，他人と共通の世界から隔絶してしまうのではあるまいか．現世でうまくやって行けなくなって結局世捨人となって落伍者となるか，超然として濁世の外にあって嘯いている超越者となるかして，他人との共通の世界から離れて自分だけの私的世界に入りびたってしまうようになるのではあるまいか．

このように社会から連絡を断ってしまうのを**自閉** autism, Autismus という．人々との交わりが全く断たれることもあるが，多くは人との接触にずれがあって，お互いに相手の気持を理解し得ないのである．患者はやり切れなくなった世界から身をずらして，まともな交通を断って，ひとりで勝手に何とかやって行くのであるが，自分で意識的に意志的に一人ぼっちになったのではなく，ひとりでにひとりぼっちに陥ったと感じるので，初めのうちはその孤独に堪えられず，それを何とか救うために機構が働いて，幻の声を作り，自分と関係を辛うじて持つ迫害者といういやなものまでも妄想として作り出して，やっと間に合わせの交通を外界と保つのである．外と交わりを求められない自分だけの自閉世界での勝手な心の動きに従う表現は，われわれに了解不能の奇妙な感情や意欲の現れとなる．

このように意味づければ，これはやっと了解ができなくもない一つの解釈

であって，了解の境を越えての拡張である．精神障害を起こすのも意味のある一つの逃れ路であって，精神障害というのは無意味な，わけのわからないものなのではないと考えるのである．

このような考え方は正しいかどうかわからない．身体論的に考えれば，普通ならば外からの刺激によって知覚の中枢が興奮して知覚が起こるのであるがその代わりに，外からの刺激なしに病気のために知覚の中枢が興奮して幻覚が起こると考えられようが，これからは他の症状の発現までは説明できない．脳の障害によって自閉世界に陥ってそのため諸種の症状が発現すると見る方がうまく説明がつく．解釈には種々の説があって，各人各様に考えてよいので，精神医学には頭の中ででっち上げた様々の見方があることになる．

病気の意味づけは脳の破壊による痴呆でもできないことはないのであって，老年で脳が萎縮して，その症状が痴呆であるというのは身体論の見方であり，了解的な見方によれば，老年で死期が近づく時に死という逃れられない無の深淵に直面することの恐れを感じさせなくするために痴呆が起こって，死や恐れの観念や感情を除去するのだということになる．これはこじつけであろう．また，老年になって円満な，おだやかな，淡々とした，悟りを開いたような性格になるのは，長い人生経験を積んでこうなったとすれば了解的であるし，脳の萎縮が軽く起こったためとすれば身体論的で，どちらが正しいのかはわからないのである．一つ一つの症例に当たって，この症例ではどちらとする方が当たっていると思われるという好みの問題となる．

精神障害の中で最も重要な（患者の数も多いし，症状も特異である）統合失調症および躁うつ病は，原因不明，本体不明なので**内因性精神病** endogene Psychose といわれ，内部からひとりでに起こり，外から加わった原因（物質的，精神的）はないのだというのであるが，内部とは何か，体あるいは脳が外からの作用なしに，ひとりでに病気となる遺伝的素質があるのか．あるいは内部とは肉体に対する心のことで，心が何の誘因もなしに病気になりうるのか．

この内因ということはわかったようでよくわからないから，心因性，内因性，外因性という代りに，**反応性，原因不明，器質性**とする方がよかろう．このように種々の点に留意して精神障害を分類すると次のようになる．

1. 反応の異常（力動的に見られる）
    a．異常性格
    b．異常心因反応
2．原因不明の精神障害（1と3の中間）
    a．躁うつ病
    b．統合失調症
3．器質性精神障害（物質的に見られる）
    a．急性脳侵害
    b．慢性脳破壊

以前に諸状態像を次の6に分けた．
    A．神経衰弱状態
    B．減動増動状態
    C．幻覚妄想状態
    D．錯乱状態
    E．記憶減退状態
    F．欠陥状態

1にはA, Bが対応する．1 bにはC, D, E, Fが稀にある．
2にはB, Cが対応し，2 bにはFも対応する．

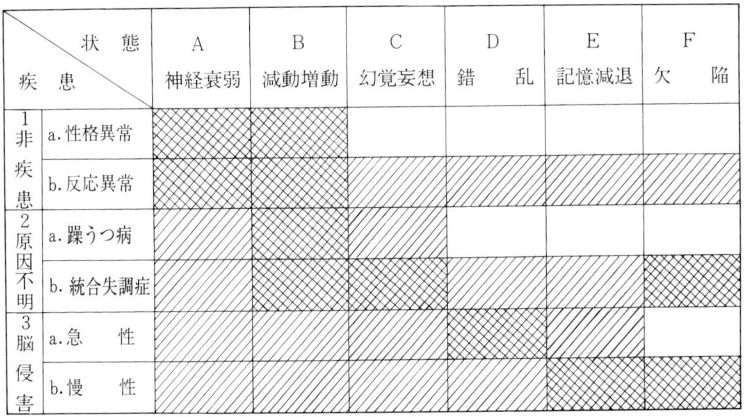

図Ⅰ-1．状態像と疾患との関係

表 I-1. 精 神 障

		A 神経衰弱状態	B 減動増動状態	C 幻覚妄想状態
		精神的身体的機能障害感と不快. 主として主観的な感じ. 心気, 疾病懸念. 体感障害. 離人, 外界内界の現実感と生命感の喪失. 強迫, 意志に反する台頭, 無意味と認め, 煩わしい. 恐怖, 特定事物への強迫不安, 行為中止. 精神衰弱.	憂うつな減動, 抑うつ症状群, 抑制. 思考抑制, 着想乏, 進行徐. 愉快な増動, 躁症状群, 躁性興奮. 思考奔逸, 着想多, 進行速, 脱線. 無感情の減動増動, 緊張症状群, 緊張性昏迷, 興奮, 硬, 冷, 不自然, 奇妙, 支離滅裂, 関連欠如. 不安な増動, 落着きない. 不機嫌な増動, 不機嫌, 憤怒. 衝動行為. 鈍感な無為, (F). Dとの区別.	幻覚, 実在せぬものを知覚. 妄想, 個人的な誤った意味づけと確信. 二次的, 感情状態や幻覚から了解される. 一次的, 誘導できない. 妄想知覚, 知覚されたものに動機なくして特別の意味づけ. 妄想着想, いきなりの誤った思いつき. 幻覚症.
	精神的診断			
1 人格と反応の異常	a. 異常人格, 精神病質. 性格, 意欲および感情生活の異常.	無力者, 神経質, 植物神経系不安定, 不安な自己観察, 神経病質. 自信欠乏者, 敏感, 不全感.	抑うつ者, 感情昂揚者, 爆発者, 熱狂者, 支配観念, 気分不安定者, 気まぐれ, 顕示欲者, ヒステリー, より多くのものと見せかける. 意志薄弱者, 心情欠如者.	熱狂者, 自信欠乏者に.
	b. 異常心因反応, 神経症. 経験への応答.	神経衰弱反応, 心気反応, 強迫神経症, 恐怖反応.	抑うつ反応, 原始反応, 短絡反応, 不安反応, 転換反応 (ヒステリー性麻痺), 演劇反応 (目的反応).	妄想反応, 反応性邪推, 自信欠乏者の敏感関係妄想, 熱狂者の好訴妄想. 感応反応, 精神的伝染.
2 原因不明の精神障害	a. 躁うつ病. 抑うつ性減動と躁性増動の循環性発病期. 感情, 気分障害. 単極性, 双極性.	軽うつ病. 気分変調, 気分循環.	うつ病, 憂うつな減動. 躁病, 愉快な増動. 混合状態, 躁性昏迷, 興奮性抑うつ. 更年期うつ病, 不安な落着きなさ.	二次的妄想, 迫害妄想, 虚無妄想, 誇大妄想.
		非定型精神病, 変質精神病, 循環性.	運動および不安精神病.	混合精神病, 躁うつ病と分裂病, BとC.
	b. 統合失調症. 早発性痴呆. 青年, 冷, 硬, 了解不能, 感情および意欲の減退, 支離滅裂, 特有の幻覚妄想体験. 自閉, 分裂(統合失調)性欠陥.	離人精神病. 破瓜型. 統合失調症初期, 偽神経症型.	破瓜型, 鈍感無為, 奇妙な衝動行為. 緊張型, 緊張性興奮と昏迷. 緊張症状群, 冷, 硬, 不自然, 奇妙な運動と態度. 独語, 空笑.	妄想型, 一次的妄想, 関係妄想. 外部からの被影響感, 思考奪取, させられ, 思考伝播, 思考化声 (自我障害). 幻聴, 体感幻覚.
3 器質性精神障害	器質性精神病. a. 錯乱, 急性脳侵害. b. 欠陥, 慢性脳破壊.	軽い疾病, 初期, 回復期, 急性神経衰弱, 疲憊.	辺縁症状. 躁型. 抑うつ型. 激越型. (痴鈍型).	妄想型. 幻覚型.

精神障害の分類と編成　**45**

害 の 体 系

D 錯乱状態	E 記憶減退状態	F 欠陥状態	
意識，清明，混濁，減損，喪失，認知困難．錯乱，体験系列，談話，行為の関連性欠如，散乱．夢幻意識．せん妄，増動．アメンチア，言語錯乱，困惑．もうろう状態，意識別化，行動かなり整然．健忘，後に残る．B，Cとの区別．	記銘弱，新しいことを覚え込めない，忘れっぽい．見当識喪失，状況意識喪失．作話，経験しないことをしたとして物語る．（コルサコフ症候群）．健忘，時間的に限局された追走脱落．逆行健忘，健忘がさかのぼる．記憶減退，忘却，追想錯誤．記憶減退の主観的な感じは主としてA．	器質性認知症，知能減退．後発——認知症生来——精神遅滞．性格変化，抑制消失，性格極端化，感情不安定，関心喪失，易怒，上機嫌，憂うつ，細事拘泥，被影響性，AとB．人格水準低下．分裂（統合失調）性欠陥状態，感情と意欲の減退，無感情，無関心，鈍感，無為．	
			身体的診断
	無力者の主観的記憶減退感．	（意志薄弱者）．	病的でない素質，循環病質（肥満型），分裂病質（細長型）．
錯乱反応，解離反応，ヒステリー反応，現実から疾病への逃避，目的反応．驚愕反応．	反応性健忘．	偽痴呆（偽認知症），幼稚症，ガンザー症候群，当意即答，的はずし応答．	
			病的素質．
錯乱精神病			
（緊張性興奮）．（緊張性昏迷）．（支離滅裂，意識混濁のない錯乱）．急性統合失調症．	無関心のための記憶減退．	分裂（統合失調）性欠陥状態．欠陥分裂病．人格発展の屈折，奇人．接枝分裂病（接枝統合失調症），精神薄弱の上に破瓜型分裂病．（破瓜型）．	真正てんかん，素質？てんかん病質，（闘士型）．脳疾患，脳炎，髄膜炎，動脈硬化，老年痴呆（認知症），頭部外傷，脳腫瘍，脳梅毒，進行麻痺，瞳孔，構音，髄液．脳発育障害，奇形．身体疾患，伝染病，中毒，血行障害，代謝障害．
症状精神病．外因性反応．てんかん発作．	コルサコフ．（認知症）．	痴呆，主軸症状．麻痺性，判断．てんかん性，迂遠，緩慢．老年性，記銘弱．精神遅滞，重度，中等度，軽度．遅鈍型，興奮型．単症状．	

3aにはD，3bにはFが原則的に対応し，Eは3のa，bのいずれにも対応し，3にA，B，Cが対応することもある．

大体の所では，状態像のA，B，C，D，E，Fは軽いものから重いものへの順であり，精神障害の種類1，2，3も軽いものから重いものへの順である．

軽いとか重いとかは，脳に変化がないか，著しい変化があるかという基準によれば，1，2，3の順に重くなる．3のA，B，Cの状態のものでは脳の病変は軽いので治りよい．

2aは周期的に来て，治りよいが，2bは慢性進行性で治り難いので重い．脳の病変は今のところ確かには証明されない．

重いとは異常性の強いこと，了解し難いこと，いかにも狂って見えることとすれば2bやCということになる．

生命の危険性からいうとDである．

精神障害の症状は複雑で理解が困難なように思われ，どこでも同じような症状が出てきて，どこに各疾患の特徴があるのかわからないように思われるが，根本的にはAからFまでの6の種類の状態像と，1から3までの3形の障害ないし疾病の組合せであるに過ぎない．

脳の梅毒性精神病といえば，根本的には器質性欠陥状態であるから3のFということになり，初期にはFはあまり目立たず，AとBの状態が目立ち，Fを彩るのにB，C，D，Eなどの諸状態が加わるということに尽きる．梅毒性脳炎ということは精神症状からはわからず，精神的には脳破壊性のものとしかいえず，病気の種類は身体症状によって定められる．

認知症もやはり器質性精神障害としかいえず，主な症状はFで，それに加えてEが目立ち，老年であること，梅毒でないことから診断する．老年にならないうちに認知症が始まれば診断に困難を来たす．

躁うつ病ではBの状態が主で，躁状態（愉快な増動），うつ状態（憂うつな減動）反覆し，その間に健康な中間期を挟む．

統合失調症（早発性痴呆）ではBの鈍感無為，無感情あるいは動機不明の激しい感情を伴う増減動（緊張症状群），あるいはCの幻覚と妄想を主とし，結局はFの分裂性欠陥状態に陥るものである．

心因性反応は主としてA，Bの状態を示す．この場合脳の病変は考えられな

い．了解性の多少で問題が起こる．元来その人がどういう形の心因反応を起こしやすい傾向を持つかという点に着眼すれば性格（人格）異常（精神病質）という見方ができる．

　いかなる応用問題も以上のどれかで片づけられる．たとえば人工透析時に起こりうる精神障害は何かと問われれば，元来の病気の悪化や体液変調から来る外因性反応や器質性精神病，途中で誘発されるかもしれない内因性精神病，透析施行時の長時間の器械の中の，会話のない，孤独な拘束，生涯頻繁に反覆しなければ生命の危険が予想される身の上についての心労から来る心因性反応などがある．まだわれわれの経験の少ないエイズ精神病 AIDS-psychosis, Immundefektpsychose では神経細胞や線維がおかされ，後になると日和見感染 opportunistic infection によるトキソプラスマ症，脳真菌症もあり，ポリニューロパシー，亜急性びまん性エンセファロパシー，多巣性脳炎，髄膜脳炎などが起こるので精神症状として器質性精神障害の像，あるいは他人から疎外されるとか生命の危険を恐れての心因反応が見られよう．エイズは1981にロスアンジェルスに出現した．

　ここに精神障害を一枚の表にして概観するための，精神障害の体系の表を掲げる．各疾患と各状態像を座標軸としてあって，各疾患の時にいかなる症状が現れるか，各状態像の時にいかなる疾患を考えるかが，一目でわかるようになっているので，精神障害の診断や鑑別はこの表によれば容易に行い得よう．

　精神現象に関することは自然科学的現象とちがって，はっきりと限定しえない，漠然としたところが多いものである．従って異常精神現象，精神症状による疾病区分もはっきり境界を定めて限定できないことが多いので，見る人によって見方のちがいが出てくる．各国各学派により，用語，分類の仕方に相異があり，何年か毎に名称，分類に差異が出てくる．根本にある事象は大体この表にある如きものであろう．

2 人格と反応の異常

§1. 概　念

　人が社会の中に生活していて，人々との交わりの中で，種々の事件に遭遇し，それに対して喜び，悲しみ，怒り，それから逃れ，それに立向かい，自分にとって都合の悪いことはうまく片をつけて，この事件の体験をこなし，処理 digest, verarbeiten しようとし，それがうまくいかない時には苦しみ悩む．すなわち社会の中の事件に遭遇して，人は感情的意欲的な応答をする．これが反応である．

　反応という語にはもう一つの意味があり，体あるいは脳という物質に外から物質的な作用が加わって，それに応じて体や脳に物質的変化が現れるが，この物質的変化の現れの徴として精神症状が見られることがあり，これも反応といわれる．例えばアルコール中毒とか脳炎の際の意識混濁である．このような反応を**外因性反応** exogenous reaction, exogene Reaktion，**器質性反応** organische Reaktion という．この章では，反応の意味は精神的動機に対する精神的応答なので，**心因性反応** psychogenic reaction, psychogene Reaktion，**体験反応** Erlebnisreaktion（事件の体験をしたことに対して反応的に，了解しうるように，ある精神状態になる）という．

　反応の仕方はどの人間においても一般に同じようであるものの，個人個人によって差がある．人が転ぶと，助け起こす人と，知らぬ顔をして過ぎ去る人と，笑う人とがあるようなものである．一般にありふれた反応の形から偏

った反応を異常という．量的に異常な反応もあるし，その動機に対して普通あまり起こらないような形の，質的に異常な反応もある．人が転んだ時に助け起こすだけでなく，あまりしつこく世話をして怪我もないのに家まで送ってやるのは量的に異常であるし，その人の油断を見て財布を掠め取るのは質的に異常である．

　反応はなぜ異常なのか．それは事件があまりに強い印象を与えるためで，それで起こった感情的意欲的応答が激しいのである．たとえば大災害勃発の時に狼狽して騒ぎまわる大混乱のごときである．しかし事件はそう大きくないのに，異常に激しい形，あるいは変った形の反応が起こることもある．これは反応を起こす個人の方に異常性があり，その人の性格が異常であるために反応の仕方が異常であるせいである．隣家の出火の時に金と通帳と宝石を持って逃げるのは正常の反応であり，枕だけを抱えて逃げ出すのは量的に異常な反応であり，脚が麻痺して，腰が抜けて，動けなくなったり，失神したりして，助け出されるのは質的に異常な反応である．しかし我家への延焼も顧みずに，隣家の火の中に飛び込んで，子供だけでなく布団まで持出してやるのも，貴い行為ではあろうが異常である（利他主義 altruism, alter 他；利己主義 egoism の反対）．

　このように個々に違った性格がなぜでき上がるのかというと，まずそれは素質，生まれつきの出来によろう．知能についていえば，生まれつき頭のよい人と悪い人とある．しかし生まれつき頭のよい人も勉強する気がなければ，あるいは勉強が十分できる身の上，環境に居なければ，頭はそうよくならない．だがいくら勉強しても頭があまりよくならない人もある．知能にしても，このように生まれつきの持前の出来ぐあいと，知能を磨こうという努力と，知能を磨くことのできる周囲の事情の三つが互いに絡み合って，初めて優秀な知能ができ上がる．

　性格もやはり素質と，周囲の影響と，その人の働きかけとによって出来上って行くのであって，生まれつき大胆な人と小心な人とはあるが，小心な人が逆境に磨かれて大胆になることもあり，努力によって大胆になることもある．このように性格は素質と環境と努力が互いに絡み合って形成され，変化して行くのであり，これを**性格の発展** development, Entwicklung という．反応というと，急性の一時的の応答であり，発展というと，多くは幼時からの長期にわたる，漸次の，了解しうる，持続的になって反応のようにもとに戻らない，変化である．これが異常なら発展し損い maldevelopment, Fehlentwicklung という．ある子供が元来素

質もあろうが、その母親が心配性で甘やかしたために、成長してから心気症で、自分の体の不調ばかり訴える「神経衰弱」的、「ノイローゼ」的な性格になってしまったとすれば、神経症的発展し損い neurotic maldevelopment という．

　素質というと、身体的な出来ぐあいという、精神的なものの基盤になっている物質的なものを考える．児童から少年、青年、壮年、老年へと進む身体的な成熟衰退過程に伴う性格の変化、十五にして学に志し、三十にして立ち、四十にして惑わず、五十にして天命を知り、六十にして耳順い、七十にして心の欲する所に従いて矩を踰えず、という人間の精神の変化には、まず身体的な基盤が考えられ、内分泌の変化までも考えられるが、幼い時から社会の中で人に交って、孟母三遷の様に種々の経験を重ねた結果という精神的な影響も考えられる．

　けれどもいずれにしても人柄が突然がらりと変ってしまうことはあるまい．悪人が高僧の一言によって翻然と悔悟するというのは稀なことであって、何回賄賂をもらって叩かれても、またもらうというのが正常のありふれた人間である．性格（人柄、人格）は身体的基盤に支えられ、周囲との精神的交渉によって漸次に変って行くものであって、数学的にたとえれば、連続曲線をなして変化して行くのが性格発展である．この曲線を全体として、あるいはある時期の接線の方向として観察した時に、ありふれた大多数のものより偏っているなら異常性格という．性格が突然がらりと変ってしまうような非連続的屈折があって、しかも非常に重大な事件、そういう大事件があれば性格発展も突然屈折するのももっともだとわれわれに了解できるような大事件、がなかったとすれば、それは原因不明の、あるいは器質性の精神障害のためであるということになる．

　　症例　　高校生、男子、元来勤勉な優良な生徒であったのに、このごろ成績がひどく落ち、怠け者になり、すてばちになってしまった．家庭事情を調べてみると、両親は今まで模範的な夫婦であったのだが、父親が40歳の半ばを過ぎたのに友人の未亡人に誘惑されてしまい、それ以来夫婦間に諍いが絶えることがなく、この生徒は父母の醜い様子に絶望して、しらけて勉強をする意欲を失い、すてばちな行動をするようになった（心因性反応）．

● 女子高校生、このごろ急にものぐさになり、成績も下がり、学校をさぼって、朝も起きずに昼頃まで寝ていることがよくある．身辺には何の特別な事件もないが、付け文をされていやがっていたことがあった．本人は身なりを整えず、ものぐさで、無表情でうす笑いを時々うかべる．この娘のいうところによると、その時変ないやらしいことをいうのが聞えるのだとのことで

ある（統合失調症）．

症例 大学生の男子，競技中転倒して頭部を打ち，20〜30分ばかり気を失って，正気づいてから2〜3回嘔吐があり，頭痛が残ったが，本人も周囲の者もそれを軽視していた．その後頭痛がよく起こり，気分が勝れず，勉強をする根気もなくなり，といって何か遊びに凝ることもなく，毎日のらくらと暮らして4〜5か月もはっきりしないので診察を受けた．CT検査により左側の前方に，脳表面の萎縮と，脳室の拡大が見出され，外傷性の脳損傷があったものとされた．

この章では，統合失調症性，器質性の性格変化は取扱わない．異常性格（人格障害）abnormal character, personality disorder, abnormal Character, abnorme Persönlichkeit の中のあるものは精神病質 psychopathy, Psychopathie, déséquilibre とも呼ばれるがこれはよい名称ではない．精神病質は精神病ではないのであるが，精神「病」質，psycho "pathy" というと，病 pathos, という文字が入っているので，誤解を招く．人格障害ともいう．

異常というのは，普通の，並の，ありふれたものから偏っているという意味であり，正規分布曲線の両端近くの部分に当たるものであり，正常と異常の境界ははっきりしたものではないから，ある人を正常とするか異常とするかは，見る人の任意でもある．こういう時には軽い異常といってもよく，誰が見ても異常という程なら重い異常といってもよい．また異常ということには，善いか悪いかという価値の見地は入っていない．平均以上に優れた知能の人も，平均以下に非常に劣った知能の人も，知能の点では同じく異常なのであるから，聖人も犯罪者も異常性格なのである．人格者という言葉があって，優れた人柄の人をいうが，ここではこういう意味で人格という言葉を用いているのではない．

異常性格には種々の形があるが，精神医学で取扱うのは，性格の異常のために社会が煩わされるか，当人が悩むという場合だけである．社会や家庭を煩わす非行者であるとか，人の前に出るとあがってしまって物も言えなくなり，自分でも困る小心者であるとかいうものである．こういう人は家庭や社会や学校で取扱い難いため精神科に相談を持込まれることがあり，このように医学で取扱われる異常性格を**精神病質**と呼ぶことがある．psychopathyという語は19世紀には精神障害全体に対して用いられた．

異常性格をたくさん見ていると，いくつもの目につく型が取出されるので，それを基準として分類を行う．小心者，のんき者，喧嘩早い者，やきもちやき，なまけ者，働き者といった工合である．そしてある人は非常に小心であるとか，ある人はちょっとやきもちやきであるというように，いくつかの型を尺度として，この尺度にどの位当てはまるかを測るのである．それ故，小心者であるというのは，脳の梅毒であるというような病気の診断とは違うのであって，病気の場合には，病気であるかないか either-or, entweder-oder, 二つのうちどちらか一つと定めるのであるが，異常性格の場合には，どの程度そうであるのか，多かれ少なかれ more or less, mehr oder weniger どの型に当てはまるのかを定めるのである．

異常性格は，心因的に長い間の外界の困難な状況のための苦労 trouble, Schwierigkeit の積重なりから了解的，力動的にでき上ったものと見て，その際無意識的なものまで動機として持出されれば，性格神経症 character neurosis, Charakterneurose ということもできる（この語は別の意味として，性格を基にして起こった神経症のこともいう）．

§2．異常性格の型

昔から情意反応の個人的特性，気質 temperament は種々に分類され，ヒポクラテス *Hippokrates* の体液説 humoral theory によると，多血質 sanguin （血の割合が多い，陽気），黒胆汁質 melancholic（黒い melas 胆汁 cholē の割合が多い，憂うつ），胆汁質 choleric（胆汁の割合が多い，短気），粘液質 phlegmatic（粘液 phlegma の割合が多い，鈍重）と分けられた．temperament とは適当に混ぜ合わすことである．

これと似てクレッチマー *Kretschmer* は肥満体格 pyknisch では循環気質 zyklothym，爽快と鈍重，細長体格 leptosom では分裂気質 schizothym，敏感と鈍感，闘士体格 athletisch では粘着気質 viskös，爆発と執着，というように分けたが，これはそれぞれ循環病（躁うつ病），統合失調症，てんかんという三つの素質性の精神病の患者の性格との対比から定めたものである．

A．シュナイダーの分類

シュナイダー *Schneider* (1923) は精神的な諸状態の型だけに着目して，社会関係や，心理学説や，疾病などに関係する言葉を用いないで，分類を行った．

1）無力者 asthenic, Asthenische

神経衰弱状態を起こしやすい人で，これには二種類ある．第一は，自分が精神的にうまくいかないと感ずる人で，作業能力不十分，集中不能，記憶力減退などを訴え，自分や外界の実感がないことに悩む離人 depersonalization も見られる．第二は自己の健康にいつも不安な自己観察者で，些細な身体的機能障害を起こしやすく，このようなたいしたことのない身体的機能障害は多かれ少なかれ誰にでもいくらもあり，気にせずに放置すればひとりでに治ってしまうものなのに，これを心配してこれに注意を常習的に向けるために，この機能障害が却って増大して感じられるのであり，不眠，頭痛などに悩んでしつこく訴えるごときものである．いわゆる神経衰弱，神経症に多い．

2）自信欠乏者 self-insecure, Selbstunsichere

自分のやることについて確信がなく，自分の不全感や劣等感 inferiority complex, Minderwertigkeitsgefühl を起こすようなことに著しく敏感 sensitive で，体裁を気にする人である．行動は良心的で潔白なのに，いつも自分のやることが完全かどうか突つきまわして安心ができず，くよくよ思い煩い，内気で小心で臆病 timid, schüchtern であり，他の人は皆うまくやっているように思えて，自分はだめだと思う．

このような人は，頑（かたくな）で几帳面で細かいことにこだわると，**強迫** obsession, compulsion, Zwang に悩まされるようになり，自分で無意味，不合理と知りながら，抑えつけることのできない何かの考えや行為が強いて迫って来て，いつもそれに付きまとわれて煩しく，それを無理に抑えつけようとすると不安が増し，どうしてもそれに従わずに居られない．このような人を**強迫者** Anankast〔anagkē 無理に強いること，an-agō その上へ持って来る〕という．不安が激しいと恐慌 panic となる．

また自信欠乏者は自分の秘かな，些細な欠点や失敗を苦にし，体裁をつく

ろう所があるので，他の人がそれを見抜いて自分を侮ると邪推するようになり，その曲解が強くなると**敏感関係妄想** sensitive delusion of reference, sensitiver Beziehungswahn（*Kretschmer* 1918）となる．

　敏感者は一般に心が繊細で，内気で，傷つきやすく，強迫者は杓子定規で，厳格で，ユーモアがなく，自分を苦しめるのみならず，周囲の人をも悩ます傾向がある．

症例　16歳の男子，中学の頃から就眠時に枕元の柱の時計を6回擦って寝ないと気が済まなかった．回数を間違えたと思うと，起き出してまた擦り直さねばならず，寝つくまで10回も20回も反覆することもよくあり，隣の部屋の父母にうるさいと注意されても止められなかった．高校に入ってからは，その上便所へ行って出る時に戸を6回閉め直さなければならず，時には6回の6倍しなければならない．こんなことをしても無意味だと知りながら，こういう行為を繰返さなければならない．学校の便所で，他の人が居て，こういう反覆ができないと，あとで人の居ないのを見計らって戸を開け閉めしてこないと気が済まない．しないで我慢していると，いらいらして居ても立っても居られず，何か悪いことが起こるのではないかと思う．朝など自宅で6の6倍開け閉めをやっていると，学校に遅れることもあるので困る（強迫）．

●　18歳の娘，幼時に年上の少年に性交のまねのような遊びをされた．中学になって，性のことを知って心配になった．高校になって，梅毒になったのではないかと思い，そのため体が臭い気がし，人も臭いような顔をすると思い，医者に診てもらったが，何ともないといわれた．それでも安心できず，腋臭の手術をしてもらえなければ学校へも行かないと頑張るので，腋臭でもないのに手術をし，その後も心配で腋臭の薬をつけていた．卒業後家の農業の手伝いをしていたが，心配がひどくなり，母に打明けようと思い，口ではいえないので，幼時の旧悪を手紙に書き，母に渡すのをためらっているうちに紛失してしまった．誰かの手に入って自分の秘密が洩れたと心配になり，外出もできず，頭も重く，食欲も失い，体がだるくなり，寝たり起きたりしていた．人が訪ねて来ると，もう自分の秘密を知っているような顔をしている．お前は淫売婦だといわれているような気がする．外を車が通ると，自分を町へ連れていって，街の女にしてしまうのだと思う．そして不安に堪えられず家をとび出して山の中に逃げ込み，さ迷っているところを発見されて入

院させられた（敏感関係妄想）．

3）抑うつ者 depressive, Depressive

軽い抑うつ状態をいつも示す人，気が晴れず，厭世的で，何事も悪い方に解釈する．これを抑えて，表面は無理に朗らかそうにしている人もある．情に脆い温良な性質，不平の多い意地の悪い不機嫌な性質，ひがみっぽい性質などがさらに抑うつに色彩を加えていることがある．

4）感情昂揚者 hyperthymic, Hyperthymische

軽い躁状態をいつも示す人．いつも上機嫌な人もあり，ちょっとのことで機嫌を損ねる人もある．軽はずみ，争い好きなものもある．

5）気分不安定者 emotionally labil, Stimmungslabile

動機なしに気分が突然変わり，思いがけない衝動行為をする．軽いものは気まぐれ moody, launenhaft という．てんかんの周期性不機嫌に似る．

6）爆発者 explosive, Explosible

極くわずかの動機で激昂して罵り暴力に訴える．かっと逆上して深く考えもしないで手を出してしまう．あとで気が静まれば謝り，いつまでもこだわることはない．酒に酔うとこの本性が出やすい．

7）熱狂者 fanatical, Fanatische

自分の信奉する考えに夢中で，他のことには目もくれず，頑固にこの考えのために活動する．この考えは，思想，主義，宗教，発明，治療法などである．何かの主義の闘士，狂信者などとして目立つほか，医師と関係があるのは**好訴者** querulous, Querulant, revendicateur で，実際上の，あるいは想像上の権利が侵害されると，その擁護のために，何ものをも顧みず，社会や家族が迷惑を蒙っても，あくまでも権利のために闘う．自分の状況が都合のよい間は自分を優れた者だという誇大妄想的な考えを起こすが，不利になると周囲の人々が自分を迫害するためと曲解して，迫害妄想を起こすようになる（**好訴妄想** litigious paranoia, Querulantenwahn, délire de revendication）．熱狂者はしつこくうるさく，困ったものではあるが，宗教にしても主義にしても，熱狂的に信奉して，その実現に努力する人が居ないと実らない．多く

の宗教の使徒や思想の闘士にはこのような人が居るものである．自分の利益にもならないのに何々療法などというのをおだやかだが熱心に人に薦めて歩く人は穏和熱狂者 matter Fanatiker という．

症 例　45歳の農家の主人，裕福で土地も多く所有し，正直な頑固者で，容赦のない人間であった．ある年出水で小川が氾濫し，その後隣の土地との境が不明になり，協議して境を定めたものの，わずかではあるがごまかされて，自分の土地が狭くなったと思い込み，掛け合っても向こうは相手にならず，ほんの数坪の土地などはっきりしたことはわかるものではないと，軽くあしらわれてしまった．しかし当人は納得せず，頑固に自分の主張を押し通し，人々に相手はごまかし屋だとふれて回り，まじめに聞いてくれない人は相手の味方で，自分の敵と思うようになり，家人には相手は末代までの敵と思えと諭し，遂に悪い弁護士に唆かされて訴訟ざたにまでなり，訴訟費用は土地の一部を売って作り，相手の非を鳴らすビラを作って人々に配るようになったので，家人もやりきれなくなって，無理に入院させることになった．病院ではおとなしくしていたが，始終法律の本を読み，回診の医師に繰返して相手の非を鳴らして長々と話を聞かせ，外泊させるとその足で訴えに警察に飛込んだ（好訴者）．

● ドイツの作家クライスト *Kleist*（1777～1811）の小説ミヒャエル・コールハース *Michael Kohlhaas*（16世紀中頃）は裕福な伯楽で，地方の人望もあって，堅い，信心深い人であった．ある時馬を連れて商売に行く途中地方領主の関所で馬をごまかされて取られてしまい，下僕もひどい目に会ったので，王に訴え出たが取上げられず，強情にどこまでも頑張って裁判にかけたが無視されたので，自分は不当に圧迫されたと思い，人民をこの圧迫者から救わねばならぬと信じ，ついに不平者，浮浪者，無頼者を糾合して大暴動を起こし，自分は世界から悪を追放するため神から遣された者であるというような誇大妄想的大言壮語をするようになったが，次第に旗色も悪くなり，公に直訴しようとした妻も殺され，同時代のマルチン・ルッターも仲裁に入ったが成功せず，ついに国も折れ合って領主を罰したが，国を騒がせた罪でコールハースも死刑になった．同情する領主もあり，彼の子供達の保護の見込みもついた．コールハースは領主も罰せられて正義が守られたことに満足して，従容として首斬役人の斧の下に首をさしのべた．これはハンス・コールハーゼという実在の人物をモデルにした小説である（好訴者）．

8) 意志薄弱者 will-less, Willenlose

頑張って努力することができず，根気の要る仕事が長続きせず，安易な道を求める．外からの影響を受けやすく，誘惑に抵抗力がない．多くの非行者はこれに入る．

9) 心情欠如者 feelingless, Gemütlose

心の暖かさ，心の痛み，良心，同情心，羞恥心，悔恨の情などのない，非情で残酷な，粗野な人間で，道徳心がない．犯罪者にこういう人間がある．しかしいかにも高潔な顔をしてみせる者もある．冷徹な科学者，理想を追う軍人や政治家にこういう人間が居て，鋼のように硬い人間で，立派な目的の貫徹のためには，他の人がどう思おうと，どうなろうと，意に介さない．

10) 顕示欲者 attention-seeking, Geltungssüchtige

ヒステリー性格ともいう．自分を実際にそうであるよりも，より多くのものと見せたがる，偽の，虚栄の人間である．他人の注意を自分に引きつけるために，わざと奇妙なことを言ったりやったりし，大きなことをいって他人が感心すればそれで得意であり満足である．空想虚言 pathological lying, pseudologia phantastica, Bovarysme, mythomanie というのもあり，現実の生活が与えてくれない役を，自分が実際そうであるかのように嘘をついて他人をだまして，演じてみせ，自分もその芝居で満足する．芝居をして人をごまかして，何かの利益を得ようという悪辣なところは少なく，他人が一応感心してくれる芝居の主人公となっていることに満足している．妄想患者のように自分が真にその主人公であると信じていることはなく，自分で芝居と心得ている．それで先生ごっこ，兵隊ごっこをやっている子供のように，その役になり切って夢中になって，我を忘れている．人の注目を引き，同情を得るために，自分を哀れな者，病人と見せかけることもある．病気の芝居をしているうちに，自分で本当に病気のようになってしまうこともある．

> **症例** 20歳の女子，中学の頃から読めもしないむずかしい英語の小説を抱えて歩き，その頁をめくっているとわかったような気になり，友達が感心してくれれば満足であった．高校の旅行にも英語のジェーン・エアを抱えて行き，友人に尋ねられて，「これは英語のジェーン・エアよ」と

いうだけで素晴らしい気持になった．卒業して勤めに出ている時に恋人ができて結婚し，すばらしい生活を夢みたが，夫は能なしで，生活もみじめであり，昔の友達とつきあうのも気が引けた．ある日彼女は往来で倒れ，苦しい苦しいと油汗を流している．救急車で病院に運ばれると，腹部はふくれ，ちょっと触れても痛がり，嘔気が強いので，急性腹症として腹を開いて見れば何もなかった．しかし手術後は気分がよく，友人達が心配して見舞に来てくれたのに対して，自分の病気や大手術のことまで大げさに物語り，至極満足であった．けれども傷が治って帰宅すると，またしけた生活に入るしかなかった．彼女はまた別の場所で倒れ，手術を受けた．このようにして十数回腹を切られ，傷だらけになった．彼女が腹がふくれて痛がっている時に全身麻酔をかけてみると，腹が萎んでしまった．意識的に，空気を呑込むことなしに，腹筋の操作で腹をふくらませる術を心得ていた．

B．クレペリンの分類

以前からのクレペリン *Kraepelin* の分類は次のようになっている．

神経質 nervosity, Nervosität　　精神身体的に感受性が強く，また疲れやすい人で，神経衰弱状態をよく呈する．

興奮者 excitable, Erregbare　　不快なことに遭遇すると，すぐかっと激昂し，乱暴あるいは自殺を短絡的に実行し，刺激があると前後のことを考える余裕なく直ちに行動に走るものである．

軽佻者 unstable, Haltlose　　目標を定めて努力し続けることができず，誘惑されやすい．

好争者 quarrelsome, Streitsüchtige　　他人と協調することなく，摩擦が多く，争いを起こしやすい．

衝動者 impulsive, Impulsive　　強い欲求に身を任せ，意志で引留めることができない．

虚言詐欺者 liar and swindler, Lügner und Schwindler　　空想を真実のように偽り，人を騙す．

反社会者 antisocial, Antisoziale　　道徳性がなく，冷血で，悪いことをしても罪を感じない．

奇矯者 eccentric, Verschrobene　　奇妙な，ひねくれた，偏屈な，とっぴな，統一のない人．

C. クレッチマーの分類（クレッチマー *Kretschmer* 1921）

原因不明の素質性の精神病と，それに親和性がある体格を基にする分類．精神分裂病（統合失調症）と躁うつ病とてんかんの性格を型として，これに似た正常性格，異常性格と，対応する体格による．

　分裂気質 schizothym, 分裂病質 schizoid, 痩せ型 leptosom
　循環気質 zyklothym, 循環病質 zykloid, 太り型 pyknisch
　粘着気質 viskös, enechetisch, てんかん病質 epileptoid, 闘士型 athletisch
　分裂病質は孤独な，社交性のない，冷たい人間
　循環病質は打解け合う，社交性のある，暖かい人間
　てんかん病質は頑固で，粘り強く，几帳面で，拘泥する人間

D. アメリカ派の分類

(A) 従来のものは人格障害 personality disorder を持続的な傾向，型 pattern の障害と，ストレスへの反応の特色 trait と，社会への不適合による社会病質的 sociopathic な障害とに分かつ．

(a) **人格型障害** personality pattern disorder ——**不適合人格** inadequate personality　社会の種々の要求に対し適応できない．**分裂人格** schizoid personality, **循環人格** cyclothymic personality, **妄想人格** paranoid personality　邪推的．

(b) **人格特色障害** personality trait disorder ——**感情不安定人格** emotionally unstable personality　小さなストレスに強い反応を示す．**消極的依存的人格** passive-dependent personality　自分からどうすることもできない，幼児が親にすがるような，**消極的攻撃的人格** passive-aggressive personality　すねたり，ぐずぐずしたり，頑固だったりして消極的に反抗，**攻撃的人格** aggressive personality　欲求不満に対して恨み，立腹し，破壊的行動をするが依存性もある．

(c) **社会病質的人格障害** sociopathic personality disorder ——**反社会的人格** antisocial personality　社会の掟に逆らう，心情欠如，無情冷酷な背徳者 moral insanity, 社会の敵 Gesellschaftsfeind, **社会困難人格** dyssocial personality　悪い環境の中にいたために，社会の掟に従えず，社会に溶け込めない，**性欲の偏り** sexual deviate, **麻薬常用** addiction.

(B) 今日のものは診断と統計の手引 DSM, Diagnostic and Statistical Manual のもの．

①奇矯群 eccentric〜妄想様 paranoid　分裂（統合失調）様 schizoid　接触不良，自閉的 **分裂（統合失調）型** schizotypal　奇異でまとまりない．②劇的群 dramatic 〜反社会的 antisocial　境界 borderline 衝動的，きまぐれ，演技的 histrionic　自己愛的 narcissistic．③不安群 anxious〜回避的 avoidant 臆病　依存的 dependent　強迫的 obsessive-compulsive　消極的攻撃 passive-aggressive．④その他群 other〜加虐的 sadistic　自虐的 self-defeating 己の苦痛失敗を強調したがる．

このほか幼児性人格 infantile personality という未熟 immature, unreif な型を作り，子供っぽい性質が続いて居て成熟せず，うぶ，単純，お天気屋で，持続性なく，独立性なく，現実離れをした目標を持つ人，しかし未熟性とか幼児性という概念はあいまいで，何でもこの中に投込まれよう．

実際上異常人格を見る時に，ある一つの分類方法だけではうまく割切れないものが出て来，たとえばクレッチマーの分類ではヒステリー性格の場所がないし，アメリカの分類でも近頃は今までなかった演技的人格というのが入ってきた．無力者と自信欠乏者とをまとめて，自己の心身状態や周囲に対し小心 timid, schüchtern であるという方が当たる場合もあり，精神力が弱いというように喩えて **精神衰弱** psychasthénie といってもよい．

精神病質は病気ではないので，精神病と区別すべきものであるが，クレッチマーの分類では，分裂気質―分裂病質―分裂病というように，正常性格―異常性格―精神病の間にはっきりした境界を設けず，漸次の移行があるように見る．したがって痩せ型の人は分裂病になりやすいように見える．

精神病のため，あるいは精神病を経過して一応治癒した後に異常性格者に見えるようになることがあるが，その像は上に述べたものと同じであっても，この章の性格異常とは区別すべきものとする．

異常性格の諸型は一人の人に，二，三の型が併存することもあるので，感情高揚的で同時に顕示欲的であるという場合もある．

§3．異常心因反応，神経症

人が社会の中で生活していて，何かの出来事に出会い，何かの経験をすると，それに対して感情―意欲的―行動的な応答をするが，この応答はその経験から見て意味があり，全体として一つの文脈を作り，その経験からこの応答が起こったことがわれわれに了解できる．経験を動機とした感情―意欲

一行動を反応という．これは経験をこなして片をつけ処理する assimilate, digest, verarbeiten ともいえる．

異常心因反応 abnormal psychoreaction, abnorme psychogene (Erlebnis-) Reaktion という場合には，ある事件に遭遇した経験を動機とした感情や意欲や行動が了解できるものの，その程度や形が異常と認められるもので，経験の消化処理 experience assimilation, Erlebnisverarbeitung の障害ともいえる．経験が精神に打撃を与えて異常な反応を起こすものになるかどうかは，経験の強烈さと，種類と，それを受取る人の性格のいかんによる．すなわちトラブルを起こす状況と，素質および生活史から形作られた性格とが，精神的な平衡 équilibre の障害をひき起こす前提となる．

反応という語には以上とはちがった意味もあり，脳に物質的な有害物が働いて精神状態の異常を起こす時，たとえばアルコールが働いて意識を混濁させるのは，アルコールによって脳の働きが変り，その結果が意識混濁という形なので，こういう因果関係を**外因性反応** exogenous reaction, exogene Reaktion, **精神器質性反応** psycho-organic reaction という．

反応の時に起こってくる精神症状の多くのものは，脳や精神の障害の直接の現れではなく，精神身体的な挫折不作動 break down, Versagung に対して，損なわれた精神的な働きを，まだ残って作動している部分が代償して何とか補いをつけるのが，異常精神現象なのだと，力動的に考えれば，多くの異常精神現象は反応と見られる．それで脳病による精神障害は**器質性反応** organic reaction, 神経症は**神経症的反応** neurotic reaction, いわゆる内因性精神病は**分裂（統合失調）性反応** schizophrenic reaction と**感情性反応** affective reaction ともいわれる．今日では反応の代りに障害 disorder ともいわれる．

症　例　生徒が勉強を怠ってきた時，先生に質問されて答ができないと，その補いをつけるためにでたらめの答をしたり，病気のために勉強できなかったと嘘をいったり，隣の家の物音がやかましくて勉強ができなかったと隣家のせいにしたりして，一時しのぎの補いをつける．

突然聾になったり，あるいは精神的に社会との交わりが断たれたりすると，孤独に堪えず，幻の声が聞こえてきて，仮の幻の交わりを作って補いをつける（幻覚）．

すなわち精神的な欠陥が生じた場合，それを補うため何かの精神現象が起こる

ものであるが，それは上手な補い方ではなく，止むを得ない下手な補いで，こういうものが精神障害の現象として生ずれば，やはり反応といってもよかろう．

心因反応で最も了解的なのは，急性に短い期間起こるもので，地震があると驚くとか，失恋すれば悲しむとか，悪口をいわれれば怒るなどのごときである．動機として比較的長期の加重(ストレス) burden, Belastung があり，慢性の長い経過後了解的永続反応を起こせば，**発展** development, Entwicklung ともいう．この時には動機を去れば精神的変化はすぐ元に戻るというわけにはいかない．長い間の圧迫的な状況や，小さな加重の積重なりや，雰囲気的な加重が続く時に，そこに些細な加重が加わると，突発的反応的な爆発が起こることもある．**神経症** neurosis, Neurose もこの一種であるが，加重は感じやすい幼児期にまで遡り，親と子の人間関係の故障から，欲求 need, Bedürfnis, drive, Trieb（needを満たそうとの実行力）の挫折，欲求不満 frustration, Versagung となり，それで悩み，もめごと trouble, Schwierigkeit が起こり，それを何とか一応片づけ，消化するために，異常精神現象が起こると見て，以上の何段階もの過程の中で，動機から心内の消化不良の過程に至るまでのものは意識に上って来ず，最後の精神症状だけが意識されるとする．あるいは逆にいうと，最後の精神症状だけを見て，動機と消化過程とを想定して，全体として文脈をつけ，一つの反応と意味づける．心の中のトラブルは性欲のごとき下級の欲求のみとは限らず，人生の真の意味を見失ったためにも起こり得，今日の文明国の多くの困難な様相も，社会学者はこのように解する．このような原因で神経症が起こるとするならば，実存的，知因的神経症 existentielle Neurose, noogene Neurose といえよう．

症例 28歳の出社拒否の男子，今までよい会社員であったが，急に出社せず，休んでぶらぶらして居り，体の調子が悪いなどと口実を設ける．そのくせパチンコに行ったり，夜，酒を飲みに出たりする．うつ病ではないかと連れて来られたが，そうらしい様子はない．一人っ子で母に溺愛され甘やかされて育った．高校までは母のいいつけに従ってまじめに勉強して，一流大学にはいれたが，入学後しばらくして気が抜けたようになって通学もせず，ぶらぶらして半年も過ごした．母が心配して診察を受けさせ，統合失調症かもしれないといわれたが，ある心理療法者に学生無意欲症 student apathy とされて，精神療法を受けているうちに学校に行き出し，無事に卒業し，会社でも優秀な社員として幹部候補生として重責を負って半年間特別の出張研修をさせられることになったところ，出社しなくなったのだとのことである．本人は何となく気がなくなったというのみである．

　これを神経症と見るならば，幼児は初め母に依存していて次第に離れて独立して行くものであるが，甘やかしのためいつまでも依存心が抜けず，意志薄弱になり，無為安穏の生活で満足するようになり，少しでも努力して自分の生活の向上，独立のために尽すことがなくなり，社会の風潮，雰囲気も一般にそうなって来て居り，そこにちょっとした努力を要する任務がかかって来ると，もう挫折してしまって，生徒の登校拒否と同じく，出社拒否が現れたのだと解する．本人ははっきりとこのような心的過程を意識はしていない．

　生来の意志薄弱的性格のためと見る人もあり，母によって育成された自立不能で，神経症的性格発展と見る人もあり，統合失調症（単純痴呆 dementia simplex）ないしうつ病が潜在していると見る人もあり，流行的な言葉では自我確立不全，アイデンティティ identity（idem 同，ens＜esse 存在）の不全といわれ，自分の行為を自分で定め，運命の主人であろうとする態度，自分定め，自己同定，主体性が欠けているのだといわれる．通俗語では根性がしっかりしていないという（神経症）．

● 13歳の男子，しばらく前から強迫状態が生じ，夜寝る前に仏壇の鉦を叩かないと気が済まない．それから床に就くともう一度叩かないと気が済まず，父母の寝室の前の廊下をばたばたと走って行って，奥の間の鉦を叩いて戻って寝る．するとまた叩かないと気が済まず，廊下を走って行って叩いてくる．こんなことを 20〜30 回も繰返すので，両親もおちおち寝られずに困ってしまった．当人は自分では何故かわからないが，こうしないと気が済まないのだという．父は元来暴君で母はただおとなしく従順であり，父は子を可愛がって世話が多く，母は子にあまり頓着しなかった（強迫神経症）．

　この少年は元来自信欠乏的で，頑固な所があり，このような性格の上に強迫が生じやすいものであるといえば，それまでのことである．父と母，子と両親との間の歪があるので奇妙な症状が出るのだといえば，力動的な見方になる．男の子は元来母を愛し父を憎むものだが，この無意識の愛憎関係はこの子の父母および親子関係の異常のために狂ってしまい，子は無意識に悩んでいる．そして夜，廊下をばたばた走って両親を無意識に苦しめて復讐している．しかし自分でも無意識に罪を感じて，それを許してもらうために仏壇の鉦を叩くのである．

これは意味づけの著しいやり方で，解釈といわれる．夜睡眠中に，ナイフで果物を切った夢を見ると，これは男女の性行為の夢であるといい，山に息を切って登る夢を見ると性交の象徴であって，それを秘かに望んでいるのだと解釈するのと同工異曲である．了解というのは確かにある事実からいかにもそうだとわかるように導き出すのであり，解釈というのは少しの事実から，あるいは前にそういう症例があったから今度もこの少年の心の中に，意識されていないにしても，前と同じようなことがあるものとして，あるいは人間とはこういうものだとの一つの人間観から，実際あるかないかわからない事柄を，あるかのごとくに創作して，文脈をつけるのである．強迫のあらゆるものには隠れた意味があるものであって，当人自身はそれを意識していないのに，無意識の心の底にはこういうものがあると推測して文脈をつけ，いかにもそういう原因から起こった神経症であるとして納得するのである．一般に神経症における文脈は，このように創作しないとつけられないことがある．普通には他に精神病的な症状のない強迫は神経症であるとしておくだけのことになる．

反応の際に起こるのは，感情と行動という精神的なものばかりではなく，感情に伴う自律神経―内分泌系の機能の変化，あるいは神経学的な感覚と運動の変化，さらに意識状態の変化まで起こってくる．驚けば心臓がどきどきし，血圧が上がり，皮膚が蒼白になり，毛が逆立ち，瞳孔が散大し，体が震え，四肢が麻痺して動けなくなり，負傷しても痛みを感じず，ついには失神してしまう．

こういうことはなぜ起こるのか:了解はできない．人間の体にはこのような**機構** mechanism がそなわっているのだとしかいえない．しかし意味をつけるのは際限のないものであって，次のように解釈できる．驚くのは恐ろしいものに対してであり，それは我身に害を与えるものであるから，それから逃げるか，それに襲いかかってやっつけるかしなければならないが，いずれにしても運動を活発にできるようにするために，心臓の力が増して血圧が上がって，血液循環をよくするのであり，相手をよく見るために瞳孔が大きくなるのであり，相手を脅かすために，ことに獣類ならば毛が逆立って体を大きく見せるのであり，素早い運動の用意に筋肉が緊張して震えるのである．また自己を死んだものと見せかけて相手をごまかして危険を逃れるために動けなくなるのであり，気を失って恐ろしいものを意識しなくなるのである．人の体には有害物が侵入すると，炎症や免疫を起こしてそれを防ぐのと同じように，精神的なものについては上記のような防御の仕掛け，機構があって，体や心を守るのである，と説明すれば，もっとものようにも思わ

るが、こじつけのようにも思われる。神経症で上記の強迫症状についても似たように考えられて、精神的な困難による苦しみを強迫という仕掛けで一応和らげるのだと解釈することもできる。しかしこういう解釈はうまくできないこともあり、精神的な緊張が続いて胃の血管が常に収縮していて、循環障害から胃潰瘍になるのは、納得できる意味づけができそうもない。昔胃潰瘍の治療に牛乳療法が行われた頃は、幼児に戻って母に甘えて母の乳を飲みたいという心情によるのだと意味づけられたことがあった。

動機と反応との間の了解性のはっきりしたものは反応とするのに容易であるが、動機と反応との間の了解性の少ないもの、無理にこじつけて文脈を整えるもの、動機がどうしても見付からないものは反応とし難い。普通は神経衰弱状態か増減動状態の一部のものを、その症状の形から反応としてしまって、動機を無理に探さないでおくことも多い。しかし動機をどうしても求められないと、動機なしに起こる内因性精神病と同列に置いて、たとえば強迫病 Zwangskrankheit とした人もあった。心因反応とするか、脳の病的変化による症状出現とするかは、結局のところ見解の相違となることもあり、この場合には前者を**精神論** psychicism、後者を**身体論** somaticism といってもよい。

精神論の著しいのは**精神分析** psychoanalysis である。心の中のトラブルを起こすのは、道徳的、社会的に容れられない欲求、それも性欲がはびこって、道徳や社会の掟と争うからである。幼児にもこういうものがあり、因習上勝手に発散することはできないので、無理に抑えねばならず、不自然な方法で発散すれば、それを悪いことと思って悩む。これでは都合が悪いので、無意識の仕組みによって抑えられ repress, verdrängen、こういう欲求や悩みは意識されなくなる。この無意識の中に潜んでいるものを**コンプレクス** complex, Komplex、無意識のしこり、わだかまりという。欲求や悩みは処理されて解消、消失したのではなく、無意識の中に隠れていて、はけ口を求めて悶々として居り、これが意識に影響を及ぼしてわけのわからない不安となって意識されるが、このわけのわからない不安というのも困るので、それを救う防御機構 defense mechanism, Abwehrmechanismus があって、夢とか神経症、たとえば恐ろしい夢とか強迫となって、まがりなりにも発散する。これも不便なものではあるが、わけのわからない不安よりはましなのである。この夢や神経症の症状だけが意識されるわけであるが、いやな夢ややっかいな神経症となるのも一つの救いである。体に細菌が入ると、それをやっつ

けるために炎症を起こすが，そのため痛みや腫れが起こる．これも一つのトラブルではあるが，炎症が起こらずに体がやられてしまうよりはましなのである．夢の内容や神経症の症状は無意識の悩みをほのかに示す**象徴** symbol，暗号 cipher と解され，この象徴を解読 decipher すると，何がコンプレクスになっているかがわかる．すなわちコンプレクスは記号 code を用いて，本人の意識と他人とに通信 communicate する．したがってこの記号の意味を知り，意味づけ，解釈をして，記号を翻訳 decode すると，コンプレクスがわかる．この無意識の欲求や悩みを意識させて，それと対決処理 come to terms, auseinandersetzen して，折り合いをつけるのを発散解消 abreaction, Abreagieren という．

　この場合トラブルとして性欲の悩みを取らず，人間存在の根本にある危うさ，人生の無意義さ，非条理さ，人間の孤独，人間疎外，愛の欠乏などを取上げて，それを何とかやりくりをつけるために防御機構が働いて神経症となると考えれば，**実存分析** existential analysis, **現存在分析** ontoanalysis, Daseinsanalyse という．そして人間の存在の根本にあるものを意識して，人間とはそういうものと心得て生きて行くように導くのが治療である．人間が本当のあり方を見失って神経症の状態に陥って悩んでいるのであるが，神経症に陥るのもほんの一応の曲りなりのやりくりの結果なので，神経症はその悩みの発する信号なのであるから，その信号を解読して，人間の真のあり方の誤りを発見し，それを是正して，神経症を治そうというのである．

　これも一種の精神分析であるが，性欲説から離れて，哲学的宗教的な傾向になる．このほかに社会の内に居る人間として人間関係のトラブルをコンプレクスとする人間関係説があり，ことに幼児の母親とのかかわりのもつれを問題にする．前者の実存分析はヨーロッパで，後者の人間関係論はアメリカで行われている．神経症の人間を指導するにはいつも性欲，人間関係，人間存在の意義という三種のもののもつれを見出して，これを解決するという方法をとることになる．

症例　23歳の女子，内気でおとなしい性格，半年前から親のすすめる男性と婚約中であるが，近頃乗物恐怖 amaxophobia〔hamaxa 車〕を起こし，鉄道で30分ばかりの地方の大都市まで会いに行けず，婚約者も会社の出張で鉄道旅行が多いので，事故で死ぬのではないかとの強迫観念にとりつかれている．何回も面接を重ねているうちに3年前列車の中で素敵な青年に会って，町で一緒に喫茶店に入り楽しい時を過ごしたが，夕方になって一緒にホテルに行かないかと誘われて恐しくなって逃げるように別れた．しかしその時キスされてしまった．このことはそれきりで何でもないことと

してもう気にとめていなかった．

　これを分析的に解釈すれば，患者は婚約者を好きでないのだ，列車で会いに行くのはいやなのだ，事故で死んでしまえばいいと思っているのだ，本当は3年前の素敵な青年に惹かれているのだ，また列車に乗ってあの青年に会いたいのだが，こんな不道徳な考えは抑圧しているのだということになる．患者にはこういう神経症のときには結婚するとよけい悪くなることがあるから今回は止めた方がいいと医者にいわれたと父に告げさせ，しばらく通院させているうちに強迫は消えた．

§4．異常心因反応の分類

　第1章で精神障害像を6個の状態像に分類したので，ここでもこの6個の状態像によって分類を行う．反応と動機との間の関係が直接的で，了解性がはっきり認められれば反応とし，無意識的なもの，機構，長い間の発展などを考え合わせるものは神経症とする．あるいは軽い状態で，疾病ではないかとの自覚があり，明らかに精神病的なもの（了解性のないもの，異常性の著しいもの，自己の異常性の自覚のないもの）がなくて，何の身体的基盤も見出せないものでありながら，動機が直ぐにははっきりとつかめないもの（この場合何とか解釈しようとすればできないことはないが，あまり無理なでっちあげをすることも敢えてしない）は神経症とする．あるいは反応とすべきものでも，慣習上神経症という名称を用いる場合もある．

　神経症という名称は1777年にカレン *Cullen* が用いた言葉で，証明しうる原因のない神経系の病気をいったので，そのころまだ本体のわからなかった錐体外路障害やてんかん，栄養神経症 trophoneurosis（神経因の皮膚萎縮など），心身症までも含められた，心因反応，体験反応という語は外部の事件に対する反応と考えられやすいので，神経症の代りに心内葛藤反応 innere Konfliktreaktion という方がよいという人もある（シュナイダー）．

〔*Cullen* は18世紀のスコットランドの医師，First Lines of the Practice of Physic for the Use of Students（1777），*Pinel* が仏訳，これに neurosis の概念がある．physic は医学，physics は物理学，*Rush* は一時 *Cullen* の弟子〕

A. 神経衰弱反応　　neurasthenic reaction, neurasthenische Reaktion

　心気反応 hypochondriacal reaction, hypochondrische Reaktion

　離人神経症 depersonalization neurosis, Depersonalisationsneurose

　強迫神経症 obsessive-compulsive neurosis, Zwangsneurose（obsession は強迫観念，compulsion は強迫行為）

　恐怖反応 phobic reaction, Phobie

B. 情意的反応　　emotional reaction, affektive Reaktion

　抑うつ反応 depressive reaction, reaktive Depression：神経症性抑うつ neurotic depression, depressive Neurose

　反応性興奮 reactive excitement, reaktive Erregung

　原始反応 primitive reaction, Primitivreaktion

　不安神経症 anxiety neurosis, Angstneurose

　転換神経症 conversion neurosis, Konversionsneurose：不安やトラブルが機構によって身体症状に換えられる．ヒステリー〔hystera子宮〕といってもよい．また身体化反応 somatization reaction, Somatisierung ともいう．

　演劇反応 theatrical reaction, theatralische Reaktion：これもヒステリーといわれる．俳優反応 histrionic reaction〔histrio=actor〕．

　鈍感無為反応 apathetic-abulic reaction, apathisch-abulische Reaktion

C. 妄想反応　　paranoid reaction, paranoide Reaktion

D. 錯乱反応　　confusional reaction, reaktive Verwirrtheit

E. 反応性健忘　　reactive amnesia, reaktive Amnesie

F. 偽痴呆（偽認知症）　　pseudo-dementia, Pseudodemenz

　　D，E，F をまとめて解離反応 dissociative reaction ということがある．意識から離れた行動が起こることで，せん妄やもうろう状態や記憶喪失などであるが，これらもヒステリーといわれる．ヒステリーは心因反応であって，神経症のようにしけた症状でなく，はでな症状を呈するものをいう．あるいは病気になって何かの目的を達しようとする無意識的な意図，下心が見てとれると思えるものをもいうことがあり，わざと大げさに，芝居をするように，演劇的 theatrical, theatralisch, théâtral に，見せつけるよう demonstrative に，わざと作った factitious と見え

るものをいうが，これは検者の印象である．Bの中にもこれに当たる症状がある．
　以上の命名は症状の形そのものによるものもあり，原始，転換，分離のごとく，症状の解釈によるものもある．発生条件，症状の形，意味づけ，障害部位，意図目的などによって，同じ現象が異なった名称で呼ばれることがある．拘禁神経症，心気反応，原始反応，心臓神経症，目的反応などのごときである．南北戦争（1861～65）には兵士心臓 soldier's heart (*Da Costa*) があり，今なら不安神経症である．

A．神経衰弱反応

　外部の事件に対するトラブルから直接発することもあり，解決されない不満，悩み，長く続く心内の緊張や葛藤によることもある．時がたって動機が意識されなくなり，神経衰弱状態が続いていれば，神経症といってもよい．
　この場合，素質性の無力性性格も関与するとするか，精神的なものと無関係の**植物神経失調** vegetative neurosis, vegetative Dystonie とするかは，個々の例に対するわれわれの了解的態度のいかんによって定まるので，同じ症例を内科医は植物神経失調とし，精神科医は神経症とすることもあろう．また神経衰弱状態は心身の疲労からも起こり，種々の初期または軽い精神―身体疾患の症状であることもある．

　1）**心気反応** hypochondriacal reaction, hypochondrische Reaktion
　病気がないのに重病があるのではないかと心配し，あるいは軽い故障を重病ではないかと心配する．病気であるとの妄想，体感幻覚様の体内の奇妙な感じにまで至ることもある．いずれも小心な人，無力者，自信欠乏者に，災害や，身近な人の死や，性病や，性的悪癖のための罪過感などから起こる．
　災害反応 accidental neurosis, Unfallreaktion, **外傷神経症** traumatic neurosis, traumatische Neurose, 戦争神経症 war neurosis, Kriegsneurose にも，不治の心配と扶助料 pension, Rente の利得の下心がからんで心気症状が生じ，災害で脳の器質的損傷があると，かかる**補償神経症** compensation neurosis, Rentenneurose がよけい起こりやすい．したがって頭部外傷，ことに脳震盪や鞭打症 whip-lash injury, Peitschenschlagverletzung のあとの神経衰弱―心気状態は，器質性のものと解すべきか，心因性のもの

と解すべきか，判定が困難である．医師の不注意な言葉や態度から，患者が重大な病気の存在を邪推して不安になるための神経症を**医原神経症** iatrogenic neurosis, iatrogene Neurose という．

神経衰弱反応の場合には，身体的の種々の症状（震え，脱力，めまい，尿意，失声，動悸）が起こることがあり，放置すれば早晩去ってしまうものの，これらの症状を心配したり，これらの症状がある方が都合がよいような状況（他人の同情を得る，賠償が取れる，さぼれる口実になる）があったりすると，症状はなかなか消失せず，時には増強される．これを**目的反応** intentional neurosis, Zweckreaktion ともいい，ヒステリー反応ともいう．ヒステリーという場合には，身体化反応ということもあり，派手な形のものをいうこともあり，人に見せつけようという下心が推測されるものをいうこともある．何かの目的のために芝居をして大げさに見せつけて，人の関心や同情を得ようとする下心がある，顕示欲と似たものをヒステリーという．通俗的には反応性不機嫌をヒステリーという．ヒステリーという言葉には軽蔑的な響きが含まれるようになってきているので，観察者の人物評価的解釈であるようなこの名称は使わない方がよい．

奇妙な反応として**クゥヴァード症状群** couvade syndrome〔couver 卵をかえす，cubo 横になって寝る〕がある．妻の出産の時夫が産婦の苦しみをまねて，苦しみを分けあう古代人や未開人の風習，擬娩から来た名で，妻の出産の時夫に起こる身体化反応（つわり様など）をいう．

以上の身体化反応は精神的なものの象徴的表現 symbolic expression, symbolischer Ausdruck と解されることがある．不快は嘔吐となり，精神的圧迫は呼吸困難となり，頼りなさや地歩喪失 Standverlust はめまいや歩行困難や直立困難となって現れることがあると解され，これらは精神の状態を表現する肉体の言葉であると解釈されるが，身体的な現われからの精神的なものの解釈は，押し拡げすぎると勝手な理屈となる．

青春期の娘に，**青春期やせ症** Pubertätsmagersucht, **神経性食欲欠乏症** anorexia nervosa, mentalis があり，食欲を失ってひどくやせ，月経が止まる．シモンズ Simmonds の下垂体悪液質 hypophyseal cachexia のように見える．これは太りたくない，妊娠したくない，成人になりたくないという隠れた悩み，コンプレクスによるのだといわれる．これの逆は過食 hyperorexia, **大食** bulimia である．愛情の欠乏が基にあるといわれる．過食しては嘔吐し，また過食するという形の摂食異常 dysorexia もある．統合失調症，下垂体視床下部疾患，クリューヴァー–ビューシー Klüver-Bucy 症状群（1937）によるものもある．

症例 23歳の家婦，頭痛，不眠，耳鳴を訴えて訪れた．気分がいらいらし，憂うつで，仕事をする気にならない．1年ばかり前に結婚したのであったが，姑がうるさく，姑は夜も襖一枚隔てた隣の部屋に寝ているというような生活であった．若い夫婦を別居して暮らすように仕向けると，妻の「ノイローゼ」は治った．

● 30歳の家婦，幼時から逆境に育ち，父母は薄情で，親の愛を知らず，義務教育を終えると奉公に出されて苦労した．25歳の時に結婚したが，幸福な生活はほんの一時的で，妊娠中に夫は病死し，生まれた子も半年で死亡した．妊娠中悪阻がひどく，その後癖のように時々嘔吐が起こった．2度目の結婚の機会があり，子供が欲しかった．子供と幸福な生活を築くのを空想したが，夫は放蕩者で，子供は生まれず，何もいいことはなく，自分の身の上に絶望した．そしてひどい嘔吐が起こり，頭痛がし，重病で死ぬのではないかと心配した．脳腫瘍や胃潰瘍が疑われたが，いずれも証明できなかった．

この場合には偶然の嘔吐が癖になって固定 fix, fixieren して，何かの感情の動きの時に無意味に現れるのか，病気になって人の同情を得たいという下心があるのか，妊娠を望むことの象徴が悪阻のような嘔吐という身体の言葉となって現れるのか，我慢しきれない自分の運命を吐き出したいということの身体の表現なのか，種々に解せる．ある時彼女はこういった，「いろんな辛いことを私は飲込まねばならなかったのです．」彼女は堪え忍び，飲み込んだことを今吐出したいので，嘔吐するのだと解せようか．

2）**離人神経症** depersonalization neurosis, Depersonalisationsneurose
離人，すなわち外界や自己についての実感喪失が，何かの感情的な激動で起こることもあり，見当たる動機もなしに起こって長く続いてなかなか治らないこともある．離人症状はうつ病，統合失調症，脳疾患にもありうる．

症例 21歳の女子会社員，内気な性格であったが，秘かに片思いをしていた男の同僚から，仕事の上のことで軽蔑的な言葉をあびせられ，情けないのと口惜しいのとでぐっと胸に迫ったのをぎゅっと抑えたところ，自分と外界を繋ぐものがぷつんと切れた感じがして，外界の実感がなくなり，自分が居るという感じも，考えることも薄れてしまった．「私はもう何も考えられません．考えてもすっと消えてしまいます．私はもう死んで，影のようになってしまいました．人は考えるから生きているのですのに」．

3）強迫神経症 obsessive-compulsive neurosis, Zwangsneurose

強迫思考は obsession, 強迫行為は compulsion という．強迫 Zwang, Anankasmus〔anagkē 強いること〕とは，自分で規制できずにひとりでに起こってくることであって，血，刃物，性的光景，蛇など，好きでもないものをいつも心の中に画き出さずにはいられない（強迫表象），極く自明なことの理由を考えなければならず，なぜ陽は東から昇るのか，なぜ1と2とでは3になるのか考えなければならない，1から7まで繰返し頭の中で数えなければならない（強迫思考），神聖な場所で不潔な言葉を吐かねばならない，戸が閉まっているか何回も閉め直さねばならない，手を何回も洗わなければならない（強迫行為）．寝る前に4回ずつ何回も枕を叩かなければならない（睡眠儀式 sleep ceremony, Zwangszeremoniell）も一種の強迫行為である．

強迫を無理に抑えようとすると不安になるので，種々の強迫症状の基には強迫的な不安が基になっていて，無意識の何かに対する恐れがあるためにそれが対象のない不安を起こして来，その不安を軽くするために強迫症状が起こると解釈される．

強迫は神経症としてではなく，統合失調症やうつ病の症状としてもあり，脳炎後にパーキンソン症状群に随伴することがある．強迫を起こしやすい性格は自信欠乏者であり，自信欠乏と同時にきちんとしておかないと気がすまない完全欲の強い人 perfectionist，強情で堅い性格の人に起こりやすい，強迫がまるで内因性強迫病 Zwangskrankheit のように動機なしに起こることもあると考える人もある．（強迫と恐怖の症例は14〜15頁）．

4）恐　　怖 phobia, Phobie

ある特別の対象や状況に対してのみ不安が強迫的に起こるものである．一般に対象のある不安を恐れというが，ここでいう恐怖ではなぜそのようなものが恐ろしいのか自分でもわからないのに，恐れが湧き上ってくる．例えば鼠，馬，尖ったもの，毛，列車旅行，橋を渡ること，高い所に居ることなどである．主体の意志が関与しない環境の変化に対し，主体の意志も関与した環境の変化を状況といい，状況不安 Situationsangst である．

この場合，解釈を行えば，対象のわからない不安は無意識のコンプレクスへの

恐怖であって，この不安から一応逃れるために，一見意味のないものに対して恐れが生ずるのである．一般に対象のない不安は何かの対象を見出せば恐れとなり，そうすると一応不安は軽くなるものだといわれる．一応見出した恐怖の対象は一見なぜそのようなものが恐ろしいのかわからないようなものであるが，この意味のない対象もよく見れば，元来無意識の中で恐れているものを象徴するごときものであると解釈される．なお恐怖においては，その対象や状況を避けるような行動をとることが多い．例えば，街へ出ると車に轢かれるというあまり理由のない恐怖のために街にも出られない男性の身の上を調べて，平生恐妻の尻に敷かれて悩んでいるとわかれば，このことが恐怖の原因で，車に轢かれるというのはこのことの象徴であると解釈される．

対象の種類によって種々のギリシア，ラテン語の名称がつけられる．agoraphobia（広場恐怖，agora 人の集まる市場），claustrophobia（閉所恐怖，claudo ラテン語で閉じる），mysophobia（不潔恐怖，mysos 嫌悪を催すこと，これから洗い強迫 ablutomania, ab-luo 清める，Waschzwang, Lady Macbeth complex, 接触狂 aphephobia, aphē, aptō さわる，délire du toucher などが起こる），pathophobia（疾病恐怖），thanatophobia（死恐怖），zoophobia（獣恐怖），anthropophobia（人間恐怖），antiosophobia（対面恐怖），sociophobia（社交恐怖），synenophobia（対人恐怖，syn 共に，en 中，人と一緒に居ることの恐怖），ereuthophobia, erythrophobia（赤面恐怖，人に会うと赤くなることを恐れて人に会うのを避け，やむをえず会うと実際赤くなるので，ますます恐怖が強まる，醜形恐怖 dysmorphophobia）, aichmophobia（尖端恐怖，aichmē 尖端）．アメリカでは次頁の原始反応の恐慌を広場（離宅，臨場）恐怖と関連させて**恐慌障害** panic disorder とする．不安や恐慌は身体的条件で，また内因性にも起こる（抗うつ剤が有効）．

B．情意的反応

1) 抑うつ反応 depressive reaction, depressive Reaktion, **神経症性抑うつ** neurotic depression

種々の色彩の抑うつ状態があり，不安，涙もろさ，嘆き，不平，不機嫌，郷愁，悔恨，恐れ，絶望，無感情，無力性，ヒステリー性（他人の関心を求めようとする下心が見てとれる）などの色彩がある．動機は精神的外傷 psychic trauma, emotional shock, psychisches Trauma で，種々の喪失 loss, Verlust, 失望 disappointment, Enttäuschung, 恋の葛藤，職業や結婚のトラブル，突然の孤独などである．いずれにしても自殺のおそれが多い．

憂うつな感情から二次的に生気感情 vital feeling, vitales Gefühl の不調，す

なわち身体的調子の不調の感じも起こるので，この身体的感情の沈降が一次的であるとされる内因性うつ病と区別し難くなる．年をとると反応は長く続く．

2）**反応性興奮** reactive excitement, reaktive Erregung

多くは一過性で長続きせず，快活，不安，不機嫌，憤怒，攻撃，絶望などの種々の色彩のものがある．

3）**原始反応** primitive reaction, Primitivreaktion （*Kretschmer* 1920)

種々の精神障害の形は人間の未発達時代（系統発生，個体発生のいずれにしても）に正常にあったものと見ることができ，今の発達段階から，以前の未発達の段階に逆行すると解されるので，これを退行 regression という．激しい感情的ショック emotional shock や驚愕 fear, Schreck や恐慌(オソレアワテフタメク) panic のときの意識混濁の夢幻状態，**擬死反射** feigned death reaction, Totstellreflex（意識も運動もなくなって死んだように倒れてしまうこと．蜘蛛などを脅かした時に見られる．死んだものと見せて敵から逃れる），**爆発反応** explosive reaction, explosive Reaktion（心内の緊張の爆発で，盲目的な逃走の試み，暴れ回り，ひきつけ，錯乱状態など，鳥が室に飛び込んであわてて飛び回り，壁や窓にぶつかるごときもの，あとに健忘を遺すことがある）などがある．アイヌのイムは緊張症状を起こす（内村1938)．3)と6)には移行がある．

4）**急性情動麻痺** akute Emotionslähmung（p.228 の症例）

ベルツ *Erwin Baelz* が東京で大地震の時に経験したもの（1901）で，感情は全く空虚で，認識や行動は正しくできる．その後しばらくしてはじめて驚愕の感情が現れる．空襲の時にも，負傷しても痛みを感じないで消火や避難に活発に活動し，あとで恐ろしさや痛みをはじめて感ずることがあった．

5）**短絡反応** short circuit reaction, Kurzschlussreaktion

情動が，熟考もなく，前後のことを考える暇もなく，いきなり複雑な行動となって発散する．昔幼い子守の娘で懐郷の念に駆られて，主人の家に放火し，子供をその中に投げ込んで故郷へ逃げ帰ったものがあった（懐郷反応 P.227の例 homesick reaction, Heimwehreaktion)．この子さえ居なければ子守をする必要がないから，この子を殺してしまえばいいという極く単純な考え方により，前後のことは何も考えない，＋極と－極を直接繋ぐような反応である．

6）不安反応，不安神経症，恐慌 anxiety neurosis, panic

　不安は対象がはっきりしない恐れで，苦しい，締め付けられるような，じっとしていられない苦悶の感じであって，必ずしも反応的でなく，全く身体的な条件でも（狭心症や喘息の時）起こりうる．落着きがなく，錯乱様の状態にもなり，夜驚 pavor nocturnus（夜，睡眠中に突然驚いてとび起きて騒ぐ，昼間の心中のトラブルを片づけられずに悩む子供），動悸，どもり，尿意，下痢，震えなどの転換反応も同時に現れることがある．不安反応は性的欲求の抑圧，他人への攻撃欲の圧迫，個人の存在の脅かし，成功を危ぶまれることの予期などで起こる．**予期不安** expectation anxiety, Erwartungsangst がよくあり，日常の何でもない，半ば自動的な行為，例えば睡眠，書字，談話，演奏，性交などに関して，以前のこういう行為の些細な失敗や，失敗してはいけないとの懸念をきっかけにして，その失敗を予期するために，いざ実行という時に不安が起こり，そのためにこの行為がうまく行かず，うまくいかないと次の実行の不成功をよけい予期するという悪循環 circulus vitiosus をなして，不安も行為の失敗も強まる．強迫症状，赤面恐怖，陰萎，書痙 writer's cramp, graphospasm, cheirospasm, Schreibkrampf もこのようにして起こる．自信欠乏者，無力者のように小心の人に起こりやすい．

　ステージに立って聴衆の前で演説や演奏をする時に心がひるみ，不安になり，言葉も行動もできなくなり，心悸を起こすのを**場怯れ**（ばおくれ） stage fright, Lampenfieber, Trema（戦慄）といい，一種の状況不安 Situationsangst で，予期不安に似たものである．統合失調症の発病の最初に，今までとちがった，勝手のわからない統合失調症の世界に一歩踏み込んだ時に感ずる不安，妄想気分 Wahnstimmung もこの場怯れに似たものだといわれる．突発的な激しい原始的不安は**恐慌** Panik である．

> 症 例

　28歳の男子，土木の現場監督，一人息子，おとなしく小心．一年ほど前から，寝ていて夜中に急に息ができないような気がして目が醒め，300メートルほど先の医師の所へ駆けつけたら治った．この発作はその後時々起こり，苦しくて呼吸が止まりそうで，転げまわるほどであって，恐ろしくてじっとして居られない．この発作は妻に背中を叩いてもらっても治った．夜中に目を醒ますとこの発作を思い出して恐ろしくて眠れず，背中を叩いてもらったり，戸外を歩き回ったりしないでは居られず，家の中

に居ると息苦しくなった．そのうちに毎晩起こるようになり，一晩中妻に背中を叩いてもらい，蒲団を畳んで寄り掛かっている．横になると心臓が苦しく呼吸がつまるようで，恐ろしくて横になれない．心臓神経症として入院しているが，帰宅するとまた悪くなる．

　妻はもと彼が現場出張所にいた頃の事務員で，親の反対を押切って結婚した．ものわかりのよい親で，嫁と姑の間のいざこざもない．妻との性的関係は正式の結婚の半年前頃からあり，秘かに現場事務所で行ったが，後暗い気持で，罪過感を抱いていた．また通俗医学書に過度の性交は心臓や血管に害があるとしてあったので心配した．初めは自分が積極的であったが，そのうちに妻の方が積極的になり，そのためか彼は疲れてしまった．また元来明朗で愛嬌のある女性がいいと思っていたのだが，今の妻は責任感はあり，よく仕事をするものの，無口で触合いがなく，それがもの足りない．性的に強くて毎日要求するように見えるので，心臓にいけないと思いつつ，つい関係してしまうと，そのあとでよけい心臓の具合が悪くなる．こうなる前にも一人で一晩寝てみたいと思ったことがあり，入院して妻が実家に戻ると気が楽になり，入院中自宅へ外泊すると不安発作が起こり，その時父に背中をさすってもらうとよくなるが，母や妹では効がない．

　この解釈は次のようになろうか．ずいぶん無理をして結婚してみたものの妻とうまくいかず，今更どうにもならずに悩んでいる．背中を父にさすってもらうとよくなるが，母や妹では効がないというのは，女は困るということである．発作が起こって起きていて妻に背中を叩いてもらっていれば，性的関係を避けうる．

7）転換神経症 conversion neurosis, Konversionsneurose

　意識外の不安，トラブルが機構によって身体症状に換えられる．ヒステリーといってもよい．また身体化反応 somatization reaction, Somatisierung ともいう．動機から直接起こったものは転換反応といってもよく，無意識の，あるいは長い生活史上の動機を考え合わせるものは転換神経症という．精神的なトラブルが身体症状の方へ移し換えられるものであって，運動や感覚の麻痺(単麻痺，片麻痺，無感覚，聾，盲，視野狭窄など)，増動(けいれん，振戦，失声，啼泣けいれん，嚥下けいれん，過呼吸，書痙，舞踏病様運動)などがある．麻痺はその形が解剖生理学的規則に従わないことが有名である．症状は感動的な心の内容の象徴としての現われと解され，葛藤の表現と解される．例え

ば嚥下困難は許容できない，そういうことは飲み込めないということの象徴である．また人に訴え appeal, appellieren, 自分の心内を表示し，人の注意を引くような無言劇，身振り pantomime と解される．あるいは他の人の同様の症状のまね，暗示（これは他人との同一視 identification とも解される），条件反射（ある転換反応がバス乗車中に起こると，その後バスに乗るといつも起こるようになる）のこともある．

症例 25歳の娘，父は放蕩者で家を顧みず，そのため父を憎み，母に同情して生活の苦労を共にし，何の娯楽も余暇も，贅沢もなしに娘時代を送り，遊ぶことは母に済まないと，父同様に家業を顧みず家から出て気ままに生活している兄と姉を羨むこともなく，家業の名物菓子製造販売業を，母と共に身を粉にして，営んでいた．ところがたまたま虫垂炎となり入院して，生れて初めて心の余裕のある日々を送っていたところ，病院の若い医者を好きになったが，世間知らずのためどうしてよいのかわからない．ぐずぐずしているうちに病気も治って退院の日が近づくと，急に脚が動かなくなり，歩めばよろめき，人に縋ってやっと歩いた．脚の反射には異常はなく，神経系の器質性の病気は考えられなかった．精神科の医者に身の上話をして隠れた不満をさらけ出し，今後の生活指導を受けると，間もなく歩けるようになった．運動麻痺は頼りなくて人に縋りたいことの象徴とも解され，また退院したくないのだとも解される（ヒステリー）．

8) **演劇反応** theatrical reaction, histrionic reaction, theatralische Reaktion, réaction théâtrale, **虚構的障害** factitious disorder

自分の意図，目的をわざと表示 demonstrate しようとするお芝居が推測されるものである．わざと病気になったように見せたり，病気を重く見せたりするような所が見える．ただし詐病 malingering, Simulation と違って，意識的に演じているのではない．何かトラブルがあると無意図的に無意識の心が働いて本人にも他人にも病気と思われるようにうまく病気を作り出せるのであり，病気と思われて利得を得るのであり，好まぬ作業をするのを中止する口実となったり，他人の同情を得たりするのである．種々の身体的故障がこのようにして増強されたり，治ったあとまで症状が固定して残ったりすることもある．擬死反射といって虫などを脅かすと死んだまねをして，加害者

が死んだものと思って立去ると，虫は動き出すことがあり，これは虫が詐病して相手をごまかそうと「思って」するのではなく，危険に面するとこのような機構が働くと考えられるのであるが，人間にも同様の仕組みがあるのであろう．病気になって危難を逃れたり，同情を得たりする反射が自動的に起こるのである．**虚構的障害** factitious disorder ともいう．

> 症例

小学5年生，学校で運動中転倒して肘を打ち，腕がしびれて少しの間動かせなかった．生徒も先生も家人も大騒ぎして，医者の所へ運ばれ，大げさに包帯され，皆の注目を浴びてクラスの人気者になった観を呈した．器質的な重い病気は証明されなかったが，腕の麻痺はなかなか治らなかった．ところが近づく運動会に出られなくなりそうになると，麻痺はたちまち治ってしまった（ヒステリー）．

外傷のあとの，よく意識はされない賠償獲得の魂胆，目的があってこのような病気が起これば，**補償神経症** compensation neurosis, Rentenneurose, **外傷神経症** traumatic neurosis, traumatische Neurose である．賠償獲得の目的のみでなく，重い負傷と誤信し将来の生活の不安があるときにも，同様の状態となることがある．病気が実際あって，その上に神経症やヒステリーが被さって重くしていると，重なり overlay, überlagern という．演劇的に見えるというのは検者の主観によるのであり，患者自身にはそのようなつもりは意識的にはないので，患者を不信の目で見，けしからぬごまかしをしていると見ることになるわけで，こういう目で見ると何でもそのように見えるから，こう解釈するにはよほどの用心がなければならない．

9) 鈍感無為反応

突然の激しい精神的打撃や絶望で気抜けの状態となり茫然として何もできなくなることがある．

長い間極端に圧迫され疎外された状況で，人間の体面とか尊厳とかが全く顧みられずにひどい目に会っていると，元来普通の性格であった人間でも慢性に鈍感無為となったり，抑うつ，不安，絶望の中にありながら諦め切って鈍感に見える状態に陥ったりすることがある．捕虜や流民や強制収容所 concentration camp, Konzentrationslager, KZ の生活を長く続けるとこうなり，このような状況から救出されてもなかなか元に戻らない，慢性疎外抑うつ

chronische Entfremdungsdepressionは，反応性の人格変化のように見える．

　今日では試験勉強に長い間明け暮れて，やっと目指した学校に入れた後に，あるいは泰平で張合いのない世の中で生きがいを失って，いつまでも一人前の独立した人間となれず，自主性を失って，しらけて，鈍くなってしまうこともある．

　獄の中では昔，今日ほど待遇がよくなかった頃，原始反応，妄想反応（迫害妄想，無罪妄想），ヒステリー反応，偽痴呆（偽認知症），分裂性反応などの**拘禁反応** prison reaction, Haftreaktionを起こす囚人が居たが，今日ではまれである．今の辛い状況を病気の名目で逃れるという目的で，兵士や囚人に，**逃避反応** flight reaction, Fluchtreaktion（種々の形の，ヒステリー性の反応）が起こることは了解できる．ひどい目にあったという心的外傷 psychic trauma の後の神経症は外傷後ストレス性障害 post-traumatic stress disorder (PTSD) といわれ，長く続く鈍感無為，うつ，不安を示す，心因反応は peitho で治るので説得症 pithiatisme．

C．妄想反応 paranoid reaction, paranoide Reaktion

　これは邪推 suspicion, Misstrauen の強いもので，心に疚しい所や，恥ずかしいことがあったりする，気の小さな人間は，他人が自分を敵視，軽蔑すると思う．これは自分の心の中の恐れを外から来るものと考えると見れば投射 projection ともいえる．新しい服を着て外出すると皆がじろじろ見るように思い，買物をしてごまかしをすると，通りすがりの警官がうさんくさ気に自分のことを見ているように思う．見知らぬ土地へ行って心細いと，悪漢がつけねらっていると思い，全く取り乱して逃げ回ることがある．難聴者は人が自分の悪口をいい，迫害すると思う．逆に新奇な服を着て外出すると皆がうらやましげに見るようで得意であるというように自分を高く評価することができる，気の大きい，おめでたい人間もある．以上のような妄想を**感情誘因妄想** katathymer Wahn (*Maier* 1912) という．反応的に幻覚が起こることはまれで，せいぜい見まちがい，聞きちがいの錯覚である．

　慢性のストレスが続いて，それが消化されずに人格の発展を曲げて来るような，発展の障害 maldevelopment, Fehlentwicklung のために妄想を起こすこともある．誇大妄想 delusion of grandeur, Grössenwahn（発明妄想，宗教的予言者妄想），迫害妄想 delusion of persecution, Verfolgungswahn，嫉妬妄想 delusion of jealousy, Eifersuchtswahn，好訴妄想 querulous delusion, Querulantenwahnなどがある．熱狂者，妄想型統合失調症，パラノイアと

の移行を認めざるを得ないこともある．

> **症例** 1913年9月3日，39歳のエルンスト・ワーグナー(1874～1938)という小学校の教頭が，夜中に，眠っている妻と4人の我が子を殺し，次の晩，以前自分が先生をしていたミュールハウゼン村へ行って，数軒の家に放火し，銃で男たちを撃ちまくり，9人を殺し11人に重傷を負わせた．少年の時から彼は自尊心が強く，勉強家で，侮辱に感じやすかった．自慰を恥じて止めようとして止められず，自尊心が傷つけられた．1901年に酒に酔って獣姦をおかしてひどく恥じ，体面を傷つけられ，人に嘲けられ，非行の罪に問われるのではないかと恐れ，次第にそれが昂じて，村の人々が彼の罪を知っていて，その噂をしていると信ずるようになった．彼の罪の自己告発は更に昂じて，家族にまで拡張し，自分の家族も汚れているから，消してしまわねばならないと思い，村の人々も自分をいじめてけしからぬとも思った．自分は生きるに価しない人間だと思うこともあり，また自分は特別な人間で，天才で，大作家だ，ネロのように素晴らしい人間だ，キリストのような人だから何をしてもかまわないのだとも思った(無罪妄想)．1902年に他の村に転任となり6～7年間は落着いた生活をしたが，その後また人から何かいわれたり，嘲られたりすると思うようになり，家族は自分の血を引いて民族衛生上悪い者であるが，哀れな者でもあるから，消してしまう方がよいと計画を立て，更に初めて奉職した村の偽善者ぶった住人たちも絶滅させてしまおうと考えた．子供達は殺してしまえばそれで初めて救われるのだ，妻も哀れな者だからこの世から片づけよう．自分のような人間には特別の法律がある．自分にはそうする権利のみならず義務もあるのだ．自分の計画は人類に関する偉大な事業なのだ．しかし彼はこの計画の実行を何年かためらった．ところがまた転勤があって別の村へ移ったとき，そこの食堂でも噂の中心となっていると感じて，計画を実行に移したのであった．彼は元来鶏の絞められるのも見ていられなかったし，血を見るのもいやがったくらい，心のやさしい人間であった．鑑定にかけられて一生精神病院で暮らしたが，妄想は訂正されなかったし，また分裂性欠陥状態にも陥らなかった(ガウプ *Gaupp* のパラノイアの症例，1914～38)．

妄想反応を起こす人は，外見上強い，闘争的な人で，隠れた気の弱さ，傷つきやすさを持った人のこともあり，外見上気の弱い，くよくよする人でありながら，隠れた闘争性を持った人のこともあり，熱狂性と自信欠乏性とを

兼ね具えたように見える人のことが多い．前者は好訴妄想を起こし，後者は**敏感関係妄想** sensitive delusion of reference, sensitiver Beziehungswahn を起こす（クレッチマー *Kretschmer* 1918）．何かちょっとした引け目をひどく感じ，秘密の恥や不全感があると，体面を重んじようとするあまり，その引け目を他人が知って，当てつけや軽蔑や迫害をすると邪推する．有名なのは**自慰者妄想** Masturbantenwahn で，自慰を何でもないことと思えずに恥じていると，周囲の人が知って，自分をばかにすると思うようになる．また自分が臭くて人に不快を与え，人がいやな顔をして，鼻をくんくんといわせると思うのは**自己臭妄想** Eigengeruchsparanoia, osphresiophobia という．このような妄想形成は統合失調症と区別し難いが，動機からの了解性があるとして，反応ないし神経症と考える人が多い．熱狂者の所で挙げたコールハースの例はこの妄想の見地からも見られ，闘争妄想病 Kampfparanoia といわれ，敏感関係妄想は敏感妄想病 Sensitivparanoia といわれる．

症例　僻地から上京した20歳の青年，都会で職を求めようと思っていたが，田舎で都会は恐ろしい所だから用心せよといわれていた．駅前の食堂に入ると人相の悪い連中が自分の方を見て何かこそこそと相談している．食事もそこそこに食堂を逃げ出して街へ出ると，あとをつけて来るようである．どの通りへ曲っても行手に妙な連中が待っている．とうとう夢中になって走り出し，へとへとになって倒れ，警官に保護されたが，悪い連中に捕われて監禁されたと思い，泣きわめいた．病院で注射を受けて熟睡して醒めると大分落ちつき，2～3日で全く平静に戻った（急性妄想反応）．

● 17歳の青年，自慰に耽り，非常に悪いことと思いながら止められず，他人に知れると面目ないと恐れていた．学校では，そのために性的不能者になるとか，頭が悪くなるとか，変態であるという仲間が居り，ある国では変態は刑を受けるそうだともいっていた．この頃記憶力が悪くなった感じがし，いよいよ頭がやられて来たと心配した．ある時学校の便所に入ると壁にマスカキと落書してあった．あっ，自分のことを書いたのだと，どきりとした．誰かが自分のことを知っているのだ．かげで噂をしているようだ．街で立話をしている3人のおかみさんが自分の方を見て，にやっと笑って，こそこそと話をした．隣の子供がやったやったと叫んだ．自分の自慰のことを皆知っているのだ．警官が自分の家の前でちょっと立止まって，また歩いていった．

もう目をつけられているのだ．彼はついに眠り薬を飲んで自殺を企てた（自慰者妄想）．

● 42歳のオールドメイド，内気な性格，女子大で理科系の学問をし，会社に入り仕事はよくやったが交友はなく，結婚話にも乗らずに32歳になってしまったが，年下の同僚を秘かに思っていて，時々彼の下宿の傍で夜佇んで何かを期待していたが何の機会も訪れることがなく，彼女の思いは全く伝わることがなかった．そのうちに相手の男性は転勤で遠方へ行ってしまった．その後しばらくして社長の妻が長い重病の床に就いてしまい，彼女は家政婦と二人の息子の家庭教師のような役を頼まれ，これもまじめに勤めたので信用を得た．息子が高校生になっても彼女は学があるので勉強のお相手ができて重宝がられたが，16歳の長男が彼女に気がある目つきをしていると彼女は思った．外観的にはまだ子供ぽくて頼りがないような息子であったが確かに求愛の目つきをしていると思った．彼女は何もいわずに一生懸命に世話をしたが，その子の洗濯物の下着を身につけたりした．そのうちに自分は妊娠したのではないかと思った．月経が止まり，腹が大きくなったと思った．彼の下着から，あるいは夜寝ている間にそうなったと思った．そして社長に，その息子との結婚を申し込んだ．社長は驚いていろいろ調べたが，何の実績もなく，彼女の一方的な思い込みとわかった．彼女の思い込みの動機はただ目つきだけで，これは確かなのだと信じていた．

● 38歳のオールドメイド，気が小さく，ぐずぐずしているうちに婚期を逸してしまった．家の農業の手伝いをしたり，近くの下請工場のパートをしたりしていたが，他の同僚たちは皆身を固めて，いつのまにか彼女だけが取残されてしまった．別に気にしないといっていたが，職場の主任から声を掛けられる毎に，特に自分が主任から目をつけられていると思うようになり，自分が主任に色っぽい目つきをするのだと思うようになり，しじゅう鏡で自分の目を見，自分でも目つきがいやになるくらいだった．そのうちに他の人たちが，こそこそと自分と主任との仲を噂するように思えて来，職場に居たたまれなくなり，工場へ行けなくなり，家で部屋にとじこもって外へも出なくなってしまった（オールドメイドの恋愛妄想）．

このような妄想反応は婚期を逸したオールドメイドの身の上から了解される妄想である．いずれも病院でしばらくするうちにはほとぼりがさめて，統合失調症になることもなく，妄想は消えた．

C'. 感応反応 induced reaction, induzierte Reaktion

　妄想患者の周りの人が，いつのまにか暗示的に感化されて，同じ妄想を持つようになる．あるいは熱狂者の信奉する観念（宗教や主義）を周囲の人も信奉するようになる．これらを**精神的流行病** psychical contagion, psychische Epidemie, 二人組精神病 folie à deux (*Régis* 1880) という．デマや主義，社会運動的流行や伝播も同様のものである．宗教的なものでは本元の当人は教祖に祭り上げられる．洗脳は強制的暗示で，感応と似る．

D. 錯乱反応 confusional reaction, reaktive Verwirrtheit

　意識を失って倒れ，けいれんを起こす**ヒステリー発作**として昔から有名である．てんかんと似るが，瞳孔強直やバビンスキーはなく，長く続き，単純なけいれんよりも悶えるような演劇的な所があり，負傷することは少ない．有名な**弓反張** arc de cercleはまれで，体を反らせて，頭と足先だけが床に付くのみなので弓形となる．のどに球がつかえると感ずるヒステリー球 globus hystericus, 卵巣のあたりを圧迫すると痛がり，ここを圧すとヒステリー発作を起こす卵巣痛 ovarialgia, Ovarie (*Charcot* 1880) も有名であるが，これは暗示による．せん妄やもうろう状態もある．いずれも派手な人目を引く現象なので，ヒステリーといわれる．

　これらが解離反応といわれるのは，意識から離れた行動が起こるからである．ガンザーの偽痴呆（偽認知症）にはもうろう状態のように見えるものもあり，わざと妙なことをやり，鍵孔に鍵を逆に突込もうとしたり，空の色は――緑と答えたりする．

> 症例　14歳の娘，叔父の所を訪問して泊って行けといわれ，叔母の留守中に叔父に暴行を受け，意識を喪失し，うわごとをいい，時々ひきつけを起こした．病院で2週間してやっと気がついたが，口もきけず，歩けず，歩行練習によってやっと歩けるようになった時には，舌たらずの幼児語のような話し方をした．
> 　これは反応性の驚愕のためにヒステリーや退行現象を起こして幼児のようになったのだとも解せるし，またもとの幼児のような汚れのない状態に戻りたいという願望の現われとも解せる．

E．反応性健忘 reactive amnesia, reaktive Amnesie

不快な，堪え切れない経験は，忘れられてしまうという形の健忘が反応的に起こる．

> **症　例**　23歳の女子，以前からの婚約者が社用で1年ばかり遠方に出張していて長く会えなかったところ，突然婚約解消の手紙を送ってよこした．驚いて詰問の返事を書いているうちに，めまいがして倒れてしまい，1週間ほど眠ったようになっていたが，時々うわごとをいって騒いだ．食事は少しはとり，失禁はしなかった．それから醒めると，このような手紙が来たことをすっかり忘れていた．

自分の過去の全生活史を忘れてしまう，自分は誰なのかもわからないという形の健忘が頭部の打撃の後や，心因反応性に起こることがあるといわれるが，まれにしか見られない．伴病としてもある．

F．偽痴呆（偽認知症）pseudo-dementia, Pseudodemenz（*Wernicke*）

何も思い出せず，簡単なこともわからないような態度をして，子供のように頼りなげ（**幼稚症** puerilism, Puerilismus）である．もっと積極的な場合には，問いに対して，実際は正しい答を知っているのに，即座にわざと誤った答をするように見えるような答をする．馬の脚は何本か——5本，あなたの年は——236，5＋5は——11のごときである．これを**的はずし応答，当意即答** approximate answer, paralogia, Vorbeireden という．わざと嘘ででたらめをいうのではなく，このような機構が人間にあって，それが働くのである．こういう症状を**ガンザー症状群** *Ganser*'s syndrome, *Ganser*sches Syndrom（1898）という．この場合には心因性昏迷 psychogenic stupor もよく見られ，意識混濁があるようにも見えるので，ガンザーのもうろう状態ともいわれる．日常の社会生活における異常心因反応としてはめったに見られず，以前は拘禁反応に見られた．狂気と思われて放免されたいという無意識的な意図による．また外傷後のもうろう状態や脳の器質性疾患の際にも見られる．

うつ病で，ことに抑制の強い老人の場合，知的能力が発揮できないのを偽痴呆（偽認知症）という人がある（米仏）．治療可能認知症 treatable (heilbare) dementia.

§5. 心 身 症

心身症 psychosomatic disease, psychosomatische Krankheit とは，その発生や持続が精神的なものをも条件とするような身体疾患で，慢性の葛藤や悩みという感情的なものが，自律神経を通じて，この神経の支配下にある器官のどれかの身体症状として発散されるものと考えられる．転換反応，転換神経症に似るが，転換では随意神経を通じての何かの器官の機能障害である．転換反応ではよく意識されない動機の象徴的な表現として，身体症状を解釈することができるが，心身症ではこの点がはっきりしない．ただ解釈はいかなる場合にも可能であるために，心身症の病気まで動機から意味づけられることがある．葛藤が自律神経を通じて何かの器官に発散されるとはいっても，どのようにして，どの器官に，誰に，なぜ，いつ起こるかは明言できない．葛藤──自律神経失調──器官の機能障害──器質的病変というように進んで行く．以前は器官神経症 Organ-neurose といわれた．精神から身体の病気が起こることは昔から考えられ，ヒポクラテスも考えたし，心身症観はハインロート *Heinroth* がすでに 1818 年に唱えて，病気の原因を道徳的なものに求めたロマンチック医学も心身症的 psychisch-somatisch に考えた．近年の心身症の考え方は精神分析に由来し，自然科学的唯物論的な医学に対する医学として，病気に対して病める人間の意義を重視する．

器質的要因と精神的要因は種々の割合に混在し，胃潰瘍では精神的要因の関与が大きいが，冠動脈硬化─狭心症には器質的要因の関与が大きい．喘息が一種の心身症であるという時には，アレルギー体質を持つこと，アレルゲンと接触すること，感染症など器質的な準備状態がある所へ，精神的ストレスが加わって発病し，同じ精神的加重をストレスと感じないような性格の人には，起こらないということであろう．心身症による身体病の形が精神的動機の形を象徴的に表現するものであるとする時の解釈は，もっともと思えるものもあるし，こじつけ，でっちあげ的で，納得できないと思えるものもある．患者の性格と，生活史とを詳しく調べて，その中で動機と想定されるようなものを発見して，患者も医師もそれで納得して安心すれば，治療への有意義な関与となるであろう．次にいくつかの心身症の意味づけの例を示す．

胃潰瘍は男で，野心のある，強い性格の人が，何かの葛藤や不安や挫折に陥ったときに起こり，あるいはまた人から世話されたいという幼児的な願望，人から養われたいという希望が，胃の運動や分泌の増加を来さしめて潰瘍になるのであり，幼児的に牛乳だけを飲んでいると治る．潰瘍性大腸炎は，良心的で潔癖な，

頑な，強迫的な人や，無力性の敏感な，依存的な人に，欲望の抑圧によって起こる．肥満症 obesitas，大食症 bulimia, hyperorexia は母に不満があって，子供を過保護にしてよけいに食べさせること，あるいは本人の不満解消のため食欲だけでも満足させようとすることによる．神経性無食欲症 anorexia nervosa は過保護な母とのいざこざで，あるいは成熟と妊娠の拒否のために起こる．高血圧や狭心症は，不安，緊張，攻撃，怒りの抑圧，むりな自己抑制による．過呼吸は不安や頼りなさ，喘息は母に依存的な子が母から拒絶されて泣くことなのである．瘙痒症は不安，緊張，攻撃の抑圧により，かゆい所をかくのは苦痛と快楽の現れであり，ことに陰部の瘙痒がそうで，性的葛藤による．蕁麻疹は幼時の母の愛の不足が怒りとなり，泣くのを抑圧すると皮膚が泣くのである．片頭痛は頑な，完全欲の強い，野心的な人に，自分の要求を果たせない時に起こる．心身症になる人は自分の感情を言葉として表わせないために，体が病気となって表わすのだ（感情言語化不能症 alexithymia, *Sifneos* 1973）という人もあり，生活史的な身の上の転機に起こるのだという人（*Weizsäcker* 1925）もある．

このような漠然とした意味づけならば，多くの患者にあてはまることになろう．こういう解釈は人によって様々に行われる任意のものなので，奇矯に見えるものもある．しかし身体病の純粋なものでも精神状態に左右される所が大きいものがあり，神経症的な心因探索とその処置によってずいぶん治癒が促進されることがある．（apepsia hysterica, *Gull* 1868, anorexia nervosa, *Lasègue* 1873）

症例　50歳の精神分析医，まじめな熱心な学者であった．軽い慢性腎炎があり，血圧が高かった．それを押してしばらくアメリカに留学して来て，精神分析医として活動したが，ある時蛋白尿性網膜炎で視力が悪くなり，入院治療しても快方に向かわず，予後不良と思われた．その友人の医者が秘かに悩みを問い質したところ，自分の患者の女性と分析中道を踏み外してしまい，その女性には紐がついていたのでその紐の男から多額の金を強請られて居り，これを妻に打明けることもできずに悶々としている中に，視力が無くなって妻の顔も見られなくなったものとわかった．友人は患者の妻に事情を打明け，妻の態度いかんに夫の生命は懸かるので，賢く振舞うことを要請して，女の患者の問題を片付け，病人本人には全部うまく片付いたから安心せよというと，急速に視力は回復し，血圧も下り，その後10年以上活動できたが，ついに腎硬化で死去した．

3 原因不明の精神障害

　精神的動機も多くは認められず，外部からの物質的侵害も，器質的な病気も，今のところ認められないのに，ひとりでに起こってくるように見える精神障害がある．これは遺伝的素質的な原因によろうと考えられるし，未だ本体不明の何かの器質的精神障害であろうとされるが，神経症なみに心の底に隠れたコンプレクスによると解釈すればできないこともない．症状から見るとかなり特殊なもののようで，器質性の病気の症状とも，神経症の症状ともちがいがあるようである．患者の数も多いし，治療も困難なことが多いので，精神医学の大問題となっている．ドイツでは内部からひとりでに起こってくるものとして，**内因性精神病** endogene Psychoseとし，アメリカでは器質性病変の認められない，機能だけの障害によるとして，**機能性精神病** functional psychosisとする．前者では主として静的記述的 statisch deskriptiv なやり方で，後者では力動的解釈的 dynamic interpretative なやり方で見る．前者では状態像の形や経過の様子，特に体験様式に重きを置き，概念をはっきり定めて病気の診断を行う．後者は内容に重きを置き，生活史と社会的因子の内容が個人に及ぼす力と，個人の消化処理力とが力を働かせ合って，なかなかうまく片付けられずに，やっと間に合わせの折合いをつけているのが，病気といわれるものであるとし，一つの病気と見ずに，ストレスに対する一種の反応様式と見る．それ故，躁うつ病 manisch-depressives Irresein，統合失調症 Schizophrenie でなく，感情性，分裂（統合失調）性反応型 affective, schizophrenic reaction-type と呼ぶ．特に病というときには affektive, schizophrene Erkrankungという．以前は理知と心情の病 Geistes-u. Gemütskrankheit と呼ばれた．反応とか病でなく障害 disorder, Störung, trouble と，すべて神経症的，分裂(統合失調)的，気分的，器質的障害とのみ呼ばれたり，単に統合失調，感情循環 Schizophrenie, Zyklothymie とだけいわれたりもする．

　もとは統合失調症は**早発性痴呆** dementia praecox とか，内因性痴呆 endogene Verblödung といった，痴呆 Demenz, Verblödung の使い分けは Verblödung, deterioration は過程 process であり，その結果でき上ったものを Demenz, dementia というのであるから，Verblödung は鈍化，痴化という方が当っていて，次第に deteriorate, verblöden〔悪化，弱化する〕して行って dementia になるのである〔deterior=worse〕．

　躁うつ病と統合失調症の二種の精神障害は，それぞれ一つの単一的な精神病と見るべきものではなく，単に症状の形と経過の様式の上での分類に過ぎない．このような二つの病気が取り上げられたのは1896～1899年クレペリン *Kraepelin* 以来のことであって，それより以前は，精神障害として，昂揚，消沈，急性幻覚妄想，慢性妄想，錯乱，急性痴呆(のちの緊張病)，痴呆などの諸状態が各々一つの精神病のごとくに見なされ，その精神的身体的原因は様々であるとされた．あるいは精神病は元来一つで，その経過時期によって上記の個々の状態が順々に入れ換るのだとされた．内因という言葉も，外からの影響なしに中からひとりでに起こるという意味もあり，身体という外部のものと関連づけられない心という内部のものがひとりでに病むのだというような意味もあった．

　　精神分裂 schizophrenia, 躁 mania, うつ depression, melancholiaという言葉には病という字は入って居らず,日本語でいえば精神分裂状態,躁状態,うつ状態というのも同じ西欧語で表現されるので,うつ病を病気とみなしてdepressionという場合と,反応性なりのうつ状態(抑うつ)をdepression(これは病気といわない方がよい)という場合とある．したがって躁うつ病のうつ病depressionと,心因反応的な抑うつdepressionとがあり,特に精神病性の抑うつ,すなわちうつ病をpsychotic depressionということがある.これを精神病性うつ病と訳すのはおかしい．神経症性抑うつneurotic depressionは神経症性うつ病とはいわない方がよい．しかし状況因性うつ病 situagene Depressionというのは状況から反応的に起こるといっても,

この場合元来あるうつ病が状況という心因によって誘発されるというように折衷的に考える時には状況因性うつ病といってもよいことになろう．したがって精神分裂病，躁病，うつ病と，精神分裂症，躁症，うつ症と，schizophrenia, mania, depressionに対して二通りの訳語を用意しておいて，使い分けるのがよいのではあるまいか．

　文化が進むにつれて症状は，派手な，目立つ，色彩豊かなものから，地味な，しけた，不景気なものへと変ってくるように見え，ヒステリーにしても，躁うつ病にしても，統合失調症にしても，以前から典型的なものとして画かれているような，華々しい，いかにも狂ったような症状を見ることは少なくなったようであり，多くはしけた，神経症―心気症，ないし漠然とした社会適応困難の像を示し，よく見れば各疾患の特徴を持つというようになって来ている．これは精神障害が軽くなったのか，精神病のたちがよくなったのによるのかは明らかでない．軽い患者が適応しにくい社会になって脱落し，以前よりもよけいに医療に委ねられるようになったのかもしれず，一応鎮静させる薬を早く用いて華々しい症状を出させないようにするせいかもしれない．躁うつ病はさておき，統合失調症が以前よりよく治せるようになったか否かは何ともいえない．少なくとも扱いはよくはできる．

〔Ⅰ〕　躁うつ病，気分障害

§1.　概　　念

　躁うつ病 manisch-depressives Irresein（-ve Erkrankung），**気分障害** mood disorderは爽快な多動期，躁状態と憂うつな減動期，うつ状態と正常の平静期とが反覆して現れるもので，平静期の中間期 intervalは多くは長く，躁期 maniaは躁病，うつ期 depression, melancholiaはうつ病といわれ，この発病期は多くは数週から数か月である．躁とうつが交互に現れることもあるが，一般には躁は少なくうつが多いので，うつに主眼がおかれ，単極性 monopolarのうつ病，典型的うつ病 major depressionといわれ，躁うつ交代して現れるのを双極性 bipolarの躁うつ病，躁のみを単極性躁病という．ドイツでは躁うつ性格のことを気分循環 Zyklothymieといい（クレッチマー），この字

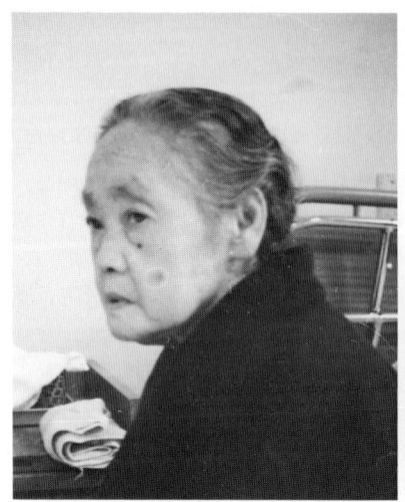

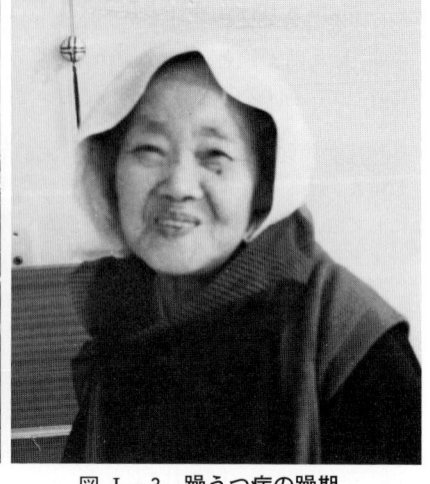

図 I-2. 躁うつ病のうつ期　　図 I-3. 躁うつ病の躁期

をシュナイダーは躁うつ病に転用したが、アメリカではcyclothymiaを、軽い躁うつ病とし、この中に性格的なものも神経症的なものも入れ、気分不調 dysthymiaを軽いうつ(病、神経症)とするが、カールバウムはこの字を躁病やうつ病に用いた。この頃は狂 Irreseinを避けて感情病 affektive Erkrankungという。以前は精神病Geisteskrankheitと心情病Gemütskrankheitを区別した。

§2. うつ病

これはうつ状態、抑うつ症状群を示す発病期である。

感情の点では気の沈み、淋しさ、悲しみ、不安、厭世、卑下、自己非難、罪過感、絶望が見られる。意欲と行動の点では、決断や実行の不能、抑えつけられて、もの憂く、だるくて、活動ができずに苦しむ状態、すなわち抑制 retardation, inhibition, Hemmung, 自殺傾向 suicidality, Selbstmordneigung が見られる。思考の点では思考の減動、すなわち思考抑制 inhibition of thought, Denkhemmung（考えが浮かばず、話の進み方が遅く、まとまりもよくない）が見られる。中国では欝の代りに同じ音yu の郁、苑を用いる。

患者はだるさ，能力欠如感，身体的不調や衰弱感や苦しみのために，身体的の病気になったと思う．これは身体的感情 bodily sensation, leibliches Gefühl, すなわち身体的な調子の良し悪しという感情の消沈，生気感情の憂うつ vital sadness, vitale Traurigkeit, 心身の不調 ill-conditioned, verstimmt なのであろう．実際患者は淋しさや憂うつさを体の部分に局在させて，胸が淋しい，額が憂うつだ，などと訴える．同時に実際の不眠や便秘や月経不調に悩む．多くは晩より朝によけいに調子が悪い（日中変動 diurnal variation, Tagesschwankung, 概日律動 circadian rhythm, circa 約, dies 日）．

患者が医師に自分の苦しい気持をわかってもらおう，相手からの助言や慰めを受け入れようという好意があることは見て取れるが（統合失調症では逆のことが多い），話がなかなか進まず，内容は貧弱である．時として不安が甚だしくて，じっとして居られず，心配や苦しみを示す同じ言葉を単調に繰返すこともあるし（**不安うつ病** anxiety depression, Angstdepression），勝れない気分や能力欠如感のために，自己の無価値と絶望をひどく感じて，死のうと思うものもあり，過去の些細な失敗や悪行に今のひどい状態の原因を求めて自責し，激しい罪過感を抱くものもあり，過去にのみこだわって将来を期待でき

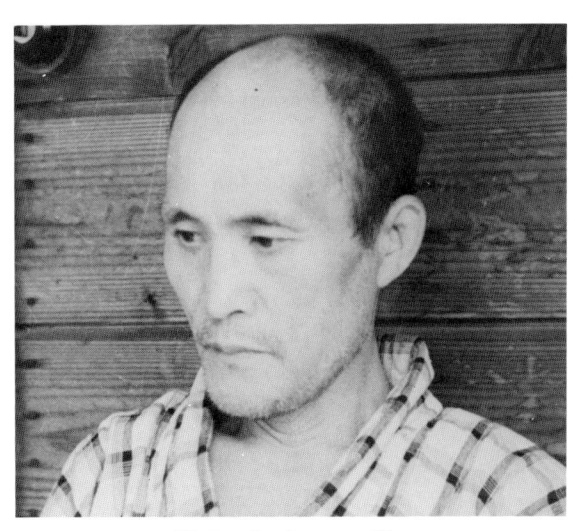

図 I-4. う つ 病
気が沈んだまじめな表情．

ない．自殺は抑制のために決断決行不能で，簡単には行えないが，抑制の減った軽快期や軽い病気の場合には却って実行に移されて危険である．抑制が強いとじっとしていて何の行動もできない（昏迷 stupor）．時として自責から罪過妄想を生じ，身体的不調感から心気妄想を起こし，自己の無価値感，絶望感から，財産も皆無くなったという貧困妄想や，神も，世界も，自分も，体の器官も，心も無くなったと思う虚無妄想 nihilistic delusion, nihilistischer Wahn（コタール *Cotard* 症状群1882，否定妄想 délire de négation）を起こすこともある．また感情虚無感から離人症に至るものもあり，抑制から時間停止感に至るものもある．うつ病者の世界は過去への停滞と未来への発展の停止，生成の抑制 Werdenshemmungでもあり，人間の原罪の自覚でもあり，生の根底にある死の不安の自覚でもあると解釈する人もある．

　軽うつ病 hypomelancholia, Subdepressionの場合には，おっくうさ，ものうさ，けだるさ，面白いということがなくなった，笑えなくなったなどの軽い抑制と憂うつがあり，また身体的不調を体の病気として訴えるので，神経衰弱状態様，身体疾患様に見えることがある（仮面うつ病 masked depression, maskierte Depression, larvierte Depression，身体の病気というマスクをかぶってその蔭に隠れたうつ病）．以前は身体障害の訴えが前景に立ち，抑うつが背景に退いて目立たなくなっているものを，デプレッションのないデプレッション depressio sine depressione（*Kahlbaum*）といった．

> **症例**　50歳の商店主，しばらく前から体調が悪く，おっくうで，どうしても仕事にとりかかれない．気分が重く，おもしろいテレビを見てもただうるさいだけで，笑う気になれない．世間は好景気で店も不振でもないのに，もうとてもやって行けない位商売が成り立たない気がして悲観し，一昨年あんなへまさえやらなければと，2年前のちょっとした取引上の失敗を，今さら考えてもどうにもならないのに，後悔ばかりして居る．夜よく眠れず，食欲もなく，便秘し，胃や腸の重い病気があると思って，消化薬を用いたり，ビタミンの注射をしてもらったりしている．こんなにやり切れなくて，気が沈んでひどく淋しく，もうにっちもさっちもいかないと思えば，生きていても仕方がない，どうやれば死ねるかと考えることがある（うつ病）．

| 症　例 | 55歳の主婦，この頃急に苦しくなって来て，胃も腸も腐って無くなってしまい，何も食べられない．夜寝ているとよけい苦しくなり，じっとして居られず，辛い，苦しい，どうしよう，もうだめだと繰返し，寝床のまわりをぐるぐる回っている．近くに人が来ると，助けて下さいと縋りつき，激しい苦悶の表情を浮かべている（不安うつ病）． |

§3. 躁　病

　躁状態を示す発病期である．感情の点では，爽快 cheerful, heiter で，意気昂揚 elated, gehoben であり，安心，楽天的，誇大，尊大，自信満々である．意欲と行動の点では活動性が増し，軽率に何にでも手を出し，おせっかいであるが，途中で気が変り，完成せずにほうり出したり，他のことに脱線したり，失敗したりする．思考の点では考えが後から後からと湧き出し，話の進み方が速やかであるが，話題がそれからそれへと逸れて行く思考奔逸 flight of ideas, Ideenflucht が見られる．身体の調子は好調で，健康感と能力感に溢れ，何でもできる気がし，少ししか眠らないのに快適で，不眠など訴えない．いつも活動的で何にでも手を出し，人に干渉し，うるさい．軽率な行動や失敗，ことに浪費や性的脱線が多いので，社会家庭生活上周囲の者が困る．自信が強いので大言壮語するという程度の誇大妄想もある．感情は変りやすく，ちょっとした抵抗に会うと怒り出したり，喧嘩したりするが，すぐまたもとの爽快に戻る．

　時として爽快でない，怒りっぽい，不機嫌な，忙しい活動性を示すものもある．これは統合失調症と区別しにくいことがあり，しばらく経過を見ていると，分裂性（統合失調性）の特徴が見えてくることがある．バセドウ病にはこのような躁状態が見られることがある．

　軽いものは**軽躁病** hypomania, Hypomanie という．軽躁病が慢性に続いて発病期と中間期を区別できない場合には性格異常の感情昂揚者と区別しにくくなり，慢性躁病 chronische Manie と呼ぶ．

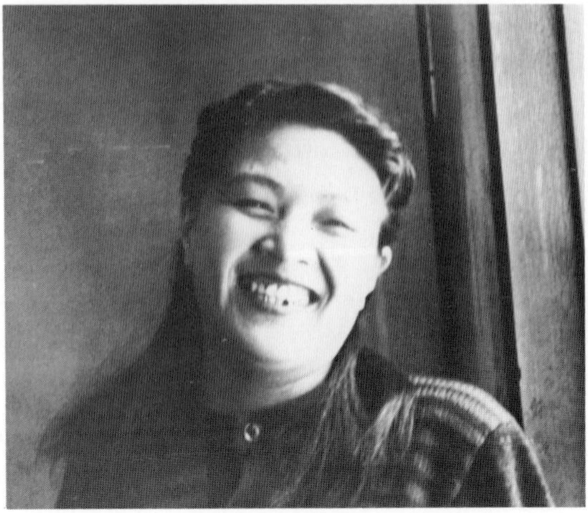

94　原因不明の精神障害

図 I-5. 躁　病
朗らかな顔つき.

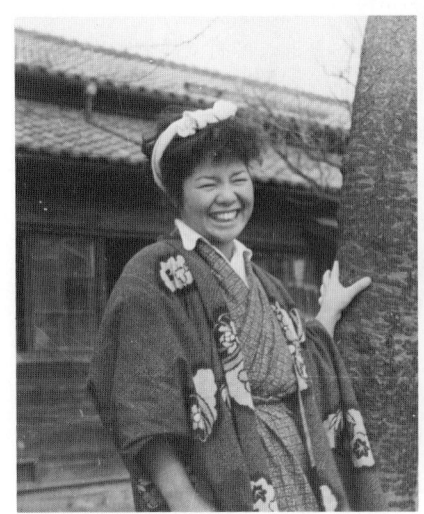

図 I-6. 躁　病
自然な朗らかさ.

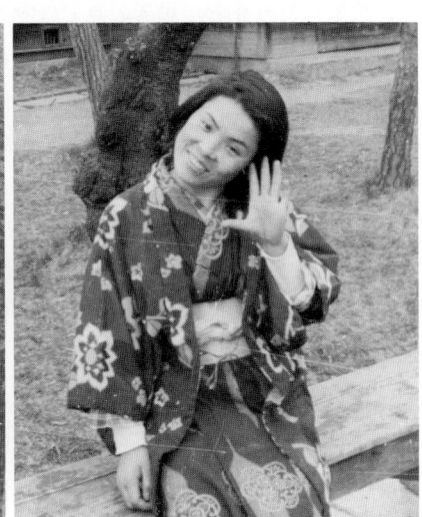

図 I-7. ヒステリー
わざとらしい芝居がかった朗らかさ.

> **症例**　40歳の男子，しばらく前からよく眠らず，朝早く起き出して仕事にかかり，落着きがなくなり，無遠慮になり，おしゃべりで，大声で笑うようになった．朝から酒にでも酔ったようにいい機嫌である．店

の客と面白そうに話をしているかと思うと，ちょっとしたことで機嫌を損ねて大声で怒る．陳列窓の飾りつけの模様がえをするといって，その辺をちらかしたまま途中で外出し，品物をひどくたくさん仕入れて来る．家人が心配すると，この位すぐ片づくから心配ない，これで大儲けができるのだと，ひどく気が大きい．友人が来ると一杯飲みに行こうと誘い出し，金払いも気前がよい．平生まじめなおとなしい人なので，家人がいぶかって病院へ連れて来た．朗らかな顔つきで，大声で話をし，多弁で，ひどく調子がいい．患者同志で話をしているのを聞くと，「うちの女房がね，病院へ行ってみてもらえって，きかないんですよ，女房の奴が，女房なんか質において酒を飲めだ．どうです，今夜ひとつ一杯やりに行こうじゃありませんか．あのバー・オリオンにはなかなかいい娘が居ますよ．オリオン，スバル，北斗七星，南十字星，ああ南の国，南極探険はいいだろうなあ，おや，あなたの時計はなかなかしゃれていますね，今何時です」．

§4. 混合状態

　混合状態 mixed state, Mischzustandとは躁病とうつ病のそれぞれ一部の症状を混ぜて持つものである．**興奮性抑うつ** agitated depression, erregte Depressionでは，ことに更年期に，不安，絶望，落着きなさ，うるさい単調な悲嘆 lament, Jammerの反覆，哀泣，悶え，じっとしていられない落着きなさ restlessness, Unruheがあり，時には憂うつ激昂 raptus melancholicusという興奮状態となり，子供を殺して自殺することがある．不安うつ病の激しいものもこれに入る．躁性昏迷 manic stupor, manischer Stuporという爽快な感情と抑制，すなわち減動が合併したものもある．この時，心の中では思考の奔逸がありながら，思考の次から次への湧出の整理がつかないために，口に出して発表しないのだというものもある．憂うつでありながら心の中では思考の奔逸のあるものもあり，これも言葉としては発表されない．うつ病の治りぎわに躁状態となることがある．抑制のみ強くて，憂うつの気分をあまり訴えないものもある（抑制うつ病 inhibited depression, gehemmte Depression）．アメリカでは双極性の躁うつ病と周期的うつ期だけのうつ病とを別扱いにする傾向がある．周期的発病期 period, Phaseを示しつつ躁，うつ以外の症状のあるものもあり，不安，恍惚，感動性妄想，心気，錯乱，増動，減動などの発病期が見られ，まとめて周期性精神病Phasophrenie (*Kleist*) という．

§5. 異　　型

　内因性うつ病は精神的動機も身体的原因もなくて起こるように見えるのが普通であるが，時として身体的原因，あるいは精神的動機があるように見えることがあり，これは見る者が身体論的に，あるいは精神論的に見る立場をとるせいかもしれないが，こういう場合にはうつ病が身体的に，あるいは精神的動機によって誘発provoke, provozierenされたという．しかし一旦発病した抑うつ状態は精神身体的に左右されず，内因性うつ病の経過をとる．

　退行期うつ病，更年期うつ病 involutional melancholia, Involutionsmelancholie, klimakterische Depressionでは更年期という身体的変調が誘発するように見え，不安な興奮や心気的妄想のある状態が長く続き，治り難いことがある．普通の形のうつ病も更年期に起こりやすい．身体的疾患や精神的打撃psychic trauma, psychische Erschütterungや，老年の生活への転機的な分れ目crisisの問題や，身の上の変化によって促進されるように見える．**人生転機うつ病** lebenskritische Depressionという言葉もこの時期のものに用いられ，やはり退行期の脳や内分泌の衰えと社会的立場の変化を併せ考える．**産褥精神病** puerperal psychosis, Wochenbettpsychose には抑うつ性のほか，分裂(統合失調)性，錯乱性のものもあり，症状性精神病的な器質性のものや，産褥期に出やすい分裂(統合失調)性のものや，不幸な出産による苦悩のための心因性のものなど，種々考え併せられる．**ストレスうつ病** stress depressionは長く続く精神的加重によるへばりexhaustion, Erschöpfungによる悲哀，不安，陰うつ，無感情の気分変調であり，身体的へばりによっても起こる．**内因ー反応性気分変調** endo-reaktive Dysthymieは身体的精神的連続加重 stress, Belastung (*Weitbrecht* 1958) により，無力性の性格の人に，不機嫌，心気，抑うつの症状や，身体不調を起こす．**根こぎうつ病** uprooting depression, Entwurzelungsdepressionは人間存在の根を失って起こるもので，絶え間のない迫害や，強制移住や，人生の意味や人間の価値や尊厳の全くの喪失などによって起こるものであって，強制収容所 concentration camp, Konzentrationslager, ゲットー Ghetto, 捕虜，働けない孤独な老人などに見られ，この状態から解放されても長く続いたり，一旦よくなっても再発したりする．このようなものは**実存うつ病** existentielle Depressionともいわれ，人間存在の企投 Entwurf（将来に対して自分の可能性が開かれていること）が全くだめになったものであるが，このような状況は今日の若者にもしらけとしてある．**引越うつ病** Umzugsdepressionは長年住み慣れた所から移転したときに起こるもので，前

の環境より却ってよい環境に移っても起こることがある．**荷おろしうつ病** Entlastungsdepressionは長い間ストレスが続いた生活から急に感情緊張のなくなった生活に入って起こるもの，**喪失うつ病** Verlustdepressionは所有物を失って起こるものである．何の病気，身体病にしても，それが起こった時，何かの身の上の変化があったとして，両者を関係づければ，このように見られうる．内因性うつ病が精神的動機，それも身の上の転回点，精神的状況 Situationによって起こる，誘発されると見るのは，内因性ということと反応性ということの，二つの別々の見方の折衷であろう．統合失調症についてもこういう見方が可能なはずであるが，憂うつという困難な人生の中で反応的に起こりやすい，了解されやすい状態が特に意味づけしやすいので，うつ病が盛んに取り上げられるのであろう．またうつ病になりやすい性格から力動的にうつ病が起こると考えて，凝り性，苦労性，律儀，実直な人（執着性性格，メランコリー型 Typus melancholicus）が，この傾向が破綻する主体環境両事情即ち状況におかれると，うつ病が起こりやすいといわれ，状況性 situativ，状況因性 situagenなうつ病とされる（下田1932，1885〜1978，テレンバハ*Tellenbach* 1961，1914〜1994）．

　これら種々の抑うつ状態は，うつ病を了解的に見るか否かの観点の相違によるものであろう．結局反応性抑うつ，神経症性抑うつneurotic depression（抑うつ性神経症depressive neurosis），状況性うつ病，内因性うつ病，抑うつ性分裂病，器質性精神病に伴う抑うつ症状など，種々のものを場合場合によって考えるべきなのであろう．

〔II〕　統合失調症

§1．概　　念

　統合失調症 schizophrenia, Schizophrenie（ブロイラー *Bleuler* 1908）はその前には早発性痴呆 dementia praecox（クレペリン *Kraepelin* 1896）と呼ばれた．多くは青年期に始まり，感情と意欲が減退し，鈍感無為の痴呆（認知症）様の欠陥状態に陥る．一般に表情と行動に硬さと冷たさがあり，種々の点で了解し難い（患者の表情や行動や談話から患者の精神的なものがわれわれにわかり難いと思える）性質があるので，患者の語る体験や，増動減動や，思考と感情と行為各自内や各自間のまとまりなさは奇妙に見える．この病気特有とい

われる幻覚や妄想の形もある．患者の気持とわれわれの気持とが通じ合わない，われわれと別になっている aliéner, entfremden,違った地歩の上に立っている，自分だけの別の世界に入っていて，われわれと気持の連絡を取り難い（自己症 egoism, 自閉 autism, Autismus）ような感じがする．

　患者の全部が欠陥状態に陥るものでもなく，軽い人格変化を残してずいぶんよくなることもあり，この時に奇人，変人，風変りの天才というような人間になることもある．放置しても完全に治ってしまうものが1/3，いくら治療しても今のところ欠陥状態に陥るものが1/3あり，残りの1/3は欠陥治癒 Heilung mit Defekt (*Neumann* 1859) といって，関心や意欲の少ない，変った人間になり，都合のよい，負担の少ない環境においてならば一人前の生活ができるものの，環境の少しの負荷には堪えられずに，適応に失敗して治療を必要とするような，辛うじて社会生活ができるような人間となる．持続的に進行して欠陥状態に陥るものもあり，段階的な増悪 Schub を重ねて欠陥状態に至るものもあり，周期的に発病と回復を反覆して欠陥に陥らないものもある．近頃は治療の進歩で欠陥治癒状態が軽くなり，著しい欠陥状態に陥るものも減ったようである．

　この発病の初めには，神経衰弱状態，神経症の様に見えるものがあり，偽神経症性分裂病 pseudoneurotic schizophrenia, 境界例 borderline case といわれるが，よく見れば多くは統合失調症の特徴が見い出せるものである．

　統合失調症にはいくつかの型があり，情意の鈍麻と，無分別の若者のような，浅薄な，奇妙な，愚かしいことをするもの（児戯性 silly, läppisch），表情や行動の硬い増減と奇妙な態度や行為（緊張症状）を示すもの，幻覚や妄想の著しいもの，という三つの性質の目立つものを，それぞれ**破瓜病** hebephrenia, Hebephrenie, **緊張病** catatonia, Katatonie, **妄想病** paranoid, Paranoid と名づける．破瓜型 hebephrenic type, 緊張型 catatonic type, 妄想型 paranoid typeの統合失調症といってもよい．著しい症状なしにことに高等な情意（社会や家庭に対する関心や思いやり）が鈍くなって社会家庭生活における挫折を来たすような点のみが目立つものを**単純統合失調症** simple schizophrenia, dementia simplexといい，良い少年が次第にぐれて落伍者となるように見えるが，これを破瓜病に含めてもよい．いずれの型にも

多少とも別の型の性質が混っていることが多い．これらの型のいずれにも入れ難いもの，これらの型のいずれの性質をも示すものもあり，こういうものは単に統合失調症とだけいっておく．一般にいずれの型でも情意が鈍麻 blunt, abstumpfen して平板 flat, flach, neutre になっている．

§2．統合失調症の症状

統合失調症の症状は3種に分けて述べられる．第1は患者の体験，すなわち患者の心の中の模様をわれわれが言葉で伝えてもらって，患者の心の中を察知するという仕方で知られる症状，第2は表情や行動や談話の形から観察しうる症状，第3はわれわれが患者から受ける印象，患者の精神的な現れに対して起こるわれわれの心因反応の模様である．

A．体　　験

1）幻　覚 hallucination, Halluzination　　幻聴と体感幻覚（身体幻覚）が多い．

幻聴 auditory hallucination, Gehörshalluzination は単なる音響よりも話声 voice, Stimme であり，噂，悪口，命令など，他の人から何かの厭わしい影響を受けるような内容のものが多い．時として好ましいものもある．聴というと耳に聞こえる声であるべきであるが，頭の中へ教えてくれる，体に響く，電波でいってくる，人の言っていることが頭にわかる，人が言っているとわかる，聞こえるのでなく声がするのだと，必ずしも聴覚的でなしに人の考えや話がわかるのは，統合失調症特有である．自分の考えが聞こえる，読んでいることが聞こえるというのは思考化声 thought resonance, Gedankenlautwerden, écho de la pensée といわれる．自分の考えと言い合いをする声，自分のことを他の人同志が言い合っている声，自分の行為の実況放送 running commentary, laufende Bemerkung をしたり自分の行為に注意や批評を与えたりする声が聞こえるのも，やはり統合失調症特有である．

> **症例**　「私のことをばかだといってます」．「あの人が私のことをばかだと思っているのがわかります」．「お昼のおかずは何かなと思うと，お昼のおかずは何かなと聞こえます，本を読んでいると声もその通りに読んで，うるさくてよくわからなくなってしまいます」．「先生の名は太郎かなと思うと，花子だといってきます，そんなことはないと思うと，花子だといって来ます」．「私のことをあいつはばかだというと，別の声が，いやあいつは利口だといいます」．「私がご飯を食べていると，御飯を食べていると聞こえます，お菓子が欲しいと思うとだめだよといってきます，トイレへ行こうとするとやめろといってきます」．「私のことを悪くいう声が聞こえます」『何といっているのですか』「悪口です」『実際何と聞こえてくるのですか』「とにかく悪くいっているのです」（聞こえるといいながら聞こえてくる言葉通りに申告できない．普通の聞こえるという体験とは異なっているものなのであろう）．

幻嗅（きゅう）olfactory hallucination, Geruchshalluzination も時としてある．多くの場合，自分のにおいを自分で感じて恥じ，人が自分の臭（くさ）いのを感じて鼻をくんくんいわせる，鼻をこする，自分を避けるというように，必ずしも嗅覚ではなくて妄想に近いものもある．自分ではにおいを感じないが，人が臭（くさ）

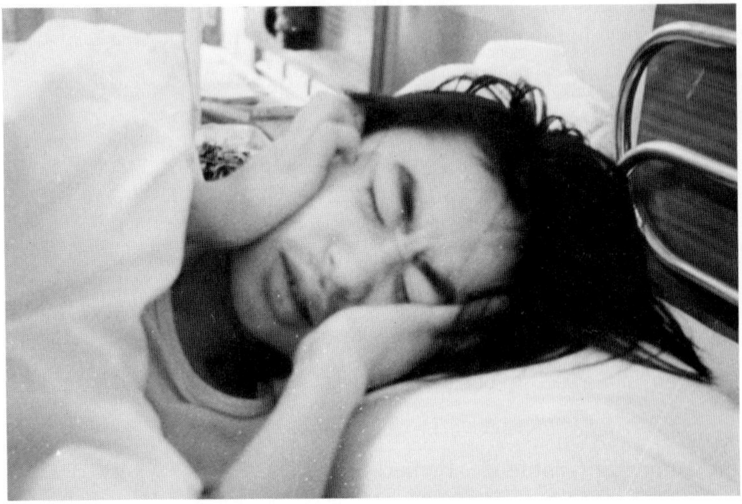

図Ⅰ-8. 統合失調症
幻聴がある時に，このように耳をおさえていることもあるが，多くは耳に聞えてくるのではないので，耳をおさえることは少ない．

そうな様子をするから、自分は臭いに違いないといえば妄想である．自分に関係のないにおい，ガスのにおいがするなどという幻嗅もある．

体感幻覚 cenesthesic hallucination, koenästhetische Halluzination, Körperhalluzination は体のどこかに普通には感じられないような奇妙なものが感じられる．電気が胸にかかる，催眠術がかかる，性的ないたずらをされるのをありありと感じ，精液を抜き取ってしまうのを感ずる．また体の中に奇妙な対象があること，普通ならばそのような対象を体感では知覚できないようなことが，はっきり知覚される．

> 症 例　頭の中に3センチ位の虫が4匹，絣(かすり)の浴衣を着て歩いています．夜になると下りて来て，腰の骨をかじります．

対象のはっきりとしない，神経衰弱的な漠然とした体感異常，頭に何か詰まっているようだ，胃を引張られるような感じがするなどというものも，統合失調症にいくらもある．これらをまとめて**体感障害** cénesthopathie という．自分の体や顔が変ったと感じて，確かめるためにしじゅう鏡を見るのは，鏡症状 signe du miroir という．〔cénestho, koinos 一般，aisthēsis 感覚〕．

　2）**妄　想** delusion, Wahn, idée délirante　　誤った信念で，当人一人が絶対に正しいと思っているごときものである．

妄想知覚 Wahnwahrnehmung という形の妄想が統合失調症に特有である．ただしそう多いものでもない．これは知覚されたものに更に特別の意味が加わるものであって，何の悪事を働いたおぼえもないのに（一次的），街ですれちがう，客観的には何でもない人が，あれは私をつける刑事だといきなりわかるのである．これは謂(いわ)れのない（一次的な）自己への関係づけ Beziehungssetzung ohne Anlass である．自分と関係のないはずの人が皆自分を見ている，人から見られている，という形のものもよくある．統合失調症には幻視は少ないが，人から見られるという妄想が多く，これは幻聴において人から悪くいわれるというのに相応するものである．何でもない人々が見ているという妄想知覚から，自分は人々の注視の的になっていると考え，自分をとりまく世界の中心となっていると考えるようになる．

妄想着想 Wahneinfall はいきなり誤った意味が思いつかれるという形の

妄想で，何のいわれもないのに，自分は死刑になるのだといきなりわかり，信じて疑えないのである．

　急性の激しい妄想状態が去った後に，その名残りを留めていて，ただ少しの妄想があるだけで他の点ではそう異常がないと，**残遺妄想** residual delusion, Residualwahn という．

　思考体験の異常　　私は何々を考えるという感じが変ってくることがある．考えが外力で奪われると感じるのは**思考奪取** deprivation（withdrawal）of thought, Gedankenentzug であって，話の途中で考えが引抜かれて話せなくなってしまうことがある．話の流れの突然の停止は**途絶** blocking, Sperrung といわれるが，この時必ずしも思考奪取の感じがあるとは限らない．外から考えを入れられ，外の力で考えさせられ，外の力で自分の中に考えが作られるという感じは，**思考吹入** insertion of thought, Gedankeneingebung, **させられ（作為）思考** made thought, gemachter Gedanke といわれる．自分は考えるという，自分で行うのであって他から左右されない筈のものが，外からの影響を受ける influence, beeinflussen と感じられるのは，統合失調症特有であり，クセノパティー xénopathie（xenos 外, *Guiraud*）といわれる．あるいは自分の考えが他人に伝わってわかってしまう**思考伝播** broadcasting of thought, Gedankenausbreitung，考えが他人に知られてしまう**思考察知** Gedankenverstandenwerden もある．この場合考えが他人に伝わるという直接の感じなのか，他人の談話や行動から自分の考えが他人に知られているとわかる妄想知覚なのか，自分の考えに対する声が幻聴として聞こえてくるので自分の考えが他人に伝わるのだと判断するのか，種々の場合がある．

　これらの現象はいずれも自分の随意によってしか行えないことに他から影響を受け，他から左右され，他に通じてしまうという点を共通に持つので，**自我障害** Ichstörung といわれ，統合失調症特有の自由喪失体験で，思考化声，言い合いの声の幻聴 Hören von Stimmen in der Form von Rede und Gegenrede, 自分の行為の描写をする声の幻聴，身体的被影響，妄想知覚と共に自我障害は統合失調症の一級症状 first rank symptoms, Symptome ersten Ranges（シュナイダー *Schneider* 1940）といわれる．これは自己の心内のものの一部が外へ移され，外から来るものとされるという意味で投射 projection, 心の疎外 alienation, Entfremdungと考えてもよい．幻覚も心の中のものが外から来ると感じられる

のでやはり投射である。二級症状はp.386中を見よ。

　幻覚や妄想の内容は，原始的，迷信的，空想的，象徴的で，抽象性がなく具体的である，と見る人に解されるので，これは**太古思考** archaisches Denken，**非現実思考** dereistisches Denken といわれる。人間の心には一般に共通な元型 Archetypus，あるいは構造 structure があって，原始民族の考え方や神話や伝説にも，夢にも，妄想にも，同じようなものが現れるものと解され，こういう状態を退行 regression ということもできる。

　3）**感情体験の異常**　　発病初期に不気味 unheimlich な感じが起こることがあり，これが**世界没落感** world-destruction phantasy, Weltuntergangsgefühl という形をとることがある。これは聖書の最後の審判 Last Judgement, Jüngstes Gericht にその根を持つのかも知れない。また逆に幸福感，恍惚感 ecstasy, Ekstase が現れて，天国が近づいたと感ずることもある。内容はわからないが，ただならぬことが起こってきたという感じの不安，**妄想気分** Wahnstimmung もあり，いずれも世界が突然変化した，見知らぬ世界に踏込んだという感じで，その時戦慄 Trema を感じるのは，ステージに上る前の緊張不安感，場怯れ stage fright, Lampenfieber に似たものといわれる。実際は自分が変ったのに，自分でなく外が妙な風に変ったと感ずるので，**転嫁症** transitivism という。自分に精神障害があるのに，自分は健全で（病識がない），他人がおかしいのだというのも転嫁症に入る。

　妄想気分が進んで，その内容を見出して妄想となれば，不気味な感じは却って落着くのは，対象のない不安が対象を見出して何々への恐怖となれば，却って落着くのと同じことである。外のものに特別の意味を見出し，外のものが皆自分への関りを持ち，外のものから影響されるというように，自己が外のものの中心にあるように感ずるのは自己症 egoism であり，これは19世紀の中頃の考え方であるが，今日の自閉症 autism と似ている (ego 私, autos 自分)。自己中心から外部へ中心を移せることが，精神が健全で自由なわけである。太陽は地球を中心に東から西へと回るというのも，地球は太陽の周りを回るというのも，どちらも納得できる，座標軸を地球にも置け，太陽にも置けるというように自由に座標軸を変えられるのが健全なのである。

　初期には感情喪失や離人が訴えられることがあり，わかり切ったあたりまえの仕来り，通念，ルール convention のわけがわからなくなったという患者もある。

しかし中期，末期の感情の鈍麻や，興味と関心の喪失，非常識な言動は，体験として感じられ訴えられることはなく，患者は通念に反したことを行っても，それを感じず，他の主体との共通意識，間主観性 intersubjectivity を失っている．

4）**意欲体験の異常**　させられ（作為）行為 made act, influenced act, gemachte Handlung があり，何かちょっとした行為が，自分がしたのではなく，他の力でさせられたと感じられる．意欲や行動の減少，自発性の減退は異常な体験として訴えられることはあまりない．尋ねられてはじめて，何もおもしろくない，何もしたいと思わないと答えるのみで，これを自分の障害として感じている様子はない．

|症　例|

急に様子が変りました．何だか変です．鳥が妙に鳴いています．犬が妙にぴょんぴょん跳んでいます．まるでロボットの犬のようです．人々は妙にせかせか歩いて行きます．自動車の音も何かただ事ならぬようです．何かが起こったに違いありません．天気はいいのに空は暗澹として風がすごい音です．何かみなみならぬことが潜んでいます．街の家々の窓は怪し気です（妄想気分）．

● 街角に自動車が止まって警笛を三つ鳴らしました．その筋の者が私を狙っているのです．道で行きかう人々は咳ばらいをしたり，妙なそぶりをしたり，ひょいと私の行手を横切ったりします．何かじゃまをするのです．私をつかまえようというのです．二人でこそこそ話をしています．私のことをいっているのです．隣の家の人の話声は私に聞こえよがしです．私への当てつけなのです．「とった」といいました．私は盗人だというのです（妄想知覚）．

● 私のことを悪くいっています．私が人のものを盗んだといいます．道を歩いたり，バスに乗ったりすると，ひょいひょいと皆が私の噂をします．あいつがやった，見ろ見ろ，といいます．私が盗人であることをいっているのです．頭や胸にピリピリと電気がかけられます．何か私のことを探っているのです．警察か政府が何か妙なラジオのような器械を使って私のことを調べて皆に知らせているのです（幻覚とその妄想的解釈，説明妄想 Erklärungswahn）．

● 私が片思いに好きだった人のつれない言葉を聞いて，ああ口惜しいと思って歯をぎゅっと嚙みしめたとたん，頭のてっぺんの自我の中心と，歯の根

の所との間にある線がぷつんと切れて，外界がわからなくなってしまいました．今までこんな大切な自我の中心とか線とかがあるなんて感じたことはなかったのに，切れてみるとこれは大変と思いました．すると大切なものがわからなくなってしまいました．あたりまえの誰もがわかっているようなことがぴんと来ません．人に会ったら頭を下げるというようなあたりまえのことがぴんとこないのです．自分の存在もうすれてしまって，口をもぐもぐ動かして歯を噛んでみないと，自分がなくなってしまいます（患者は実際時々口をもぐもぐ動かしている．体感幻覚と連なった離人症状）．

● 私のことを悪くいうのです．とてもひどいことをいうのです．それでとてもいやな気がします．（何というのですか）とてもひどい悪口です．（聞こえる通りにいってごらんなさい）とにかくひどいことなんです．（幻聴，聞こえるといいながら言葉通りにいえない）．

● 聞こえるというか，頭の中へ知らせて来るのです．頭の中へ人の考えがひょいと入って来ます．あの人はあそこで曲るぞと頭の中へ入ってきます．するとその人は本当に曲がります．引力は原子力だという考えがひょいと教えられます．誰か偉い人の考えです（思考吹入）．

● 私が考えようともしなかったことを思わされます．わいせつなことなど，ふだん考えたこともないようなことを思わされます．誰かが私の頭の中へそういう考えをこしらえるのです（させられ思考）．

● 去年旅行に行って山歩きをして楽しかったことを思い出していたら，急に引き抜かれて，頭の中が空っぽになってしまいました（思考奪取）．

● 本を読んでいると，声が一緒に読んで，それが聞こえてきて，うるさくて何が書いてあるのかよくわかりません．もう御飯かなと思うと，御飯と聞こえます．隣の人の持っているあんな人形を私も欲しいなと思うと，だめよと聞こえます．先生の奥さんの名は何というのかなと思うとキヨコと聞こえて来ます．本当に清子というんですか（思考化声と会話型の幻聴）．

● 街を歩いていて，急にひょいとこっちの道へ行かされました．私はちっともそちらへ行こうとは思っていなかったのに．そんなことが時々あります（させられ行為）．

● 虫が耳から入って来て，体の中でわるさをします．子宮を引っぱったり，夜寝ていると腹の中をかじったりします．虫は大きいのや小さいのや，5匹か7匹います．頭の中で脳が溶けて体を回って行きます．御飯を食べると胃

に行かないで，頭の中に入って行きます（体感幻覚）．

● 女の人の前へ行くと，わいせつなことを考えてしまいます．すると私が考えたことがすぐ相手に通じてしまい，その人は私を軽蔑した目で見ます．それできまりが悪くて女の人の前へ出られません（思考伝播）．

● 私には体に狐が憑いています．体の中で狐がしゃべります．それが聞こえます．それ，便所へ行けなんていいます．私がなくなって狐だけになってしまうことがあります．その時私がしゃべるのは狐がしゃべるのです（憑依妄想，幻覚，自我意識の障害など様々の観点から見られる）．

● 初めのうちは激しい寂寞を感じました．外との連絡が断たれて，虚無の中をただひとり漂いました．今はただ妙な声が時々入って来るので困ります．（家の人や仕事のことは）そう尋ねられれば心配ですが，ふだんは別にそんなことは考えません．朝から晩まで寝ころんでいて，人が来ればちょっと話はします．別に退屈もしません．することもありませんし．いつ家へ帰れるかなと思います．別にどこも悪くないのに，どうして入っていなければならないのかなと思います（感情と意欲の鈍さ）．

● 心配も不安もないです．仕事はおっくうでできません．別に退屈もしません．ただうろうろ歩き回ったり，突立って声を聞いていたり，ごろごろしたりしています．時々頭の中へ考えが入って来ます．またすぐ消えてしまいます．考えなのか声なのか，声にしても極く軽い文句だからすぐ忘れてしまいます．朝は起こされるから仕方なしに起きます．食物は腹がいつも空いているからいくらでも食べたいです．一日中ただ坐ったり，蒲団をかぶって寝たりしています．時々何か考えます．それとも聞こえるのかな，知らないでいる中にそれが口に出て，しゃべっています．先生が肩をたたくと，はっとして止めます．考えるのやら，聞こえるのやら，しゃべるのやら．あとは頭の中は空っぽです．便所へ行くのも面倒で，坐ったまましていることがあります．面倒というより，してから気がつくのです．看護婦さんに，またやったわねと叱られます．浴室へ連れて行かれます．洗ってくれます．私はただ突立っています（末期の情意鈍麻の著しいもの，荒廃 desolation, Verödung．こういうことを体験として述べる患者は少ないが，問いに応じて体験を語ることがある．客観的にもこのようなものとして観察される）．

B. 態　　度

1) 生活様式

　主として家庭生活における家人の報告や，入院生活中の観察から知られる．鈍感無為，無精，怠惰，仕事をろくにせず，娯楽もない．仕事をしてもまとまらない．寝たり起きたりして居り，朝はなかなか起きない．身の回りを整えず，だらしがない．不潔で，入浴もせず，朝顔も洗わず，化粧もせず，もし化粧しても妙で，粋 chic でなく，やぼったく，もっさりしており，勝手な行動をして他人の迷惑に無関心である（自己症）．目的不明の行動があって，傍の者には奇妙に突飛に見え，コンヴェンションに従わず，コモンセンスが薄れ，家庭，社会生活に適応できない．

症例　朝は起こさないと昼まで寝ている．台所でひとりで勝手に食物を出して食べ，皆と一緒に食卓に就かない．ガスを使うとつけ放しにしておくことがある．新聞も読まず，テレビもろくに見ない．ただ寝転んだり，時に紙に意味のとれない文章を書きつけたり，庭先をぶらついたりし，人が来ると引込んでしまう．夜中に起き出して飯を炊いて食べることがあるが，火の仕末が悪い．仕事をいいつけると怒る．気が向けば少しは手伝いをするが，すぐ飽きてやめてしまう．

2) 表　　情

　冷たい，硬い，空虚な，奇妙な表情であり，一見して統合失調症とわかる程のものもある．表面的で深みのない**空笑** leers Lachen, **痴笑** silly smile を浮かべていたり，妙な表情をわざとらしくして居たり，顔を妙にゆがめたり，眉をひそめたり，唇を尖らせたりしていることがあり，**しかめ顔**，**歪顔**（わいがん） grimace, Grimasse, Gesichter schneiden, **とがり口** Schnauzkrampf などという特別の名称もある．奇異なことを bizarrerie (*Morel* 1853) という．

3) 感情反応と行動

　動機に対して起こる感情や行動が不可解であることがある．一般には感情も行動も反応的に起こらないことが多い．あるいは言葉の内容に伴う感情が不相応 inadequate, inadäquat である．それで予測されない行動があり，こ

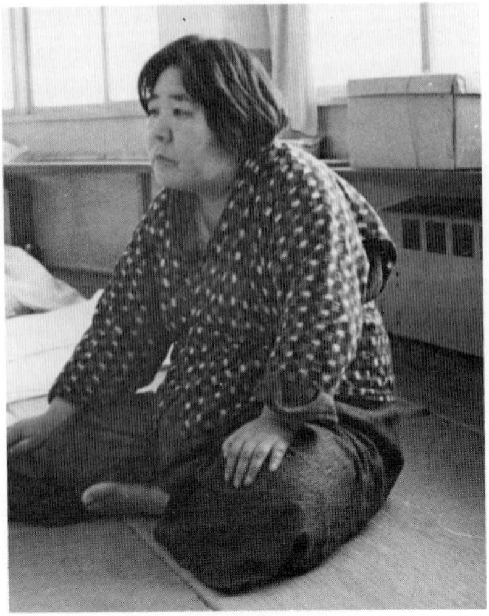

図 I - 9. 統合失調症
石臼のように動かない．

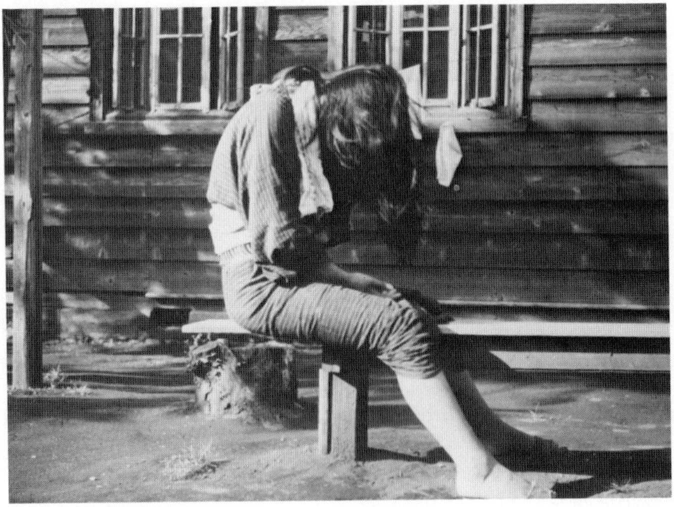

図 I - 10. 統合失調症
身なりを整えず，終日このような姿勢で，周囲に全く無関心でいる．

統合失調症　109

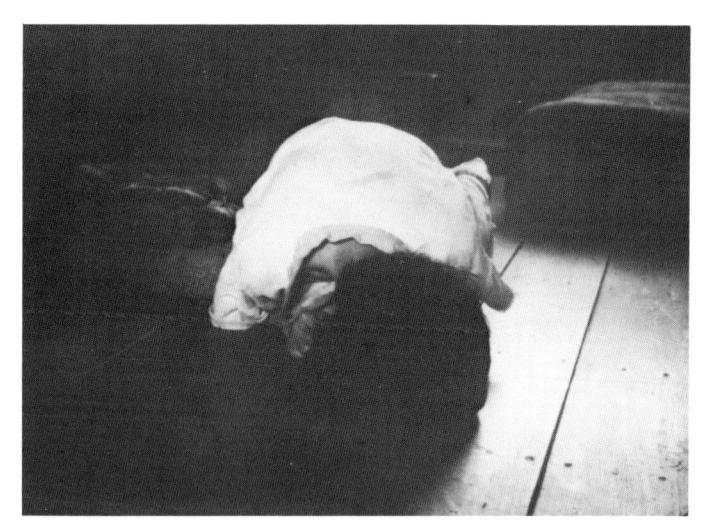

図 I - 11. 統合失調症
1日中板の上に突っ伏しており，不潔．

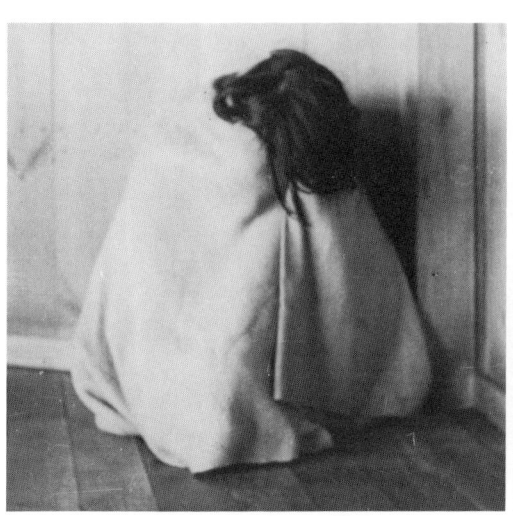

図 I - 12. 統合失調症
毛布をかぶって，室内の隅にうずくまって動かない．

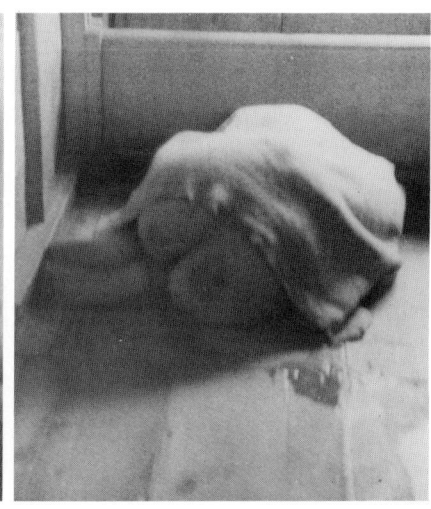

図 I - 13. 統合失調症
裸になって毛布をかぶり，しりを出して室の隅にちぢんで横たわり，大小便もたれながしである．昔の精神病院には，このような患者がよくいた．

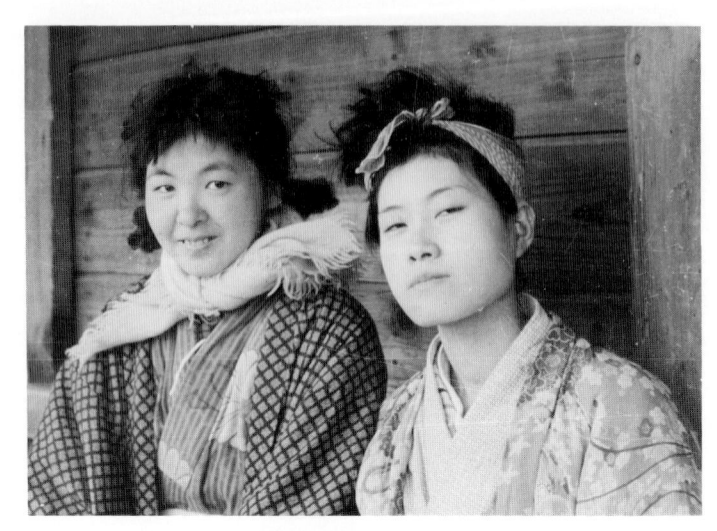

図Ⅰ-14. 健康な顔つきと統合失調症の顔つき
向かって右は統合失調症患者である．冷たく硬い表情．

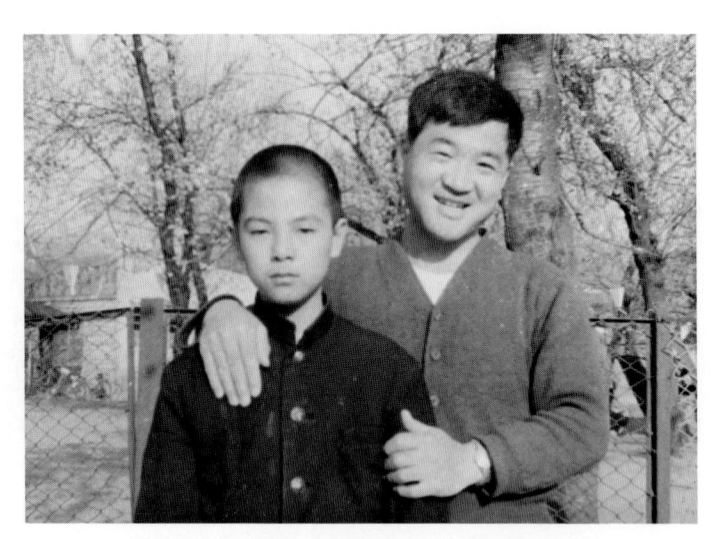

図Ⅰ-15. 健康な顔つきと統合失調症の顔つき
左の少年が硬い顔である．

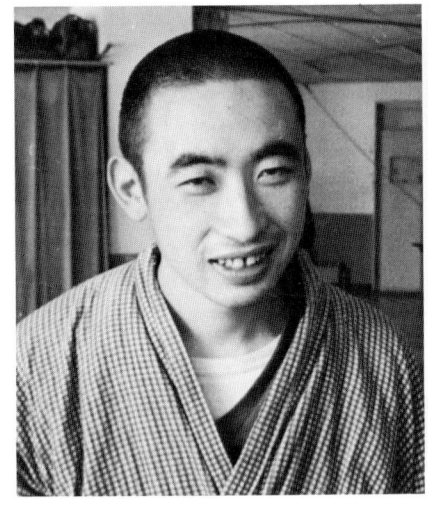

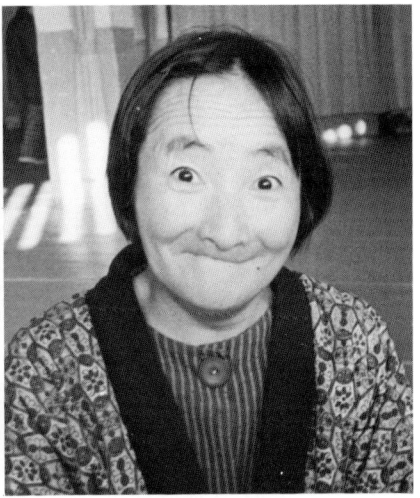

図Ⅰ-16. 統合失調症のうす笑い　　図Ⅰ-17. 統合失調症の奇妙なおどけ顔

れを**衝動行為** impulsive act, impulsive Handlung という．また現れた感情表現と行動が逆で，好きだといいながら殴るごときは逆方向の感情，愛と憎が同時にあると解して**両価性** ambivalence, Ambivalenz（ブロイラー *Bleuler* 1911），これら全部を錯感情 parathymia といい，感情反応が客観的に少ないのは感情が平板 flat, flach, neutre である，鈍い blunt, stumpf という．

症例　自分は王様だという妄想を持つ患者に，タバコを1本与えて廊下の掃除をさせれば喜んでする．おやつの菓子を食べているときに隣の人の菓子を，おくれといって取って食べる．別の患者が来ておくれよというと，自分の菓子を出し，さあお食べと呉れて去ってしまう．何のきっかけもないのに急に不機嫌になってガラス窓を破る．母が死んだ時も平然としていて，うす笑いさえ浮かべ，他の患者に罵られても平然としていた患者が，おやつの配給が少し遅れたからと，ひどく怒り出す．数年間無為茫然と暮らしていた患者が，屋上での遊び時間に，突然高い柵を越えて飛び降り大怪我をする．理由を尋ねると飛行機のように飛べるとひょいと思ったのだと笑っている（妄想着想か）．

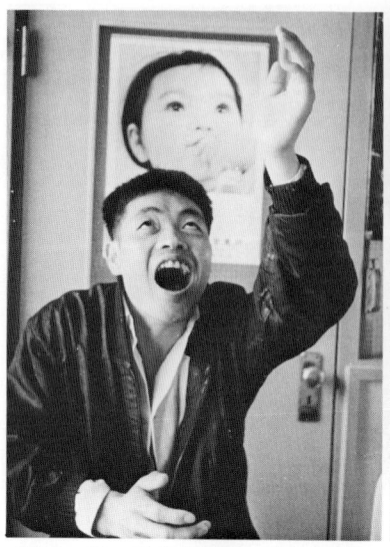

図 I-18. 統合失調症の奇妙な態度

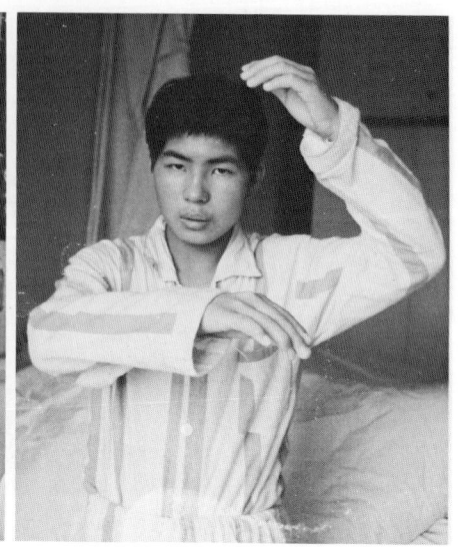

図 I-19. カタレプシー
他動的にとらされた腕の位置をいつまでも保っている.

　動機なしに起る，妙な硬い態度の不自然な無意味な減動増動は，**緊張症状** catatonic symptom, katatones Symptom で，**緊張性昏迷，興奮** catatonic stupor, excitement, katatoner Stupor, katatone Erregung と呼ばれている．いずれも硬く rigid, steif, 奇妙 bizarre で，その色彩により奇異 strange, seltsam, ひねくれ queer, verschroben, 衒奇 mannered, manieriert という．昏迷や興奮以外の行動や表情にもこのような特徴がある．受動的にとらされた体位を保ち続けるのは**カタレプシー**，強硬 catalepsy, Katalepsie, 同一の単調な運動や姿勢を保ち続けるのは**常同** stereotypy, Stereotypie, どんな命令にも応じないか逆うか反対の行為をするのは**拒絶** negativism, Negativismus, 命令に何でもすぐ応ずるなら**命令自動** command automatism, Befehlsautomatie, 検者の言葉や行為を何でもまねするのは**反響行為** echopraxia, Echopraxie, **反響言語** echolalia, Echolalie という．いずれも奇妙な，不可解な色彩の種々の形である．今日ではいずれも比較的稀なものである．アイヌの原始的心因反応イムにもこのような形がある（内村1938）．

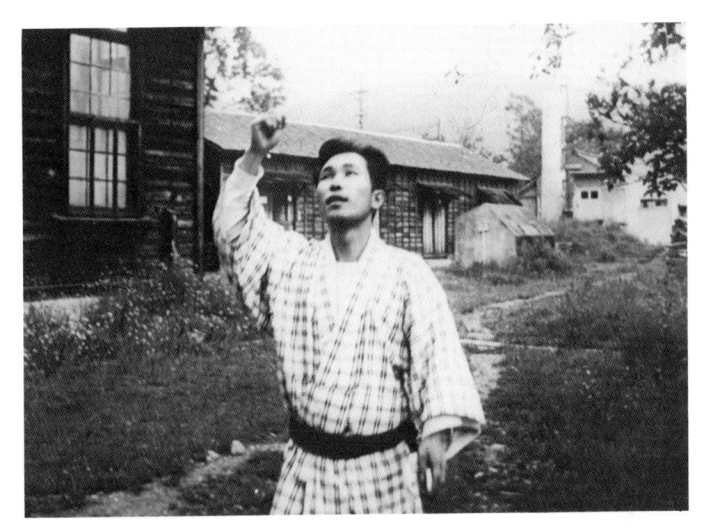

図 I-20. 統合失調症
緊張性興奮，手をふり上げたり，どなったり，支離滅裂なことをいったりして，1人で動きまわっている．

症例　患者はじっと坐っている．腕を持上げてやって放すと，いつまでも上げたままであり，首を片方に曲げてやると，曲がったままになっていて，まるで蠟細工のようである———蠟屈 waxy flexibility, flexibilitas cerea, wächserne Biegsamkeit．ある患者は室の隅に坐って膝をとんとん叩いて居る．あるいは一定の場所を行ったり来たりしている．ある患者は招くと向こうへ行ってしまう．診察のために服を脱がせようとすると，抑えて脱がせない．ほうっておくと裸になる．ある患者は手を上げよ，三歩さがれ，跳び上がれというと直ちに実行する．ある患者は検者が腕を上げれば上げ，招けば招き，「年はいくつ」と問えば「年はいくつ」と答える．

動機不明の，無感情の減動と増動の著しいのは緊張性昏迷と興奮で，**昏迷** stupor では醒めていても自発的にも促しても動かず，硬いかっこうで無表情，無言である．**興奮** excitement, Erregung では支離滅裂の行動あるいは運動の増加，あるいはある程度目的運動のようにまとまった，しかし今の場では意味のない行動の増加がある．屋外でひとりで演説の身振りをし，体操のまねをし，ひっくりかえり，とびかかる．そのときに何の目的でこんなことをするのか多くは聞き出すすべもないが，あとで尋ねると，何も覚えていない，知らない，ただ体が動い

た，動かされた，命令された，やらなければならなかった，自分は体操の選手だと思っていた，こうすれば世の中がよくなると思った（妄想）など，さまざまなことをいい，錯乱状態に似て見えることもある．この場合意識混濁はないとされるが，あると見る人もある．

症　例　25歳の男子，1週間前から口をきかず，床にもぐり，食事にも出てこない．室へ食物をおいておくと，いつの間にか食べている．昨日から興奮が始まり，しかめ面をして腕をぎごちなく振りまわし，手を合わせて拝むしぐさをし，跳び上ってくるりと回り，坐って「えーい」と気合をかけることを反覆，尋ねても何も答えない．時々ひとりごとをいう．「えーい，神は人なり，人は神なり，俺は何だ，大久保彦左衛門，あっちへいって，こっちへいって，ナムアミダブツというのはお前か」（緊張性興奮）．

● 45歳の男子，2〜3年に1回ひどく興奮する．大声でどなり，不機嫌で，人が注意すると怒ってなぐりかかる．一室に入れておくと，一人でどたんばたんやっている．壁にぶつかり，ひっくり返り，「あっ，やられた」と痛そうに脇腹を抑え，立上って両手を高く挙げ，急に腕を振り回し，足踏みをする．2〜3日で落着く．興奮時の体験を尋ねると，「私は神のお力をいただいた．神のお力が私に入った．私は何でもできた．一生懸命何かしなければならなかった．私がこうやっていれば日本が戦争に勝つと思っていた」（緊張性興奮）．

● 床の上に坐って，片方の腕で頭をかかえて窮屈な，しゃっちょこ張った姿勢で，硬くなって，妙なしかめ顔をして，じっとしている．何時間でもこんな窮屈な姿勢を続けて，何を尋ねても答えない．手を引張ると引込めてしまう．食事もしない．口に入れてやると出してしまう．しかし食物を置いておくといつの間にか手でつかんで食べる（緊張性昏迷）．

4）談　話

言語的行動，言葉の時間的な経過，あるいは思考の流れについては，各節の連絡がなくて**支離滅裂** incoherent, desultory, zerfahrenである．意識混濁があって支離滅裂ならば**散乱** incoherent, inkohaerent というが，統合失調症では意識清明で支離滅裂であり，ドイツ語では zerfahren という語を用いて区別する．このほか不可解な形のものとして，**無言，緘黙** mutism, Mutismus,

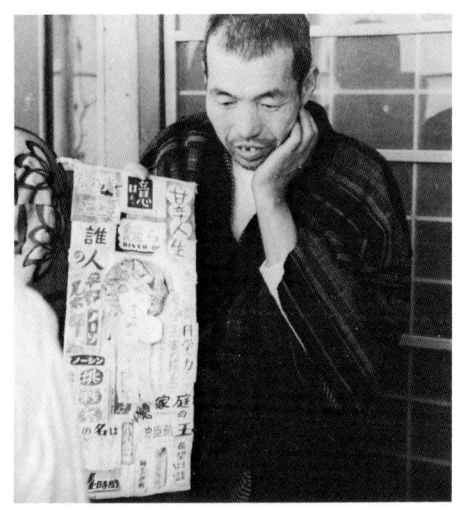

図 I - 21. 統合失調症
支離滅裂のはり合わせ絵を得意になって見せる．

　すなわち黙して何も語らない状態，**ひとりごと** soliloquy, Selbstgespräch，あるいは人に通じない新発明の言葉を用いる**言語新作** neologism, Wortneubildung，何でも検者の口まねをする**反響語** echolalia, Echolalie，わざとひねくれた答を即座にする**的はずし応答，当意即答** approximate answer, paralogia, Vorbeireden などがある．一般に会話が内容分量とも貧困である．

> **症　例**　あなたは禿げている，偉いですよ，雷が落ちたら六尺六寸虎の皮，はいありがとうございます，もうこれだけは，なむからたんの，飲んだり食ったり，こんだりきんだり，ぱしゃぱしゃのぱあ，かかんかきかく，こーらのこーりゃ，寝たり食ったり………．

● 淋しさは狂態を駆り立てさえするけれども，そのまま昔と共に遠のいていく．遠く離れたままで淡い接触を繰返して反省すること，具体的なプロセスを放擲したことが，堪え難い淋しさを呼び返す．ひたひたと押し寄せるような強さを徐々に獲得しつつあることエトセトラ，死にゆく人去りゆく人，私にはひとつの世界が待っている——のだろうか．日々ゆっくりと調子を定着させるように，拡大，埋没，イングループ，接合，ジェネラルな基底構造の具体化，十分に浮き上がるまでにアランのバルザック論は現象性を浮かび

出させることに集中する．

5）作　品

絵画や文章にも統合失調症的なものが現われ，支離滅裂，奇妙，常同といった特徴が見られるが，その奇妙な中にも何か意味ありげな象徴性，現実のものをひどく変えて表現しようとする超現実性，抽象的なものを無理に具体的に表現しようとする努力は，シュールレアリスムの絵画や詩によく似たものを作り出す．

C．印象と人格

患者からわれわれが受ける印象は，冷たい，硬い，不可解な，不自然な，空虚な，という感じで，これは態度表情からも，発表された体験からもうかがえるが，直接の印象もそうである．統合失調症の患者を見るといきなり，その人相 physiognomy からも**分裂病くささ（統合失調症くささ）**praecox feeling, Praecox-Gefühl (*Rümke* 1958) を感じるし，交わっていると，患者はわれわれと勝手が違った疎い fremd, aliéné 地歩の上に立っているように思われ，互いに心を通じ合えないという感じがする．これを**接触** contact, Kontakt, あるいは**疎通性** rapport の障害という．また患者は自己の世界に閉じこもっていて，外界と生きた連絡がないように見え，これを**自閉** autism, Autismus という．ただしこの場合行動もなく体験も空虚なものもあり，外から見ては患者は殻に閉じこもっていて外と精神的連絡がなくても，心の中では空想，幻覚，妄想が豊富に活躍しているものもあり，あるいは言葉は多くても周囲には無関心で，他人の思わくをも顧みず，勝手にふるまって満足しているように見えるものもある（**非現実性** dereism, Dereismus）．こういう患者は一部はわれわれと共通の世界にいるが，一部は独自の別の世界にいる（**二重定位** double orientation, **複式簿記** doppelte Buchführung）．このような患者は自分が精神的に異常であると自覚していない．これを**病識** insight, Krankheitseinsicht, autocritique がないという．Autismus はブロイラーの見解，命名である．

> **症　例**　患者の恒例の娯楽会に出ると，ある患者は壇上に立って歌を歌い出す．下手な歌なのにいつまでも歌っているので，聴衆は欠伸をしたり，あちこちで隣同志話合ったりしているのに，いつまでも歌い続

統合失調症　117

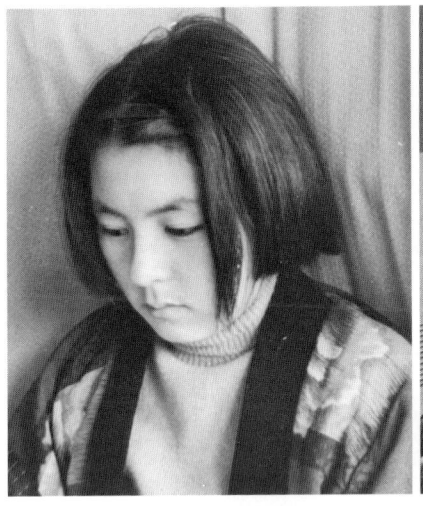

図 I - 22. 統合失調症
美しく冷たい硬さ．

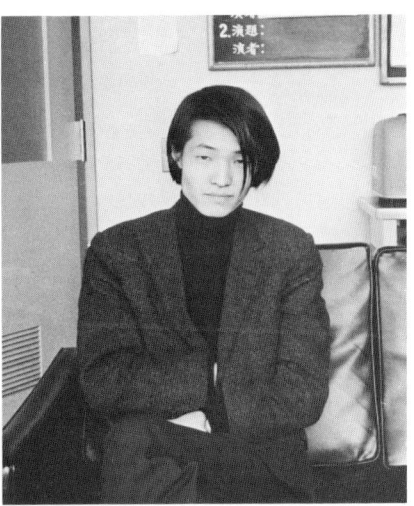

図 I - 23. 統合失調症
文学的, 哲学的な冷たさ．

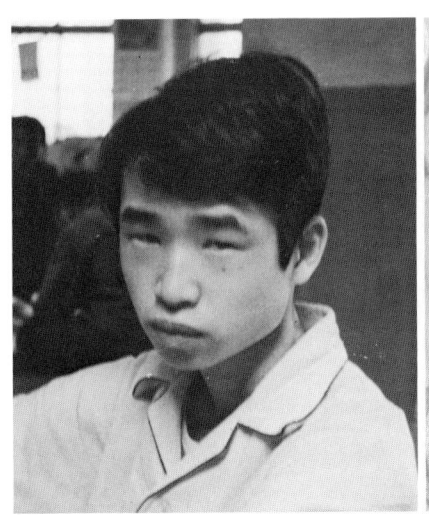

図 I - 24. 統合失調症
むくんだような無表情．

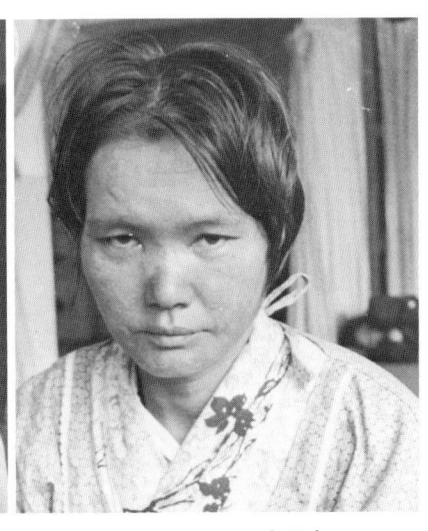

図 I - 25. 統合失調症
意地悪い硬さ．

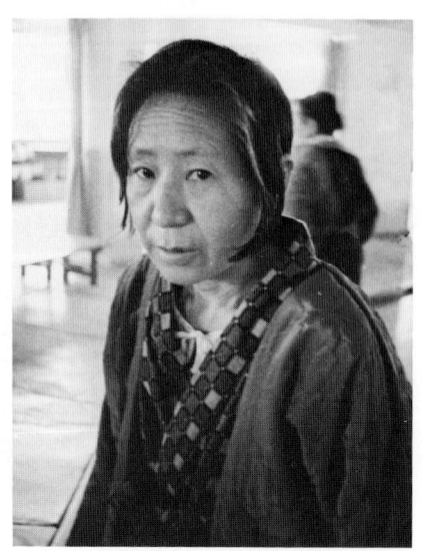

図 I-26. 統合失調症
石像のように突立っている．

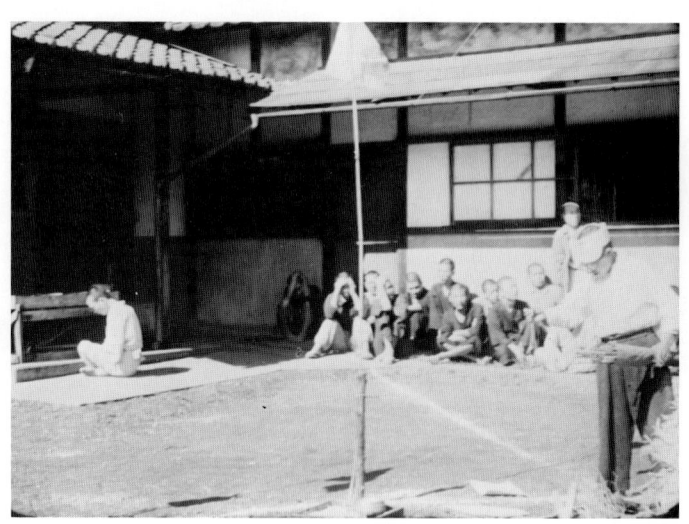

図 I-27. 統合失調症の孤独あるいは拒絶
皆が集まって競技を見物しているのに，自分だけ離れて後ろを向いている．

ける，ある統合失調症的な学者は講演に呼ばれて30分のところを，聴衆にわからないようなむずかしい話を2時間も話して居り，聴衆が飽きてこそこそと退場しても話し続け，ついに50人の聴衆が3人になってしまった．話のあとで司会者が聴衆が少なかったことを詫びると，「えっ，そうでしたか」と全く気にしていなかった．

人が語る体験や行動など全体を見て，その背後にまとまった一定の構え attitude, Einstellung があるとわかるときに，これを**人格**ということがある．統合失調症では人格の崩壊，分裂があり，統一性，意味性がなくなり，意味のとれない混沌となる．われわれに不可解な体験，感情意欲の反応の奇妙さ，疎通性の欠如などを全体として見ると，その背後にわけがわからない，まとまらない，ばらばらの人間がうかがわれる．軽い統合失調症を経過した後には奇人，変人といわれる奇妙な人格変化が現れるが，これも了解がむずかしい反応的な精神活動が現れることである．

D．その他の症状

　記憶　　記憶の障害はあまりないが，妄想による追想の誤りがあり，ことに**妄想追想** Wahnerinnerung，すなわち全く経験にないことが追想として思い出され，確信されることがある．

> **症　例**　　私が生まれたとき，産婆さんがタバコを吸って，その臭いがしたのをはっきり覚えています．そして美しい女の人が私の手に玉を握らせてくれました．赤い玉でした……（妄想追想）．

また周囲に対する無関心のために記銘されないので，記憶が悪いように見え，患者はテレビのニュースを見ていると称しても世間の重大な出来事を知らない．

　見当識　　やはり妄想や無関心のために失われることがあり，急性の興奮のときにもそのあとで失われていることがある．

　錯乱状態　　統合失調症では意識障害はないことになっているにしても，急性の統合失調症の興奮は錯乱と区別が困難である．また自閉や昏迷に意識混沌があるように見えることがある．身体の重病の有無を探す必要がある．急性致死緊張

病 akute tödliche Katatonie, 夢幻精神病 Oneirophrenie, 妄想激発 bouffée délirante (*Magnan* 1893), 急性一過性幻覚妄想病 Wahnsinn などは統合失調症に入るのか，原因本体未知の器質性精神病に入るのかはっきりしない．

人物誤認 misidentification, Personenverkennung　これは妄想によるもの，衒奇や的はずし応答によるものなどがある．

知　能　器質性認知症でない分裂性欠陥状態の痴呆（認知症）様状態は，情意鈍麻，奇妙さ，支離滅裂，ばかばかしい妄想，ぼけたしまりのない奇妙な表情，だらしない生活態度，社会生活不適応のため，認知症のように見えるが，いわゆる知能は保たれている．しかしそれをうまく使って自主的に社会生活をすることがない．知能が保たれていることは，知能検査でも，日常生活でも時として示される正しい判断や行動からも推測される．しかし放置された古い統合失調症患者はいかにも痴呆（認知症）的に見える．したがって一種の痴呆（認知症）と見て，早発性痴呆，内因性痴呆 endogene Verblödungと呼ばれた．今日では欠陥状態 defective state, Defektzustandといっておく．この痴呆（認知症）的状態は全く回復不可能とは限らない．また欠陥状態の中で幻覚や妄想や，気分の変調（抑うつ，不機嫌）が挿入されることもよくある．但し反応性のこともある．

§3.　病　型

目立つ状態像によっていくつかの型に分ける．普通どの型にも配属されないものが多いが，特にある状態像が目立てば，その型の名をつける．破瓜型，緊張型，妄想型のほか，目立った症状の少ない単純型，境界例なども分けられる．いずれの型にも多少とも分裂病の諸症状が現われていることが多い．

1）破瓜病 hebephrenia, Hebephrenie, **解体型** disorganized type
破瓜型統合失調症では鈍感無為という統合失調症の基本症状が主である．破瓜型というのは青春期に発病するという意味と，若者にありがちないい気な，無分別な，幼稚な，粗野な，非常識な，愚かしい心情ないし態度が見られるという意味とあり，後者は児戯性 foolish, läppischと形容される．児戯

性で愉快 läppisch heiter なものと，鈍感無関心で無為なものと，不機嫌で心気的なものとあり，何れも著しい欠陥状態，鈍いものぐさに陥ることが多い．

高等な感情や意欲が鈍り，著しい目立った異常行動がない，単なる変りもの，落ちこぼれ，困り者，生活破綻者のごとく見える**単純型** simple type, schizophrenia simplex も破瓜病に入れてよい．破瓜病は 3 つの型のうち最も治り難い．大体神経症のように見えるがよく見れば統合失調症の症状が少しあるようなものは**偽神経症型** pseudoneurotic type, **境界分裂病（境界統合失調症）** borderline schizophrenia という（hēbē 若）．

2）**緊張病** catatonia, Katatonie

著しい緊張症状，ことに緊張性昏迷興奮を示すものである．時として予測されない乱暴や攻撃もあり，自分で自分を傷つける**自傷** self-mutilation, Selbstbeschädigung もあり，毛や爪を抜き，大便を体や壁に塗り，服を破り，頭を壁に打ちつけ，睾丸を抜くことさえある．破瓜病より少しおそく，25 歳前後から始まることが多い．弛張があって治っては再発し，周期的に見えるものがあるが，次第に情意鈍麻の方へ進行して行く．発病しては一応おさまるが完全にはもとに戻らずに，また発病しては一応おさまるというように経過して段階的に悪くなるものはシュープ Schub（増悪）といい，心理的異物が侵入して来て進んで行く精神病をプロセス Prozess（病的過程）という．

3）**妄想病** paranoid, Paranoid

妄想性痴呆 dementia paranoides ともいわれ，幻覚妄想状態を示すものである．もっともおそく，30 歳前後から始まることが多い．断片的な幻覚や妄想のこともあり，まとまった妄想で，次第に発展して諸経験や判断を取り入れて広汎な妄想体系 Wahnsystem，妄想を主題とする壮大なロマンを作り上げることもある．著しい情意鈍麻や奇妙な態度は少なくて，人格の崩壊が 3 つの型の中で最も少ない．時として態度が整然としていて，妄想以外の点ではほとんど正常に見え，変り者の発明家，芸術家，思想家，宗教の開祖として尊敬され，周囲に感応反応者（同調者，礼讃者，信奉者）を作り出すこともある．人格崩壊のことに少ないものを**パラフレニー** Paraphrenie という．

なお抑うつ性，躁性の混合したもの，周期性循環性のもの，行動は比較的しっ

かりしているのに言語だけは分裂性の著しいもの（支離滅裂，分裂言語症 schizophasia, Sprachverwirrtheit）などの型もある．体感幻覚が著しい**体感分裂病（体感統合失調症）** koenästhetische Schizophrenieではレントゲン検査で脳室拡大があり，間脳に軽い萎縮があるとされる．急性の錯乱状態か統合失調症か定められないような一過性の発病のブフェ・デリラントbouffée déliranteもフランスで取り上げられる．精神遅滞の上に主に破瓜型が加わると**接枝分裂病（接枝統合失調症）** grafted schizophrenia, Pfropfschizophrenieという．動機からの発病として了解的に見られるのは**分裂（統合失調）性反応** schizophrene Reaktion というが，英語で schizophrenic reaction というと統合失調症全体をいった．

4） **欠陥分裂病（欠陥統合失調症）** schizophrenic deterioration, schizophrene Verblödung, Defektschizophrenie, déficit schizophrénique（デフィシト）

どの型の統合失調症も長く経つと認知症様の欠陥状態に陥ることがある．感情の鈍い，意欲の減った，無為茫然とした廃人，あるいは見当の狂った，何の役にも立たぬ，妨害的なことばかりやって社会家庭生活に困難を来たす変り者となる．軽ければ，変人，奇人，無能者と思われながら何とか社会生活ができる．著しい欠陥状態にも種々の色彩があり，ただぼけてしまったもの，幻覚や妄想が著明なもの，話がとりとめないもの，子供っぽいばかげた朗らかさのあるもの，衒奇的態度や拒絶や気分変動が長く続くものなどがある．

5） **パラノイア** paranoia

1つの妄想が根本にあって，それを中心として患者のあらゆる行動が現われ，そういう行動は妄想から了解しうるように，まとまった，意味のあるものであり，統合失調症のような情意障害はなく，幻覚や自我障害もなく，人格も崩壊せずに保たれ，熱心で頑固で，あくまでもその妄想を信奉し，どんな反撃にもめげずに積極的に行動する．これが妄想でなければ異常人格の熱狂者の信奉する信念である．この妄想が何の動機もなしに起こってくると見れば，統合失調症に見えるし，何かの動機で起こってくると，了解的力動的にみれば，異常人格―発展―反応の線でも見られる．

パラノイアはめったにないし，長い経過を見ないとパラノイアといい切れない．しばらく見ていると，統合失調症に入れるべきであると思えるようになることが多い．

妄想の内容は好訴や嫉妬が多く，なお迫害，発明，血統，宗教に関したものもあり，いずれにも妄想体系が作られる．色情性のものは**クレランボー症状群** syndrome de Clérambault といわれる．色情狂 érotomanie（あいされもうそう）という語は1838年エス

統合失調症　*123*

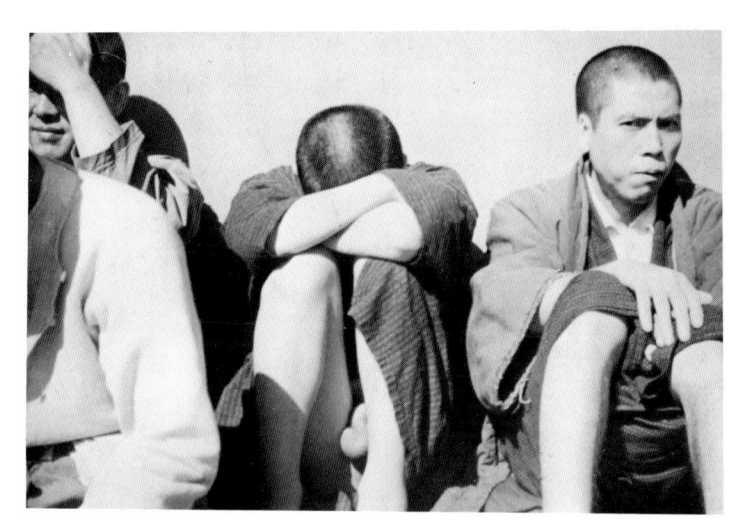

図 I - 28. **統合失調症**
右は邪推深い顔つき，中央は無関心なだらしなさ．

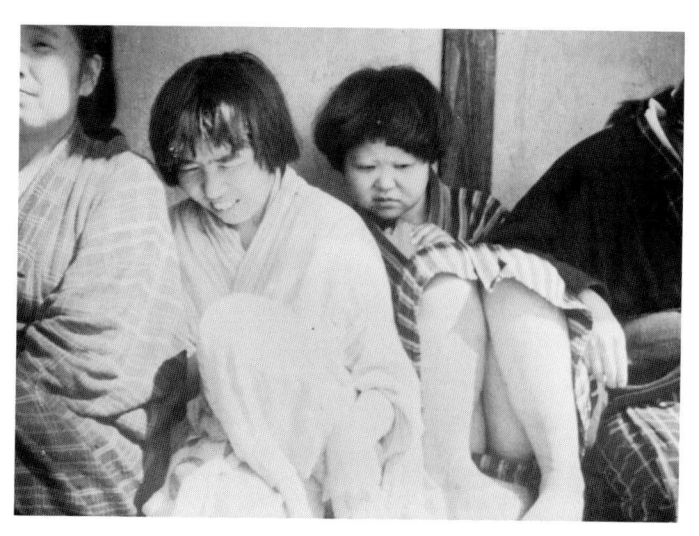

図 I - 29. **欠陥分裂病（欠陥統合失調症）**
終日このようにだらしなく坐ったまま何もしない．

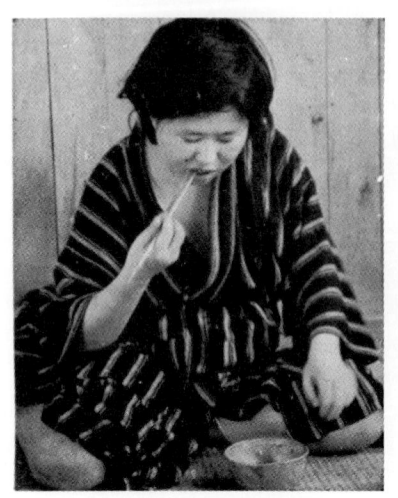

図 I‐30. 統合失調症
だらしない態度.

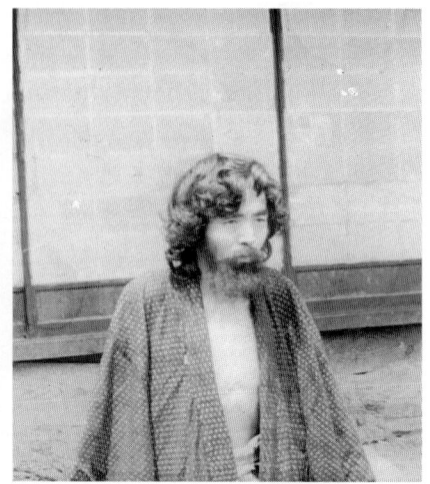

図 I‐31. 古い欠陥分裂病
（欠陥統合失調症）
家人にほとんど世話されないで座敷牢の中に放置されたもの.

キロールが用いた.
　結局情意の鈍麻，人格の崩壊（A）と，妄想の著しさとまとまり（W）の点から見て
　(1) A＋＋＋，W±
　(2) A＋＋，W＋
　(3) A＋，W＋＋
　(4) A－，W＋＋＋
とするときに，(1)を統合失調症，(2)を妄想病，(3)をパラフレニー，(4)をパラノイアとすることになる．なお，(5), (6)として妄想の反応性生起や妄想といえない確固とした信念，すなわち心因性反応の妄想反応や異常性格の熱狂者を上の系列に続けることができる．パラノイアの妄想はその発生に動機があるように見えることがあり，熱狂者の信念は妄想のように見えることもある．
　ドイツではクレペリンが早発性痴呆を規定したのち，その中で人格崩壊の少ないものをパラフレニーとし，昔からある慢性妄想病パラノイアを心因性反応なみに取扱ったが，その後次第に統合失調症に組入れられ勝ちとなった．
　フランスでは早発性痴呆(統合失調症)を狭く取りとり，妄想病を広くとって，慢性妄想病 délire chronique, 慢性幻覚性妄想病 délire (psychose) hallucinatoire chronique とし，パラノイアに当たるものは解釈妄想病 délire d'interprétation,

想像妄想病 délire d'imagination とし，さらに心因性のところの多い好訴妄想病 Querulantenwahn を復権妄想病 délire de revendication，被迫害者—迫害者 persécuté-persécuteur (*Falret* 1878，迫害妄想を持ち，そのため妄想上の迫害者を迫害する)とする．アメリカでは分裂性反応 schizophrenic reaction(統合失調症)のほかに妄想状態 paranoid stateを立てて心因性妄想反応的に別扱いしていた．

症例　25歳の娘，父は地方の政治ゴロで大言壮語して将来政治家になれるようなことをいっていながら志を得ず貧乏暮らしをして居り，母はおとなしく堪えてやりくりをして娘とその兄を育てて来た．兄は高校を出ると苦学しながら大学の法科を出て司法試験に通って将来弁護士になるつもりで法律事務所に勤めている．患者は高校時代は頭もよく文学少女であったが，3年頃から作家になるのだと盛に詩や短篇を書くようになり成績が落ちた．卒業後大学へ行こうとしたが試験に失敗して，会社に勤めながら好きな道に志すのだとしきりに何か書いていたが，次第にぐうたらになり，一個所に長く勤まらず，女店員，販売員，工員，映画館の切符売，ダンスホールのレコード係，山小屋の番人などを転々とした．身なりはかまわず，ボタンの取れた黒いしわくちゃの上衣とスラックスを着け，いつも素足にサンダルをつっかけて居り，髪は蓬々で，ちょっと後で束ねてあるだけである．しかし美人で，化粧を全くしていないが色が白く，頬が赤く，いつも微笑を浮かべて，目はどこを見ているのかわからない，春の野に霞がたなびいたようなきれいな目で，脚を組んでシガレットを吸う手つきはすばらしい．話しかけてもすぐには返事をしないが，たまに一言二言気の利いたことをいう．フランスの小説をポケットに突込んでいて，よく喫茶店に出入りして，地方の文学青年に人気がある．「ボードレールはいいと思わないかい」……「ボードレールねえ，さあどうかなあ」，「君の生活はサルトルの実存主義を基にしてるんじゃないかい」……「そういえばそうだし，まあそうしておこうか」．これはすばらしい会話のようだ．美しい目をした娘が脚を組んで，シガレットを指に挟んだまま微笑を含んで，考え深そうに二～三十秒もしてからこういう一言で答えるのは．しかし「今の仕事はいいかい」……「さあどうかなあ」，「皆が君をばかにしないかい」……「そういえばそうだし，まあそういうことにしておこうか」．こんな問いにもサルトルのときと同じように二～三十秒じっと考えた末に答える．誘われると夜でも若い男のアパートへついて行っておそくまで居る．

朝はやっと起こされて朝飯もたべずに仕事に出かける．職場ではずぼらで，

ものぐさで，注意されても平気なので評判はよくない．娘らしく身を整えることもない．夜は盛り場をほっつき回り，家へは夜中に帰って，ひとりでぼそぼそと飯を一時間もかかって食べる．

　このような生活を何年も続けているので家人が病院へ連れて来た（単純型統合失調症）．

● 　20歳の娘，母方の叔父は統合失調症であった．痩せ型のきゃしゃな体格で，敏感でおとなしく，文学好きで，交友は少なく，社交性もあまりなかった．父は事業家で大きな会社の社長で，厳格で，仕事に奔走して忙しく家庭を顧みる暇がなく，母は娘に似て気の弱い，感じやすい，ロマンチックな夢を描くような性質で，夫とはあまり合わなかったが，おとなしく堪えていた．患者は姉と2人の姉妹で，姉は活発な派手な娘で父のお気に入りであり，患者は母に気に入られた．学校の成績はよかったが，おとなしく，引込思案で，よくからかわれては泣いた．親友はなく，学校が終るとすぐ家に帰って母と過ごした．やがて都会の大学に入り寄宿舎に入ったが，周囲としっくりいかず，不安で，落着いて勉強ができなかったので，試験に悪い点をとり，もう学校へ行くのはいやだといい，それまではおとなしくよくいうことをきいたのに，母に食ってかかり，すねたり，急に家を飛出して街をうろついたり，派手な服装になって，誘われると青年と一緒に喫茶店に入るようになった．父母は初めは若い者の無軌道と思って叱言をいうだけであったが，そのうちに活気がなくなり，朝はなかなか起きて来ず，年頃の娘らしい身だしなみもおろそかになってきた．母と縫物を一緒に始めても途中で投出してしまう．小説やテレビを見ていることもあるが，ごろごろしたり，昼間から寝てしまったりする．親戚の叔母が来ても出て来ない．散歩にも行かない．訴えによると，体がだるい，勉強に気が乗らない，別の大学へ行きたかったくらいのことである．医者にみてもらったらというと，そんな必要はないからいやだという．周囲の者は都会に出て軽いノイローゼになったものと思った．そのうちに家事を手伝わせると急に怒り出し，母にひどく当り散らして母を叩いたので，家人も不審に思って医者を呼んだ．しかし医者の居る部屋に入って来ずに10分も部屋の外に突立っているので，無理に入れようとすると，自分の部屋に戻って内側から扉にふとんや椅子を積んで人を入れない．やっとやや機嫌のよい日に医者に会うと，表情のない顔をして，ちょっと恥かしげにお辞儀をし，横を向いてうつむいて，黙って坐っている．何か尋ねてもはきはきせず，ええとかいいえとか，そっけない返事をするだけで，要領を得ない．母によると学校にいじめる人がいたとのことであるが，それ以上詳しい

話はしないとのことである（破瓜病）．

● 25歳の男子，父方の祖父は妄想病であった．割にたくましい体格で，落着いて冷静な性格であるが，人のいうことが気になる方で，いつまでもくよくよ考えていて，ついに爆発する方である．父は無愛想で冷たく，厳格で暴君であり，母は優しい女らしい性格で，患者は一人子だったので，母は子供に望みをかけた．患者は子供の時父を憚り，いつまでも母と寝た．中学のとき自慰を父に見つかり，ひどく叱られた．それから秘かに自責の念を抱きつつ行うようになった．20歳の大学生のとき年上の女子学生と恋愛し，結婚しようと思ったが，父にひどく反対されて止めになった．その後まもなく父は脳出血で死んだ．患者は自分が父を怒らせて血圧が上ったせいだとひどく自責を感じた．その後しばらくして，人々は妙な目で患者を見るようになった．お前も死ねというような目つきである．自分はもとから悪人だ，しかし善人になりたいなりたいと思っていた．自分の中では善と悪とが争っているのだ．そして悪魔の力が自分を占領して神と争っている気がしてきた．悪魔の力はだんだん勝ってきて，自分のような悪人は救われないのだと思った．そして頭が痛く，夜は眠れず，冷汗をかき，指や手が紫色になり，悪魔にとり殺されるのだ，自分もいよいよおしまいだと思い，不安になり，落着かず，今にも命をとられそうな気がして騒ぎ出し，ひどく興奮し，手を合わせて拝んだり，跳び上って蹴ったり，室をぐるぐる逃げ回ったりし，誰が来ても「俺は悪魔だぞ」といって突っかかって行き，服は邪魔だと脱ぎすてて裸になり狂い回ったので，取り抑さえられて，注射で眠らされ，病院に運ばれた（緊張病）．

　この例では，患者の体験の部分は，鎮静した後に思い出として語られたものである．緊張病の興奮のおさまった後には，その間の体験が語られることは少ない．この例は恐れや後悔の念から反応的に発病したというより，統合失調症が発病して妄想の内容に経験を取入れたものと見るべきである．

● 27歳の女子，無口で熱心な努力家で，痩せ型だが頑丈な体格，父は暴君で母は優しく，姉は10歳も年上で美しく，父のお気に入りで，姉がうらやましかった．母は患者の方を可愛がったが不満であった．小中学校では男の子のように活発だった．高校時代に同性の親友と同性愛の関係になった．これは相手に誘惑された形であったが，自分でも楽しかった．高校を出てすぐ会社に勤め，男の友人ができたが，おとなしい，女のような，優柔不断な青年で，結婚の決心がなかなかつかず，ついに患者の方が愛想をつかして棄てて

しまった．それからまた同性愛的な友人ができたが，しばらくしてこの友人は結婚してしまったので非常に失望し，裏切られたと思った．まもなくこの友人は患者の変った性的傾向を人にいいふらしていると思った．街を通ると人がじろじろ見て，こそこそいって笑っていると思った．あの女がそうなんだよと声がする．そのうちにあの友人が夫と一緒に機械を作って患者の子宮を小さくしてしまうと感じ，そしてさらに機械で患者のお尻に男の性器を生やしてしまった．手で触れてもわからないが，それが生えているのをありありと感じた．これは大変なことになったと不安になり，こんな不具者となっては生きていけないと薬をのんで自殺を図った（妄想病，幻聴，妄想，体感幻覚）．

● 45歳の女子，スタイルのよくない，形成不全の，ぶかっこうの体格，邪推深く，感じやすく，消極的な性格．母はきつい，やかましい女で，患者はその私生児である．母は生活に苦労し，ただ生活のために娘を連れて結婚したが，夫との折合いは悪く，夫は大酒飲みであった．母は患者に，お前のためにこんな苦労をするのだと恩着せがましい，意地の悪いことをよくいった．継父は少しは可愛がってくれることもあったが，一般に冷淡であった．患者は反抗せずに父母に仕え，中学を出ると飲食店に勤めたが，やかましい女主人の許で苦労した．20歳のときに継父は病死して，患者は母と共に暮し，母は頼れる者は娘だけというので，娘は結婚もせず，仕事に追われて地味な苦しい生活を続け，何のうるおいもないしけた生活であった．いっそ母を捨てて家を出てしまおうかと思うこともあったが，決心がつかなかった．35歳のときに50歳に近い男と親しくなり，その頃心臓を悪くしていた母の看病をおろそかにして，母は恨みや愚痴をこぼしながら，まもなく思いがけなく急死してしまったので，患者はひどく罪悪感を抱いた．しかし自由の身になると男は患者を棄てて他の女の許に走ってしまった．しばらくすると職場で皆が妙な目で見，こそこそと陰で噂をすると思った．父の死後苦しい生活をしていた頃，店に来た人に身の上話をしてこぼすと，その人は共産党の人で，われわれの世の中になればあなたのような人は幸福になれるといった．心が引かれて，時々その人たちの話を聞きに行ったが，むずかしくてよくわからなかったので，次第に疎縁になってしまった．患者の勤める店の女主人は自由党びいきなので，患者はよく思われていないのではないかと平生気にしていたが，自分がこそこそ噂されるのは女主人が陰で糸を引いているのだと思った．街を歩くと通りすがりの人が，母殺しとか淫売婦といった．女主人から自由党の方に通じていて，人にいわせているのだと思った．もと患者

を棄てた男も，自由党からそそのかされて棄てたのだと思った．自由党は警察を使って自分の行動を監視し出し，探偵もたしかにつけ回している．街を通るとひょいと自分の行手を横切る人が居る．あれは探偵だ．隣の人も様子を窺って，時々聞こえよがしの声を立てる．どうして自分はこうつけ回され，監視されるのだろう．自分は私生児なのだが，父は誰かわからないけれども，きっと自由党に反対の偉い人であったに違いない．私も共産党関係者であって父と同じく危険だから，こうしてしつこく監視されるのだと思うようになった．店へ来る客も自分を見張ってこそこそいっている．この職場はうるさくて堪えられなくなったので職場を変えたが，相変らず人に見張られている．前の女主人や自由党から連絡があるに違いない．何回か職場を変えているうちに，職に就けなくなってしまった．これも自由党からの指令が出ていて，自分を職に就けないように働きかけているせいだ．そのうちに自由党の土建屋の暴力団に捕まって殺されてしまおう．それでその町から逃げ出して別の町へ移ったが，やはり見張られている．どこへ行っても網が張られていて，とても逃げ出せない．今にも捕まって殺されるのではないかと，恐ろしくて安眠もできない．夜になって家の前を通る車は自分を連れに行く合図に警笛をならす．こうしてついに苦しさに堪えられずガスの栓を開いて自殺を図ったが，意識を失っただけで発見されて病院に運ばれ助かった．病院ではやはり迫害妄想が続いたが，人格はしっかり保たれて居り，治療により妄想が消え，半年後に社会復帰ができた（慢性妄想病，妄想の加工による体系構築，妄想の中に身の上の事情が組み込まれているので，身の上から反応的に統合失調症が起こったように見える）．

多くの欠陥分裂病（欠陥統合失調症）の重い，認知症様の患者は，ほうっておけば室の中で寝そべったり，壁の方を向いて貧乏ゆるぎをしたり，廊下を行き来したり，広間のまん中に終日突立っていたりして，何もせず一日を送る．

症例 20人ほど田舎道へ散歩に誘い出すと，黙々として一列になって，体をやや前屈して，のそのそと歩く．目的地に着いて休んでも互いに話をすることもなく，他人との交渉はせいぜいタバコの火を借りるくらいのものである．歩くときに2〜3人群をなして語り合うということはない．他人が菓子を取り出して食べると，何人か寄って来て，もらって食べる．散歩の途中でてんかん患者が発作を起こして倒れると，誰も助けようとせず傍を通り過ぎる．「皆集まって手を貸してくれ」とどなると皆寄って来て手を貸す．「皆倒れたのを知らなかったのかい」「知っていたよ」，「助けてあげ

ないのかい」「そうだ助けてやりゃいいんだね」．患者の中には平生辛辣な政治家批判をする人もいた．

● 生活の手段など何も考えずに大論文にとりかかり，その内容は「エネルギーの相対性と蠅の不滅性の関係に就いて」であり，わけのわからない文章が1,000枚も溜まっている．

● 10年間も毎日富士山の下に金が埋まっているとトイレットペーパーに書いて大切に保存し，大きな袋に3個もある．一枚くれないかというと，こんな大切なものはやれないという．勤勉な働き手で，院内作業のリーダーであり，その暇に同じことを書き溜める．知能検査では成績がいい．

● 一日中室の隅にうずくまって話しかけても返事もしない．立ち上がるのはせいぜい食事のときくらいである．入浴のときには裸のまま突っ立っているだけで看護婦に洗ってもらう．顔は空虚で全くぬけている．防火演習のとき火事だというと押入の中に潜り込んでしまう．しかし日向ぼっこしているときに寄って来て「先生人生って何でしょう，意味があると思いますか」という．びっくりして問い返すと，また元の茫然状態に戻って返事もしない．

● もう30歳にもなるのに，子供っぽくしなを作って挨拶をし，けらけら笑って賑やかである．「何をしているのかね」「時々お掃除しますわ」「学校はどこ」「高校を出てね，短大へもちょっと行ったわ」「お嫁には行かないのかい」「あらいやだ，お嫁になんか行かないわ」「花より団子って何のことか」「おいしそうね，私も欲しいわ」「退院したいかい」「早く出してよ」「退院できないね，一生居るさ」「あら，それもいいわね，ここはのんきだから」と面白そうに笑う．裁縫をさせると何とかやるが，今着ている服のほころびは繕わない．

● 小遣を貯めて葉書を買って毎日二重橋内昭和天皇様宛に皇女への求婚の願いを出す．タバコの金も倹約して葉書を買う．当人は着古した服を着て他人のタバコの吸殻を拾って吸う．実家が貧しいので小遣に不自由していることはよく承知している．そんな葉書をあまり出すわけにもいかないので，取上げておき，溜ったのを見せても別に怒らず，相変らず出し続ける．

● 私は大詩人だという患者は毎日詩を広告の裏に書いてくれる．

　　　　亡びの民のあはれさよ
　　　　明治の帝の瞳ゆゑ
　　　　眼の下の春の雲

という七五調である.「これはどういうことなのかね」「これがわからないかなあ,情ないなあ」,「どうして民をみんと読ませるのかね」「そうでなくちゃだめなんだ,そこがいいところなんだ」.

● ある患者は態度行動は整然としているが,話しかけても何をいっているのかわからない.「そうもろくてよう,ああくろもらみねうも,てもかさみろねくてもあさみてよう,はまられてもきてみてもあくさあ……」.このような言葉が一つ一つの音が口ごもるように不明瞭に発音され,飯をもぐもぐ食べながら何かいっているように次から次へと続けられる.何だかわからないというと不満であって,咎めるような発音をするので,ああそうかわかったわかったといっておけば満足する.一音一音の発音をさせれば明瞭であり,他人のいうことは正しく理解するが,問うても返事は上のような理解不能の発音の羅列であるのに,命令された行動は正しく行う.感覚性失語患者と面白そうに会話,非言語的交通があるらしい.傍の者には理解できない(p.274).

● ある女の患者は50歳を過ぎて,もう20年以上入院している.いつも廊下の一定の場所に立っている.椅子を持っていってもそれに坐らない.自分からは何もいわない.「年はいくつ」「3歳」,「名は」「ともこ」(実際はなみえである),「父母は来るか」「来ない」,「居るか」「居ない」(実際は居る),「どこで生まれたか」「ここで」,「だれから」「だれでもない,ここへひょいと出た」,「家へ帰りたいか」「帰りたいよ,返しておくれ」,「家に誰か居るか」「父ちゃんと母ちゃん」,「本当の母か」「本当のだよ」,「あなたは誰から生まれた」「ここで生まれた」,「誰から」「誰からでもない,ここへぱっと出た」,「学校は」「行ったよ」,「年は」「3歳」.

● ある患者はノートに感想を何冊も書いている.
　食事の設計,半日労働,米2合.
　ゼイセイザット　この私が正体の知れぬ珍物であるそうな.
　具体性はその構造が透明でなければならない.それもひとつのハーモニーである.あるいはリアリゼーションか.
　記号を追いかけることですぐぐらついて来る.米の飯を食うように金を食う.
　アクションに飽満しない寂しさ,あれは一体誰だったのか.
　秋の女,春?旺盛な食欲,ボードレールとは反対.
　ブレインのバックグラウンドと外的条件としての歴史的段階,アンダンテ・カンタビレがどうしても出て来ない.恐迫的なアトム解除して,非常に軽い気分になる.

雨の中を濡れそぼれてきちがいが歩く．ロートレアモンよ，その汚れた図をくれないか，ぼくも歩く（欠陥統合失調症）．

● 68歳の女子，40年も入院しているもと農家の娘．私は皇后様の娘で天皇様は義理の父です．天皇様は二重橋へ遊びに来ないかといって来ますが着物がありません．私は小さい時捨子になって町場で育ちました．木村杢平という育ての親が拾ってくれました．実の父は半平さんという片輪のおじいさんで手も足も首すじもなく，目も見えず，口もきけません．でもおちんこだけあるから皇后様にまたいでおくれといって，はめたので私が生まれたんです．その人が皇后様にお捨てといったので捨てたのです．半平さんは日本と外国の境で鉄砲にうたれて手も足もなくなりました．あるものは骸骨と胴だけで，お勝手におばあさんがいておむすびをやります．朝8時に唇が5分だけ開くのでそのときに食べさせます．そのときに食べないとあくる日の朝まで口があきません．半平さんは愛知県の生まれの百姓の息子で，105歳だって聞こえてきます．私が皇后様の娘だということも聞こえてきます．体が半分しかないから半平なのです（欠陥統合失調症の荒唐無稽の空想的妄想）．

● 30歳の女子，陰気な，無口な，遠慮深い性格，両親に厳格に育てられ，男女間の交際のことではことに厳しく，性的に無知に育った．引込思案で，臆病で，勤めに出たが男性に近づくこともなく，男にもてることもなく，身持はしっかりしていた．25歳のとき母は見合をさせたが，彼女は男に対して冷たい態度をとり，気に入らぬと断った．何回見合させてもだめだった．27歳のとき肺炎にかかり入院した．医長は40歳くらいの親切な人であった．治って退院してからしばらくして偶然この医師に街で出会った．二言三言言葉を交わして別れたが，彼女は医師が自分のことを好きであるという目つきであったと思った．そして結婚してくれると思った．その医師には妻子があることは入院中に看護師の話から知っていたが，きっと妻と離婚して自分と一緒になってくれると思った．患者はしじゅう病院へ出かけて行き，この医師と面会しようとしたが忙しいからと断られても何時間でも待合室で待っていた．医師が通りかかるとその顔を離れたところから見るだけで満足した．彼女が挨拶してもそれに目もくれなかったが，それは恥ずかしいからだと思った．そっけない態度をとるのは周囲の事情がまだうまくいかないからだと思った．家庭裁判所へ行って，まだ離婚の訴訟は出ていないかと尋ね，出ていないと知っても，まだいろいろ面倒な処置を片づけているからだと思った．誕生祝いに友人から菓子の贈物を受取ると，これは彼が贈ってよこしたものだが，照れくさいから友人に託したのだと思った．もうそろそろ結婚の準備

をせねばならぬと衣裳も誂え，とうとう医師の家へ出かけていって，式の日取りを定めたいと申出た．——これまでに3年もかかったが，勤めはちゃんとして居り，社会的関心も十分あり，結婚以外のことでは奇妙な点はなかった（パラノイア）．

● 65歳の農家の主人，大きな農家で土地も山林も多く，村の役員などもよくやらせられた．元来頑固な性格であったが，正直で人望があった．地方の都市の近くなので，土地の開発が流行し出し，村には土建屋が出入りするようになった．妻や息子が村の誰それは土地を一部売って豪邸を作ったとうらやましそうに話すのを苦々しく聞いていた．とうとう彼のところにも村の知人から紹介されて土建屋が出入りするようになり，妻たちはもう新しい家の設計などやっているので，自分は先祖から伝えられたものを守って行くのだといって，意見の衝突をおこした．土建屋は菓子など手土産にして来て，妻たちとおもしろそうに世間話をしていった．ある日家の前の大きな土蔵を見せてもらいたいといいだし，患者は気が向かないのに妻は「いそいそ」と案内して入って行き，中を見せるにしてはあまり長い間入っていたように思われ，出て来た二人の様子は普通と違っているようであった．これは何かあったなと患者は思った．妻と息子は隣の家では土地の一部を売って息子夫婦の新築の家を作るのだとうらやましそうに，患者に聞こえよがしに話した．患者はこれは金と色とで買収されたなと思った．蔵の中では妻は密通され，土地はうまく横領されるのだと思った．それで妻と息子を責めたが，それは何の根拠もない思い過ごしだと逃げられてしまう．うかうかしていると妻も土地も取られてしまうと，その筋へ訴え出たが，何の根拠もないことと相手にされなかった．これはその筋まで土建屋に買収されているのだと思い，地裁まで訴え出たが相手にされない．そのうちに近くの市の悪い弁護士のよい餌になり，その費用の支弁に土地の一部を手放すような始末になったので，家人も弱り入院させた．

病院の中では行動は整然としていて，妻と息子と警察と裁判所を非難し，相手になっていれば2時間も3時間も非難の議論を続け，それに異論を唱えると医師まで買収されていると誇ったが，次の日にはまたその医師に同様の非難の議論を続けた．開放病棟に居たが，毎日退院を要求しても逃出すことはなかった．逃げると不利になることは知っていた．許可によって外泊するとすぐ警察へ駆込んで，想像上の横領者を訴えた．外泊のときに，こういうことはしないと約束させても守れなかった．入院中は好んで法律の本を読み，朝日新聞，中央公論，岩波新書を何冊も読み，内容をよく理解記憶し，批判

し，医師に意地の悪い質問をして答えられないと嘲った．多くのことが自分の事件と関連づけられ，為政者の非難をよく行った．こういう状態は 10 年以上も続いたが，精神的な衰えは全くなく，活発にいつまでも同じ非難を続けた（パラノイア，好訴妄想）．

§4．統合失調症の解釈と説明

　統合失調症の発生や種々の症状や本体を根本的に説明しうるだろうか．
　統合失調症では患者は突然に，あるいは徐々に今までの勝手の知れた，親しい familiar, intimate, vertraut 正常の世界との接触 contact, Kontakt を失い，見知らない strange, fremd 別の alien, ander 世界に陥る．患者は今まであたりまえだったこと，あたりまえのしきたり convention がわからなくなる．この世界の住人は正常の世界の住人と正しい接触ができない．患者と常人とにはずれがあって，常人は患者はずれて，正しいことから外れている妙なことをやると思い（狂い），患者から見ると常人はずれておかしく見える（転嫁症 transitivism, Wernicke 1900）．患者一人の世界では通用するが常人の世界では通用しない．無意味な感情や行動を示し，普通一般のことは患者にはわからない．それで患者は自分勝手なことをし，自分の殻の中に閉じこもって，感情を現わすべき場合に現わさず，刺激に応じて普通の通りに反応しない．これは感情が鈍い，衝動的である，話が通じないというように我々に映る．これは了解不能ということでもある．
　このような世界にいきなり陥ると，勝手の知れない別世界に踏み込んだのであるから，非常に無気味 unheimlich である（世界没落感）．患者は他人との接触を断たれて孤独の不安に陥るのには堪えられないので，この不安を防ぐ機構が働いて幻の相手を作り出す．幻でも，ないよりはましなのである．これは幻の声であり，幻の意味という非現実的な考えであり，こうやって辛うじて相手を見出して孤独の不安から間に合わせの逃避を行うのである．
　病気が進めばこの世界に安住するようになる．そうすると世間一般のことに無関心でその世界の中で主として生活する欠陥分裂病（欠陥統合失調症）としてその世界に沈殿してしまう．この場合，夢の世界のように患者の世界が全部夢幻の中にあるのではなく，統合失調症では現実の世界と統合失調症の世界の両方に居る．これを**複式簿記** doppelte Buchführung (*Bleuler*)，**二重定位** double orientation といってもよいし，醒めて夢みるといってもよい．自閉が最初で，そのために感情や関心の消褪が副次的に生ずるのか，感情や関心の消褪があるために副次的に

自閉の世界に陥るのかは，卵が先か鶏が先かというようなものであろう．それではこの別世界に陥る**原因**は何か．

身体的 病理解剖的変化ははっきりせず，何かあったとしても特異的なものでなく，大脳皮質に神経細胞の脱落がみられることがあるくらいのことである．脳幹の睡眠や意識状態に変化をもたらす場所と関係があろうか．統合失調症では意識の緊張度が少ないといわれる．証明される血液や代謝の変化は感情的緊張状態の身体的な現れに過ぎない．何かの代謝物，神経間伝達物質のカテコールアミン（ドーパミン，ノルアドレナリン），セロトニン等モノアミンの代謝障害があるといわれる．確かに身体病であるという証拠はない．内分泌の異常，脳病，例えば脳腫瘍，薬の中毒が症状を生ぜしめるきっかけになりうる．遺伝性はあるようだが，はっきりしない．体格 physical constitution, Körperbau がいくらか関係あり，痩せ型 leptosom, 太り型 pyknisch, 闘士型 athletisch, 形成不全型 dysplastisch な体格とに分けると，痩せ型と形成不全型は分裂病（統合失調症）と分裂気質，太り型は躁うつ病と循環気質，闘士型はてんかんと粘着気質に関係があるといわれる（クレッチマー *Kretschmer* 1921）．

精神的 これが原因とははっきりいえない．次の各因子が誘発的に働くかもしれない．

自閉を来たすような精神的状況，社会的孤立 isolation, 移転，恥辱感，孤独感，人間疎外，性的経験などが統合失調症発生の部分的原因として了解的に取り上げられる．アメリカではある種の素質の人間に幼時から長いことトラブルが続いて，それが積もり積もって遂に堪えられなくなって，別の世界に逃げ込むのだという．幻覚や妄想の内容はその人の生活史と関係が深く，両者の間にある程度了解的な関係があるが，なぜ幻覚，妄想という形の精神障害が起こるのであろうか．これは生物的人間にもともと具わっている，反応における機構のごときものであろうか．人間は夢を見るが夢の内容はその人の隠れた不安や願望を象徴的に現わすと解されることがある．何の不安もない，願望もない，悟りきった人には夢は現われないだろうか．聖人に夢無し，古の真人，其の寝ぬるや夢みず，其の覚むるや，憂なし（荘子）というが，吾復た夢に周公を見ず（孔子）といって，精神が衰えると夢もみなくなるともいう．夢をみないようにしておくと（dream deprivation）不安神経症のようになり，感覚を剥奪すると（sensory deprivation）幻覚が見えるようになる．人はなぜ夢を見るのか．隠れた不安を夢で象徴的に吐き出して，心を洗って安静を保つのだとすれば，夢は心の防御機構である．統合失調症もそのようなものであろうか．夢をみているときに脳波には覚醒時と似た波が出るが，動物でもこういうことがあることから夢をみると推測できる．動物にも統合失調

症があるであろうか．薬で人間に統合失調症様状態を起こすことがある．同じ薬は動物に統合失調性態度や行動を起こすことがある．しかし動物の幻覚妄想体験は知り得ないので，確実に統合失調症といえるかどうかはわからない．

遺伝と家庭状況　遺伝と環境は互いに働き合うものであり，親は子に素質を与えると共に感情的関係によって子を積極的に，はっきり意識せずにも形成する．これは知能についても性格についてもいえる．遺伝的素質は統合失調症の原因の一部であろう．統合失調症の血族 sibling, Sippe には統合失調症と分裂病（統合失調症）質が多い．一卵性双生児では発病の一致率が高い（80％），しかし100％ではないのは環境のせいであろうか．体質的には痩せ型と形成不全型が統合失調症と関係し，太り型の人が統合失調症になると治りやすく，欠陥に陥り難い．

家族構成では，欠損家庭 broken home, 両親の不和，両親ことに母との人間関係が問題になり，母があまり心配性，過保護，攻撃的，両価性，矛盾要求的 double-bindであると，子供との正しい感情交通ができなくなって，子供の正しい人間関係の発達が妨げられ，子供は周囲との感情的交通 communication ができなくなり，統合失調症になるのだといわれる．いずれにしても統合失調症では精神的相互伝達の障害（神経学的認識障害でもありうる），自閉性，現実との生きた接触 contact vital avec la réalité (*Minkowski* 1924) の喪失が根本的であって，これを心理的に招くような状況によって統合失調症になるのだと考える．例えば矛盾要求的 double-bind, Doppelbindung (*Bateson* 1956), 二重つながりというのは，一方では＋の要求をしながら一方では－の方向の希望を示す行動をして，相手は要求者の本意が理解できなくなり，こういう状況が続けば親子，ひいては他人との間の心の交通ができなくなって，自閉に陥るであろうというのである．

症　例　例えば子供が誕生祝いに靴を2足贈物としてもらう．喜んでその1足をはいてゆくと，母は「もう一つの方は嫌いかい」という．子供は，もう一つの方をはいていっても母は同じことをいったであろう，といって2足はいてゆくことはできない，一体母の本心はどういうのだろうと，相手の本心が知られなくなってしまうというのである．

しかし子供が「もう片方も好きだよ，明日はあっちをはいてくるよ」といえば母も救われる．子がこういえないのは，この子がもともとおかしいのではないかということにもなる．これと似たようなことは世間にいくらもあって，動物愛護協会の人が牛肉が好きであるなど，このような矛盾した状況は日常いくらも存在するのであるから，ある患者についてこういう状況の有無を詮索すればいくらで

も発見できよう．したがってそれが統合失調症の発生原因とできるかどうかわからない．

とにかく統合失調症が母親の態度によって作り出されるとすれば，このような母親を分裂病(統合失調症)因性母親 schizophrenogenic mother(Kanner 1943)といい，こういう見方を推し進めれば，統合失調症というのは，実は家族の方に欠陥があるのだが，それを保持するために，家族の者に都合の悪い子供を押し退けようとするせいで，家族の者が子供に統合失調症といわれるような行動を作り出して，病人として排除してしまうのであり，子供が病気なのではなく家族の方がおかしいのであって，治療は子供の無限の発展が自由にできるようにしてやればよいのだという．母親を社会全体にまで押広げれば，反精神医学 antipsychiatry (Laing, Cooper 1960)の流派の主張となる．神経症的性格－行動異常(非行少年，登校拒否)などについてはこのような社会－家庭因的な見方もできようが統合失調症でもこういうことがいえるだろうか．反体制者の好みには合う．登校拒否児についてならば，今日の狂った学歴社会や教育制度の犠牲にならないように，人間として正しいあり方を求めて登校しないのを病気とみなし，それを治療するのに狂った社会制度に適応させようとすることが誤りであると解釈できる．アメリカ派では統合失調症も神経症なみに見る人が多いので，こういう理屈も成り立つ．

統合失調症が社会の影響を受けるとすれば，その症状の内容についてはもっともと思われる点もある．以前は典型的な緊張病が多く見られたが，今日ではこれは減って，軽い破瓜型，偽神経症型が増えたようにも見える．ヒステリーが減ってノイローゼが増えたのに似る．昔は進行性麻痺のような器質性脳病も文明国に多く未開地ではまれといわれた．

以上のように内因性精神病は脳病的にも，あるいは神経症的にも見られる．すなわち脳の器質性病変を原因として異常な精神状態が現れると見る人もあり，精神的動機と推測されるものから了解できるように，力動的に起こってくると見る人もある．精神病の症状を無意味の妙なものと見るときには前者に傾き，妙といわれる症状の中に何かの意味を見出そうとすれば後者に傾く．そして力動性，意味附加の解釈というものは限りなくあるものであり，また身体的変化も多数に見出され，決定的な特有な変化が見出されたとしても，その変化から精神症状を誰をも納得させるように説明しうるものではないので，様々な学説，見解が生ずることになる．

結局今日のところ統合失調症が起こるのは多因子的 multifactorial に考えるべきであり，精神的には，性格－家族－状況－社会的な部分的原因と，身体的には遺伝的素質と身体的な病気などの部分的原因，すなわち了解しうる動機と説明し

うる体因が重なり合うとしかいえない．心理的異物の侵入と欠陥状態への進行が よけいある場合には**過程分裂病（統合失調症）** Prozess-Schizophrenie，反応的 なものがよけいあずかっていると見える場合には**分裂性（統合失調症）反応** schizophrene Reaktion，その中間に内因性間欠性分裂病（統合失調症）があると考えられる．アメリカで schizophrenic reaction というのは，いわゆる統合失調症全体を指し，心身のあらゆるストレスの積重なりに対する反応と見る．欠陥状態に陥る，分裂病（統合失調症）くささの著しいものを真正統合失調症 echte Schizophrenie，そうでないものを偽統合失調症 Pseudoschizophrenie（*Rümke* 1958）ともいう．自我障害のように統合失調症特有のもの，了解不能，共感不能 なものがあるのは，未知の脳病を想定する根拠となるという人もある．

〔III〕 非定型精神病

非定型精神病 atypische Psychose，**変質精神病** Degenerationspsychoseは内因 性であって，統合失調症にも躁うつ病にも，さらにてんかんにも問題なく入れる ことができないものである．統合失調症，躁うつ病は原因，本体が不明の精神病 の二つの型に過ぎず，各々一つの定まった病気ではなさそうなので，二つの病気 の型の境界はしっかり定まったものではなく，爽快や憂うつの気分のない，不安 や不機嫌などの著明な増減動状態は皆躁うつ病から統合失調症の方へ入れてしま う人もあり，非定型精神病とする人もある．この二つの精神病を規定したクレペリンにしても，統合失調症特有症状を持つ躁うつ病を記載している．非定型精神病は予後はよい．

統合失調症と躁うつ病の両方の症状（症状の形と経過の形）を持つものは**混合精神病**Mischpsychose（*Gaupp* 1926），**分裂－感情精神病**schizo-affective psychosis といわれ，循環性に経過しながら躁うつの症状を呈さず，統合失調症の症状を呈 するもの，躁うつの症状と共に幻聴，妄想，緊張の症状もはっきりしているもの などがある．これは両方の内因性精神病の素質があるからだと考える人もある． そのほかやはり循環性に経過しながら**増減動性運動精神病** hyperkinetisch-akinetische Motilitätspsychose（神経学的なものに近い形の反応性表出性運動の 増減，普通緊張病に入れてしまう），**錯乱精神病** Verwirrtheitspsychose（興奮 あるいは抑制のある,意識混濁の少ない,支離滅裂と見当識喪失の著しいもので,以 前アメンチアAmentiaという独立の病気とされ，**産褥精神病** Wochenbettpsychose に多い），**離人精神病** Depersonalisationspsychose（離人は一般に神経症に入れ られるが内因性に見えることがあり，治癒し難いものもある），**不安精神病**

Angstpsychose（躁うつの代りに不安幸福がある不安幸福精神病 Angst-Glücks-Psychoseもある）などが区別され，人格と環境との了解的関連なしに内因性に循環性に出現する．ウェルニッケ派のクライストKleist，レオンハルトLeonhardはこういうものをも内因性精神病としてあげる．

デンマークのラングフェルト Langfeldt は1939年に急性の，経過の短い，あとに痕跡をのこさずに全治する分裂（統合失調）性障害を分裂（統合失調）形状態 schizophreniform stateといったが，近頃アメリカでも分裂（統合失調）形障害として統合失調症と区別する．フランスのブフェ・デリラント，ドイツの昔の急性幻覚妄想症ワーンジンと似たものであろう．

統合失調症が躁うつ病になったり錯乱的になったりするように見えることもあるので，統合失調症とか躁うつ病とかの区別をやめて**内因性単一精神病** Einheitspsychoseとしてしまい，その種々の型，あるいは経過の諸段階が躁うつ，分裂，錯乱などであると見ることもできる．このような種々の病名は19世紀の古い病名で，不安精神病，運動精神病はウェルニッケ Wernicke（1881），アメンチアはマイネルト Meynert（1890），単一精神病はノイマン Neumann（1860），産褥精神病はフェルストナー Fürstner（1875）により，今日でもこういう古い名称を使う人がある．フランスのアンリ・エー Henri Ey は器質力動説 organodynamismeを唱え，進化退化論のイギリスのジャクソニズム Jacksonism に拠って，精神病でも神経病でも症状はあとから進化した，高級な，分化したものがなくなって，古い昔のもの，低級な，未分化なものが現れてくるのだと称えたが，これも単一精神病的な見方である．ノイマン以前にヤコービ Jakobi，ツェラー Zeller もこう考えた．

統合失調症という病名は一種の屑篭のようなもので，よくわからないものは了解不能として何でもこの中に投入れられてしまい，器質性疾患さえ検査を怠ると統合失調症にされてしまうことがあり，脳腫瘍が誤まって統合失調症とされていることはそうまれなことでもないので，統合失調症という名称は軽々しく用いない方がよい．

統合失調症と躁うつ病はそれぞれ一つの病気であるというのではなく，内因性精神病とされるもののそれぞれ一つの型であって，統合失調症と躁うつ病という二種の独立した病気の種類があるというのではあるまい．

統合失調症の体験には，目につく特有のすばらしいものがあるが，このような体験を豊富に持つものは少なく，多くは情意鈍麻と，少しの幻聴と，被害的関係妄想ぐらいで，社会，家庭生活不適応を主症状として訪れてくるものである．

統合失調症で，普通にあるべき精神活動が減ったり失われたりすると**負** negative，逆に増したり新たに出てきたりすると**正** positiveな症状という．

ジャクソンの正負とは必ずしも一致しない（p.362）

4 器質性精神障害

　器質性精神病 organic mental disorder, organische Psychose は身体か脳の捕えうる器質的な病気を基にしていると考えられる，身体的に基礎づけしうる körperlich begründbar 精神病であって，精神障害は身体疾患の症状なのである．統合失調症や躁うつ病も未知の身体疾患の症状かもしれないが，ここには入れない．急性の脳侵害は重い身体疾患，例えば急性伝染病，中毒，血行，代謝，内分泌，膠原系の疾患や，急性脳疾患の際に起こり，そのとき症状として精神障害が現われるのでこれを**症状性精神病** symptomatic psychosis, symptomatische Psychose という．主として脳の病気で脳が広汎に破壊されるときの精神障害は，**慢性脳器質性精神病** chronische hirnorganische Psychose という．両者間には互いに移行があり，重い症状性精神病はあとに脳損傷を残して慢性器質性精神病をきたすし，慢性器質性精神病も急性の過程を起こすときには症状性精神病の症状を示す．

　脳が全般的に急性に重い侵害を受けると錯乱状態（意識障害）を起こし，慢性の広い脳破壊があると欠陥状態に陥る．これを**必須症状** obligatorisches Symptom という．

　病気の重さや，侵された場所や，侵され方の速さや，回復期や，病毒の特性や，個人的特性（素質，症状性精神病を起こしやすい人，統合失調症状を起こしやすい人）によって，他の精神諸状態（状態像の A，B，C，E）も見られ，これを**随意症状** optional symptom, fakultatives Symptom という．

　欠陥状態には認知症すなわち知能低下と，性格変化 personality change,

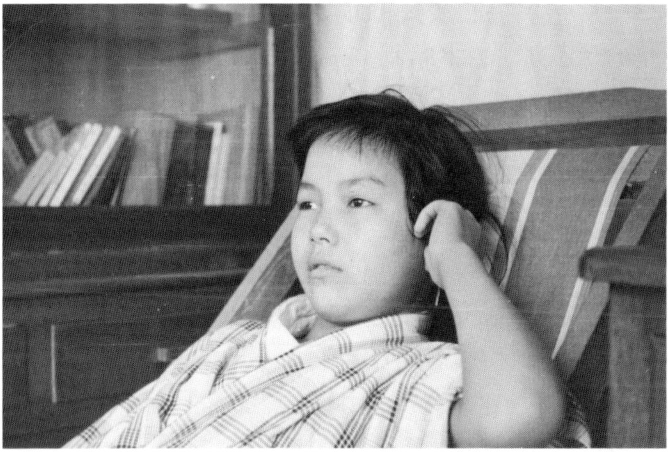

図 I-32. 軽い意識混濁時の表情

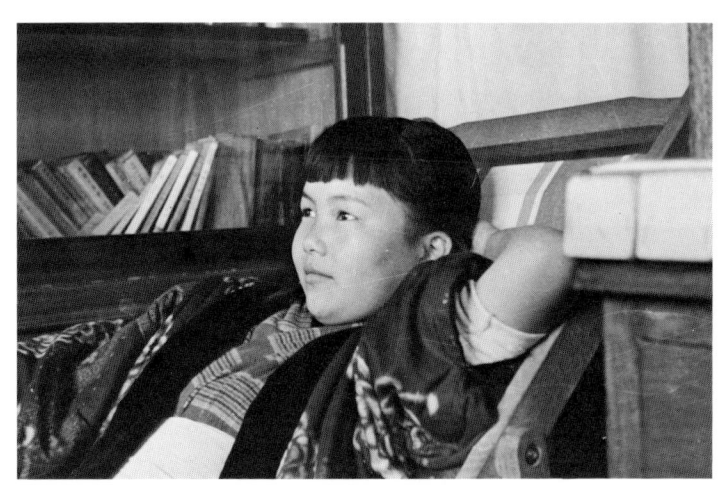

図 I-33. 意識清明時の表情

Wesensänderung があり，これは非可逆的 irreversible であり，これに反して錯乱状態と随意症状は可逆的 reversible である．

このような可逆的症状は正常から錯乱に至る往復に通過して行くものなので，**通過症状群** Durchgangssyndrom (*Wieck* 1956) といい，可逆的な器質性

精神病を機能精神病 Funktionspsychose といって，不可逆的な器質性脳病性精神病と区別するが，機能性精神病 functional psychosis という名称はアメリカでは統合失調症と躁うつ病を指し，いずれも脳実質に物質的欠損がなくて，脳の機能だけが損なわれるという意味である．慢性脳病性精神病も軽ければ通過症状群を呈する．

したがって急性の身体-脳-侵害の際の意識障害を主軸とする**急性外因性反応型** akuter exogener Reaktionstypus (*Bonhoeffer* 1908) あるいは急性器質性精神障害 acute organic mental disorder, akutes hirnorganisches Psychosyndrom と，慢性の広汎な脳破壊による記憶と知性の低下および性格変化を主軸とする**慢性脳器質性精神症状群** chronisches hirnorganisches Psychosyndrom とに分けられる．

なお一層軽い脳侵害では，情意的変化，ことに不機嫌や衝動的行為の方が知性の障害より目立ち，これは軽度の器質性精神症状群にも，脳の局所的破壊や内分泌障害にも見られ，それぞれ**脳局所性精神症状群** hirnlokales Psychosyndrom, **内分泌性精神症状群** endokrines Psychosyndrom (*Manfred Bleuler* 1948) と名づけられる．ことに局所性のものでは破壊個所によ

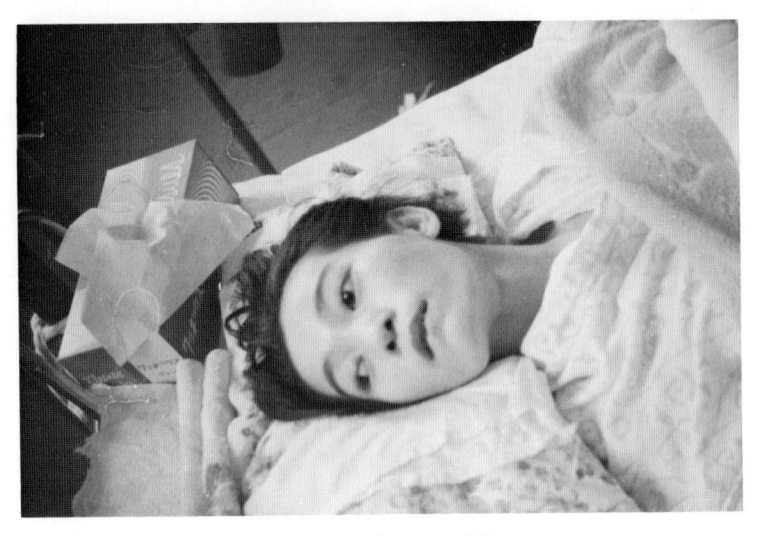

図 I - 34. 失外套症状群

って情意変化に差があり，前頭葉なら発動性と関心の喪失，眼窩脳なら抑制欠如とふざけ症 moria, Witzelsucht, 脳幹なら感情や衝動の抑制欠如や鈍感，またバセドウでは躁，粘液水腫ではうつ，下垂体では鈍などの違いがある．

　非常に重い脳損傷で，皮質の機能がまったく無くなって，脳幹のみが働いている除脳状態 decerebration, Enthirnung を**失外套症状群** apallisches Syndrom (*Kretschmer* 1940) といい，覚醒-睡眠の差と原始反射と全身の強直のみとなる．前頭-中脳-間脳の損傷や，内因性精神病やヒステリーにおける類似の状態は，**無動無言症** akinetic mutism (*Cairns* 1941), **覚醒昏睡** coma vigile といわれる．今日のごとく機械的に生命だけを保たせて，著しい脳毀損患者を生かしておくと，心臓のみ動いている超過昏睡 coma dépassé, 脳死 brain death, Hirntod となり，脳波が消える．無動無言症では運動はないが醒めていて目で対象に固定でき，何日も何か月もたった後蘇生して，この間のことを思い出せないことも，思い出せることもある．

〔I〕　症状性精神病

　症状性精神病 symptomatische Psychose とは，身体ないし脳の急性の重い，しかし可逆的なことも多い，病気の症状として，精神障害が現われるような精神病であり，この症状を外因反応型といい，主症状，必須症状は意識障害（錯乱状態）confusion mentale である．

　軽い身体の病気（たとえば風邪），あるいは身体的重病の初期や回復期には神経衰弱状態がよく見られる．その外，増減動状態（躁性-誇大性—上機嫌状態，抑うつ状態，不安，情意鈍麻），幻覚妄想状態などが見られる．時として慢性になって記憶減退や欠陥状態も起こりうる．意識障害はことに晩に著しくなる傾向がある．

　急性の重い身体疾患は，高熱性伝染病，急性多発性関節炎，血行不全，絞首，脳振盪，慢性病の急性転換として，糖尿病，尿毒症，肝疾患，低血糖ショック，悪液質，失血，癌の脳転移，産業-公害-薬物中毒，内分泌障害（コルチコステロイド精神病のようにホルモン剤を用いたためのものもある．上機嫌，抑うつ，躁，

落ち着きなさ，幻覚妄想，緊張症状など），血液疾患，代謝障害（ポルフィリア，ペラグラに抑うつ，せん妄，認知症が起こることがある），大手術のあとなど，重い中毒性，代謝性の病気は全部数え上げられる．

急性の重い場合には錯乱状態，意識障害の像を呈するが，いくらか慢性のときには意識はかなり清明である．こういう場合には通過症状群を示す．貧血では邪推や迫害妄想，バセドウ病では躁性興奮，悪液質では多幸，上機嫌 euphoria, Euphorie（穏やかな爽快で，心配がなく，調子よく感ずる），インフルエンザや産褥には抑うつ，アルコールには幻覚症，若い人には神経衰弱状態，老人にはコルサコフ症状群が起こりやすい．重い身体病の回復期には神経衰弱状態が多く，**過敏情動性衰弱状態** postinfectious neurasthenia, hyperästhetisch-emotioneller Schwächezustand (*Bonhoeffer* 1910) といわれる．

脳のあらゆる疾患はその急性期に急性脳器質性精神症状群（これにてんかん発作も加わる）を呈する．髄膜炎，脳炎，脳外傷，脳出血，進行麻痺発作，脳腫瘍においてそうであり，さらにあとで多かれ少なかれ永続的な脳破壊を起こすので，器質性欠陥状態を残すことが多い．

急性脳器質性精神症状群を起こすような身体疾患は統合失調症を誘発することがあり（産褥など），また急性統合失調症の緊張型は錯乱状態に似るので，両者を区別し難いことがある．通過症状群の中には躁症状，うつ症状，幻覚症，幻覚妄想症，恐怖強迫状態，誇大的作話状態，健忘，追想異常——既視（デジャ・ヴュ）déjà vu, 未視（ジャメ・ヴュ）jamais vuなどの既知感 familiarity, Bekanntheitsgefühl の異常，再認の錯誤 fausse reconnaissance, 過去の人生記憶のクイックモーション的再現 flash-back in quick motion, Zeitrafferphänomenなどもある．

> 症例　周囲の様子が急に妙に変りました．あそこに子供づれで歩いている人も，走っている車も，以前たしかにこれと同じ光景があったという気がするのです．鳥の声までもたしかにこの通り，前にあったという感じがします．しかし本当はなかったのだということも承知しています（既視）．
>
> 今まで見なれた室の様子が急に変って，何もがぴかぴかと美しく輝いて，赤や青の色も深みがあって鮮やかで魅力的で，煙草の灰までがダイヤモンドの様に奇麗で，全く違った世界に来たようで，天国にでもいるようでした．この室は今までの私の室だともわかっていました．まるで夢のようでした（未視）．

突然頭の中を映画フィルムのように，私の小さい時から今までのことが矢のように，早取映画のように過ぎて行きました．私の生涯の全場面が出ていました．ほんの何秒という間のことです（クイックモーション的フラッシュ・バック）．

このような既知感の変化，偽再認 fausse reconnaissance はてんかんの小発作や薬物中毒，偏頭痛発作の後などに見られる．通過症状群の統合失調症状態は身体疾患が治ると共に消えるが，誘発された統合失調症は身体疾患が治っても依然として続く．

身体疾患の際の心因性反応は，器質性精神症状群と区別しなければならない．身体のことに慢性の病気に悩む患者は，憂うつ，不機嫌，不安，邪推，絶望などを，体の病気の心配や死の不安という精神的な動機からの反応として起こすし，また身体の病気があると，精神の基盤をなしている脳の物質的変調によって，心因性反応を起こす傾向が高まる．慢性の身体病は，不安や憂うつによって悪影響を心身医学的に受けるので，心の平静は身体の安静養生と共に，慢性身体疾患には必要である．重い結核や癌の患者は自宅で一人で悩むより，専門病棟で同種の患者と一緒に生活すると，精神的に平穏を得，生命も延びるものである．

症例 25歳の女性，重い肺炎で入院中である．熱が高くて体が弱っているのに，じっと床に就いておらず，床から降りようとし，止めてもいうことをきかない．医師に対し「あなたは誰」という．「こわいものが来る」といっておびえる．「ここはどこですか」「私の家よ」というが，まもなく家へ帰るのだと床から降りようとする．無理に止めると「ここは牢屋だ，皆私を監禁しておこうというのね」と腹を立て，腕を振上げる．翌日になると，「昨日は車で町へいってきた」と述べる．実際は一日中うとうとしていた．注射をしようとするとひどく拒んで「皆私を殺そうというのですか」と甲高く叫ぶ．「ここでは人を殺しているのよ，ほら，血のたれる音が聞こえるでしょう，ああ，よっちゃん，私今すぐいくわ，待っててね」という．「ここはどこですか」「さあどこでしょう，私の家でしょう」，「ここにいる人たちは」「変ですね，たくさん人がいて，何をしていらっしゃるのかしらん」，「家はどこですか」「家って何ですか」「あなたの家ですよ」「さあどこだったかしらん」，「今日は何日ですか」「何日って，そうね，何が何だかちっともわからないわ」（せん妄，見当識喪失，作語，**明識困難** schwerbesinnlich——はっきりとよく理解できず，よく考えられない，**困惑** perplexity, Ratlosigkeit——周囲の様子もよくわからず，考えもまとまらないのを自覚して困ること，軽い意識混濁に見られる）．

- 25歳の髄膜炎の患者，突然とび起きて窓の格子の間に頭を突込んで抜けなくなってしまった．「こんちきしょう，俺は犬だ，かみつくぞ，お前は狐か，おお神様，火が燃えている」と怒鳴る．やっと抑えると，耳がちぎれそうになっていたのでそのまま縫合しても，少しも痛がらない．

- 統合失調症でインスリン・ショック治療をしている患者，深い意識混濁のときに，暫くの間右脚を律動的に動かし，唇を尖らせて唾を吐くまねをし，ちゅうちゅうと乳を吸う口つきをし，バカバカと同じ言葉を何度も繰返した．

- 心臓弁膜症で代償不全に陥った患者，不安で，困惑し，「病室は気味が悪い，あなぐらのようだ，夜目が醒めたらベッドはなくて，墓地になっていた．石の墓が並んでいた」といった．

- 重い肺炎で瀕死の昏睡状態から蘇った30歳の女子，「暗い荒地の中をさまよっていました．川がありました．向岸で死んだおばあさんが呼んでいました．川を渡ろうとしても足が動きませんでした．そのうちにおばあさんの姿は段々遠くへいってしまいました」．

〔II〕 慢性嗜好品中毒

　これは中毒性精神病なのでI.の症状性精神病に属するが，自ら求めて精神障害を起こし，それに慣れて病みつきになり，止めようとしても止められず，それに頼らなければ生活できなくなり，こうなりやすい性格や身の上や，社会的に迷惑を及ぼす問題や，取扱いの問題がからんで来るので，特別に述べる必要がある．薬物濫用障害psychoactive substance abuse disorderともいう．

　人がある嗜好品に慣れて，それがないと不快や苦痛を感じ，客観的にも主として自律神経系の失調を来たすようになり，そのため再三このものを摂取したいという欲求を抑えられなくなると，この人は，嗜好品中毒，**嗜癖** addiction, Sucht に陥っているといわれる．**濫用** abuse, Missbrauch は正当の目的以外にやたらに用いること，**習癖** habituation, Gewöhnung は常習，

嗜癖はそれを好んで癖になり，やめると苦しくて用いれば直ちに快くなり，止められないこと，**依存** dependence, Abhängigkeit はそれに頼らなければ生活できないこと，使用禁止は**禁断, 離脱, 退薬**, abstinence, withdrawal, Entzug, Entwöhnung, Entgiftung, sevrage という．コーヒー，タバコ，晩酌も嗜癖かもしれないが，個人的，社会的生活に著しく有害なもの，酒，麻薬などへの抑えられない欲求をここで取扱う．（substance＝controlled drug 規制麻薬）

§1. アルコール中毒（アルコール関連精神障害）

A. 急性アルコール中毒 acute alcoholism, akuter Alkoholismus

酒を飲むと誰にでも現れる**酔い**，**酩酊** Rausch のことを急性アルコール中毒という（血中アルコール濃度は軽い酔いでは0.05％，中位の酔いでは 0.1％，重い酔いでは 0.2％以上）．酔いには，酒の量のみでなく種類，飲むに要した時間，周囲の状況，相手のいかんも関係があるので，同じ分量のアルコールを実験室で純アルコールの希釈によって与えてもあまり酔わない．

酔うと上機嫌，無為，感傷的，不機嫌，乱暴など，人によっていろいろ違った酔い方をする．飲むときの心身の状態や素質にも関係する．ごく少しの酒で酔うのはアルコール不耐性 alcohol intolerance, Alkoholintoleranz という．

酔いによって平生は隠れているその人間の性格の特徴がさらけ出され，酔いは抑制を去って無遠慮にあからさまな自分を露呈させる．抑制が去るので秘密をもらし，あつかましく，無遠慮になるが，隠し立てがなくなるので互いに相手の人間がよくわかり，親しくなれるという長所もある．平生自信のない，気の小さい，憂うつな人は，酔うとかえって平生知らない愉快さ，意気昂揚を知り，上機嫌，誇大的になるので，このような人はこの気分を味わうために酒を常用するようになる．平生屈託のある爆発者は酒を飲んでうっ憤を払い，感情昂揚者は酒と結びついている社交的快楽を求め，意志薄弱者は苦労のない遊びを求め，顕示欲者は自慢のために酒を飲む．酒の味を好む人は酔う程には飲まない．生活葛藤や困難のために悩む人も酒で一時的に紛らわ

せるので，職業や結婚の失敗から飲酒癖に陥る．

　複雑酩酊 komplizierter Rausch は量的に強い酩酊で，興奮や意識混濁のあるもの，**病的酩酊** pathological drunkenness, pathologischer Rausch では比較的少量のアルコールで突然もうろう状態に陥り，狂暴な危険な行動もあり，しばらくして，あるいは眠りこんだ後に我に返ると健忘を残す．このような状態で犯罪が行われることがある．

B．慢性アルコール中毒（アルコール依存）chronic alcoholism, chronischer Alkoholismus（alcohol dependence syndrome）

　常習的な酒の飲用，断酒不能，精神的身体的症状の存在，家庭社会生活の困難がこの場合認められる．慢性中毒になるにはAに述べたように性格的，心因的な基礎があることが多い．軽い欠陥状態のため，知的にはのみ込み，ものわかり，理解力 comprehension, Auffassung が悪くなり，性格的には感情が浅薄になり，社会的関心が減り，非道徳的になり，怒りっぽくなり，抑制を失って欲求に身を委ね，意志が弱く，社会的活動性を失って生活能力がなくなり，浪費，乱暴，家族虐待，社会的失敗が多く，禁酒を誓っても全く守れず，嘘やごまかしが多くなり，性格異常性が著しくなる．記憶力も減退し，その著しいものはコルサコフ症状群を呈する．身体的には酒を飲まないときの自律神経系の不調，肝障害，多発性神経炎 polyneuropathy が多い．時々ひどく飲みたくなって飲むのは**渇酒癖** dipsomania（*Hufeland* 1819）で，周期性暴飲であり，その原因は一様ではなく，外因性のものは給料が入ったとき，反応性としては不機嫌や心配のとき，内因性素質性のものは性格異常の気分変動者やてんかん性の人の場合である．

C．慢性アルコール中毒（アルコール依存）の際の急性精神病

　これは精神症状の著しいものが，慢性中毒者がその上にさらに飲酒したときや，身体病にかかったときに出現するもので，幻覚妄想状態，せん妄状態，健忘状態などが見られる．

1）振戦せん妄 delirium tremens

　慢性アルコール中毒者が多量に飲酒したり，急性の身体病に罹ったりするときに，急性に現われるもので，ことに晩になるとせん妄が起こり，視覚的

幻覚(小さな多数の動くもの——虫, 鼠, 小さな人間, が見え, また被暗示的で, 白紙の上に暗示されたものが見え, 眼球を圧すると幻視が起こる. リープマン Liepmann の試験) があり, また**作業せん妄** occupational delirium, Beschäftigungsdelirといって, せん妄のときに平生しなれた動作を反覆する現象が見られ, 気分は**すてばち諧謔** gallows humor, Galgenhumor (曳かれ者の小唄 black humor) といって, 不安と諧謔の混合を示すことが有名である (不安があるのにわざと平気を装って多幸のように見せる). 不眠と振戦を伴うこのせん妄状態は数日して睡眠に陥ったのちに治るが, また飲めば再発する. このせん妄状態は危険で死亡することがある (心 - 血行障害, 肺炎). ことに眼球運動の麻痺, 複視がある場合にはウェルニッケ脳症 Wernicke's encephalopathy, *Wernicke*sche Enzephalopathie (1881), polio-(pseudo-)encephalitis haemorrhagica superior があり, 第三脳室壁や乳頭体や中脳水道壁に血管増殖と出血が起こり, 生命の危険が著しい. これはビタミン B_1 欠乏による. 胃癌, 胃切除後にも起こることがある.

せん妄は突然の酒の除去で**禁断(離脱)症状** abstinence (withdrawal) phenomenon, Abstinenz (Entzugs) - erscheinungとして現われることがある.

2) **急性アルコール幻覚症** acute alcoholic hallucinosis, akute Alkoholhalluzinose

統合失調症様の幻覚妄想状態で, 不安, 幻聴, 幻触, 迫害妄想がある. 断酒してすぐ治るものも, 数か月続くものもある.

3) **アルコール嫉妬妄想** alcoholic delusion of jealousy, alkoholischer Eifersuchtswahn, Eifersuchtswahn der Trinker

統合失調症の妄想に似る. 断酒によってかなり経てから治る. 心因反応的な妄想形成と見られる所もあり, 酒のための陰萎のひけめによることもあり, 飲酒のため妻に疎んぜられて, 妻に男があると邪推を起こすこともある. かなり長い断酒により治る.

4) **コルサコフ病** *Korsakoff*'s psychosis, *Korsakow*-Psychose (*Korsakow* 1887)

アルコール性コルサコフ症状群で, 高度の記銘力障害と見当識喪失と作話

がある．気分は鈍感であるが上機嫌で，人のいうなりになる．

5) **アルコールてんかん** alcoholic epilepsy, Alkoholepilepsie

慢性中毒のためにてんかんを起こすこともあり，元来てんかんを起こしやすい人に，飲酒で発作が誘発されることもある．

§2. モルヒネ中毒

モルヒネ中毒 morphinism, morphine addiction, opiumism, morphine dependence, Morphinismus は，急性中毒では快感や夢幻状態，慢性中毒では欠陥状態様の意志薄弱，作業能力喪失，道徳的頽廃，放逸を来たす．

モルヒネは鎮痛剤となるが，同時に不安や不快を去って非常な快感や昂揚感を起こすので，疼痛や身体の不調や不機嫌のときには用いたくなる．故に無力者，葛藤や悩みの多い人，耽美主義者などが用いる．また酒とちがって多人数で一緒に楽しむことがなく，一人で楽しむので，孤独な人が用いる．

最初の注射（飲用してはあまり効果がない）は多くは鎮痛剤として用いられることに始まるが，誘惑や好奇心によることもある．ある人には注射が非常に快く，上機嫌を感ずるので，これを続けたくなって常用するようになる．モルヒネを手に入れやすい人，医師，看護師，薬剤師に多く，芸能界や暴力団関係にも多い．昔の中国のように阿片 opium の吸煙が国中に広がったこともあった．1839～42年英国がインドから中国に阿片を輸入させて儲けようとし，当時の清国は制限しようとして阿片戦争が起こり，中国が負けて香港をとられ，中国中に阿片喫煙が広がった．

注射による快感は数時間で去り，かえって不安，不快，非常な苦しみが生じ，仕事は全くできなくなる．このとき一本の注射で上機嫌になれるが，これを反覆していると次第に増量しなければ効力がなくなる．注射1本 0.01 g であるが，1日 2～3 g に至ることもあり，静注も行われる．阿片を燃して喫煙することもある（阿片窟 opium den, Opiumhöhle）．

モルヒネ中毒になると，効めが切れれば著しい**離脱症状** withdrawal phenomenon, Entzugserscheinung が現れ，自律神経の嵐が起こって，不

眠，発汗，あくび，くしゃみ，下痢，血行障害，不安，圧迫感，苦悶，錯乱状態を生じ，輾転反側，怒号，号泣するが，1回の注射でこれらの苦しみはまたたく間に消失して，非常な快感が得られるので，患者は注射を止めることができない．正当な手段では入手できず，高価なので，薬の調達のために不正の取引や処方箋偽造，窃盗，密売買をするようになり，秘密の，犯罪的な生活を送り，社会的，道徳的に頽廃する（人格中核喪失 Entkernung der Persönlichkeit，麻薬くずれ freak-out, ausgeflippt）のみならず，身体的にも衰弱して，恐しいくらいひどい状態になる．注射器も消毒せず，粉末をただの水に溶き，衣服の上からでも注射するので，膿瘍もでき，注射痕と皮膚の汚さから中毒者とわかるほどであり，多くは静脈に沿って注射痕が並ぶ．

　離脱症状のためだけでも自ら注射を止めることはできないし，家庭や開放的な病院でも治療し難い．苦悶を無視して一気に除去を行うのがよい．意志薄弱と苦しみと無節操のために，入院時にさえ薬を秘かにかくして持込み，附添人を買収してでも薬を手に入れようとし，薬局に盗みに入る．除去の際には強心剤と精神安定剤の併用か，モルヒネより作用の穏やかな，鎮痛剤（合成麻薬）メサドンmethadone(p.407)に置きかえてから離脱させて，苦しみを少なくする方法もある．苦しみを味わせる方が再発が防げるといわれる．治療の際モルヒネを除去すると苦悶はひどく，喚いたり，暴れたり，懇願したりして，演劇的に苦しみが誇張されることも多い．もし植物神経失調や血行障害や虚脱で危険があれば，モルヒネ一本でただちにおさまる．こういうものは身体的依存といわれる．少しずつ減らすのはかえって効がない．精神安定剤や持続睡眠下に一気に断てば苦しみは少なくて済む．離脱症状の苦しみは一週間位で，あとはけろりとする．

　多くの患者は初めから退院要求をするが，除去ができても，もう絶対に用いないという約束は全く当てにならず，多くはただちに再び注射を始める．ことに身体病の疼痛や生活葛藤が続いているものではそうである．故に患者の希望に反してしばらく入院させておかなければならないが，退院の要求がうるさく，病院は悩まされる．モルヒネ中毒になる人は同時に酒，タバコ，睡眠薬，注射一般を嗜癖的に好む．

　ヘロイン heroin（ジアセチルモルヒネ）は中毒が激しく，衰弱を来たすこ

とも強く，離脱時に虚脱や心臓麻痺を来たすことがある．ヘロインとは英雄 hero のごとき気分になるという意味である．モルヒネ拮抗薬として Naloxon, Pentazocin, アヘン受容体遮断剤がある (p. 407)．

§3．コカイン中毒

モルヒネ中毒では精神病的異常性は少ないが，コカイン中毒 cocainism, Kokainismus では著しい精神病的症状が現れ，コカイン精神病といわれる．急性中毒では酔い（上機嫌，抑制解除 disinhibition, Enthemmung, 興奮）すなわち躁状態を起こす．慢性中毒では幻覚妄想状態の**コカイン精神病** Ko-kainwahnsinn が起こり，幻視（色のある映画的），幻聴，幻触（虫のはう感じ，コカイン虫 cocain bug），それに関連した妄想，上機嫌や不安，多動が現れるが，除去によって治る．長く用いれば欠陥状態的になる．注射のほか粉を嗅ぐ方法もある．離脱症状は少なく，習慣のための増量も少ないので用いやすく，ことに芸能花柳界に多い．健康にはモルヒネより悪く，道徳的頽廃も著しい．幻触症 hallucinose tactile (*Magnan* 1889).

§4．睡眠薬中毒

嗜癖的に常用すると，慣れによって入眠作用がなくなり，快感のある半眠状態や能力感が起こる．上機嫌，あるいは記憶減退と遅鈍という軽い欠陥状態様のものもあり，錯乱，幻覚妄想状態，てんかん発作なども，ときに突然の除去によって生じ，**離脱せん妄** withdrawal delirium, Entziehungsdelir という．身体的にも眼振，失調，振戦が見られる．フェナセチンを含む鎮痛剤でもかかる中毒が現れるし，なお皮膚にミルクコーヒー様変色 café-au-lait-Verfärbung をきたし，間質性腎炎，萎縮腎，尿毒症を起こすので危険である．
withdrawal には離脱，自閉，（思考）奪取の三義がある．

§5. 覚醒剤中毒

プロパミン[1]（ベンゼドリン），メチルプロパミン[2]（ペルヴィチン，フィロポン）など，エフェドリン[3]に似た物質，覚醒アミン Weckamin，アンフェタミンは，爽快感，眠さの抑制，疲労回復感を起こし，ナルコレプシーや夜尿に効があり，やせ薬にもなるが，睡眠抑制や疲労回復感のために連用すると嗜癖に陥り，やせる上に躁うつ状態，統合失調症様幻覚妄想状態，慢性統合失調症様状態を起こす．離脱症状は著しくない．スポーツマンや競馬の馬に用いて成績を上げるのをdopingという．エフェドリンにはかかる作用は少ないが，慢性中毒によって統合失調症様になることがある．覚醒剤はたやすく合成できるので[4]，密造密売が行われ，闇の犯罪的な取引が多い．アンフェタミン amphetamine, Alpha-Methyl-beta-PHenyl-EThyl-AMINE, は1938年に製造され，前大戦の兵士に用いられた．俗語でシャブという．メチルディオキシメトアンフェタミン[6]（MDMA），フェンシクリヂン[p.407]（フェニルシクロヘキシピペリジン，麻酔剤，PCP），プロパノールアミン（エフェドリンと共に鼻充血除去，PPA，$H_2NCH_2CH_2CH_2OH$）などにも類似の作用がある．

§6. 幻想剤中毒

幻想剤 fantasticum, サイケデリック物質 psychedelic substance[p.300] は LSD (LSD$_{25}$, d-LSD-tartrate, 1943年 Basel の *Albert Hofmann* 0.01 mg), マ

---

1) $C_6H_5-CH_2-CH(CH_3)-NH_2$
2) $C_6H_5-CH_2-CH(CH_3)-NH(CH_3)$
3) $C_6H_5-CH(OH)-CH(CH_3)-NH(CH_3)$
4) アンフェタミンの製造法はいくつもある．たとえば $C_6H_5-CH_2-CO-CH_3 + NH_2OH \rightarrow$ フェニルアセトン　オキシム

$$C_6H_5CH_2-\underset{\underset{NOH}{\|}}{C}-CH_3 \xrightarrow{Na元素で還元} C_6H_5-CH_2-\underset{NH_2}{CH}-CH_3$$
フェニルアセトンオキシム　　　　　　　アンフェタミン

5) コカイン

$$\begin{matrix} CH_2 & -CH & -CH-COOCH_3 \\ | & & | \\ NCH_3 & & CH-OCO-C_6H_5 \\ | & & | \\ CH_2 & -CH & -CH_2 \end{matrix}$$

6) H_2C-O ...フェニル環... $-CH_2-CH-CH_3$
　　　　　　　　　　　　　　　　　　$NHCH_3$

リファーナ[1] marijuana（印度大麻の葉を乾燥してタバコのように喫煙）などで，若者が幻覚や酔い（trip[2], Reise, voyage）や，奇妙な体験（離人，現実感喪失，不思議の国のアリス症状群 syndrome of *Alice* in Wonderland，時空間の錯覚や身体図式の変形，*Todd* 1955）など，幻覚妄想状態を起こして楽しむ，幻覚剤 hallucinogenicum による一時的の中毒性精神病である．心の深層が象徴的な像となって現れるのだといわれる（dēloō＝show）．コンプレクスの発見にも，今の文明社会への反抗としての自己内への逃避や冒険欲のためにも用いられる．同様の目的でシンナー嗜癖 thinner addiction, Thinnersucht，接着剤嗅ぎ glue-sniffing, Leim-Schnüffeln（有機溶剤トルエン），麻酔剤トリクロロエチレン，ガソリン吸いもあり，1950年代にアメリカの学生が始めた．これらは簡単に入手できるが，脳の器質的変化を起こしうるので危険である．

症例 　32歳のもと会社員，学生時代から酒を始めて，初めは友人とつきあいの上で飲むことが多かったが，卒業して就職してから晩酌を始め，毎日5合も飲むようになった．親が注意すると酔っているときには大声を出して反抗することもあったが，同僚とのつきあいでは多弁になり，意気昂揚となるような酔いであった．両親は心配して，身を堅めれば酒も減るであろうと結婚させたところ，はじめのうちは機会がある時に3合くらいで抑えていた．1年後子供ができ，夜その泣声がうるさいと癇癪を起こして飲むようになってから，またもとのように晩酌5合を始め，睡眠のためと称していた．妻が諫めたり，いやな顔をしたりすると暴力を振るうこともあり，子供が反抗すると叩くこともあるようになったので，妻と両親はやっと入院加療させたが，1〜2か月で退院してしまい，嫌酒薬もあまり飲まず，勤務の方も怠るようになり，解雇されてしまった．その後ふてくされて仕事も探さず，朝から酒を飲むようになり，金がなくなると友人から借金して飲み，妻は初めは実家から応援してもらったり，持物を手放したりして借金の穴埋

1）カンナビノール（マリファーナの成分）

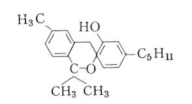

2）統合失調症も自分の深層を経巡る人生の trip だ（*Laing, Deleuze, Guattari*）．統合失調症の比喩的解釈．trip から戻れば元の人間だとも，深層を知って人間知を深めたとも，見るに堪えぬ深淵を見て人格が変ってしまったともいえる．

めをしたが，それも続かず，酒がないと暴力を振るうので，子供を連れて実家に逃げ帰った．実父母は初め甘く見て居り，そのうちに心を改めるだろうと思っていたが，妻が居なくなってからますます荒れ，実父兄がきつく意見したところ，家をとび出して行方不明になり，探してもわからず，数年して遠方の大都会の精神病院に収容されていることがわかった．それまでは日雇をして金を稼いで酒を飲み，木賃宿に泊ったり，金がなければ夜は地下鉄の駅の浮浪者仲間になっていた．そしてある時，朝になっても動けなくなって警察に保護され，体が衰弱していたので，こういう患者でも入院させるような精神病院に収容され，警察の身許調査でやっと実家と連絡がついたのであった．このような患者は将来おそらく立ち直れる見込みがないので，妻も子を連れて離婚してしまった（慢性アルコール中毒）．

● 38歳の勤務医，もともと不眠症と称してよく睡眠薬を用いていたが，仕事が忙しくなって，よく眠れないと疲れるといって，分量を次第に増してゆき，そのうちに仕事の前にも睡眠薬を飲んでゆけばかえって好調と感じるようになり，いつもポケットに薬の瓶を携帯し，時々目分量で服用するようになった．精神的には快調と感じているのに，時々よろめくことがあり，患者からあの先生は朝から酒に酔っているらしいと噂された．あるとき駅で卒倒し，けいれん発作を起こして同行の同僚に助けられ，その後服用をたしなめられたが，秘かに用いていた．夏に病院で世話をしている高山の診療所に数日行って来るといい出し，同僚が止めるのもきかず1人で出かけてしまい，その後音沙汰がなくなったので探すと，深い渓流に渡された丸木橋で，渡された針金につかまって通るところで落ちたらしく，少し下流で死体となって発見された．普通の人なら落ちるようなことは考えられないくらい危険は少ない橋であった（バルビタール中毒）．

麻薬などを用いて精神病的症状を起こして，薬を断ってからしばらくして，その症状が現われることがあり，**再現精神病** flash-back psychosis, Nachhallpsychose という．統合失調症の症状が消えて，またわずかのきっかけで発現するのも再現，履歴現象という．内因性精神病を向精神薬で抑えておいて，薬を減らしたときに症状が突然再現するのを**吸殻再発** Kipprezidiv という．

〔III〕 慢性脳疾患による精神障害

　慢性脳疾患は根本的には不治であり，多くは進行性であって，精神的には欠陥状態，**認知症** dementia, Demenz として現れる．認知症の場合には知的な低下のみでなく，人間の精神的なもの全体，**人格水準** personality level, Persönlichkeitsniveau **の低下**なのである．したがって知的な方面，ものわかり，把握理解力 comprehension, Auffassung, 判断力，記憶力のみが侵されるのではなく，情意的なもの，性格の変化が必ず現れる．ことに初期には知的能力の検査では何も変化が見出されないのに，全体的な印象で欠陥状態の存在を疑わしめることがある．関心の欠如，積極性の減退，道徳性の低下，無頓着，上機嫌，呑気，抑制の減退，衝動性，感情反応の動きやすさ，怒りっぽさ，逸らされやすさ distractibility, Ablenkbarkeit（外からの影響で談話や行動の方向がすぐ変る移り気）などが必ず見られる．

　脳の器質性疾患の際に現れる情意的変化は，
　1）元来の性格の極端化と見られるものとして，倹約な人はけちになり，怒りっぽい人は癇癪持ちになり，慎重な人は邪推深くなる．
　2）マイナスの症状として，如才なさが減り，気転がきかず，遠慮がなくなり，行儀が悪くなり，思いやりが減り，感情の繊細さがなくなる．
　3）プラスの症状として，上機嫌で，多弁冗長で，図々しく，開けっぴろげで，出しゃばりである；鈍感で，ものぐさで，のろまで，へまである；不機嫌で，怒りっぽく，ぐちっぽく，かっとなりやすく，我慢がない．
　4）よい面に目をつければ，単純でお人よしで，正直で，人を信用し，信心深く，悟り切って超然としている．

　精神症状によっては器質的欠陥状態という診断しか下せず，それ以上の病名は身体的なものによる．脳の局所的破壊や内分泌障害ででも脳の全般的破壊による器質的欠陥の際の性格変化と同じものが軽く現れる．また脳の器質的変化があると，心因性反応が起こりやすくなる．器質的脳疾患患者の不機嫌も身体的苦痛や身の上に対する心因性反応によるものもある．

§1. 麻痺性痴呆，進行麻痺

　麻痺性痴呆 dementia paralytica, 進行麻痺 general paresis, progressive Paralyse, general paralysis of the insane, paralysie générale progressive des aliénés（精神症状のないものは sans aliénation）は，脳の第4期梅毒による慢性髄膜脳炎 meningoencephalitis syphilitica chronica で，1798年にロンドンのベドラム病院のハズラム Haslam（院長，薬剤師）によって初めて記載され，1822年にベール Bayle によって病理学的に詳しく調べられ，原因は酒色に耽ること excessus in venere et baccho とされていたが，梅毒にも疑いが持たれ，クラフト-エービング Krafft-Ebing は進行麻痺患者に梅毒を再感染せしめられないという危険な実験を行って梅毒性のものと証明しようとし（19世紀末），ワッサーマン反応（1906）の発明によって診断が確実になり，野口英世が大脳皮質内に病原体の存在を発見（1913）して，直接この病原体によるものと確定されたが，それまでは梅毒によって変調した身体からの毒素によって脳が侵される変性梅毒 Metalues と想像されていた．

　19世紀から今世紀の中頃まで多数の患者が発生したが，戦後激減した．梅毒患者の4％に，罹患後5～20年してから進行麻痺が発病し，精神症状は器質的欠陥状態が根本であるが，そこにはっきり到達するまでに状態像の AB-CDE を通過し，初期には性格変化が目立ち，主症状（主軸症状 Achsensymptom）の認知症と共に躁（誇大），うつ，鈍，激越（アジテーテド）等の情意的変化が目立ち（辺縁症状 Randsymptom, *Hoche* 1921），巣症状やてんかん発作（リサウアー *Lissauer*の麻痺，麻痺性発作）を呈するものもあり，数年のうちにひどい認知症に陥り，身体的にも著しく衰えて（植物性神経中枢侵害）死亡する．神経症状としては構音障害 dysarthria, Artikulationsstörungやアーガイル-ロバートソン症状（*Douglas Moray Cooper Lamb Argyll Robertson* 1869），すなわち瞳孔の対光反射が失われ輻合反射は保たれるのが有名で，そのほか瞳孔左右不同，非正円などがあり，髄液にグロブリンが増し，リンパ球が増す（10～100程度）．脊髄癆との合併もあり，先天梅毒による若年進行麻痺 juvenile paresis もある．治療はサルバルサンは無効で，**熱療法**（マラリア

療法 Wagner von Jauregg 1917)，抗生物質が有効である．

　この150年間猛威を振るった病気は，一時は精神病の典型とされ，原因，症状，経過，病理，治療と一貫した様相を呈するので，単位疾患の模範とされ，統合失調症や躁うつ病の設定もこれに近づけようとの理念によって導かれた．しかし今日では過去の病気で，器質性精神病の一つとして片づけられる．

症例 48歳の教師，元来まじめな謹厳な人であったのに，この頃学校の帰りに菓子を買って，生徒がいるのに食べながら歩き，水曜にあるはずの職員会議に出るのを忘れ，自分の課目の試験について二つの学級を同日同時刻に定めてしまったので，監督に困ると同僚に注意された．講義は案外うまくやっている．しかし教員室で話し込んでいて，注意されて講義に気づく．自分ではこのような状態を全く気にしていないが，周囲の人々はあの先生はこのごろどうかしていると噂している（病識がない）．新聞，テレビは見ているが最近の政変を知らない．1,000円持っていて130円使うと残りはいくらかとの問いに対し，「1,000円から130円か，1,000円から130円と……10から3を引いて7か，それから10から1を引いて……そうだ79円です」．何という問題だったかと問うと「100円から79円引くんじゃなかった

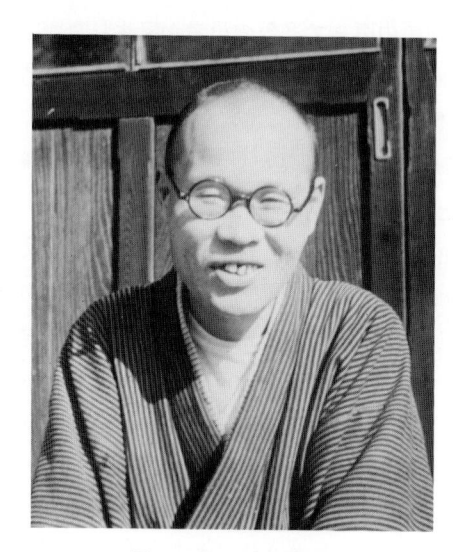

図Ⅰ- 35．進行麻痺
鈍感な上機嫌．

んですか」．無遠慮で，人の前で鼻をほじったり，脚を組んだりする．ラリルレロパピプペポといわせると「ラリリレレロパピピプポ」という．ルリモハリモテラセバヒカルといわせると「ルルリモハルリモヒカル，何でしたかね，ヒカルレバテララスか」（構音 articulation 障害，言語蹉跌，つまずきことば slurring speech, Silbenstolpern, 記銘力減退）．

梅毒の2〜3期には軽い髄膜炎，血管炎，ゴム腫などが脳や脊髄に起こり，脳神経麻痺，巣症状，器質性精神症状群が現れうるが，進行麻痺ほど重くはなく，病識も保たれる．これは**脳梅毒** brain syphilis, Hirnsyphilis といわれ熱療法でなくても治る．進行麻痺では脳炎が主で髄膜炎を伴い，脳梅毒では髄膜炎が主で，脳に炎症が及ぶのであり，肺炎と胸膜炎とに比較される．

§2. 脳動脈硬化

脳動脈硬化 arteriosclerosis cerebri の初期には神経衰弱状態，次第に器質性精神症状群，ついに欠陥状態に至る．欠陥状態でもその人柄がひどく変ったというようにはあまりならず，人格の核心は保たれるのが普通である．脳には小さな梗塞が多数にあるので**多発梗塞性痴呆** multi-infarct dementia という．卒中発作があると，ことに視丘も侵されれば感情失禁 affective incontinence, Affektinkontinenz, 強迫泣 compulsive weeping, Zwangsweinen も現れる．脳動脈硬化の時認知症が全般的でないとまだら痴呆 dementia lacunaris という．これらを血管性痴呆 vascular dementia とも呼ぶ．

症例 64歳の国文学の女の先生，この2年ばかり腕や脚に時々軽い麻痺が起こり，10分くらいで治る（一過性虚血発作）．歩行中つまづいて転びやすくなったので，学校はやめることにした．もともと読書家で温和だったのに，ぽかんと坐っていることや，こごとが多い．対談中に同じ質問を何回もし，自らも同じ話を何回もする（記銘力障害）．昔の学生が来て源氏の話をすると，話はしっかりしているが，時々夕霧はどこのお姫様でしたかしらというようなことをいい出す．しっかりしているように見えて，客の前で失禁して知らぬ顔をしていたり，寝巻のままで外出しようとしたりする（脳動脈硬化，まだら痴呆）．

一過性脳虚血 transient ischemic attack, TIA, transitorisch-ischämische Attacke で一過性の軽い意識障害，片麻痺，失語，一過性全般的健忘 transient global amnesia（数時間，数日の間のことの追想ができない，*Bender* 1956）が起こる．脳動脈硬化の初期．

§3. 老年痴呆（認知症）

　70歳から先に起こる脳実質の変性によって脳の萎縮が進行し，これにつれて欠陥状態が著明になるのが老年痴呆（認知症）dementia senilisである．動脈硬化との合併もあり，臨床的には両者をはっきり区別できないことがある．耄碌（もうろく）とは俗語である．器質性精神症状群を呈するが，記銘力の障害が目立つ．病気が進めば欠陥状態，性格変化や認知症が起こり，人格の崩壊は動脈硬化の場合より著しい．夕方や晩にせん妄を起こすことがある．気分は多くは憂うつ，不安で，邪推的な妄想もあり，迫害される，持物を盗まれるというが，これは老人の疎外され勝ちな身の上や，記銘力減退による置き忘れの誤解から了解される．老人のひがみっぽさも疎外されることから生じよう．記銘障害からコルサコフ症状群も生ずる．老人は一般に古い昔のことを追想し得ても新しいことは覚え込めないものであり，老いの繰り言，老人の保守性，新しいものはだめなものだ，昔の方がよかったというのも記銘力減退による．コルサコフが著しく，精神的に活発で，人格もかなり保たれているものは，**プレスビオフレニー** presbyophrenia（*Wernicke* 1905）といわれる．

症例　82歳の老婦人，室の隅に坐って荷物の包みをほどいて，着物や下着を取出して，きちんと畳んで，また重ねてまたしまうなど，しじゅう片づけものをしている．姓を尋ねると，まだ結婚前の娘時代の姓をいう．昨年入院して何回も会っているのに「おや，どなたでしたっけ」という．ここを病院と思わず，牢屋であるといい出して，不安気にうろうろし，壁を叩いてまわり，自分の部屋に戻れなくなる．夜になって皆が寝てから騒ぎ出し，盗人が自分の着物を持っていってしまったといって，起き出してうろうろ探しまわる．昔死んだ娘の話を持出すと，すぐぽろぽろと涙を流すが，

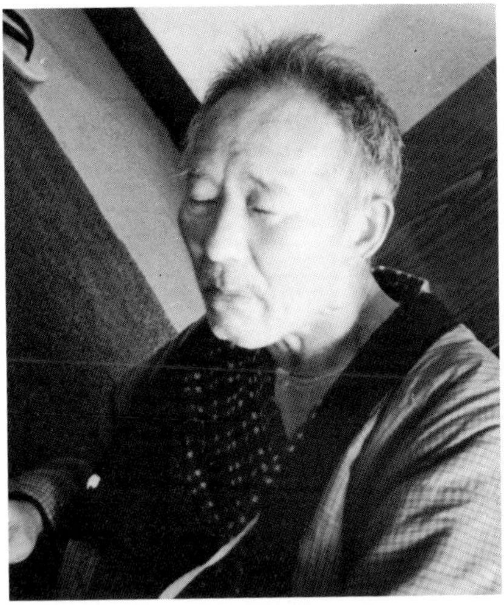

図 I - 36. 老年痴呆（認知症）

すぐけろりとする．小学校時代の唱歌を歌い，教育勅語を唱えることができる．テレビの新しい歌手には全く関心がない．戦争のとき都会で焼出されたのにその記憶が全くない．

初老期40～50歳台に起こるまれな老年性萎縮にアルツハイマー病 *Alzheimer*'s disease (1905) とピック病 *Pick*'s disease (1892) とがある．
　アルツハイマー病 *Alzheimer*sche Krankheit では器質性精神症状群，ことに記憶と知能の障害が著しく，作業多動 occupational restlessness, Beschäftigungsunruhe（簡単な為慣れた作業の繰返し），語間代 logoclonia（語の終りを反覆）があり，著しい痴呆が速やかに現れる．脳の病理組織像は老年痴呆（認知症）と同じで，ただそれが早く，著しく生ずる点で違いがあり，この意味で老年痴呆（認知症）を**アルツハイマー型老年痴呆** senile dementia of *Alzheimer* type といい，血管性痴呆を**多発梗塞性痴呆** multi-infarct dementia と呼ぶ．
　ピック病 *Pick*sche Krankheit では前頭，側頭，頭頂葉の限局的な萎縮があり，巣症状と脳局所性精神症状群を呈する．空気脳写やCTで萎縮が証明される．

クロイツフェルト-ヤコブ病　（*Creutzfeldt* 1920，*Jakob* 1921）中枢神経系の海綿様変性，錐体路と外路の症状．プリオン Prion（PRoteinacious Infectious particle＝ON）という蛋白による感染症（*Prusiner* 1982）．プリオン蛋白には善玉と悪玉とあって，健脳には善玉しかないが，この善玉の増殖時に悪玉が侵入すると，善玉は突然変異様に悪玉に変わり，次々と悪玉がふえてゆき，全脳にわたって変性が起こって脳は海綿様になる．パプアの羊の scrapie（フルエ），原住民の Kuru は病脳病肉の食用，食人で伝染，ふつうの消毒法はきかない．炎は起こらず変性のみ，免疫現象はない．善悪玉の差は核酸構成アミノ酸の構造と位置のちがい．プルシナーは1997年ノーベル賞．

ビンスワンガー病（*Binswanger* 1895）も器質性精神症状群と巣症状を呈し，主として後頭葉の髄質と脳幹神経核の萎縮で動脈硬化性のものとされる．

精神病に入れるほどのことのない老年性の精神的変化はよくある．老いたということをほとんど気にとめない人もあり，死の不安や孤独に悩む人もある．性格は元来のものが極端化する．男性には性的異常も現れる（児童愛）．不眠や心配や病気の懸念を訴えるぐちっぽい，不機嫌なものもある．身体の重い病気や身内の者の死去や，慣れた住居の移転などの心因が老年性精神変化の誘因となるように見えることがある．

§4．初老期精神病

ピック，アルツハイマー病のほかに初老期に起こる非認知症性精神病があるが，これは初老期の身体退行，内分泌変化によるものか，内因性精神病なのかは明らかでない．単なる神経衰弱状態は多い．更年期障害と漠然という．

退行期うつ病 involutional melancholia, Involutionsmelancholie, klimakterische Depression はかなり多く，うつ病と同じ症状であるが，不安と落ち着きなさ restlessness, Unruhe の著しいものが多い．これに分裂の色彩が加わることがあり，硬さ，拒絶，妄想があるものがある．

退行期妄想病 involutional paranoia, Involutionsparanoia は幻覚妄想性の不安な精神病で，緊張症状の著しいものは**晩発緊張病** Spätkatatonie．

皮膚寄生虫妄想 acarophobia, Dermatozoenwahn（*Ekbom* 1938）は小さ

な虫を皮膚に幻覚し，それをかきむしり，できた搔傷を虫がやったのだという**慢性触覚性幻覚症** chronische taktile Halluzinose である．この種の幻覚妄想状態はアルコール中毒，コカイン中毒（コカイン虫 cocain bug）にもある（delusion of infestation, formication〔formica 蟻〕）．

§5．外傷性精神病

外傷性精神病 traumatic psychosis, traumatische Psychose は頭部外傷に引続く昏睡，錯乱，その後のコルサコフ症状群，最後に欠陥状態として現れる．粗大な解剖的変化のない，回復可能なものは**脳振盪** commotio cerebri, concussion, Hirnerschütterung, 部分的脳破壊のあるものは**脳挫傷** contusio cerebri といい，後者は巣症状を残す．また**外傷性てんかん** traumatic epilepsy が残ることが多い．あとに残る精神症状は神経衰弱状態が多く，疲れやすさ，刺激に感じやすさ，頭痛，めまい，酒に弱くなるなどで，**外傷後脳衰弱** posttraumatische Hirnschwäche といわれるが，必ずしも器質性のものともいえず，心因性のものも考えられ，賠償問題がからむ目的反応や，不治の不安の不安反応によるものもあり，あるいは折衷して，脳毀損のある人には心因性反応が起こりやすいともされる．精神的にひどい目にあうという心的外傷 psychic trauma と，脳の外傷とを分けて考える必要があり，その後に起こる神経衰弱－うつ－不安には心因反応と脳の外因性反応があるはずで，心的外傷後ストレス障害 post-traumatic stress disorder（PTSD）は心因性のものを考え，鈍感無為反応（p.78）には体因，心因のものがある．急性期には**脳浮腫** brain edema, Hirnödem が起こり，あとに萎縮が残るものであるが，かかる場合には初めにかなりの昏睡が続く．

頭部外傷の場合衝撃が加わった場所と反対の脳の部分に挫傷が強く，これを反衝 contre-coup というが，これは衝撃がはたらいた部分と逆の部分の減圧 cavitation, Sog による組織，血管内の気泡発生による．

§6. その他の脳疾患

脳腫瘍，多発性硬化，ハンチングトンの舞踏病，肝脳疾患，正常圧水頭症，モヤモヤ病（ウィリス動脈輪閉塞症），エリテマトーデス，ベーチェット病などに器質性精神症状群が現れる．流行性脳炎にはＡ型のエコノモの嗜眠性脳炎 encephalitis lethargica (1917) と，Ｂ型の日本夏期脳炎とがあり，前者は嗜眠，後者は錯乱状態を起こす．前者は主として脳幹ことに黒核を侵し，あとにパーキンソン症（減動，筋硬直，振戦）をきたし，自発性が減り，無表情となり，涎をたらすので認知症のように見えるが，この表情の背後に知能と感情は保たれている．時として注視発作 Schauanfall と強迫観念発作,幻覚妄想状態，ナルコレプシーを起こす．児童期に脳炎を経過すると，パーキンソン症は著明でないが，衝動行為のある性格異常者となり，あるいは増動児 child hyperactivity syndrome となる．

§7. てんかん

A. まえおき

てんかん epilepsy, Epilepsieは急性器質性精神症状群，ことに意識障害（主として意識喪失）を発作的に（突然症状が現れて短時間続き，またその症状が去ることを反覆するのを発作 fit, attack, ictus, Anfallという）示す病気で，同時にけいれんと弛緩（筋肉の短時間の緊張，弛緩，あるいは頻繁に反覆する緊張と弛緩）を伴うことが多い．のちに欠陥状態となることがある．

　癲（てん）とは倒，狂のこと，癇（かん）とはひきつけのことである．筋の収縮は spasm, crampus, contraction, tonischer Krampf（強直性けいれん）といわれ，収縮と弛緩の速やかな律動的な交代は convulsion, clonus, jerk, Zuckung（ぴくぴく動き），klonischer Krampf（間代性けいれん），myoclonus（筋間代，ぴくんという収縮と弛緩が瞬間的に唯一つ，あるいは不規則な間隔で起こるもの）などと表現される．ヒポクラテスは神聖病 morbus sacer, sacred diseaseといっ

たが，これは彼よりも前からの名で，壮大な病気なので超人的な霊的なダイモニオンに憑かれたものと思われたため，あるいは人の力でいかんともし難く，神力に頼るしかないため，聖とされたのであろう．ヒポクラテス自身はこういう迷信的な考えを排して脳の病気とした．てんかんという語も昔の漢方医学の本に出て来，邪気が逆上して頭中の気が乱れるのだといった．しかし感じの悪い字で，仮名でてんかんと書いてもやはり同じことである．俗語の falling sickness, Fallsuchtに当たるのはたふれやまひ，癲に当たり，癲，たふれ，たぶれには倒と狂の両方の意味がある．epilepsiaとはcatch on, attack, Angriffのことなので，**発作病** Anfallsleidenあるいは**けいれん病** Krampfkrankheitという方がよい．

あらゆる身体－脳疾患に生ずる症状性精神病の外因性反応型の一つにてんかん発作があり，これを**症状性てんかん** symptomatic epilepsy といい，原因不明のものは内因性として**真正てんかん** idiopathic epilepsy, genuine Epilepsie といわれるが，検査法が進むにつれて症状性の方に入るものが増える．症状からというと内因性精神病より外因性反応に入る．

てんかんでは意識障害（有無，その形），けいれん（有無，形，分布），異常体験の種類，異常な姿勢や行動や運動の形，発作の起こる時間，年齢，とらえられる特徴的な脳波の形と場所などによって分類が行われる．

近年はてんかんは小児科，神経内科，神経外科によって主として取扱われ，精神科では精神症状のみが比較的長く続く発作的不機嫌，せん妄，もうろう状態，永続的な欠陥状態が主として取扱われるようになった．しかし短時間の発作に現れる精神症状には精神科的に関心を持たれる症状が多数ある．

以前は**前駆** prodrome, Vorboten, **前兆** aura, **大発作**（グラン・マル grand mal），**小発作**（プティ・マル petit mal, petits maux），**欠神**（アプサンス absence）が分けられた．

アウラとは気息 breeze, Hauch, sensation of air motion のことで，古代アレタイオス *Aretaios*（1世紀ごろ），ガレノス *Galenos*（130～200）時代にも存在した言葉であった．グラン・マル，プティ・マルは初めパリの病院の患者たちが使った言葉で，エスキロール *Esquirol*（1815）が医学論文に使った．16ADには大，小てんかん epilepsia major, minor といわれた．アプサンスもやはりパリの患者が用いた言葉で，カルメイユ *Calmeil*（1824）が学術論文に用いた．これは放心 absence d'esprit, absence of mind, Abwesenheit から来た言葉である．

前駆は発作の起こるしばらく前から現れる動機のない気分変調や頭痛であり，前兆は大発作の直前に現れる，数秒から十数秒続く脳の局所的活動による，感覚的，運動的，思考的，記憶的，感情的な異常精神現象である．大発作は突然に起こる，あるいは前兆に引続いて起こる強直性 tonic, tonisch（5～10秒），間代性 clonic, klonisch（10～20秒）のけいれんで，同時に意識を喪失する．小発作は短い意識障害，体の一部のけいれん，脳の局所的活動による身体の一部の感覚や運動，行動，思考，記憶，感情の異常現象のどれかが現れるもので，これに引続いて大発作に移ることもある．したがって欠神や前兆もこれに入れられる．

脳の局所的活動から起こる発作は**ジャクソンてんかん** *Jackson*ian fit, *Jackson*scher Anfall(1861)と呼ばれ，ジャクソンは脳の局所のインパルスの放出 discharge, Entladung が起こるのだと考えた．もちろん脳波記録のない時代なので，抽象的比喩的な表現である．脳波が発見されてから（1929），放電 discharge があることがわかった．インパルスの放出が局所から次第に広がって行くのを**ジャクソン行進** *Jackson*-march といい，ついに全脳に広がって

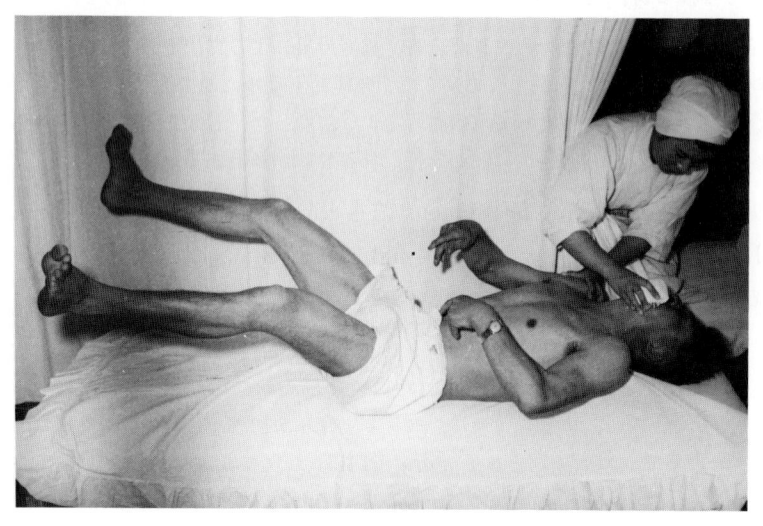

図 I - 37. **てんかんの大発作**
強直性けいれんの起こったところ．

大発作となることもある．運動や感覚の中枢の一部から放出が起これば，そこに当たる身体部位のけいれん，感覚異常の広がってゆくことからこの行進がわかる．放出の起こりはじめを焦点 focus というので，こういう発作を焦点発作 focal fit という．意識障害は脳幹，中心脳のディスチャージによると考えられ，これが全脳に広がると大発作になるわけで，中心脳性発作 centrencephalic fit であり，意識喪失だけなら欠神である．焦点発作が広がって中心脳に及べば意識喪失と全身けいれんの大発作となる（Penfield, Jasper 1954）．

発作的諸現象　これらが組合わさって発作の諸型となる．

1) **意識障害**　喪失，混濁，減損，せん妄，もうろう状態
2) **けいれんと弛緩**　強直，間代（筋間代 myoclonus），脱力 atonia．
3) **感覚異常**　吹かれた感じ，痛み；色，火花；しゅっという音，轟き；煙臭，悪臭；焼けつく味；体感異常；身体図式障害（身体的離人，不思議の国のアリス症状群～身体的実感異常と形態変化感）；植物神経性発作（心悸，悪心，よだれ，腹痛）．
4) **運動現象**　意図的でない自動的 automatic な運動と行動，眼球，口の自動運動 oral automatism（噛む，唇をちゅうちゅういわす），発声，まさぐる，歩く，振向く（向反 adversive，前頭巣と反方向へ），ぴくぴく動き，脱力，錐体外路発作，同時に意識混濁．
5) **精神的な複雑な現象**　幻覚，妄想，強迫思考，過去の記憶の再現，今の状況の既知感 familiarity, Bekanntheit の異常（新規な状況を既に見たことがあると感ずる既視 déjà vu，既知の状況を初めての経験と感ずる未視 jamais vu のごとき再認錯誤 fausse reconnaissance，現実の状況の疎外感 alienation, Entfremdung，過去の経験が速やかに心の中に映し出される映画フィルム思考 Bildstreifendenken，クイックモーション現象 Zeitrafferphänomen などによる夢のような非現実感，夢幻様状態 dreamy state, Jackson 1879），不機嫌，憤怒，不安感，至福感，自動的な複雑な行動．3）4）5）には多くは同時に多少の意識障害，困惑を伴う．

B. 発作の諸型

1) **大発作 grand mal**

（前駆，前兆），突然意識喪失と共に全身の強直性（5～10秒），間代性（10～20秒）のけいれん，睡眠，（もうろう状態），覚醒，醒める暇なしに大発作

が連続するのは，発作重積 status epilepticus（*Calmeil* 1824）で生命の危険がある（脳腫脹），大発作の回数は1日数回から年に数回と，まちまちである．

2）小発作　petit mal
　a．年齢に無関係のもの
（1）**ジャクソン発作** *Jackson*ian attack, *Jackson*scher Anfall　　意識は保たれて，ある筋群にけいれん．これが次第に拡がって大発作に移ることもある．あるいは何かの感覚の発作のこともある．体の一部の，長く続く間代性けいれんはコシェフニコフてんかん *Kojewnikow*'s epilepsy, epilepsia partialis continua（1893）．強直だけの発作は中脳発作 mesencephalic fit という．

（2）**精神運動発作** psychomotor attack, Dämmerattacke　　1～3分間意識混濁と共に自動運動と精神異常現象，成人に多い．側頭葉てんかん temporal lobe epilepsy ともいい，側頭葉－辺縁系に巣がある一種のジャクソン的な発作．ジャクソンは鈎発作 uncinate fit（1899）といった．嗅，味の幻覚の発作をこういうこともある．知的小発作 petit mal intellectuel ともいう．

　b．年齢に関係するもの
（1）**欠神** absence　　数秒間の意識喪失，自動運動やわずかのけいれんや筋緊張喪失を伴うものもある．少年，ことに少女に多く，頻発すればピクノレプシー pyknolepsy（*Friedmann* 1906）という．大発作に移行するものもあるが予後はよい．後推小発作 retropulsive petit mal ともいう．欠神重積 absence status は軽い意識混濁-夢幻状態となる．

（2）**ウェスト症状群** *West* syndrome（1841）　　意識は保たれ，短時間前屈．乳児けいれん infantile spasm, BNSけいれん（電撃－点頭－礼拝けいれん Blitz-Nick-Salaam-Krampf），前推小発作 propulsive petit mal ともいわれる．サラームはイスラムの挨拶（平和，汝に平和あれ，ヘブライ語ならシャローム）．重い器質性脳病変があり予後不良（tic de salaam, *Tissot* 1770）．

（3）**レノクス症状群** *Lennox* syndrome（1960）　　短時間のけいれんか脱力で，幼児が地面に頽（くず）れる．筋間代－失立小発作 myoclonic-astatic attack, 無動発作 akinetic attack ともいう．小発作重積 petit mal status もある．脳の器質性変化があり，予後はあまりよくない．

（4）**筋間代性小発作** myoclonic petit mal　　びっくりしたようにぴく

んとする．思春期に起こり，衝撃小発作 impulsive petit mal ともいう．予後は悪くない．

　（5）　**筋間代てんかん** myoclonus epilepsy（*Unverricht* 1891, *Lundborg* 1903）は(4)と別で，家族性，劣性遺伝の変性疾患で，青少年に起こり，方々に筋間代，ミオクロニー（一つの筋か筋群のぴくっとする動き）が非発作的に起こるもので，大発作も起こり，数年間で認知症，衰弱，死亡，糖質代謝障害があり，神経，筋，肝の細胞にラフォラの封入体 *Lafora*'s inclusion body がある（mucopolysaccharides）．

　以上で年齢によって発作形が違うのは発育途上の脳の反応の差による．

C．原因と形による分類

　真性（一次的，脳に毀損のない）と症状性（二次的，広汎な脳毀損のある）と，全般的か部分的かを組合わせた分類．

　　1．一次的，原発的な全般的けいれん primary generalized convulsion
　　　　a．大発作 grand mal
　　　　b．欠神 absence，ピクノレプシー pyknolepsy，純小発作 pure petit mal．
　　　　c．筋間代性発作 myoclonic seizure，筋間代性小発作 myoclonic petit mal，衝撃小発作 impulsive petit mal．
　　2．二次的，続発的な全般的けいれん secondary generalized convulsion．
　　　　a．非特異的 unspecific
　　　　　(1)　ウェスト症候群 *West* syndrome，BNSけいれん，前推小発作 propulsive petit mal
　　　　　(2)　レノクス症状群 *Lennox* syndrome，無動発作 akinetic seizure，くずおれ発作 drop seizure，失立小発作 astatic petit mal，*Lennox-Gastaut* syndrome
　　　　b．特異的 specific
　　　　　(1)　神経脂病 neurolipidosis（家族性黒内障白痴）
　　　　　(2)　筋間代てんかん myoclonus epilepsy
　　3．部分的発作 partical seizure，巣てんかん focal epilepsy，以前の前兆 aura も含まれる．
　　　　a．要素的症状のもの with elementary symptoms
　　　　　(1)　運動．ジャクソン，体や眼の回転運動，錐体外路運動．

(2) 感覚．触，視，聴，嗅，味．
b．複雑な症状のもの with complex symptoms
(1) 精神症状 psychic symptom，思考や記憶の異常現象．
(2) 精神感覚的症状 psychosensory symptom，錯覚，幻覚．
(3) 精神運動的症状（行動異常）psychomotor symptom，意識混濁と自動症，側頭葉てんかんに多いが，他の脳の部分からも起こりうる（*Gibbs, Lennox* 1937）．もうろう発作 Dämmerattacke ともいう．

D．時刻のちがいによる分類 （*Janz* 1969）

発作の起こる時刻から昼夜に分けると

1) **覚醒てんかん** matutinal epilepsy on awaking, Aufwachepilepsie
10代から大発作や欠神が朝目がさめたときや，昼寝からさめたときや，のんびりしたときに起こる．怒りやすく，反社会性，無為放逸な性格だが，のちにてんかん性性格変化を来たすことは少ない〔matin 朝〕．

2) **睡眠てんかん** nocturnal epilepsy, Schlafepilepsie
睡眠中よく眠っているときや，さめぎわのすぐ前に大発作が起こり，てんかん性体格（闘士型）で，てんかん性性格変化を起こしやすい．元来の性格は社交的，頑固，よく眠り，目ざめがよい．

3) **不定時てんかん** diffuse epilepsy
昼夜の別なく，体格性格との関係がなく，主として症状的で，性格変化や認知症が起こるとすれば器質性欠陥一般のものと同じである．遺伝性のは1）の形が多く，器質性のは3）の形が多い．

> **症例** 電気ショックによる大発作では，突然意識を失うと共に強直性けいれんが5～10秒起こり，全身が硬く突張り，拮抗筋何れも収縮し，次に間代性けいれんに移って全身ががくがくと大きくふるえ，拮抗筋が交代して収縮弛緩し，10～20秒くらいで弛緩し，呼吸を再開，泡を吹く，意識は数分で戻るが睡眠に移ることもあり（終末睡眠 terminal sleep），急に起き出して歩いて別のベッドに入り込むとか，隣のベッドとの間に隔壁に上って降りてくるごとき，もうろう状態になることもあり，この異常行動は覚醒後追想できない．覚醒後頭痛が残る（大発作の模型）．

● 私は天が降りて来てそれに打たれたと感じた．神が見え神に包まれた．

ああ神様と私は叫んで，あとは何も覚えていない．皆さんは健康者だからてんかん患者の発作の一瞬前の幸福がどんなものか見当もつくまい．マホメットはコーランに，天国を見，天国へ行ったと書いている．賢いばか者たちは彼をうそつき，ペテン師だと思っている．しかしそうではないのだ．この至福が何秒か，何時間か，何か月続くのかわからない．しかし人生の与えてくれるどんな喜びもこれと引替えにしたくないくらいだ（ドストエフスキーが友人の女性数学者ソーニャ・コワレフスカヤに語った言葉，大発作の前兆の描写である．「白痴」の2にも出てくる）．

● 10歳の男児，突然後に蛇がいてこわいと思うとたんに頭がガーンとして気が遠くなる．ほんの2～3秒である．先生からおいどうしたといわれることがある．食事の時なら箸を落とし，気がついて拾う．茶を飲んでいると，2～3回口をぱくぱくしていることがあると人にいわれる．自分ではそれを知らない（欠神）．

E．精神病的挿入と慢性状態

1）精神病的挿入 psychotic episode

以前**代理症** equivalent, Äquivalent（*Hoffmann* 1862）といわれたもので，数時間，数日間続く，動機のない異常精神状態である．代理症とはてんかん発作の代りに現れるという意味であって，**不機嫌** dysphoria, Verstimmung（怒りっぽく，攻撃的で，衝動行為が多い一時的な時期，不安や幸福感の時期が現れることもある）と**もうろう状態**（種々の形の意識障害で，攻撃的で危険な行動を伴い，あとで健忘）が有名であり，もとは徘徊欲 poriomania, 飲酒欲 dipsomania も入れられた．なお緊張病様状態，錯乱状態，幻覚妄想状態も現れることがあった．昔は大発作がてんかんの原型とされたので，小発作は皆代理症とされ，精神運動発作を代理症といったこともあった．精神的てんかん epilepsie psychique, 知的小発作 petit mal intellectuel（*Falret* 1860）も精神病的挿入episodeの古い名である．

以上のような場合脳波が正常化されていることがあり，強制的正常化 forced normalization, forcierte Normalisierung（*Landolt* 1955）といわれ，抗てんかん薬服用中に起こることがあり，薬を中止して大発作を起こせば代理症は去ることがある．片頭痛が代理症のこともある．

2）慢性持続性障害

てんかんが長く続いたのちに現れることがある**性格変化** personality change, Wesensänderungと痴呆（認知症）である．精神活動が緩慢になり，談話は迂遠 circumstantial, umständlichで，細かい，不必要な枝葉のことまで詳しく説明し，些事をやかましくいって，細かい点に拘泥し pedantisch，要領よく経済的に話せない．精神的視界が狭く，形式的，頑固，愚直，丁寧，自己中心的で，しつこく，粘着性 enechetisch, glischroid, klebrig, viskösで，不機嫌で，陰日向が多いものや，爆発的でかっとなって乱暴しやすいものや，好機嫌でいやらしくにこにこして相手を離さないものがある．あるいは宗教的で信心深く，上機嫌で自足しているものもある．痴呆時にも上の特徴を伴う．幼児が発作重積を起こすと，著しい痴呆（認知症），失外套症状群を来たすことがある．

クレッチマー式に性格分類を内因性精神病の症状に従って行うときに，分裂病質，循環病質と並んでてんかん病質 epileptoid があり，これに対応する体格は闘士型 athletisch である．この種の性格はてんかんの性格の持続的変化のものを基にして定められたものである．

(付) ヒステロてんかん hystero-epilepsy

ヒステリーの意識混濁とけいれん様の発作はてんかん発作に似ることがあるが，ヒステリーのけいれん様の運動はもがきで，感情表現があり，長く続き，瞳孔硬直やバビンスキーはないとされる．しかし時として両者の区別のつきにくいこと，ヒステリー発作にてんかんの脳波が出ること，てんかん患者にヒステリー発作（心因性）が併発することもあるので，ヒステロてんかんといわれるが，できるだけ区別するように心がける必要がある．

> **症例**　26歳の主婦が夫に連れられてきた．美しい華やかな愛想のよい女性で，短大を出て家事に従っている．2年前見合結婚をした．夫はおとなしい穏やかな人であるが，妻がどこかおかしいからみてもらいたいとのこと．通常の会話に目立っておかしい所はないが多弁でまわりくどい．「今日は先生がみて下さるというので，お土産に伊豆の妹のところから来たお蜜柑をもって参りました．妹は私より二つ下でやはり私と同じ短大を出ましたが私より一年早くお嫁に行きました．伊豆の蜜柑山のそばに住んで居りましていつも蜜柑を送ってくれます．箱につめまして送りますと，下の方のは圧されて腐りやすくなりますから，腐ってはいけないので上の方のを持って

参りました．でも腐るほどではない，腐りかけというほどではないよく熟したものの方が甘くておいしうございます．妹はちょうどよろしい位のを送ってくれます．しかし送る途中で遅れますと折角おいしいのが腐ってしまいますから，腐ってはだめでございますので，今日は上の方の腐りそうもないよい，おいしそうな蜜柑を十分に選んで，夫にも見せて悪そうなのを省いて持って参りましたので，おあがりになってごらん下さい．もし腐ったのがございましたらおあがりにならずに，腐っていないのだけを召上って下さい」(まわりくどく丁寧な思路)．一見躁の奔逸のようであるが，テーマがいつまでも蜜柑にこびりついている所がちがう．その後しばらく振舞を見ていると，ほんの2〜3秒言葉がとぎれて，うつろな目つきをすることがある．夫に質すと，そういえば前からそういうことがあり，台所で洗物に時間がかかり，丁寧なくせに，時々落して割ることがある．買物に行くと買い忘れてくるものがある．学校時代の成績は普通であったが，それにしてはどこか気の利かないことがある．礼儀正しいが，あまりばか丁寧なのでいらいらしてしまうとのことである．欠神が多いてんかんの軽い欠陥状態であろう．この女性は娘時代はまじめなしとやかな娘として，母親の庇護の下に箱入娘と育てられ，気の利かないのはそのせいと思われていた．大発作がなかったので気づかれずに来たのであろう．

F．その他の発作性疾患

1) ナルコレプシー narcolepsy, *Gélineau*'s disease（1881）

発作的に1日数回起こる堪え難い眠気と筋緊張喪失で，数分続き，醒めればさっぱりする．感情の激しい動き，ことに笑ったあとで，意識を失うことなしに全身の脱力を起こしてくずおれ，あるいは朝目ざめたときに動けない．感情性緊張喪失，脱力発作 cataplexy, affektiver Tonusverlust, 笑卒中 gelolepsy, Lachschlag といわれる．入眠時幻覚もある．原因不明の真正のものと，流行性脳炎後のパーキンソン症のときとにあり，脳幹性の巣による．エフェドリン，覚醒剤，抗うつ剤が有効である．

2) **周期性嗜眠** periodische Schlafsucht, クライネ‐レヴィン症状群 *Kleine-Levin* syndrome

ナルコレプシーより長い，数日間の嗜眠発作で，食事はゆり起こしてさせる．錯乱興奮，食欲昂進があり，若い人に見られる．**挿入性もうろう状態** episodischer Dämmerzustand（*Kleist* 1926）という数日間の種々の形の錯乱状態もあり，何れも脳幹性である．

3) ピックウィック症状群 *Pickwick* syndrome (1956)

非常に太った人の挿入性傾眠 somnolence と軽い意識混濁で，睡眠無呼吸 sleep apnea があって，1分位呼吸が時々止まる．いびきや寝返りが甚だしい．主として男．ピックウィックはディケンズのピックウィック・ペーパーズの肥満者で，ピックウィック・クラブの会長で，善意の，滑稽で元気なでぶの老人で失言を言い紛らすのがうまい．

4) その他

なお意識障害の発作を起こすがてんかんではないものに，次のごときものがある．一過性脳血行障害，ことに脳底動脈不全によるもの，心機能不全によるもの，血管運動障害によるもの，胸腔内圧増加により静脈圧が上って血行障害から失神を起こすもの（喘息，学校嫌いの子供が人工的に起こすことがある fainting lark），閉鎖性動脈内膜炎 endoarteriitis obliterans，脈なし病 pulsless disease で，頸動脈の血行不全のための脳貧血様の意識喪失が起こることがある．

〔IV〕 精神遅滞，知的障害

§1. 概　念

精神薄弱 oligophrenia, Schwachsinn, 精神遅滞 mental retardation, geistige Verspätung, arriération mentale とは，生後年月を経てもそれに相応して知的に発展しない．生まれつき欠陥状態にあるもの，知的障害ともいう．

生まれ落ちたときから精神遅滞であるべきものも（精神遅滞は児童がある程度成長してみなければわからないことが多い），生まれ落ちたときには将来知能が伸びるはずであったのに，まだ幼いうちに偶然脳の毀損を受けて知能が伸びなくなったものも，いずれも同じく精神遅滞に入れられる．また知能は環境との交渉対決によって伸びるものであるから，全く心理的に精神遅滞が起こる可能性もある．昔から野生児とか，狼に育てられた子といって，幼いときに人間仲間から離れて育った子供が知能が発達しないか，あとから発達せしめうるかで問題になったが，実験的にたしかめることは困難である．

生まれ落ちたときから精神遅滞である者も，それが素質性のものもあり，外因

によるものもある．胎生時や出産時に外から侵襲を受けて精神遅滞になった者は，生まれ落ちたときから精神遅滞であるが，素質によるものではない．素質によるものも，脳あるいは脳以外の身体に素質的に病気があるためのものと，今のところ脳にも身体にも病気，変化のつかめないものとある．ある精神遅滞は早期に起こった痴呆であって，ある程度知能が伸びてから再び低下するのであるが，これも外因によるものと内因によるものとあり，便宜上精神遅滞に入れられる．諸脳炎，脳変性による脳破壊はこれである．

同じ程度の知能低下でも，認知症者の方が経験の貯えがあるため，精神遅滞者よりも知能がよいように見えるものである．

§2．知能の程度

知能の低さには段階がある．普通の人ならば，10歳の生活年齢の人は10歳相当の知能，10歳の健常児の平均的な知能，を持っているはずで，これを知能年齢 mental age, Intelligenzalter といい，多数の普通の同一年齢の児童ならば，このくらいの問題はできるという問題（*Binet-Simon* test, 1905）を作っておいて解答させてみて，この10歳の児童が7歳相当の問題までしかできなければ，この10歳の生活年齢の子の知能年齢は7歳であるといい，**知能指数** IQ（intelligence quotient, Intelligenzquotient）$7/10 \times 100 = 70$ を以て知能の程度を測る．もちろん児童の生活態度を見，談話を交しても，大体の見当はつく．

程度は重い severe, schwer **重度**，中位の moderate, mittler **中等度**，軽い mild, leicht **軽度**に分け，一層軽いものは境界水準 borderline level，知的でない unintelligent という．**重度**では IQ25 以下で，教育がほとんど不可能で，激しいものでは歩行も言葉もできず，自分で食事することも，便の始末をすることもできないが，軽ければ身のまわりの始末や簡単な話はできるにしても，学校へは行けない．**中等度**では IQ50〜25 で，ごく初歩の教育，小学校2〜3年くらいまでの知識は与えられるが，独立して仕事をすることはできない．**軽度**では IQ70〜50 で，小学校をやっと卒えられるくらいであり，簡単な職業ならば就けるし，理論的な知能は悪くても実際的な知能は割

合によい．精神遅滞は人口の5％くらいある．

§3．精神遅滞の心理

　知能とは効果を目標とした思考の可能性であって，記憶や知識の量とは別である．思考とは経験したことの内容を整理して，それらの共通の点や特殊の点を見抜き，物事の関係を知り，全体的なもの，すなわち概念を作ることである．抽象 abstract, abstrahieren, 比較 compare, vergleichen, 分析 analyse, analysieren, 推理 reason, schliessen, 類推 analogize, analogisieren, 批判 criticize, kritisieren, 規定 determine, bestimmen, 構成 construct, konstruieren, 綜合 synthesize, synthetisieren などのいろいろの思考作用が集まって概念 concept, Begriff が作られる．このためには注意や記憶や，思考という困難な作業を遂行する積極性と根気も必要であるが，これらは思考の本質ではない．

　精神遅滞では，思考は個人的な経験の狭い枠の中でしか行われず，具体的な個人的なものを頼りにするのみで抽象に達せず，複雑な概念を作れない．それゆえいろいろのことを結び合わせて考えたり，物事の関係を理解したり，根本的なことがらを知ったり，原因と結果の関係を見抜いたり，行為の結果を予測したり，是非善悪を正しく判定したりすることが不十分である．

　記憶も一般によくないが，機械的な記憶はよくて，数や言葉や視覚的な記憶が，限られた種類のことがらについては，非常によいことがある．しかしそれは記憶してもたいして役に立たないような内容であったり，その記憶を実地に利用することはできなかったりする．概念を作るのが不十分であるために，経験の貯えを増すのに経済的にいかないので，よけい記憶を悪くする．

　知能が伸びないだけでなくて，精神遅滞者には同時に人間全体の精神的水準の低さもあるので，精神遅滞者は同時に性格異常者でもある．しかし普通の性格異常者と同列にはおけない．

　重い精神遅滞は精神的に簡単なので，性格的にも**遅鈍型** stupid type, torpide Form と**興奮型** energetic type, erethische Form の二つくらいにしか

分けられないが，それより知能の上のものでは一層細かく分けられる．のんき，怠け者，強情，反抗的，もの珍しがり，ずるい，陰険，無邪気，正直，お人よし，知ったかぶり，ほらふき，怒りっぽい，けんか好き，ぼんやりなど，普通の人にもあるような性格があげられる．気立てがよく，人なつこく，単調な仕事を飽きずに忠実に行うという，普通の人より価値の高いものもある．欲求を抑える意志が弱く，衝動的で，根気がなく，反社会的行為や犯罪や売淫に走るものもある．考えの独立性がなく，被影響性が強く，人のいうままになり，誘惑されやすく，社会的に失敗しやすいものもある．

　ごく軽い精神遅滞は正常人に入るが，**サロンのばか** Salonblödsinn（*Hoche*），**利巧ぶりばか**，**釣合痴呆** Verhältnisschwachsinn（*Bleuler* 1914）がある．いろいろのことをよく知っており，言葉もうまいが，判断力が甘くてわけのわからない話になったり，実生活では失敗したりするとか，分をわきまえずに自分の知能の手の届かない高いものを追って失敗するなど，正常者にもある知能の低さをいう．このような名称は正常者にもある愚かさの風刺でもある．

§4. 精神遅滞者の精神病的状態

　精神遅滞者にはときどき精神的に異常な状態，ことに興奮状態がよくあるが，これが精神遅滞自体と直接関連したものなのか，あるいは心因性の反応なのかよくわからないことが多い．反応にしても精神遅滞者は自己表現能力が少ないので，我々に動機がつかめないことが多い．

　躁うつ病は精神遅滞者に起こることは少ないが，統合失調症はよく起こる．これを**接枝分裂病(接枝統合失調症)** grafted schizophrenia, Pfropfschizophrenie という．多くは破瓜病である．精神遅滞者には異常行動が多いため，ややもすると接枝分裂病とされ勝ちである．てんかんの合併は多く，脳に病気があって精神遅滞になるとすれば，その病変はてんかんの原因ともなるからである．かかる場合はけいれん発作を伴う神経遅滞という方がよい．

§5. 原　　因

　精神遅滞は人口の5％くらいある．軽いものは素質性のもので，脳の変化のわからないもの，頭のよい人と悪い人というようなものであろうし，重いものには脳の重い病変があるのが普通である．遺伝，脳発育障害，胚種毀損が考えられる．

　以前には環境によるものとして狼と育った子供，野生児 wild boy, homo ferus の報告があった．イタール *Itard* (1807) のアヴェロン Aveyron の野生児ヴィクトルは1799年にアヴェロンの森で見つかった11～12歳の少年で，イタールは5年間教育したが，摂食，着衣の習慣を身につけさせたに止まった．今日ではこのような子供ができる可能性はないであろう．

　胚種毀損は中毒や放射線により，胎児毀損は代謝障害，中毒，伝染病による．出産時の脳毀損も多く，早産，難産，仮死などによる．出産後には酸素欠乏，代謝障害，脳炎，髄膜炎，伝染病，中毒，外傷がある．精神遅滞児はけいれん発作を伴うことが多いが，後者は脳毀損によっても起こり，けいれん時には脳の血行障害のためさらに脳破壊を来たすというように，悪循環に陥る．身体的には奇形，形成異常，大小頭，脳性小児麻痺，内分泌異常，先天梅毒，身体発育障害を伴うものがある．特殊の原因は数多ある．

§6. 偽精神遅滞

　幼児の統合失調症ないし早期幼児自閉症，性格異常，神経症が精神遅滞と誤られることがある（偽精神遅滞 pseudo-oligophrenia）．

　症例　7歳の男児，学校で授業中じっとして居られず，隣の子にいたずらをし，答案は白紙でIQは0であるので，特殊学級に入れるべきか否か相談された．行動，談話の様子では精神遅滞と思えなかった．調べてみると，母親があまり教育熱心で，日曜でも6時間も家庭で勉強を教え

た．この子供の世界では家庭では勉強し，学校では遊ぶものという価値の転倒が起こってしまって，息抜きの場所を学校に求めたのであろう．家庭では勉強せずに遊ぶようにさせると，子供の「精神遅滞」は治ってしまった．神経症というべきである．

〔付〕児童-青春期精神医学

児童-青春期精神医学 Child-Adolescent, Kinder-Jugend Psychiatrie は児童の精神障害を取扱う．児童には本能的に，すなわち先天的に備わっている一定の適応様式が乏しく，世界に対して開いていて weltoffen, 環境の影響を特に取入れやすい．したがってしばしば環境からの心因反応が起こり，ことに世界が小さくて両親とのみ共存していることが多いから，父母，ことに母の影響を受けやすい．それ故児童の精神療法は両親の精神療法となるなどといわれる．また何でも母親のせいであると説明，解釈されて，分裂病（統合失調症）原母親 schizophrenogenic mother (*Kanner, Fromm-Reichmann 1948*) などといわれる．

心因反応は成人におけるよりも容易に，著しく，劇的に強く現れるので驚かされるが，成人よりもずっと治癒しやすいし，また心身の発達が進むと自然の回復が開けてくる．それ故児童の治療にはまず第一にその環境の欠点を除くことに重点をおくべきで，児童の心の中に働きかけて治療を行うことはあまりしない．そうするとひとりでに調整がとれてくるものである．しかし欠損家庭 broken home, 両親の一方か両方のない家庭などの環境調整は困難な問題である．

種々の異常な行動は児童の正常な発達の各段階に関係していることなので，両親は児童と一緒にそれを何とか我慢して切抜けてゆくべきであって，このようなときにかえって両親が児童に対して異常な反応を起こしたり，あまり強く精神医学的に関与したりすると，まもなく何でもなく経過してしまう児童の異常性を，かえって固定してしまったり，増強したりすることがある．反抗期とか青春期のように精神的構造の変化の多い時期には，精神障害のような嵐が起こりやすく，ひどくなれば危機 crisis, Krise となる．

§1. 精神成熟の障害

　身体的および精神的な成熟 maturing, Reifung が両方とも遅れることもあるが，精神的発達がよけい遅れれば精神的遅滞 mental retardation, seelische Reifungsverzögerung といい，これは普通知的なもののみの遅れをいうが，性格的発達の遅れもこういわれるべきである．部分的な遅れ，あるいは加速があると，精神的な全体の中にくいちがいをきたして，よけい精神的障害を強める．この晩熟 Spätreifung には素質性のものもあり，児童早期の脳毀損によるものもあり，環境のせいによるものもあり，神経症や精神遅滞によるものもある．早熟もあり大器晩成もあって，いずれがよいというものでもなく，人様々の成熟の仕方があるものとしておく．

§2. 児童早期の脳毀損

　軽いものでは運動や知能の欠陥でなく，性格変化が目立ち，敏感，気分変動，欲求の増加や不安定，あつかましさ，冷淡などの性質が現れ，重ければ脳性小児麻痺や知能低下を伴うこともある．一般に児童の 10% に軽度の脳毀損がある．学校での勉強に多少とも支障をきたすにしても，多くは発達の間に代償されて，将来社会の中でうまくやっていけるようになる．時としては心因反応や神経症や幼児自閉症の素地ともなる．
　しじゅう悪戯をして落着きのない注意散漫の子は増動症 child hyperactivity syndrome, hyperkinesis と呼ばれ，脳毀損の証明はむずかしいが，大抵は成長すれば静かになる．精神安定剤，覚醒剤が有効のこともある．

　症例　5歳の男児，目が醒めている間は少しもじっとしていない．椅子に上って戸棚の上に登り，落ちて大声で泣きわめき，玩具をこわして投げつけ，食事の時には食卓の上をかきまわし，いつのまにか浴室に入って浴槽に水を張って，そこに落ちて死にかかり，寝具を破り，外でも

元気がいいが，すぐ喧嘩をはじめ，相手をいじめてその母親がねじこんで来，年上の子に殴られて瘤を作って家で泣きわめく．10歳を過ぎると落着いてきた．

● 3歳の女児，家の中でいつもうろうろ歩きまわり，そこら中のものを引張り出して投げ，落着いて玩具や友達と遊ぶことがなく，母親を悩ませている．この子にはときどきてんかん発作があって何の薬も無効であり，ついに臭素剤が有効であることがわかって発作を止めると同時に落着いて絵も画くようになったが，知能発達は遅れた．

§3. 精神遅滞

知的発達の遅れについては前章に述べた．時として言語や運動のみが特に遅れていることもある．あまり知的な家庭では少し知的に遅れた子供がひどく目立って，精神遅滞と思われることがある．また知的に低い家庭では環境的に子供が知的に遅れることもある．このようなものは偽精神遅滞 pseudo-oligophrenia である．知能障害，知的障害などの名称もある．

IQ が90以下なら特殊学級の方がよく，こういう児童は全児童の10％くらいある．知能の少し低い児童は，普通学級では負担が大きすぎて不安や反抗を起こす．特殊学級へ移せばよくなるが，両親がなかなか納得しない．こういう児童が中学，高校まで行くことを両親が希望するので，学問は身につかず，学校では授業について行けず，つまらないから非行に走る．児童に合った仕事に就かせ，その持っている特殊な才能を見出してそれを伸ばすようにすればよいが，今日の社会では実行し難い．

§4. 読書薄弱

読書薄弱 legasthenia とは普通の知能であって字の読み書きが困難なもので，おそらくその中枢（頭頂後頭葉）の故障であろう．辛抱強い教育が必要である．

§5. 精神病質

児童の精神病質という診断は非常に控え目にすべきであり，多くは環境による反応や神経症，または脳毀損による．両親が異常なら子供も異常なのは遺伝によると考えたがるが，異常な両親の作り出す環境，雰囲気の子供への影響かもしれない．植物神経系失調のある素質的に見える神経病質児 neuropathic child は精神的には無力者であるが，これも神経症的心身症として取扱っておくのがよい．

§6. 心因性反応と神経症

転換反応 嘔吐は母への抗議のことも，朝学校へ行くのがいやなためのこともある．精神的伝染をするのは小舞踏病，吃り，眼瞼けいれん，チック，咳ばらいなど，心身症には喘息，大腸炎，高血圧などがある．

抑うつ反応 無関心や鈍感や不機嫌の形で現れやすい．両親がかまってくれない，父母が互いに争うとか，養育者の何回もの交代などによる．施設症，病院症 hospitalism，依存抑うつ anaclitic depression (*Spitz* 1946) は乳幼児が母親から離されて施設に入れられたときに見られるもので，身体的によく世話されても感情的な接触に欠けると，子供は鈍くなり，心身の発育が遅れ，退行し，飲みも食べもしなくなって衰える．母に接すればよくなる．病院症という語は俗に病院慣れのことで，病院の方が居心地がよくなって独立自主性を失い，社会に戻りたくないことである．施設症 institutionalism ともいう．入院患者が長い入院のために，健全な人間関係を失って，統合失調症的症状（自閉，常同，興奮）などを起こしてくることもある．

不安神経症 慢性の葛藤状況から起こる．夜驚 pavor nocturnus もこれで，夜恐ろしい夢を見て，とびおきて，おびえ，泣く．時として**夢遊症** somnambulism, Schlafwandeln もあり，ヒステリー性もうろう状態である．**強迫神経症**は少し年長の児童にあり，強迫儀式 compulsive ritual,

Zwangszeremoniell, 就眠儀式 sleep ceremony, Schlafzeremoniell（床に就く前に一定のまじない的行為をしないと不安で眠れなくなる）を行うこともある．罪過感や攻撃性を圧し殺すことによる．

夜尿 enuresis nocturna, Bettnässen　みじめな状況の男児，施設に預けられた子に多い．幼時から引続いてあるものと，あとになってから起こってくるものとあり，後者は一種の退行と見られる．親子関係の故障からの不安や反抗，性的興奮（両親や異性同胞との同室就寝，自慰禁止）なども原因するといわれる．精神遅滞には多い．泌尿器の故障によるものもある．多くは年が長ずると止む．あるいは環境の変化で止む．あまり叱ったり，気をつけたりして，親子ともに苛立つことはいけない．少量の精神安定剤とアトロピン，眠りが深すぎるものには抗うつ剤，覚醒剤が有効であるが，多分に暗示的に効く．塩分・水分の摂取を減らせるとよい．このほか昼間尿をもらすもの enuresis diurna，大便をもらすもの encopresis, Einkoten なども類似の理由で起こる．複口性拗ね pluriorifizielles Schmollen は，口もきかず，大小便も我慢し，そのため失禁してしまうような反抗である．

登校拒否 school phobia, school refusal, school sickness, Schulangst　学校へ行かないもので，その口実のため呕吐や腹痛が神経症的に起こることもある．親からの分離の不安 separation anxiety, Trennungsangst，親が子の成長を望まぬためのものもあるといわれる．学校生活の歪み，家庭の歪み，教師交友とのトラブル，社会制度の歪み，あまりに教育熱心で子供に重荷になるような勉強などいろいろの原因が考えられるが，一般にはっきりした原因のわからないものも多いし，原因と思われるようなものをいかんともし難いこともある．統合失調症によるものも思春期にはある．

吃り stutter, Stottern　学校へ行く少し前位から始まるものが多い．不安，恐れ，憚り，ことに父への憚り，期待不安，緊張した場面，小心，また器質的な軽い脳毀損のための言語筋の共調運動障害による．男児の方が女児よりはるかに多い．自信を得させたり，言語治療 logopedics をするのもよいが，吃ることを気にせず，吃るにまかせてむりに治そうとする努力を止める方がうまくしゃべれる．このほか**爪咬み** nail biting, onychophagia, Nägelbeissen, 指しゃぶり finger sucking, Daumen-lutschen, 頭ふり

jactatio capitis, 歯ぎしり gnash, Zahnknirschen, 抜毛癖 trichotillomania もある．統合失調症や精神遅滞にもあるが，神経症的なものは攻撃抑止のためと説明される．

自己臭恐怖 osphresiophobia, cacosmia, Eigengeruchsphobie　自己の体，口，性器，肛門から悪臭が出て，人がいやがると思う．実際幻覚として自分で臭いを感じることもあるが，多くは人のそぶりから妄想知覚的に察するか，推論する．自分から悪臭が出ているとの妄想もある．青春期初期の少年に多い．統合失調症にもある．幻覚としては側頭葉発作，鉤発作にもあるが，これに悩むことはない．実際臭いがあるが，これは気にするほどのことではないのに，人にいやがられると気をまわす小心な人もある．これは腋臭に多く，青春期以後に見られる．自己臭恐怖は一般に青春期から後に現れる．自己醜形恐怖 dysmorphophobia の一種，妄想病ともされる．

症例　19歳の女子，農家の娘，小学下級生のとき男の友達に性的な遊びをされ，そのときは何とも思わなかったが，中学へ行くようになって性的知識を得てから悩み，高校1年のときにその男の友達が病気になり跛になってしまったので梅毒のためではないか，自分にも伝染しているのではないかと心配した．そのうちに人が自分の傍へ来ると鼻をくんくんさせたり鼻をつまんだりするようになった，自分は体が臭いのだと思い，梅毒で腋臭になったと思って人前に出るのが恥かしかった．中学のとき仲のいい男友達があったが，その少年がその後他の組の女の子にレターを渡したと人から聞き，自分の病気のためふられたと思い，2年のときあまり心配で兄に打明けようと思って口ではいえないので手紙に書いて，思い切って渡すこともできずに鞄の中にしまっておいたところ，いつのまにか紛失してしまい，人の手に渡って自分の隠れた秘密を皆に知られてしまったのではないかと心配した．高校を出てから畑で仕事をしていると，隣家の若い家婦が，その夫に患者が色目を使っていると思っているように思えた．自分は幼い時にまちがいをし悪い病気になり，誰ももう自分を相手にしないので，淫売婦のように誰の亭主にでも手を出そうとしているのだと思われると思った．道で友達に会ってもろくに挨拶もしてくれないようだ．誰もが自分の悪事と病気を知って相手にしないのだ．そのうちに自分は東京の淫売屋に売られてしまおう．こうしてついに睡眠薬自殺を企てたが命をとりとめた．その後説得と軽い精

神安定剤で2〜3年間は治癒したようであったが，そうしているうちに昔の男友達の「おいでよ，おいでよ」という声が聞こえるようになり，統合失調症として治療してよくなって，幻聴も，自己臭恐怖もなくなったが，感情的に鈍くなってしまった．

反抗 resistance, Vertrotzung　子供の独立性を制限する養育者に向けられる．積極的 active な反抗は攻撃性で，逆なことをやり，消極的 passive な反抗は閉じこもりや忌避であり，反抗神経症 opposition neurosis, Trotzneurose となると一定の養育者のみでなく権威全体への反抗となることもある．反抗期 opposition stage, Trotzphase は 2 歳の終りから 3 歳のものを第一，青春期の初めのを第二といい，生理的なものである（*Charlotte Bühler* 1921）．

反社会的行動 antisocial behavior　盗み，虚言，虐待，乱暴などの非行は反抗に由来することが多い．幼児の嘘は生理的で，現実と空想を混合しているせいである．躾け，親の愛の喪失の不安，顕示欲，いたずらなどに由来したり，自信欠乏や能力不足の補いにされることもある．そして児童に対する社会的行動の躾けの怠りに助長される．これらのものは misconduct, Verwahrlosung（wahr＝aware, care）といわれ，その現れが放任による不良，非行である．幼児早期に care が怠られると（世話をしない，きびしすぎる，あまやかすと）野性的になったり，施設症 institutionalism, 依存抑うつ anaclitic depression（p.182）になったり，確りしたところ steadiness がなくなったりする．安らかに守られていること，security, Geborgenheit や導き conduct, Führung がないと，舵のない発達は未熟と早熟の混合に陥り，正否を弁じられず，ふるまい，行儀，社会的行為 conduct, Benehmen は反社会的 antisocial, 非社会的（人間的交りがない）asocial となり，ひとりで非行に走るか，不良集団という偽共同体 pseudo-community を作るかする．児童の心は外に開いていて welt-offen, 容易に取入れ，また棄て去りやすいから，不良児は方向転換させられやすいとすべきで，脳の外傷のせいとか，生れつきの精神病質のせいで，どうにもならないものと手軽に定めるべきではない．

自慰 onania, Onanie　幼児が陰部を弄ぶのを自慰というかどうかは好みの問題である．第一反抗期およびその後の自慰は，はっきりと性的快感が

あるものは少なく，時々ちょっと出現するくらいのものであるが，外部からの性的刺激が続いたり，叱って禁止したり，重い病気になると脅かしたりすると，かえって関心が固定して続くようになる．孤独な，保護のない，へまばかりする子供では自慰が嗜癖になってしまう．治すには安心させ，性的刺激から遠ざけ，目立たないように指導して他の健全な慰みの方向へ転じさせるのがよい．自慰は青春期には非常に多いが放置して差支えない．

青春期危機 puberty crisis, Pubertätskrise 青春期には内分泌の調子が変り，精神的には新しい見当づけが行われ，他から別の，独立した，しっかりして変らない自分定め identity ができてくる．この時代には惑いや失敗も多く，心身共に激動が起こり，統合失調症やてんかんもこの頃現れやすく，不良化，社会適応不全，神経症，ことに強迫神経症も起こりやすい．正常の青春期でも種々の精神的な障害は軽く現れ，不機嫌，神経衰弱状態，接触の悪さ，他人への攻撃，自己への攻撃 autoaggression（自殺，自己非難，マゾヒズム），性的異常，衝動性などが多少ともある．

青春期の脱線 puberty derailment, Pubertätsentgleisung ちょっとした犯罪行為がよくあって，家庭でも学校でも重大視するが，多くはたいしたことなく過ぎてしまうものである．暴力行為 violency, Gewalttat, 強姦 rape, Notzucht, 懐郷反応 homesick reaction, Heimwehreaktion とその結果の原始反応（放火，盗み）も以前にはあった．家出 run away, Weglaufen は冒険欲によることもあり，困難からの逃避のためのこともあり，異常性格的気分変調による衝動にもよる．操行 conduct, soziales Verhalten の障害ともいわれる．

青春期抑うつ puberty depression, Pubertätsdepression これは多いもので，憂うつになるもの，生きがい worth living, Lebenswert を失って無為になるもの，しらける indifferent, gleichgültig ものがあり，この世の苦しさやつまらなさ nonsense, Unsinn から逃避 flight, Flucht として自殺企図心 suicidal tendency, Selbstmordneigung があるものもある．自殺はこのほか急激な反応的情動（失恋，落第）による短絡 short circuit, Kurzschluss として行われることもあり，あるいは自己の困難を人に見せつけて同情を求めるための演出 performance, Theater としても行われる．青春期には孤独，厭

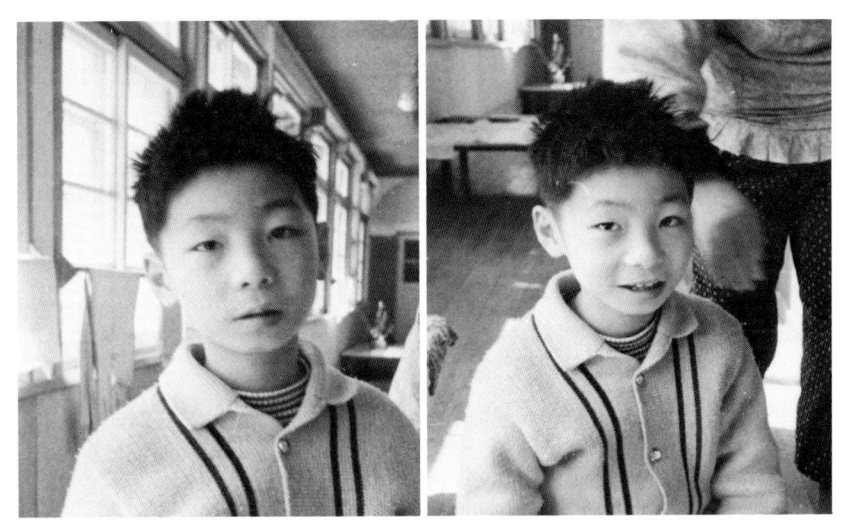

図 I - 38. 早期幼児自閉症
古くなったものの表情, あらぬ方を見ている.

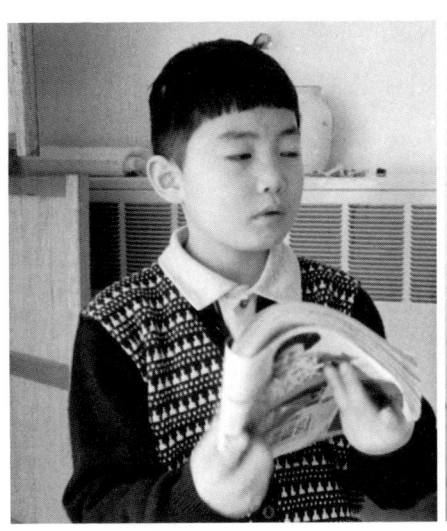

図 I - 39. 早期幼児自閉症
まなざしがない, いつも本をパラパラとめくっている. 2歳で発病, 7歳の時の写真.

図 I - 40. 成人した早期幼児自閉症
わざとそっぽを向いている感じ. 室の暗い隅にうずくまって, 飯をつついている.

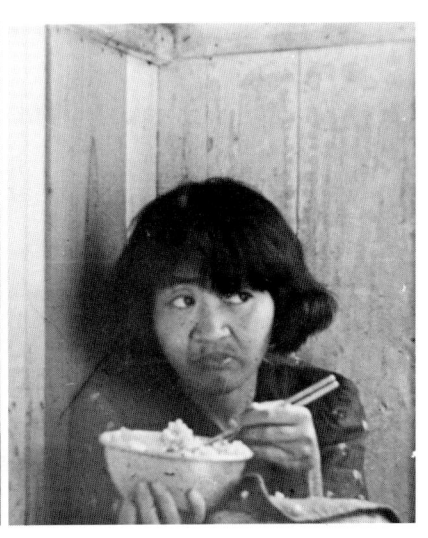

世感，葛藤によるものが多いにしても，成人から見てごく些細な動機から短絡的に行われることが多いので注意を要する．ちょっとした失敗，喪失，援助を求める大げさな，あるいは遠まわしのよびかけも軽視してはならない．

§7. 精神病的障害

幼児痴呆（認知症） dementia infantilis (*Heller* 1908)　3～4歳で始まる進行性の痴呆化で，落着きなく，幻覚もある．多くは幼児の脳の器質的疾患によるが，統合失調症もあるかもしれない．

早期幼児自閉症 early infantile autism, frühkindlicher Autismus, autisme infantile précoce (*Kanner* 1943)　幼児が早期に周囲の人間に対して感情的交わり emotional communication, emotionaler Kontakt を失い，言葉は発達しないか，ある程度発達したものが退化し，幼児的になり，自分を三人称で話し，行動や状況を常同に保ち，ついに言葉を対人的には失う．対人的にまなざし glance, Blick を向けることは交通に大切であるが，まなざしがなくなり，うつろになり，あらぬ方を見て居り，微笑がなく，抱いてもすがりついて来ず，木の棒でも抱いたようである．人間は物のように扱われる．精神遅滞と違って知能が侵されたようではなく，利発な顔や行動をする．かなりよくなるものもあるが完全にはよくならず，悪いものは重い精神遅滞とも分裂性痴呆ともいえないような，妙なものになってしまう．これが引込み反応 withdrawal reaction, Zurückziehungsreaktion で，神経症ないし精神病質 autistische Psychopathie im Kindesalter (*Asperger* 1944) なのか，幼児の統合失調症なのか，あるいは認識障害があるためなのか（認知 congnition

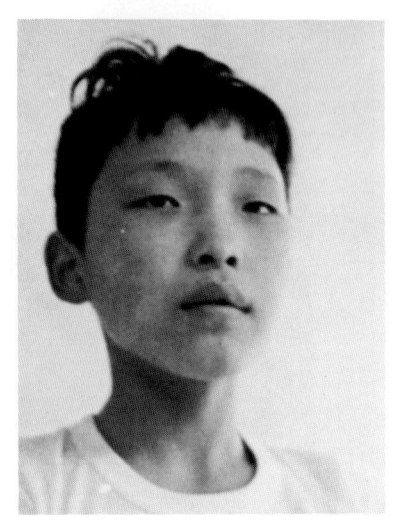

図Ⅰ-41．**小学生の統合失調症**
硬く冷たい表情．

障害，知情意はcongnition, emotion, conation)，何かの脳病なのかは一定しない．統合失調症とは症状群なので，これと同じ病気か否かを問題にすることはできまい．

最早発性痴呆 dementia praecocissima（*Sante de Sanctis* 1905）　児童の統合失調症で，まれであり，多くは緊張病様である．10歳を過ぎれば多くなる．児童に内因性躁うつ病がありうるというが稀である．境界側borderline case として神経症とも精神病ともつかないものがある．躁病に似たものに小児増動症 child hyperactivity があり，脳の毀損によることもある．注意散漫，落着きなさの著しいためやっかいであるが，安定剤や覚醒剤が有効である．これは器質性精神症状群 frühkindliches exogenes Psychosyndromで，軽い知能障害，巣症状を伴うことがある．

児童の精神障害も時代によって心因的力動的に考えられたり，器質的に考えられたりする．原因のはっきりしない病気ではいつもこの二つの見方の競争がある．

症例　小学2年の女児．このごろ夜尿をするようになった．父は勤め人，母はずっと家庭にいたが，娘に手が省けるようになると就職することになった．この娘はおとなしく無口で，放課後帰宅するとぽつねんと家の中で親の帰宅を待つだけで，近所には遊ぶような子もなかった．父は日曜に娘をゴルフにドライブで連れ出すことがあり，それが娘へのサービスと思っていたが，娘は父が遊んでいる間クラブハウスでぽつねんと待っているしかなかった．そのうちに娘は車に乗ると頭痛と酔いを起こし，車に乗るのを嫌うようになり，同時に夜尿が始まった．脳の病気が疑われて検査されたが何もなかった．母の勤めを止めさせて家にいるようにすると夜尿は治った．頭痛や酔いは父への拒否を示すのであろうし，夜尿はかまってもらうこと，あるいは親に面倒をかけて仕返しをして困らすことを意味するのだと解釈される（神経症性夜尿）．

● 10歳の男児．この2〜3か月学校へ行こうとしない．先生や級友が誘いに来ても行かない．夕方は庭を元気にとびまわり，明日は必ず行くと約束するが，朝になると室に閉じこもり，無理に連出そうとすると柱にしがみついてしまう．入院させると，病院では元気で全く普通に見え，ただ臆病で，街へ散歩に誘うとチンピラがこわいからいやだという．生活環境を見に行くと

辺鄙な田舎の農家で，父を早く亡い，母と姉が働いているが，生活には困っていない．小学校は近くで，広い運動場のある，林と田に囲まれた小さな学校である．医者が一緒に行けば教室に入り，級友たちと元気に話をし，先生の質問にもためらわず応ずる．成績は上の方である．何の手がかりも得られなかったが，昼休みにも運動場で遊ぶ児童は1人もいないので，先生に質すと，宿題をしたり，当番で兎や鶏の世話をしたり，給食の係をしたりする作業があるとのこと．山の中の学校なのに世知辛いことではないかと質すと，やはり上の学校へやりたがる親が多いのでやむをえぬとのことであった．こんな雰囲気の中で窒息してしまったのであろうか．登校せずに卒業させてもらい，中学も3年間に1日登校しただけで，医者の頼みで卒業させてもらい，社会に出て就職させると全く普通になった．学校へ行かなくても一人で家で本を読んで知識を身につけていた（不登校）．

● 3歳の男児，2歳の頃からものをいわなくなり，話しかけても知らぬ顔をして居り，時々キーキーと声を出す．箪笥の上によじ登ることを好み，本を一時間も続けてペラペラとめくっていることを好み，細い糸を歯と指で張ってそれを弾いて音を立てるのをいつまでも続けている．入院させても同じことで，母が見舞に来ても喜ぶ様子もなく，平然としていて，土産の菓子を出せばむさぼり食べるだけで，あとは室の中をあちこち動きまわり，本をあけてパラパラとめくるだけである．母が帰るときにも全然平気な顔をしている．玄関まで連れて行き，母が手を振ってもそっぽを向く．「坊や，ママが帰るよ」というと「ぼく泣く」と表情を変えずに，そっぽを向いていう．このくらいの言葉も平生は用いることがなかった．3年間薬とか遊びに手を尽くしたが変化がなく，他の精神病院の小児病棟に移し，十数年を経て会うと，病院の広間の中であちこちうろうろと動きまわり，家具をちょっといじってみたりするのみである．表情は妙な歪顔であり，話しかけても全く無視している．皆と一緒にラジオ体操をする時にだけ一応参加させることができる．食事は手づかみで口に入れる．身体発育は大体年齢相当であるがやや小柄である（早期幼児自閉症）．

早期幼児自閉症はあとになって全くの廃人になるものもあり，大学教育を受けられるようになるものもある．

II

精神障害の諸像

まえおき　*193*
知覚と思考の障害　*197*
感情，意欲と行動の障害　*222*
自我意識および時間意識
　　　　の障害　*243*
記憶の障害　*249*
反応性の障害　*253*
意識状態の障害　*255*
知能と人格の障害　*260*

1 まえおき

　この編では異常な精神現象の種々のありさまを見ようとする．自然科学的に精神現象を取扱うときには心の客観的なあらわれである**行動** behavior, Verhalten を問題にすべきであるように思われるが，精神医学では行動の観察だけで精神障害を十分理解するわけにはいかず，病人の主観的な気持，意識されたこと，体験に現れる異常性に重きをおかなければならない．しかし**体験** living experience, Erlebnis, vécu は病人自身にだけしかわからないので，これを言葉によって伝えてもらって，病人の気持を知る必要がある．病人が「私は頭が痛い」と言葉で自分の感じを伝えてくれれば，その人の気持が私にわかる．これを病人の気持を了解 understand, verstehen する，病人の気になってみる put oneself in patient's mind, sich in den Kranken hineinversetzen, 追体験 nacherleben, 感入 empathize, einfühlen するという．了解の場合には他人の精神的なものを知るこういう独特の立場をとらなければならない．感（情移）入は共感といってもよかろう．

　ある人が「私はうれしい」と告げれば，私はその人の気持を了解し，その人がどんな気持でいるかわかる．その人が「私は試験に受かったのでうれしい」と告げれば，その人が試験に受かったという経験をして，その経験からうれしいという気持が起こってきたことが，いかにもそうだと私にわかる．それを了解できる因果関係という．宗教の修業をしている人が「豁然として悟りが開けた」と告げたときに私にはその気持がわからず，了解できない．幼児が遊んでいるときにいきなりその子を蹴とばして笑った人が居れば，私には乱暴をするとか笑うとかいう気持はわかるが，遊んでいる幼児が見えるという原因と乱暴して笑うという結果との因果関係はわからないので，やはりこの人の気持はわからない．了解できない気持は異常であり，著しく了解できなければ狂っていると思える．了解でき

る因果関係は文脈 context をなし，意味あるもの，meaningful なものとして私にわかる．

試験に落ちて悲しいという因果関係は意味のある，了解できる文脈をなす．何の動機もないのに激しい悲しみに陥るというのは文脈をなさない．こういうときには気づかれない，無意識の原因があると考えられる．それは生者必滅の掟が，生きているものには必ず心の底に隠れていて，それが何かの拍子に台頭してくるのだと因果関係の文脈をつけることができる．あるいはまた心を担っている脳の病的障害のあらわれであるというように因果関係をつけることもできる．

B は意識界，UB は無意識界とする．E_2 は今ある悲しみである．E_1 は試験に落ちたという経験とすると，過去の E_1 という動機から今の E_2 という悲しみが起こってきたことが了解される．K_1 は心の底の，意識されない生者必滅の悲哀感，K_2 は脳の病的障害（この病的障害が何故悲しみという形として現れるかはわからない）として，意識内で文脈を作れない所へ因果関係をもってくる．このうち K_1 があれば E_2 が起こったことが了解的になり，K_2 からは E_2 は了解されないが，種々の経験によれば脳にある種の病的障害があれば悲しみが起こるものであることを知って，ここに脳と心の因果関係を求め，このやり方を**説明** explanation, Erklären といって了解と区別する．内因性というときには説明であり，K_1 の心の底の隠れた原因は実際に存在するかどうかわからず，推定されるものなので，その存在が仮定されたものから了解されるというのは真の了解と区別して，**かのごとき了解** as-if-understanding, Als-ob-Verstehen (*Jaspers* 1913) という．

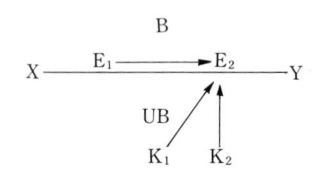

図 II - 1. 現在の体験の起こり方
B．意識界，UB．無意識界，
E_1．過去の体験，E_2．現在の体験，
K．無意識界の原因．K_1 は精神的なもの，K_2 は身体的なもの．

精神的なものを見るには，体験のみを取扱うのでなく，客観的につかみうるものに目を向けることもできる．**注意力** attention, Aufmerksamkeit, **理解力** comprehension, Auffassung, **記銘力** impressibility, Merkfähigkeit, **連想** association, **判断力** judgement, Urteil などはこうして観察され，問題を与えて解答を求めるので，刺激に対して反応を見る実験生理学に似ており，その実地応用は精神工学 psychotechnics ともいわれる実験心理学で，心理検査 mental test もこれである．

また精神的なものを見るときには，その目標を**身体的表出** somatic expression,

körperlicher Ausdruck へ向けることもでき，身体的表出は精神的なものを仲介伝達するのであって，表出を通して他人の精神的なもの，体験が見透されるのである．さらに体験に伴って現れる身体的随伴現象——身振り，表情，あるいは一層身体的な血圧，発汗，血管拡張や収縮など——も精神的なものの現れとして取扱われる．随意不随意の表出の区別ははっきり立てられず，身振りは不随意でもある．

　私が他人の精神的なものを見るのは，言葉によるにしろ，表情や行動によるにしろ，表出によってその人の体験を知るというようになっていて，また私自身の体験も表出を通じてしか人に伝えられない．ところで体験には言葉によって描き出されなければ他人に伝えられないものが非常に多いが，このようにして他人の体験を認識するというのは自然科学的でないので，医学の他の分科における認識のしかたと甚だ異なるが，しかし腹痛というのは体験の，言葉による伝達以外にはわからないのである．もし妄想が電気的な曲線となって現れるとか，あるいは少なくとも行動にすっかり現れるとか，心理テストでわかるというなら都合がよいが，それは全く望めないので，どうしても患者が語ってくれなければ私にわからない．体験でなく行動を見ることを主眼としても，思考行動(課題と答)の観察から思考体験が全部わかるものではない．一般に精神現象は二つの面から見られるのであって，喜びの感情は「私はうれしい」と言葉によって体験を伝えてもらっても知られるし，喜びの表情を見てとっても知られるのである．

　私には，見られ，聞かれ，考えられ，愛され，欲せられるものが意識される．これを**対象の意識**という．また見たり，聞いたり，考えたり，愛したり，欲したりする自己の状態またははたらきの様子も意識されている．これを**状態の意識，作用 act の意識**という．対象の方が主として意識されるのは見る，聞く，考えるというような意識で，これを知的なものといい，状態の方が主として意識されるのは，愛する，快い，欲しいというような意識で，これを情意的なものという．対象意識では見る，聞くという**知覚**，思い浮かべるという**表象**，考えるという**思考**が区別され，状態意識では快いという**感情**，好きだという**価値づけ**，欲するという**意欲**が区別される．しかし知覚でも，視覚のように対象的なところが主であるものと，痛覚のように状態的なところが主であるものとがある．

　このような個々の体験にはいずれにも共通して，必ずしも常にはっきりと意識されているとは限らないが，このような意識が変わるか，なくなるかしてはじめて，そのようなものがあることがひしひしとわかるような意識が伴っている．例えば見える対象が実際に存在しているという感じ，考えているのは私だという感じ，時間が過ぎてゆくという感じなどである．これらを**実在意識，自我意識，時**

間意識という．

　対象や体験が意識されたのちに消失して，時を経てから再び思い浮かべられた時に，これは前に体験されたことがあるとの意識を伴えば，**記憶**といわれる．あるいは客観的に，前に行った行動をあとでその通りに行っても，記憶があるという．

　ことに情意的な体験は，その前の対象的体験に引き続いて，私にも傍の人にも，なぜ起こってきたかが気持の上でわかる――**了解**できる――ように起こってき，前者を**動機**，後者を**反応**という．試験に落ちれば悲しむごときである．

　個々の体験の現れ方は，体験の背後に考えられる精神的状態によって左右される．

　第一は**注意**で，これは多くの対象あるいは体験の中で，ある限られた少数のものをはっきり意識させるという傾向である．

　第二は**意識状態**で，私が何の体験も持たないのは**意識がない**といい，各体験が全般的にはっきりしないとか，現実の世界にそぐわないような現れ方をする時には，**意識が混濁**しているといい，現実の世界を全般的に正しく体験している時には**意識が清明**であるという．但しそぐわないのには幻覚妄想もあるがこれは別とする．

　第三に知的なものについて，その成果から見て効果があるかないかによって，効果の多いような思考ができる傾向を**知能**がよい，高いといい，効果が少ないようにしか思考できない傾向を知能が悪い，低いという．

　第四に情意的なものについて，いかなる情意的反応を起こしやすいかという個人的傾向を**性格**とか**人格**という．

2

知覚と思考の障害

§1. 知覚の障害

　知覚 perception, Wahrnehmung とは感覚器官を通じて，外界に存在する物を意識することで，単に物質的に与えられたもののみの意識を抽象した場合には**感覚** sensation, Empfindung という．色や音の感覚，触覚などは感覚であるが，人が外界の物を認める時には，外界に実在するものの意味まで知るのである．ゆえに白色の中の限られた円形の赤色を意識する（感覚）のではなくて，テーブル掛けの上にりんごが実在するのを意識するのである．すなわち知覚においては感覚的な材料に意味が加わっているのである．生物は物質的な物に意味と価値を与える．りんごは猫にとっては歩くのに邪魔なもので避けて通るものでしかないが，人間にとっては美しい甘い果物なのである．

　感覚には器官によっていろいろあり，視，聴，嗅，味，触，温度，運動（筋や腱の緊張と関節の感覚），平衡，痛，有機（器官，一般）感覚に分けられ，初めの4つ以外のものをまとめて**体感** cenesthesia, Körperempfindung, Gemeinempfindung という．感覚的材料がなくて意味と実物性が意識されるのを**実物的意識性** embodied awareness, leibhaftige Bewusstheit という（*Jaspers* 1911）．自分の後に確かに人がいる（目で見ることなしに，人の気配を耳で感じることなしに），真暗な闇の中で自分のすぐ前に壁があると意識するがごときで，この場合人や壁の感覚的材料はないのである．

　知覚に必要なことは感覚器官が健全であることであって，末梢感覚器官の障害による知覚の変化は神経学で取扱われ，感覚的材料は健全であっても，ある感覚領域の知覚が完全には行われない**失認** agnosia は，やはり器官の障害として，脳

の一定部位の破壊で起こる巣症状であるから，これも神経学で取扱われるが，本書でも取上げる．

　形が変って見える，色や音の強さが異常に強く，あるいは弱く，あるいは異なって感じられるなどという感覚材料の変化がある．正常者の思い及ばない障害として**知覚界の疎外** alienation of perception, Entfremdung der Wahrnehmungswelt がある．知覚は正しく行われて，感覚的材料も意味も正しく認められるのに，すべてのものが異様で，かけ離れていて，非現実的で，生命がないと意識される．知覚された対象の現実感，実在感，生命感が失われる．これは自我意識の項に述べられる**離人** depersonalization, Depersonalisation (*Dugas* 1898)，**現実感喪失** derealization である．

症　例　　見るものも聞くものもぴんと来ません．実感がありません．生き生きとしていません．人を見るとベールでも透して見たようで，平べったく，奥行がなく，絵のように浮き上って，味わいがありません．人は魂のないでくのぼうみたいで，機械仕掛のようにぎくしゃく動いています．木の葉の色も死んでいます．まるで夢のようで，本当に人なり物なりがあるという感じがしません（実感喪失）．

● 時々おこる片頭痛が始まると，頭が割れるようで光がまぶしく，室の隅にうずくまっています．一時間もするとこの苦痛はたちまち去って，何もがきらきらと美しく輝いて見え，机の上の紙切れさえ透きとおったきれいな，命の通った花のようで，外の光景は躍動する極楽のようです（離人の逆）．

　実際に存在するものが異なったものとして知覚されるのは**錯覚** illusion で，うす暗い所で白い着物が恐ろしい人間と知覚され，家が動いていないのに動いて倒れかかってくると知覚され，他人の何でもない会話が自分の噂と知覚されるごときである．壁のしみや空の雲を眺めていると，人の顔になったり地図になったりするのは**パレイドリア** pareidolia といわれ，正しく知覚されていながら同時にそれに似た空想的な形のものをありありと知覚するが，実際はそうでないと当人は知っているのである．心理検査のロールシャハの図形についての検査もこれである．

　実際には存在しないものが知覚されるのは**幻覚** hallucination である．こ

れは当人にとっては知覚であるが，傍から見れば表象が知覚化したものであるから，表象の障害としても述べられよう．心理的に説明すれば表象の外界への投射 projection ということになる．正常ならば表象体験であるべきものが知覚体験となっているわけである．幻覚と錯覚を一緒にして**妄覚** perverse sensation, Trugwahrnehmung, Sinnestäuschung という．非常にありありしているが表象の性質を持っているならば**偽幻覚** pseudohallucination (*Kandinski* 1885) という．知覚と幻覚では外の空間に実際そのような実物があるとされるのであるが，表象と偽幻覚では心の中の空間に思い浮かべられた仮象であると意識され，ただ偽幻覚では像がありありとしていて，表象のように漠然としたものではないのである．

　幻覚は知覚と同じ体験であるかというと，そうともいえない．幻聴の場合多くはひょいと聞こえてきて，聞き耳を立ててよく聞くということはできない．聞くのでなく聞こえるのである．私は悪いう声が聞こえたという患者に実際聞こえた声をその通りにいえ，バカといわれたのか何といわれたのかと尋ねても，答えられないことが多い．悪口の意味だけが外界へ投射されたとでもいうべきもので，これは知覚とも表象ともいえない第三のものであろう．

　幻覚はどの感覚領域にも現れるが，幻聴と体感幻覚が多く，幻視は少ない．夢は意識混濁時に現れるので，意識清明のときの幻覚と同列のものではない．意識障害を起こすような病気がある患者が，意識障害がほとんど清明であるのに，幻覚がはっきり現れることがあり，この場合には幻視が多い．例えばアルコール中毒による振戦せん妄のときのごときである．われわれも入眠時や心の中に緊張がある場合に，自分の名を呼ばれたり，人の姿や光景が見えたりすることがある．幻聴は統合失調症に多く，人が自分の悪口や噂をいったり，自分に命令したりする声が聞こえるのはほとんど全部統合失調症であり，また体感幻覚で奇妙なもの，対象がそのように詳しく知覚されることはありえないくらいはっきりしているものは，ほとんど全部統合失調症である．入眠 hypnagogic, 出眠 hypnopompic 幻覚は正常者にもある．感覚の異常，現実界の疎外，幻覚はてんかんの部分的発作としてもある．

　幻視 visual hallucination, Gesichtshalluzination は比較的少なく，あればまず意識障害を疑う．中毒のときには対象が小さく見えることがある（酒，コカイン）．後方，体内に幻視されるのは**域外幻覚** extracampine hallucination (*Bleuler*) であり，1,000 km も遠方から聞こえる，腹の中から声がする，胸の中に青い虫が三匹いる，自分の内臓が見えるなどといわれるものも

域外幻覚に入れられる．自分が幻視される**自己幻視** heautoscopia（*Menninger-Lerchenthal* 1935）もある．これは**二重身** double, Doppelgänger でもある．幻聴は幻声 voice hearing, Stimmenhören ともいう．

> **症例**　衝動と物狂おしさに駆られて，私はもう一度フリーデリーケを見返らずにはいられなかった．私が馬の上から彼女に手を差しのべたとき，彼女の眼は涙でいっぱいになり，私は息づまるような胸苦しさを覚えた．それから私はドルーゼンハイムに向かう小路にさしかかったが，そこで何ともいえない胸騒ぎに襲われた．そのとき私は肉眼でない心の眼で自分自身の姿が見えた．向こうから同じ道を馬に乗ってこちらへやってくる自分の姿で，しかし今までに着たこともないような，薄い灰色に少し金の混じった服を着た自分の姿が見えた．この夢から醒めたとたんにその姿はもう消えていた．奇妙にもそれから8年の後，その時夢に見たのと同じ服を，故意に選んだのではなく全く偶然に着て，フリーデリーケを再び訪れようと，私はかつての路を行った．この驚くべき幻影は，別れの瞬間にいくらかの落着きを与えてくれた．あの輝かしいエルザスの地を，そこでかち得たものと共に永久に見棄てなければならないという心の痛みはこれで和らぎ，別離の心痛を逃れて，かなり平穏な，快い旅を続けることができた（ゲーテの「詩と真実」，偽幻覚の自己幻視）．
>
> おそらくゲーテはフリーデリーケにもう一度戻って会いたいという気持があって，この希望を幻覚がかなえてくれたので心が休まったのであろう．

二重身は幻視と限らず，視覚的材料のない実物的意識性の妄覚，**身体図式** body image, Körperschema（*Schilder* 1923），すなわち自分の身体全体についての意識が外部に投射されたものの形をとることもある．

> **症例**　私とそっくり同じ人間が，ここから10キロ離れた宮城の中にいます．私が動くとその通りに動き，私が考えるとその通りに考えます．私が今ここで話していることは向うでもしゃべっています．時には私が考えないことまでしゃべってうるさくて困り，こういうときには私がよく考えられなくなってしまいます．見えるのではありませんが，確かにいることがわかります（流行性脳炎後のパーキンソン症の実物的意識性）．

幻聴 auditory hallucination, Gehörshalluzination はもっとも多い．単なる音が聞こえるというような要素幻聴 elementary hallucination は少なく（てんかんの部分的発作にある），意味のある言葉が聞こえる．多くは自分に対する噂，批評，悪口，命令である．普通の聴覚体験と違って，頭や腹に聞こえる，何千キロも離れた所で話をしている，電波で頭にいってくる，頭へ教えてくれる，いっているのがわかる，というように述べられることも多い．普通の聴覚体験も，耳に聞こえるというより，外で人がしゃべっているという形をとるものである．真に知覚体験を持つ幻聴は思いのほか少なく，意味が外から具体的にくるというような体験であるらしい．

特別の形として，自分の考えることが聞こえるという**思考化声** thought resonance, thought hearing, Gedankenlautwerden, écho de la pensée があり，本を読むと声もいっしょに読むのが聞こえるという．これは統合失調症特有である．あるいは自分の考えといいあいをする声が聞こえ，他人同志が自分のことをいいあっている声が聞こえ，自分の行為に注意や批評を与えたり，自分の行為を実況放送のアナウンサーのように描写（running commentary, laufende Bemerkung）したりするのが聞こえるのも統合失調症である．

症例　皆が私の悪口をいいます．バスに乗ると誰かが，あゝ，あんな顔をしているといいます．隣の子が私のことをバカといっています．

新聞を読んでいると，いつのまにか声が先に読んでしまいます．そういうときには読んでいることがよくわかりません．花を見ていいなあと思うと，いいなあと聞こえます．

夜便所に起きると，あいつは便所へ行くと聞こえます．退院ができるかなと思うとだめだと聞こえてきます．歩いているとこっちへ曲れと聞こえます．頭の中でものをいうのです．

一つの声があいつはバカだというと，もう一つの声があいつはえらいといいます．うっかり立小便をしていると，あいつは立小便してると声がいいます．

幻嗅（きゅう）olfactory hallucination, Geruchshalluzination も時々ある．自分の臭（くさ）いのを感ずる，体とか口とか陰部とかが臭い，屁が出てはいないのに知ら

ないうちに出ているので臭いと自分で感じ，その臭さが他人にも感じられて，他人が鼻をつまんだり，鼻をくんくんいわせたりするというのは，関係妄想も加わる．関係妄想が先にあって，自分の臭さは感じないが，他人が臭そうな様子，ないし何かの身振りや表情をするのは自分が臭いせいだと逆に推論するのは幻嗅ではない．**自己臭幻覚（妄想）** Eigengeruchshalluzination (-paranoia), **悪臭幻嗅** cacosmia, **悪臭恐怖** osphresiophobia という．部分的てんかんの鉤発作でも幻嗅がある．

　体感幻覚 cenesthesic hallucination, Leibhalluzination, Körperhalluzination, koenästhetische Halluzination とは体の感じの幻覚で，体に電気がかかる，体の中を虫がはう（皮膚を虫がはうのを感ずるのは幻触症 tactile hallucinosis, あるいは **皮膚寄生虫妄想** acarophobia, Dermatozoenwahn, *Ekbom* 1938)，腕がガラスの感じである，性的ないたずらをされる，子宮が引張られるなど，奇妙な感じがありありと体験され，正常なら体感では対象がはっきりしないが，体感幻覚では奇妙な対象がはっきりわかる．時には体感に判断が加わって，このように体に電気がかかるのは新しい機械が発明されて自分をいじめるのだなどと解されれば，**説明妄想** Erklärungswahn (*Wernicke* 1894) である．体感は比喩を用いて訴えられることが多く，頭に鉢がかぶさったようだ，頭から背へ棒がつっぱったようだなどといわれる神経衰弱的な訴えは多いが，真に鉢があるのが知覚され，棒の通っているのが知覚されれば幻覚である．これらを **体感障害** cénesthopathie (*Dupré* et *Camus* 1907, koinos＝common), Zönästhesiopathieともいう．

> **症例**　私は去年キリストの映像が見えました．おいでなさいと聞こえました．同胞を信仰によって救えというように私を招かれました．私が考えていることは口に出さなくても先方に通じ，質問すると返事がきます．神の声です．ずっと前から実験されていました．乳や陰部にさわって，調べて，試すのです．悪魔に試されるのです．指でさわって試すのでなく，電波で調べるのです．そして電波で私のお腹の中に赤ちゃんを入れました．赤ちゃんがお腹の中にいるのがわかります．
>
> ● 子宮の中に白い蛇が入っているのがわかります．夜になると蛇がシャツとズボンをはいて出てくるのがわかります．見たことはありませんがわかり

ます．

§2．思考の障害

　知覚したものをあとで思い浮かべるのを**表象** representation, Vorstellung という．この場合知覚における感覚材料に当たるのは再生された感覚である．しかし表象では再生された感覚材料は必ずしもはっきりと現れてはおらず，われわれがりんごを思い浮かべるときに，赤い丸いものを思い浮かべることもあるが，こういうものも全くなしに，無形で，単にりんごということがわかっていると意識されるにすぎないこともある．りんごが欲しいというときに，いちいちりんごを表象的に描き出しはしない．このように何の形もない思い浮かべ，意味だけの思い浮かべを，**観念** idea, Idee, **意識性** awareness, Bewusstheit, あるいは**思考** thought, Gedanke という．知覚にしても表象にしても，この意味も現れているのである．無形なものの思い浮かべ，例えば「自由」はもともと思考のみで，われわれはその意味をいきなり知っているのであり，その意味を言葉に符牒として現すことがあり，それはフリーダムでも，フライハイトでも，リベルテでも，スヴァボーダでも同じことである．思い浮かべたときに以前経験したことがあるとの意識を伴えば**追想** remembrance, Erinnerung といい，追想されたものには既知感 reconnaissance, Bekanntheitsqualität が伴っている．以前の諸経験を変形して結び合わせて，新しいものができれば**空想** fantasy, Phantasie という．

　いくつかの思い浮かべられたものや知覚されたものの間の関係が意識されれば**判断** judgement, Urteil という．二つの家を見て，この家はあの家より大きいとか，西洋風であるとか，2と3は加えるという関係で5であるというごときである．この判断には**明白** evidence という意識が伴い，$2+3=5$ であることは明白で疑う余地がない．それ故患者が私は神であると判断するときには自らも疑う余地がないと感じているのであり，傍から見ればそれは誤った信念なので妄想であるということになる．**概念** conception, Begriff もこうしてできた意識性で，雀，燕，鶏，鳩の関係から鳥という概念ができ，人，犬，魚，虫の関係から動物という概念ができる．意識性，判断，知覚，表象はそれぞれ別のものではなく，知覚は表象や意識性や判断なしにはありえず，判断は一つの意識性でもあり，直接与えられたと体験されるのは知覚と意識性で，これを基として精神的工作が体験されるときには判断であると区別することもできようが，これらの境界は明らかでない．いずれにしても意味が意識されている．知覚にしろ思考にしろ，知的なも

のでは意味附与ということがその本質である．看護師が歩いているのを知覚するときには，同時に仕事中だと意識され，これも知覚の中に入っている意味であって，直接的な意識である．しかし一人だけ坐って何もしないでいるのを見て，怠けているのか，体のぐあいが悪いのかと考えるのは判断である．しかしこの二つの場合は必ずしもはっきり区別できるとは限らない．

　表象や思考は時の経過から見ると，現れては去って，常に一つの所に止まっていることはない．一般に体験は時の経過につれて流れてゆく．表象や思考の内容を時の経過につれて見ると，**思路** flow of thoughts, Gedankengang, 思考の進行という．思路の各節は表象や思考や判断から成り，それらが全体として見られると，そこにはまとまりがある．今ここで述べていることを見ると，個々の言葉や文は個々の思考の代表であるが，そのつながりは全体としてまとまっていて，一つの大きな意味があり，それは思考の説明であり，個々の言葉や文を取出して前後のものを比べると互いに連絡があって，全く無関係なものがばらばらに並んでいるのではない．全体として思考の説明であるように個々の言葉や文が結び合ってゆく．思考の説明という目的あるいは課題が必ずしもはっきりとではないが意識されていて，それに合うように個々の節が浮かび上がっては次の節と入れ替っていくのである．われわれの記憶の中から適当なものを次々と浮かび上がらせる，はっきりとは意識されていない傾向を，**課題の決定傾向** determining tendency of the problem, determinierende Tendenz der Aufgabe（*Ach* 1905）という．思考のつながり，すなわち連想 association の最も簡単なものは，一つの思考があると次に何かそれと関係のあるものが浮かび上がるという形のものであって，汽車の次に電車，その次に駅というように考えが続くなら，前者を**類似連想** association by similarity, Ähnlichkeitsassoziation, 後者を**接近連想** association by contiguity, Berührungsassoziation という．もう少し複雑な連想は状況に従い，秋の夜にガンといわれると雁が連想され，医科の講堂でガンといわれると癌が連想され，明日遠足があるという状況では天気や弁当のことが思い浮かべられる．しかしわれわれの精神現象では，このような簡単な連想は放心状態や空想に耽るときくらいであって，何かの問題について考えるときの連想はもっと秩序のある，全体としてまとまった思路となるように各節が次々と現れる．このまとまった，決定傾向のある思路を形成するには，この課題をずっと考えるという意志が関与する．空想においては意志の力は弱く，思路の各節がひとりでに浮かんでは消えるというように意識される．考えようとの意志なしにひとりでに浮かんでくる思考を**自生思考** autochthonous thinking, freisteigender Gedanke（*Wernicke*）という．不眠時などの次々と速かに変る自生思考は mentisme（*Chaslin*）という．

思考体験　すなわち私が考えるという体験は正常者ではあたりまえのように思われるが，病人では，私は考えたくないのに考えがひとりでに頭をもたげてくる，私が考えるのでなく，考えさせられるなどと述べられることがある．

A．思考体験の障害

　幻聴では自己の思考が外部からの声と体験されるわけであるが，思考体験についても，自ら考えるのでなくて外部から影響 influence, Beeinflussung を受けると体験されることがある．自分のものでない考えが外から吹き込まれる**思考吹入** insertion of thought, Gedankeneingebung，外部の力で考えさせられる，考えを作られる，生じさせられる**させられ思考** made thought, gemachter Gedanke，あるいは逆に自分の考えが外部の力で奪われて消されてしまう**思考奪取** thought withdrawal, Gedankenentzug などがある．思考吹入はインスピレーションや啓示 revelation, Offenbarung のように自分の考えとも思えない考えがひとりでに浮かんだというよりも，外から与えられたことをありありと体験するのである．幻聴でも外から教えてくれるといわれることがある．させられ思考はフランスでは faire penser という．

　このほか自分の考えが他人に通じてしまう**思考伝播** broadcasting of thought, Gedankenausbreitung, telepathy, Gedankenübertragung （この場合それに応じて答えてくる幻聴もありうる），自分の考えが他人に知られてしまう**思考察知** Gedankenverstandenwerden もあり，宗教的に神がかりによって神の言葉をひとりでに自分の口で語る**舌語り** glossolalia, Zungenreden ^{（コリント前14，使徒行2）}もある．元来自己のものである思考が自己の統制力を離れて独立して自動的に動くだけでなく，外から与えられる，外から動かされるというのは統合失調症特有の体験で，**自我障害** ego disorder, Ichstörung といわれる．

> **症例**
> 頰のところで思わされます．先生のバカバカって．私が思うんじゃありません．頰のところで思わされるのです．
>
> ● エネルギーは蠅だという考えが突然ひょいと入ってきました．誰か偉い人の考えです．昔は学校へいっていて愉快だったなとその頃のことを考えていたら思い出が急にひっこぬかれてからっぽになってしまいました．

| 症 例 | 女の客が店に来ているときなどに，わいせつなことを考えてしまいます．するとその考えが向うに伝わってひょいとこちらに向いたり，すっと行ってしまったりします．恥ずかしくてかないません．

● 女の神様が私ののどの所でしゃべらせます．私のところへおいで，助けてあげるなんてしゃべらせます．いつのまにかひとりでに自分で声を出してしゃべっています．

ある考えにうるさく付きまとわれるという体験は強迫思考であるが，ふと浮かぶ考えが，考えなのか外から聞こえたのかわからず，考えると同時に声であり，考えであると同時にのどがしゃべっていると感ずるのは**運動性言語幻覚** hallucination verbale motrice といわれ，このとき独語として口に出てしまうこともある．自分の考えでない考えが伝わってくる，頭の中へ知らせがあるというのは**精神的幻覚** hallucination psychique (*Baillarger* 1845) といわれる．このような場合には思考が自己の所属を離れてひとりでに勝手に動いており，それが外からくるものと体験されるとも見えるので，**心的自動性** automatisme mental (*Clérambault* 1909) といわれ，幻覚とも密接な関係があり，また以上の思考体験障害は自我の能動性の障害とも考えられるので，自我意識の障害とも見られる．ごく軽い場合には考えがひとりでに次から次へと浮かび上ってくると体験され，これは自生思考であるが，この場合視覚的表象として光景が次から次へと浮かんでくるならば**映画フィルム式思考** Bildstreifendenken (*Kretschmer*) という．てんかんの部分的発作のときに自分の全過去が一瞬のうちに映し出されると感じられることがあり，また危急のとき，高い崖から落ちて下で助かった場合，落下の数秒間にこのような体験があることがある．

強迫思考 obsessive idea, Zwangsdenken　多くは不安を伴った考え（あるいは欲求や行為～強迫欲求，強迫行為）が湧き出して来，強いて迫って来て，抑えられず，そういうことは理由のないことだと知っていながら，もしかしたら理由があるかもしれないという疑いと，しかし理由はないという確信とが互いに競ってけりがつけられず，理由がないとして無理に抑えつけると気が済まず，不安が増して苦しくて居ても立ってもいられなくなる状態である．英語では強迫思考の方は obsession, 強迫行為の方は compulsion という．

> **症例** 夜寝てから戸に鍵がかかっていないのではないかという疑いが湧き出してどうにもならない．さっき確かにかけたのだから，こういう心配は理由がないのだと知りながら，もしかしたらかけてないのではないかとの疑いが迫って来て，鍵をかけたという確信と，かけなかったのではないかとの疑いがいつまでも競争して，いずれかに片づけられず，鍵をかけたのだからそれに定めようと決心すると，すぐもしかしたらかけてなかったのではないかという不安が強くなり，起きて見に行って，確かに鍵がかけてあるのを見れば，それで安心して，ばかばかしいと思う．そしてまた寝床につくと同じことが反覆されて，何時間も起きたり寝たりして疲れてしまう．

単純な強迫表象 Zwangsvorstellung というのは嫌なこと，性的な場面を思い浮かべねばならないとか，歌の節が頭から離れずいつまでも反覆されるという形のもので，発熱時，疲労時，流行性脳炎後の発作時などにある．

強迫思考としてはいろいろある．自分は妊娠したのではないかとの考えが浮かび上がってくる．そんなことはないと知りながらその考えを抑えられず，無理に抑えると不安になり，そわそわしてして来る．詮索，疑問の強迫 Grübelzwang, Fragezwang としては，鳥が先か卵が先か，本はなぜホンというのか，頭はなぜ上にあるのか，と何の重要性も解決方法もないことを知っていながら考えずにはいられない．不安を伴った考えとしては，ガスの栓をしめたか，金庫をしめたか，計算ちがいをしなかったか，封筒に手紙を入れちがえなかったか，処方を書きちがえなかったかなどの疑いが迫ってくる．

恐れが強迫的に起こることもあり，着物がおかしくなっているのではないか，人の前へ出たら赤くなりはしないか，吃りはしないかとの恐れが起こり，こういうときには人の前へ出ると実際赤くなったり吃ったりするので，ますます恐れが強まり，人の前へ出られなくなる（**恐怖** phobia）．

強迫欲求 compulsion, Zwangstrieb としては，高い所へ上がると飛降りねばならない，物を窓から投げねばならない，寺で不敬なことをしたり考えたりしなければならない，列車が来ると飛び込まねばならないなどがあり，危険がわずかなことは実行されるが，危険の大きいことは実行に移されない．たとえば右の足から踏み出さねばならない，便所の戸は 4×4 回開閉しなけ

ればならないという強迫欲求は実行に移されるが，列車に飛び込まねばならないというのは実行されない．

強迫から起こった行動は**強迫行為** compulsive act, Zwangshandlung といい，不潔恐怖でしじゅう手を洗うとか，強迫欲求で何度も戸を開閉するごときである．強迫行為には体験のない神経学的強迫運動に近いものがある．強迫泣，強迫笑などで，これらは視床の巣症状のこともある．またチックやアテトーゼ運動に強迫が伴うことがあり，チックのときに汚い言葉を強迫的に吐くものがあって，チック運動と共にバカ，クソという．ジル・ド・ラ・トゥレット症状群 Gilles de la Tourette syndrome（1885）といわれる．

強迫体験は自分の自由にならないという点で自己から離れているが，統合失調症のように他からさせられるとか，自分の考えや行為ではないと体験されることはない．知覚には強迫体験を伴うものはないが，幻覚には強迫的に体験されるものがある．

多くの強迫の基には**不安**があるように見える．それで罪過感とか抑えられた性欲から出るように解することもでき，また強迫の内容はそのようなものを象徴的に示しているように見えることがあるので，力動的に考える人は根本的に何か無意識の不安の種があって，それを我慢していると堪えられないので，一定の一見無意味なもの（よく見ると根本の不安の種の象徴である）に対して恐れが起こることによって，一種の代償的な発散をしているのだと考える．

症 例　鼻をこすることが癖になって，鼻をこすらずには居られないという強迫行為がある若者は，自慰をすることを抑えつけているために，その代償行為として鼻をこするという強迫行為が現れるのだと解し，本人は別に代償だとは気づいておらず，鼻をこすることはなぜかわからないがせずには居られないという強迫としてのみ感じている．尖ったものをこするというのは自慰の象徴であると解する．

強迫 Anankasmus は性格的には，自信欠乏者の強迫者 Anankast に見られることが多い．あまり良心的で，心配性で，いつも罪過感や不全感に悩まされている頑な人間に起こりやすい．自分はきちんとやっているのに，それで

も自分のやることがきちんといっていないのではないかと安心できないのである．また統合失調症やうつ状態にも起こることがある．あるいは性格からも動機からも，何かの精神病からも導き出せない，特発性の強迫病 Zwangskrankheit のごときものがあるが，これを内因性精神病とするか，無意識のコンプレクスを持出して力動的に解するかは見解の相違である．

症例 48歳の古い統合失調症（破瓜病）の女子，長年農家の屋敷内の小さな離れに一人で炊事をしながら，母屋の家族とは関係なしに暮らしている．買物に出ると路の片側をきちんと通って行くのだが，帰途でその側に車が停車していると，それを迂回して，一直線でなく少し回り道をして，戻ることができないので，その車が動くまで1時間でも2時間でも待っている．母屋にある浴室へ行って戻るときに自分の履いてきたサンダルがないと，別にあるサンダルを履かず裸足で戻り，自分のサンダルを探してそれを誰かに浴室の傍に持ってきてもらって，それを履いて戻らないと気がすまない．持ってきてくれる人がいないといらいらして，居ても立ってもいられず，じだんだを踏んでわめく．「戻るとは元通りにすることなのです．サンダルも誰かが履いていったのなら誰かが元へ戻さなければいけないのです．離れに一人でいる方がよいのは，母屋へいくと誰かが何かを動かしたあとで元通りの所へおかないといらいらするからです．自分で戻してもだめなのです．モドルとはモトドオリのことなのです」．これは強迫行為と似るが別で，統合失調症の硬く固定した，融通のきかない，自分で作った道理に合わせねばならない行為なので，病的合理主義 rationalisme morbide，病的幾何学主義 géométrisme morbide（*Eugène Minkowski* 1885〜1972）という．

強い感情を抱いている状態のときには，それに関する考えにいつも取りつかれて強い信念となって，その人の生活を支配するようになると，これを**支配観念** prevalent idea, überwertige Idee, **固定観念** fixed idea, fixe Idee という．こういう考えはいつも心にこびりついていて離れないが，強迫的には体験されないし，妄想でもない．例えば熱狂者の主義の主張がこれで，発明や宗教や訴訟に凝ると妄想のように見えることもある．心理的には例えば子供の重病を心配している母親は，いつもその考えにばかり捕われてしまうものであるが，熱狂者もこれと同類のものである．

| 症例 | 48歳の薬剤師，祖母が熱心な日蓮宗信者であったので子供のときから一緒に太鼓を叩いた．学生時代には漢学と剣道の師のところに出入して東洋思想に傾倒し，専門も生薬学を選んだ．病院の薬局に勤めつつ漢方医のところに出入して，熱心に漢方の研究をし，その道の小さな著書も二，三出した．もちろん西洋薬の調剤も行ったが，盛に漢方薬を宣伝し，何の病気もこれで治るといった．そして同志と共にこの方面のパンフレットを出したり，野菜療法を唱えたりした．40歳を過ぎてから結核にかかったが漢方で治るといって抗結核薬を用いようとせず，病気がひどく重くなってしまったので家人は無理に入院させ，ストマイ，パスを，反対を押切って用いたが，そのせいか結核はよくなって再び働けるようになった．けれども当人は同時に用いた漢方薬がきいたのだと主張し，依然として元来の信念を変えなかった．

　自生観念 autochthone Idee があって，その考えにいつもとりつかれて夢中になっていれば優格観念，これをうるさがって取り除こうとしても除けなくて悩むのは強迫観念，よそから入ってくる，入れられる，させられると外部の作用のせいと感ずれば思考吹入，させられ思考となる．ウェルニッケはこれを自生観念に対する説明妄想 Erklärungswahn と考えた．フランスの心的自動性 automatisme mental (*Clérambault* 1909)，外部作用 action extérieure 症候群 (*Claude* 1924) もこれと似ている．

B．意味づけの障害

　意味づけが誤っていて，それはその人個人だけに限られ，またごく限られた内容だけに関係して居り，その意味づけの正しさを絶対に確信しているときに，**妄想** delusion, Wahn, idée délirante という．誤った信念 belief, Glaube, conviction である．

　妄想知覚 delusional perception, Wahnwahrnehmung　ふと知覚された事実に特別の，自分に重大な関係がある意味が加わる．なぜそのような意味が加わったのか，傍の者には何の理由もないと思われるのに，患者はそれは明白で疑う余地がないという強い信念を持つ．道を歩いていて，ふとすれちがった人は，あれは探偵で自分のことを偵察しているのだといきなりわかる．自分は何も悪いことはしていないし，その人も普通の服装をしていたが，自

分をつけている探偵だといきなり明白にわかり，疑う余地がない．同様の対象を作って，見させても，かかる意味は付かず，「ふと目に入る」ときである．

> **症例** 街を歩いている人が妙に肩をそびやかしてみせます．お前は泥棒なのだというあてつけです．通りすがりの人は咳ばらいなんかします．俺は知っているぞということなのです．道ばたでこそこそ話をしています．私のことをいっているのです．新聞に汚職事件で政治家が引張られたと出ていました．私がそのうちに引張られるぞということなのです．店に入ったら机のまん中にタバコの吸殻が3本並べておいてありました．私へのあてつけで，お前を見張っているぞということなのです．

感情状態から了解しうるように導かれる妄想は **妄想反応** paranoid reaction, paranoide Reaktion といわれる．自信欠乏者はいつも自分は変な目で見られ，人からばかにされると **邪推** suspicion, Misstrauen を起こし，良心に咎のある人は皆が自分の罪過を知って自分をじろじろ見るのだと思う．憂うつな気分の時には事業が失敗した，財産もなくなった，体もだめになったと思う．また幻覚を基にして妄想が起こることがあり，電気がかかるという体感幻覚があると，自分を苛めるために当局が新しい器械を発明したのだと思う．

妄想着想 delusional intuition, Wahneinfall　　誤った意味がいきなりわかる．私は救世主だといきなりわかる．

妄想追想 delusional remembrance, Wahnerinnerung　　誤った意味が追想として思い出される．

> **症例** 26歳の女子，私は小学校1年生のときに，郷里の伯母の家で歌手の橋幸夫さんと結婚しました．橋兄さんはそのとき3年生でした．私は真白のウェディングドレスを着て，橋兄さんは半ズボンでした．結婚記念写真をとりました．夜に伯母さんが床を敷いてくれて……私は出血したのです（妄想追想）．

動機なくして発生した妄想を **真正妄想** delusion proper, echter Wahn といい，感情状態から発生したことが了解される反応性妄想形成の場合には **感情誘因妄想** catathymic delusion, katathymer Wahn といい，強い願望の心内

の緊張から妄想が起こったと見れば**妄想要求** Wahnbedürfnis があって起こったという．妄想がもとになって，多くの正常な，あるいは妄想的な解釈が加わって一つの大きな妄想のまとまりができ上がれば**妄想体系** Wahnsystem という．

妄想知覚のごく初期には何かただならぬことが起こっているという不気味な気分に襲われることがあり，これを**妄想気分** delusional atmosphere, Wahnstimmung という．このときには何か意味がありそうで何だかわからず，何か怪しげなことが起こっているが何の意味かわからず不安であり，そのうちに妄想的意味がはっきりして妄想となれば不安は薄らぐ．

| 症　例 | 急に何か妙になりました．街を歩く人は妙にせかせかしています．店に出入りする人は何か怪しげです．車の走る音もただ事でありません．戦争が始まるのかしらん．街を歩いている人々は兵隊のように歩調をとっています（妄想気分）． |

妄想は自分に関係のある意味づけであることが多く，**関係妄想** delusion of reference, Beziehungswahn といわれる．内容から見て，自分に都合のよいものと悪いものとあり，誇大，発明，宗教，あるいは迫害，注察，罪過，貧困，心気，嫉妬，虚無などの内容に分たれる．内容は教養，風習，時代によって異なり，昔は迷信的な憑物が多かったが，今は電波や器械など自然科学的なものが多い．また内容はその人の生活史上の困難や悩みなどを反映していることが多いので，生活史から見ると妄想内容がある程度了解されるものである．色情妄想 érotomanie は「恋され妄想」である．

妄想は夢と対比される．夢の内容は生活史的悩みや願望の象徴的表現であるが，夢をみるのは純粋に生理学的なものであるのか，悩みがあるから夢が現れるのか，なぜ悩みがあると夢という形をとって現れるのかは，体の仕掛けとしかいえない．夢をみることによって悩みがある程度発散解消されるのであるという人もある．

妄想，ことに妄想知覚と真正妄想は統合失調症に特有であるが，あらゆる場合に妄想は発生し得，てんかん，脳器質性精神病，アルコールやコカインの慢性中毒にも，心因性反応にも妄想は現れうる．妄想の定義はむずかしく，普

通の定義としては，誤った信念であって，病的基盤から生じ，論理的に反駁しても訂正できないものとされるが，うまい定義ではない．

症例 25歳の学生，末子で母に甘やかされて育った．気の弱い正直な人間であった．父を早く失い兄の許で学校に通っていたが，何年か前，嫂と互いに好意を持ち，キスぐらいはしたことがあった．このことは第三者には誰にも知られず，またそれ以上発展することもなかった．大学に入り，初めは元気にやっていたが，試験に失敗した．すると同級の者が，あんな奴は退学にすべきだといっているように思われてきた．教授会でも自分のことを学校にはおけないと相談していると思った．それで自分のような者が学校にいると迷惑ではないかと教授のところを尋ねまわった．そんなばかなことはないといわれると一刻は安心するが，またすぐ心配になってくる．そのうちに友人たちは自分の昔の古傷を噂するようになった．嫂との事件などを陰でこそこそいって，自分が道徳的にもだめな人間だといっていると思われる．自分の方を見て何か話し合ったり，妙な目つきをしたりしてあてこする．あのことを非難しているに違いない．休暇で実家へ帰ると，さっそく家のまわりにその噂が伝わっていて，子供たちがやったやったという．それは自分と嫂と関係があることをあてつけているのだ．200キロもあるところへすぐその噂が伝わるのは，学校が自分を追出すために無電か何かで放送しているのだ．新聞に市役所の鈴木という人が汚職で逮捕されたと出ていたが，これは自分のことを遠まわしにいっているので，自分もそのうちに捕まるのだ．自分はいつも監視されている．下宿で飯がまずくて残したが，残すと下宿のおばさんに悪いと思って，紙に包んでふところに入れて，外に出てから捨てた．すると2～3してある先生が伊勢物語の話をして，かれひほとびにけりといった．これは誰かが私が飯を捨てたことを知っていて，それが先生に通じて，先生は自分へのあてつけに乾飯の話をしたのだ．こんな意地悪をして，自分を退学させるように仕向けているのだ．自分は不道徳な人間で，変態性欲者で，だめな人間だから，学校から追い出すために，いろいろの画策が行われているのだ（妄想）．

● 23歳の農家の次男，頑丈な体格，高等小学校の成績はよかった．軍隊に入り航空機整備兵，敗戦で帰郷し家業の手伝いをしていたが，小農で次男なのでどこかへ出稼ぎをしなければならないのに，家でぶらぶらしているようになり，物理学や社会学の本を読み耽り，宇宙の大原理を発見したといって，東京の米軍司令部へ手紙を出し，返事がないので自ら出かけてゆき，マッカ

ーサー元帥が会ってくれないといって帰ってきた．マッチを擦ると火が出るように，ある物質と逆の物質との摩擦から火が起こり，これは宇宙単一の原理によるのだとか，引力は同時に相対的であるといったようなテーゼがたくさん書いてあるノートを持っている．こういう素晴しい考えはまるでインスピレーションのように頭に浮かんでくるのだ，アインシュタインなども私と同じように思いついたのでしょうねと述べる（妄想着想）．

虚言 lie, Lügen も意味づけの誤りであるが，この場合自分で誤りを自覚していながら，他人に誤りを真実のごとくに告げるのである．空想が真実と偽って他人に告げられ，自分も空想が真実であるかのごとく振舞えば**空想虚言** pseudologia phantastica という．空想というのは主として視覚的表象として，現実からかけ離れた世界を考えの中で紡ぎ出すのであるが，この場合自分の意志で作り出すというよりも，ひとりでに浮かび出るといった受動的，自動的なところが多く，**白日夢** day dream, Tagtraum, **覚醒夢** waking dream, Wachträumerei といわれ，まとまりのない内容のことが多い．青少年期にこの傾向が多い．空想虚言ではもっと積極的，能動的であり，顕示欲的性格異常者によく見られる．

知能低下者にも意味づけの誤りが全般的にある．判断が個人的な狭い枠の中だけで行われ，思考は具体的な個人的な経験に主として基づき，複雑な概念や抽象に達せず，関係の把握，重点の理解が不十分であるために，正しい意味のとり方がうまくいかない．判断の不可能は常に必ずしも同様のままに止まるのではなく，状況により，心構え attitude, Einstellung により，うまくいったり，いかなかったりするのであって，本人に直接意味があるときにはでき，具体的個人的なものを離れるほど同じ判断でもできなくなるので，金の勘定は何とかできるのに，純粋の数字だけの計算はできないのである．思路の上からは迂遠，まとまりなさ，**保続** perseveration が見られ，一つのテーマから別のテーマに移り難い．これは連想の貧弱さにもより，また**粘着** adhesivity, Haften として，脳毀損者一般にもよく見られる．知能低下者に妄想が起これば，判断力が全般的に低下しているためにばかばかしい内容となる．

C．思路の障害

1）思考途絶 blocking of thought, Denksperrung

客観的には話が突然停止し，しばらくしてまた始まる．主観的には何の理由も述べられないこともあり，あるいは心がからになったとか，考えが奪取されたと体験されることもある．

2）保続 perseveration，粘着 adhesivity, Haften

一度取った考えの方向を変えられず，新しい題目に転換できない．てんかん性の欠陥状態によくあり，脳毀損にもある．統合失調症によくある**常同** stereotypy では無意味に同じ文句ないし行動を連続して反復することである．

> **症 例**
> 家はどこですか…………新町の123番地
> 年はいくつですか………123です．
> 名は何といいますか……鈴木太郎
> ここはどこですか………鈴木太郎
> 1年は何か月ですか……1年は12か年です．
> （時計）これは何ですか……時計です．
> （ペン）これは何ですか……時計です
> （本）これは何ですか……時計です．

3）迂遠 circumstantiality, Umständlichkeit

考えの進行がなかなか進まないのは，細かいことに拘泥しているためで，重要なことを経済的に告げられず，細かいどうでもいいことまで詳しく完全に告げようとするのである．典型的なものはてんかん性欠陥状態や，知能低下にあるが，軽い程度には普通人にも，ことに老婦人にも見られる．

> **症 例**
> 「あなたの家はどこですか」「この道をずっと行って，最初の横町を右へ曲るのですが，その角の家はそば屋で，その向い側の家は文房具店ですから，それに気をつけていればすぐわかります．もし左の方へ曲ると原っぱになってしまって家がありませんから，戻って右の方へ行かなければなりません．曲らずにまっすぐに行ってしまうと，もっと賑やかになって，いろいろの店が並んで，映画館もあります．でも場末ですから古

い日本物ばかりやっていて，今は何をやっていますかしら，たしか国定忠治をやっています．その前には愛染かつらで私も妹が行こう行こうというものですから見て参りました．ここまで来ては行きすぎですから，戻ってさっきのそば屋のところを曲って，その隣りがあんまさんで，格子のある二階家で，揉療治という札がかかっています．昼間は家にいますが，夜は仕事に出て歩くようです．その隣に小さな門構えの家が三軒あって，初の家は鈴木さんで，どこかの会社にお勤めの方，その次は並木さんで，ずっと前から門が半分壊れていてまだ直してありません．その次が私の家で，そば屋から数えて，あんまさん，鈴木さん，並木さんと四軒目になりますからすぐわかります．もしわからなければそば屋はすぐわかりますから，そこでお尋ねになれば教えてくれます．私の家でもときどきそこからてんぷらそばを取りますから，よく知って居ります．親方は親切な人ですし，おかみさんも世話ずきですからすぐ教えてくれます」．

4）**思考抑制** retardation of thought, Denkhemmung

　思考の進行が遅くなり，考えがあまり浮かばず，目的も追えない．すなわち連想的着想が少なく，課題の決定傾向も減っている．主観的には考えが浮かばない，頭がからであると訴えられ，表象は生気がなく，色彩に乏しく，ぼんやりし，何も思い浮かばないと述べられる．憂うつな減動状態と共に見られるが，当惑やはにかみの場合にも見られる．思考抑制では患者は話をしよう，心を打明けようとの好意を持つことが見て取られ，反抗的拒否や統合失調症の拒絶や途絶のように口を緘(つぐ)んで話そうとしないのとは違う．統合失調症の欠陥では話そうとの努力もない．

症　例　あのー……困ってしまうのです……心が重いし……何かするのもおっくうで……もうだめです……どうにもなりません……心配で……体がだるくて……何か重い病気のようです……治りましょうか……とてもだめです……こんなでは困ってしまいます……いろいろ心配で……苦しくて……もうこれではすっかりだめです……何も考えられません．

5）**思考奔逸** flight of ideas, Ideenflucht

　簡単な連想が盛んに起こり，思考の進み方は速いが，一定の目標を追えず，

それからそれへと逸れてゆく．思路の一部の短いつながりはまとまっていて，われわれは患者はこういう題目の話をしているとわかるが，その題目は次から次へと逸れてゆくので，全体としてのまとまりがなくなる．連想の各節は外部からすぐ材料を取入れるので，外の影響で転換されやすい．この奔逸は患者自ら体験されることがあり，考えが次から次へと浮かび上がってくるが，まとまらないと意識され，そのため困って話をしないでいることもある．心の中だけの思考奔逸である．著しい場合には各節のつながりもわからなくなって支離滅裂となる．軽い場合には，話が主題から度々逸れては戻り，迂遠と似たものとなり，両者を**冗長** verbose, diffuse, weitschweifig，主題に僅かに触れて逸れる**接線性** tangential という．興奮，躁状態，酔いに見られる．

症例　「どうして入院したのですか」「入院ですか，それは私の弟が私のことを病気だ病気だといいましてね，弟はそれはひどい人間なんです．小さい時はよく山へ連れていってやりましたのにね，あの山には桜がきれいに咲いていて，桜はいいですね，花は桜木人は武士なんて，武士といっても今は兵隊もからっきしだめになってしまいましたね，アメリカから偉い大将がやって来て，あの何ていいましたっけ，そうそうマッカーサー，マッカーサー，マッカーサーや松かさや，松かさといえば私は昔松葉酒を飲みましたよ．病気にかからないようにというんで，隣の阿部さんが持ってきてくれました．阿部さんも胃癌で亡くなりました．胃癌もいやな病気ですが肺病も困りますね，私の妹は腸チフスで死にました………」．

● 「あら，りんごがあるわ，りんごかわいや，かわいやりんごと，うまいでしょう．（机の上の本に気づいて）これ何の本，（手に取って）なんだ，英語か，わかりやしないわ．（放り出して傍の父に向って）これ私の親父よ，あはは，親父質において酒を飲めか．（看護師に）ね，看護婦さん，あんたきれいだわね，年はおいくつ，あら18，娘18，恋ごころ，ころころころ，車の音はごろごろごろ，雷様もごろごろごろ……」．

6) **支離滅裂思考** desultory thought, incoherence, zerfahrenes Denken
思考の各節の連絡がなく，したがって全体としてまとまりもないので，何の話なのか全くわからない．意識清明で支離滅裂ならば**支離滅裂** zerfahrenといい，意識混濁があって支離滅裂ならば**散乱** incoherent, inkohaerent とい

って区別するが，思路の障害の形の上では差がないので，両者混同して用いられる．支離滅裂思考は統合失調症によく見られ，この場合には行動も支離滅裂なこともあり，行動は整然としていて話だけ支離滅裂のこと（言語錯乱 Sprachverwirrtheit, 分裂言語 Schizophasie）もあり，緊張性興奮に伴う場合もある．興奮や狼狽や酔いのときにも支離滅裂となることがある．

軽い支離滅裂はまとまりがない，**連想弛緩** Assoziationslockerung, 主題の飛躍的変化，途中の省略というようにも解される．重くなると言葉が無意味にごたごたと単調に並ぶだけで，**言葉のサラダ** word salad, Wortsalat, **語唱** Verbigeration といわれる．これは常同 stereotypy の性質を持つこともある．

> [症例] 哲学的に主観とか客観とかいわれるが，社会構成の存在中に主観客観の存在せぬところはなく，現実の社会も民主主義社会の存在を基礎に自由と社会制度を両立させて，客観的価値的に多数決の原理に基づいて，民主主義制度を作りあげていることはいうまでもないが，この主観客観とかいう言葉は，相互関係における正しさを指すものであって，両者の欲望における主張にしても，相互関係における大きさを理論づけるものが客観性であると考えられる．
>
> ● 光る，頭，痛い，青い，だめだ，光る，だめだ，痛い，……．

またこれらの一つ一つの言葉が韻をふんでいることもあって，音響連想をなす．

> ● あーんときて，がーんとして，うーんといって，ぱーんときて，ぴーんとして，ごーんといって……．

このような支離滅裂の起こるのに，何かの理由が見出されることもある．**概念崩壊** concept disintegration, Begriffszerfall のために，概念のはっきりした境界が失われて，他の概念と融合 fusion, Verschmelzung が行われ，異なったものと同一視されることがある．

> [症例] お医者さんは試験を受けてパン屋です．パン屋は北極です．議会は稲妻です．私は父から生まれた．父は母です．
>
> この説明をあとで求めると，パン屋になるには食品衛生法の試験があるからであり，患者の家の近くに北極星というパン屋があるのであり，議会には

稲葉妻三郎という議員がいるのであり，父と母はいずれも親であるからとのことであった．

このような無意味な同一視は全く外面的な理由によると認められることもある．

- （女医に対し）あなたは私の妹だわね．（なぜ）だってあなたの着物は白いし，私はシロタというんだし，私はシロイッコ（拾い子）なんだもの．それにあなたの時計は私の夫のと同じだから，あなたは私の夫なんだわ．

患者にとっては男は女であるというように概念が混合しているので，奇妙な矛盾が起こってもあたり前だと思うように見える．自分は死んでいるといっているのに，うまいものが食べたいといったり，天皇だといいながらタバコの吸殻を拾って吸ったり，医者から電気で精液を抜かれるといいながら，医者と親しげに話をしたりするので，患者は二つの全く別の世界に同時に住んでいるかのごとく見える．これを二重定位 double orientation, 複式簿記 doppelte Buchführung という．

患者の概念が崩壊したため，言葉はかえって何かを象徴的に表わすように，哲学的深みのあるもののように見えることもある．

症例 言葉は精神の母体的根源性であり，心の彼岸的深淵性であり，そのため霊に対して永遠の別離をもたらすものなのである．

大して意味もないのに，大げさな，お役所的ないい方をし，何でもないことを哲学的な言葉で表わすことがある．単に哲学的な言葉を並べるだけで，実際には無意味である．

症例 学術的問題の外にあって，地球の引力とニュートンの性格と，とにかくあまりに大きな問題です．範囲を限定するならばいえるでしょう．古代ギリシャが哲学と詩作で神学の瞑想的，あるいは思想的といってもいい精神的態度を問題として取り上げても，われわれに非常に教えるところがありましょう．

- （兎を見て）空想と不可解な存在だ．空想とは兎の動作がいつも動いているように受取れるからだ．後足が長いからだろう．不可解な存在とは草を

食べるという意味合いにおいてである．

● 花は性だ．そして時計です．今日も明日も永久にそうです．

患者は簡単な物語や諺の意味をまとめてつかむことができず，ばらばらであることがある．

症例 蜂が，のどが渇いたので，川の水を飲もうとして水に落ちた．鳩が木の上でそれを見て木の葉を落してやったので，蜂はそれにつかまって上り，羽を乾して飛んでいった．その後しばらくして猟師が鳩を狙っているのを蜂が見た．蜂は飛んでいって猟師を刺したので，狙いが外れて鳩は助かった．——この意味は何かと問われれば恩返しというのが普通であるが，認知症的には見えない統合失調症の患者でも次のように答えることがある．

「蜂が飛んでいったので猟師が追ったのです」「何を」「蜂です」．「そして当たったのですか」「きっとそうでしょう」．「鳩はどうしたのですか」「そうです，鳩も飛んでいったので猟師は撃ちました」．「そして鳩はどうなりましたか」「たしか死にました」．「それから」「蜂は飛んでいきました」．

● 「花より団子とは何のことですか」「花が咲いているのは田舎の山です．田舎にも団子はあります．花の咲いているところで団子を食べます．団子は花よりおいしいこともあります」．

患者は長い思路の全体的なものがわからず，その中心題目がつかめず，辺縁の，たいして意味のない，こまかいことのみをつかんでいて，全体的な事態がわからない．これは普通認知症に入らず，かかる患者の全体的態度も認知症的ではない．

患者にはまた**言語新作** neologism, Wortneubildung があり，新しい，他人に通じない言葉を作り出したり，言葉をそれと全く違った概念を表わすのに用いたり本来の意味に用いたりして勝手に使用を変えるので，いうことが支離滅裂になると見えることがある．

症例 「私は明日殺される，ああ愉快だ」．「なぜですか」「殺されるとは御馳走があることなのです．御馳走はタカラッペカラですから」．

分裂性の支離滅裂な思考は，健康者の入眠時や夢の中にも，それと似たものが現れ，表象は本来の意味から解放されて象徴的な意味を得，不可能なことも不合

理なことも，何の批判もなくそのまま受入れられる．また分裂性思考における象徴性や意味の変化は原始民族の，論理に外れた迷信的な考えや，幼児の考えとも似ている．また超現実派の絵画の支離滅裂ではあるが，象徴的であるものと，統合失調症患者の何か意味ありげな妙な絵とよく似ているので，これらを同一視して，分裂症状は人間の**原始的心性** primitive mentality の現れであると説明され，**太古的思考** archaisches Denken, **非現実思考** dereistisches Denken などといわれる．

欠陥分裂病（統合失調症）では一般に，思考発表の材料と能動性に乏しく，表面的で深みがなく，思考貧困 poverty of thought, Gedankenarmut といわれ，問わねば自発的な話も乏しく，頭の中はからっぽだとさえいう．結局統合失調症においては動力 dynamics, Dynamik, 精神力とでもいうべきもの，張り tension が低減して，意識の場の前景背景の分化もよくできなくなるので（p.283），心を引きしめて課題を熟慮断行するときの意味づけの作用の力も減り，心的自動性（意識の場にはっきりした姿で登場するのでなく背景にうごめいているもの）の制御もできず，自生思考，知覚とも思考ともつかない幻覚，妄想の，まとまりない，非現実的な妄念の出現，意欲の発動の低下も招来されるのであろう．そしてついには精神的活動が殆どなくなり，これを荒廃 desolation, Verödung, Versandung という．ここでいう dynamics は了解的発生の dynamics（p.9）とはちがった意味で，心の活動のエネルギー，発動力のことである．但しこの心的エネルギーとは，生体にある生命力の如き，凹レンズの虚焦点のような，virtual reality, 象徴なのであろうか．

ところでこのように解釈を押し進めると，精神遅滞にも動力の減退があるともいえよう．それでは統合失調症と遅滞とは同等とみなせるかといわれるととてもそうとはいえない．それでは動力減退のどこにちがいがあるのか，動力という考え方が誤っているのかということになる．かかる解釈はほんの表面的なもので，更に遡らせると矛盾が出てくるものである．

paranoia＜para＝beside, noia＜nous＝mind.
oid＜eidos＝see, form.
delusion＜de＝away from, ludo＝play.
Wahn＝wish または vain＝empty, Wahnsinn＝empty sense
délire＜de, lira＝furrow, あぜ

3

感情，意欲と行動の障害

§1. 感　情

　感情 feeling, Gefühl とは何かという定義はむずかしい．感情の体験は感覚や欲求からはっきり区別できないこともある．感情は自我の状態の意識であり，感覚は物の性質であって，私はうれしいのであり，りんごは赤いのであるが，感情は物にも付着して，もの悲しい景色といわれる．これは景色に対して起こった自己の感情が，対象に移されたのであると見られる（感情移入，感入 empathy, Einfühlung——*Lipps* 1907）．あらゆる対象は単に知覚されるのみならず，感情的に評価され，のみならず精神的なもの，生命的なものが与えられる．しかし知覚にしても感情にしても，物の性質と思われるものは皆われわれの精神的なものが物に移されたのであって，りんごの赤さにしてもりんご本来の特性ではなくて，われわれに起こった性質が対象に与えられたのである．人間は精神的なもののない物質にもわれわれの精神的なものを移し，心なき盆栽の一塊の石塊にも，われわれは精神的なものの存在を感じる．これを共感 sympathy ともいえよう．

　感情は状態であるが，感覚にも状態的なものがあり，体感は感覚なのか感情なのかよくわからないことがある．くすぐったい，疲れたという感じはどちらなのかわからない．腹のへったのは感覚なのか，感情なのか，食べたいという欲求なのかわからない．それゆえ状態的であることは感情の特徴と限らず，快か不快かその中間であるような性質が感情にはあるのであって，感覚はこういうものを去った，抽象されたものなのである．欲求もやはり自我の状態であって，空腹の感じと，食物を食べたいという欲求とは一つの状態の二つの側面の意識で，欲求はこうありたいという能動性のある自我の状態とすれば，感情は自分がそうなって

くるという受動性の性質のある自我の状態の意識である．すなわち感情は快不快の性質のある自我の受動性の状態の意識である．また快の感情を起こすものは得ようと欲求され，不快なものは避けようと欲求される．

感情は欲求と共に反応的に起こる．すなわちある体験に対してこういう感情や欲求が起こったことが，われわれに了解できるように起こる．これを精神的動機によって感情や欲求が起こるという．しかしこのように反応的でない，身体的なものを基礎とすると考えられる感情や，特発的な感情もある．身体的機能が感情と結びついている．痛さの感覚は不快の感情と結びつき逃避の欲求と結びつく．それゆえ精神的感情と身体的感情とを分けることができる．

身体的感情 bodily feeling, leibliches Gefühl は体感とはっきり区別できない感情である．あまり強い光は目に痛く不快であり，くすぐったさの感覚は同時に快感か不快感であり，生殖器の刺激は快感を伴い，色，音，嗅，味，温度，触などの感覚もそれぞれ同時に，快か不快である．**生気感情** vital feeling, vitales Gefühl は身体内に漠然とした定位を示し，上の個々の感覚器官に限られるような局在はない．清新さ，力の満ちた感じ，快適，圧迫，重さ，疲れ，緊張，不調，落着きなさ，期待，飢餓，渇き，満腹，むかつき，睡たさ，しめつけられる感じ，緩和，性的緊張などがそれで，言葉の上では**有機感覚**と**生気感情**との差はない．生気感情は身体のぐあいの良さ，危険など，自己の身体の状態の価値を直接示し，それはまた希求，退避などの欲求と直接結びついている．

精神的感情 mental feeling, seelisches Gefühl は精神的動機のある，反応的な感情で，身体的な感覚との結びつきはない．知覚に感情が結びつくのは，知覚の意味によるのであって，知覚の感覚的なものに結びつくのではない．友人が死んだと聞いて驚くのは，友人が死んだという声の大きさに結びつくのではなく，友人の死という意味に結びつくのである．花火をあげる側にいて，その音にビクッと驚くのは音の大きさに驚くのであって，花火をあげたという意味に結びつくのではないから，これは精神的感情ではない．

精神的感情も，快，不快の状態であるが，身体的感情よりも分化していて，複雑であり，喜び，爽快，満足，あるいは悲しみ，恐れ，懐郷，怒りなどがある．さらに精神的感情はもっと対象にはたらきかける自我の状態としてもあり，その対象は他人あるいは自己で，他人への愛，憎しみ，尊敬，嫌悪，邪推，自己への恥，自慢，悔いなどである．こういう感情を**価値感情** value feeling, Wertgefühl という．価値感情も，状態的な精神的感情も，精神的感情である限り対象を指すところもあるが，感情であるからには自我の状態でもある．しかし価値感情は対象への向かい方が著しくて，愛は意欲のようでもある．また他人への価値づけの

方が自己への価値づけよりも対象への向かい方が著しく，自己価値感情の方が状態性が強い．他人の価値づけには，快，不快という自我の状態の意識が少ない．また状態感情でも，快，不快のいずれをも含むものがあり，驚きは快のことも不快のこともある．また快適や不安のように身体的感情のことも精神的感情のこともあるようなものもある．

精神的感情の内容によって分けると，宗教的，美的，道徳的などの感情があり，その各々にまた特別の性質があって，例えば宗教的な快の感情の中には，聖 numinous, Numinöse, 解脱 deliverance, Erlösung, 悟り revelation, Offenbarung のような特別の形の快感がある．

多くの精神的感情は持続的な傾向，すなわち**性格，人格**であり，足るを知った，せっかちな，ひがんだ，高慢な，名誉心のあるなどの人がら的なものである．強度の精神的感情で，急性に起こり，著しい身体的表現を伴うもの，恐れ，怒り，歓喜などは**感動** Affekt, **情動** emotion, Gemütsbewegung といわれる．また長く続く，必ずしも反応的でなくて身体的なところも多い，弱い感情が持続している状態は**気分** mood, Stimmung, **機嫌** humor, Laune という．

身体的感情は精神的感情の起こり方に影響を与え，身体的不快のときには反応も不快のことが多い．またこの逆も可能である．

感情は身体的な現象を伴うのが常であり，表情と植物神経系の現象を伴う．驚きのこわばった表情のときに顔が蒼くなるのは，表情ではなくて血管の収縮であるが，表情と一体をなしている．泣く，笑うは特別の表情で，このときの感情は表情がなければ活発に活動しにくい．

§2. 意　欲

意欲 volition, Wollen は能動性のある自我の状態の意識である．意欲は感覚や感情と同じものの異なった側面と見られることもあり，食欲は飢餓の感覚なのか，身体的感情なのか，食べたいという欲求なのかわからない．精神的感情でも快なものは希求され，不快なものは棄却逃避される．

欲求 drive, Trieb は対象に対するはたらきかけという，われわれの能動的な態度として直接現れる．知的操作，判断によって，自己の欲求の結果を考えてその価値を定め，その欲求を遂行せしめたり，抑圧したりするのは**意志** will, Wille である．ある欲求があるときには，それと反方向の欲求も現れ，意志はそのいずれ

かに決定を下す．この決定ができないときには，欲求と欲求の闘争，決断不能が体験される．また欲求と欲求，あるいは欲求と意志が争えば**葛藤** conflict, Konflikt という．

意欲は体験され，あるいは**行為** act, Handlung, **行動** behavior, Verhalten として，客観的な運動として現れる．意志が行為に現れれば意志行為，欲求なら欲求行為といい，激しい欲求行為で，意志の抑圧を全く受けないように見えるものを**衝動行為** impulsive act, impulsive Handlung という．このような場合には，動機と欲求体験のつながりに了解しがたいところがある．強い欲求がこもって，何かのきっかけでたちまち爆発的に発現されるのを**心迫** urge, Drang という．反抗敵対しようとする欲求は**攻撃** aggression という．

欲求にも身体的，精神的の区別がつけられる．前者は食欲や性欲，後者は虚栄欲，義務や道徳の遂行の欲求で，意志はこれらを遂行せしめたり，抑圧したりするブレーキである．

感情と意欲が結びついて一体となったものに**関心**，**興味** interest, Interesse があり，これがないと**無関心** indifferent, teilnahmslos, gleichgültig という．

感情と意欲の障害は，身体的な感情と欲求，精神的な感情と欲求，意志，動機に対する感情的および意欲的反応性などの障害として述べられる．例えば感情なら，強すぎるか，弱すぎるか，動機との関係はどうか，種々の形，質的に正常者の感情と全く異なった感情があるか，などの諸点について感情の障害を述べるのであるが，これらの点がいずれも互いにはっきりと区別できるとは限らない．

§3. 身体的感情の障害

身体的感情は快と不快，好機嫌と不機嫌というくらいの大ざっぱな区別しかできないが，快の中にも，爽快，元気，清新感，力の満ちあふれた感じ，健康感，幸福感，不快の中にも，身体的不調，消沈，疲労感，疾病感，苦しみ，不安，不幸というような色彩の差がつけられる．

快の方向の昂進は，躁病，中毒，進行麻痺，統合失調症などに見られ，不快の方向の昂進はうつ病，統合失調症の一部，種々の抑うつ状態，神経衰弱状態などに見られる．うつ病のときの不快感は体の一部に局在している，身体感覚にも似たものとして感じられることがあり，胸が不安だ，背すじが淋しい，などと訴えられる．また感覚と区別ができないようなものもあり，糖尿病の渇き，狭心

症の苦しみと不安，喘息の締めつけられる感じは不快な，感覚的なところの多い感情である．不機嫌な身体的感情の上に反応的に憂うつや憤怒が起こりやすい．憂うつがあればそれを基にして，自分はだめな人間だという自己卑下即ち自己価値低下の価値感情も起こる．上，不機嫌はeu-, dysphoriaという．

質的に異なった快や不快の感情があるかどうかは明らかでないが，中毒や統合失調症の体感異常と共にある感情や，宗教的至福感はそれであるかもしれない．

感情の減退としては一般的鈍感性，**無感情**，すなわち快も不快もあまり起こらない**感情鈍麻** apathy, Gefühlsabstumpfung, **感情貧困** affect poverty, Affektarmut があり，これは多くは**無意欲，無為** abulia, Willenlosigkeit を伴う．部分的鈍感性として空腹感や性感の減退がある（不感症 anhedonia）．

感情と動機との関連については，妊婦の異食 pica，同性愛，物品愛がある．これらは欲求としても述べられ，感情と欲求が一体をなしている．

> **症例** すばらしい気分でした．路の上のごみまでが美しく眩しく輝いていました．母は女神になって私を迎えに来ます．私は神の輝ける子です．光明に満ちて，話をすると歌を歌っているようです．恍惚というのでしょうか，天国というのでしょうか．何も食べずに呼吸するだけで体中に力がみなぎります（統合失調症の至福感）．

> ● 一生懸命勉強していると，頭が重くなって苦しくなり，鉢巻をしてこらえた．夜は眠れずにいらいらし，体中がじりじりし，頭はかっかとなり，背中はぞくぞくして，いやな気持になった．それでも頑張って勉強した．すると頭がぽかんとして疲れきってしまった（神経衰弱状態）．

§4. 精神的感情の障害

精神的感情には色彩の差が一層多い．快と不快，喜びと悲しみ，驚き，心配，恐れ，怒り，不安と安心，悔い，懐郷，嫉妬，絶望と恍惚，幸福と不幸，悲観と楽観など，いろいろの形がある．

精神的感情の昂進や減退は，主として動機に対して過多か過少かということによって見られる．

感情失禁 affective incontinence, Affektinkontinenz, **感情不安定** Gefühlslabilität　すなわちわずかの動機で強い感情が現れるのは，脳の器質性疾患のときの心因性反応に見られ，また重い身体疾患の回復期にも見られる．

　症　例　　以前，小学校を出たばかりのある娘が，家が貧しいので子守奉公に出されたが，まもなく赤ん坊の頭部に太い針を刺し，殺してしまった．取調べのとき，娘はただ家へ帰りたくてどうにもならず，無我夢中でやったと述べた．主家と子供さえなければ家へ帰れると思って，家に火をつけて子供をその中に投込んで逃げ帰った娘もいた（感情不安定による激しい懐郷反応のための短絡行為 short circuit act, Kurzschlusshandlung）．

● 脳出血後片麻痺の老人は，10年も前に死んだ息子の話が出ると，すぐ涙をぽろぽろとこぼし，おろおろしたが，話題が変わればたちまちニコニコした．また75歳の老店主は店の創立記念日に演壇上で挨拶して，創立当時の苦しい話になるとたちまち顔をくしゃくしゃにして泣き出したが，またすぐけろりとして話を続けた（感情失禁）．

精神的感情の起こり方が少ないのには，いくつかの種類がある．

心情欠如者は性格的に感情の少ない人間で，ことに他人への価値感情，愛や同情や道徳感情が少なく，次に自己低格の意味の自己の価値づけ，悔い，体面の重んじ方が少ない．

　症　例　　ある強盗は，金に困って盗みのため家に侵入し，老人でも子供でも殴りつけて，縛りあげた．老婆が少し騒いだら首を絞めてしまった．捕われてもしんから悪いことをしたと省みるところは見られなかったし，刑を終えて出てきても，恥じているような様子もなく，まもなく再び同じ犯罪を行った．この人間は元来残酷な，人の目など気にしない性格であった．

戦争のときなどに残虐行為をするのもこれと似た心理状態であるが，これは性格的なところは比較的少なく，戦争という異常な状況にあることが大きな理由に

なる．戦争の時部下を死に追いやる指揮官もこれと似ているが，自らも他人もこの人を心情欠如と認めないのはなぜであろうか．

急性情動麻痺 akute Emotionslähmung（*Baelz* 1906）　強い恐れのときに感情の空虚と無関心を起こす状態で，突然の大災害のときに見られる．しかし意識は清明で，出来事は正しく観察認識されている．

> 症例　ベルツが大地震に遭ったときの経験によると，恐れの感情は突然すっかり消えて，他人への懸念も起こるかもしれない不幸への関心も，危険にさらされた家族や自分の生命への関心もなくなったが，他方思考力は完全に澄んでいて，ふだんより自由に速やかに考えられるような気がし，自分の回りの恐ろしい事件を，科学の実験でも行っているように冷静に観察した．そしてこんな状態になったのと同じくらい突然に，この異常状態は消失し，あわててこの場から逃げ出したのであった．

感情荒廃 desolated feeling, Gefühlsverödung, **感情鈍麻** emotional blunting, Gefühlsabstumpfung, **無関心** indifference, Gleichgültigkeit, Teilnahmslosigkeit　統合失調症や欠陥状態に見られる．価値感情から状態感情にまで及び，著しいときには身体感情までも鈍くなって，痛みや飢えも感じなくなる．軽いものは無遠慮，無関心，気がきかないという形を呈する．真に感情がなくなってしまったものもあろうし，感情体験はあっても表現がないこともあろう．後者は**自閉** autism, Autismus にもあり，心の中には豊富な精神生活があっても表現しなかったり，外界との関係がずれてしまったりして，われわれに病人の内界がわからないのである．**無感情，感情鈍麻** apathy, Apathie という言葉も感情の現れない状態一般に用いられるが，統合失調症と限らず，抑うつのときの抑制にも，種々の急性精神病の茫然状態にも，心因性反応にも無感情状態は見られる．無感情のときには**無意欲（無為）** abulia, Abulie も一緒にあり，両者を共に鈍感無為，情意鈍麻といってもよい．

> 症例　統合失調症の患者，表情のない，お面のような顔をして一日中坐っていて，話しかければ気のない返事や，二言三言の話はするが，自ら話し出すことはない．周囲の患者が何をしていようと無関心である．残

された家族や自分の将来について尋ねられても，別に心配している様子はない．病院の中でうろうろ歩きまわったり，佇んだり，蹲ったりして終日為すこともなく暮らしていても，別に退屈するのでもない．このような生活をしているにも拘らず，ノートを見ると，繊細な感情に満ちた美しい詩が書いてあることもあるが，多くの場合には何の感情表現もない．

統合失調症の初期やうつ病では，**感情喪失感** feeling of indifference, Gefühl der Gefühllosigkeit を訴えることがある．これは離人，現実感喪失に属する感情疎外感 alienation of feeling, Gefühlsentfremdung である．欠陥分裂病（統合失調症）の感情鈍麻では感情のなくなったことを訴えることはなく，感情の喪失は客観的に認められるだけである．感情疎外感は感情喪失の主観的な感じであって，感情がすべてなくなってしまったと訴えるが，この状態を苦しむ辛い感情はある．またこの場合表情には感情の動きが現れるのに，体験としては感情はないと訴えられる．感情鈍麻に似たものとして，反抗やあきらめや抑圧のために感情を現さない場合がある．

離人症状の一つとして，対象に付着した感情が減って（感入障害），外界が冷たく，荒涼と，疎外されて見え，人はロボットのごとく魂や生命がないように見えることがある．またこれと反対に，対象がはっきりと，精神に満ちて，意味深く，すばらしく，美しく，心に徹して見えることがある．発熱時，阿片中毒，片頭痛，てんかんの部分発作，統合失調症の初期の恍惚感，気味の悪い世界没落感，妄想気分などには，異常な意味体験と共に感情移入の質的な変化があるらしい．

精神的感情の種々の形

驚愕 fright, Schreck には直接の身体的反応の現れとしての震え，蒼白，麻痺，失神，錯乱，情動麻痺と，精神的反応すなわち恐ろしい意味に対する驚きとがある．激しいのは破局 catastrophe のときの**恐慌** panic である．

症例　雷がそばの木に落ちるとその大きな音にびっくりして蒼くなり腰を抜かす（麻痺）．藪の中を歩いていて誰かが蛇だというとやはりびっくりする．これは蛇という声の大きさに反応したのではなく，言葉

の意味に反応したのである．

不安 anxiety, Angst は対象が不明な恐れで，対象が明らかならば**恐怖** fear, Furcht という．不安は身体的感情としても，精神的感情としてもあるが，危険な対象がわからないという点で，精神的感情といってもはっきり動機づけられるともいえないことがある．

特発性不安 free-floating anxiety, frei flottierende Angst は対象なしにひとりでに起こってくる不安で，内因性精神病にも，神経症にも，脳性，身体性障害にもあり，発作性，不安にはいろいろの体感が伴い，苦悶，圧迫，狭窄，窒息，心臓締付けなど自律神経緊張性の体に局在する感じである．激しいと**恐慌** panic である．

不安の対象がよくわからないために，隠れた無意識の対象ないし動機を考えて，神経症の基礎となると考えられ，ことに強迫症状の原因と考えられる．

爽快 cheerfulness, Heiterkeit は意気昂揚 elated, gehoben とした愉快な感情であるが，自然なもの，空虚な表面的なもの，子供っぽいばかげたものなどの色彩があり，それぞれ躁状態，欠陥状態，破瓜病に相応する．

抑うつ melancholia, Depression は悲しい，淋しい，気のふさいだ，おしつけられた感じの感情で，心配，悔い，懐郷などの色彩を呈するものもある．憂うつと抑うつ（心がふさがり沈む）はほとんど同義である．**抑制** inhibition, Hemmung すなわち精神活動にブレーキがかかって進み難いという活動性の減退が憂うつ感情と共にあることが多い．

嫉妬 jealousy, Eifersucht は必ずしも性的ではなく，自分の持ちたい対象を持てず，他人がそれを持つための他人への恨みの価値感情で，激しくなると妄想反応を起こす．妻への激しい嫉妬を**オセロ Othello 症状群**（*Todd & Dewhurst* 1965）ともいう．

恍惚 ecstasy, Ekstase は自分の外に ex, 立つ sto, stand, 忘我奪魂の非常な幸福感で，質的に異常なものもあり，性的，宗教的な内容を持つことがあり，インスピレーションや**啓示** revelation（ヴェールをとる），Offenbarung のように認識的なものと共にあることも多く，また身体感情として，発熱，

重病，統合失調症，モルヒネ中毒，てんかんの部分的発作にもあり，神秘家 mystic, Mystiker や苦行者 ascetic, Asket の悟り enlightenment, Erleuchtung にもある．**絶望** desperation, Verzweiflung はこの逆である．

多くの精神的感情は，ある人の常習的な反応形式であって，これがすなわち性格，人格であるわけである．

精神的感情と動機との関連の異常として，ことに目立つのは**両価性** ambivalence で，同一の対象に対して相反する二つの評価，愛と憎が起こるものであって，これは同じ対象の違った二つの側面に対してでなく，同一目標に対して起こるのである．例えば性愛に快と嫌悪が結合しているごときである．統合失調症の患者に往々にしてこのような両価性があるのは，概念崩壊によることもあり，統合失調症患者の感情状態とその述べる言葉と相応しないことがあるのは，その言葉の表わす概念が正常と異なっているので，その意味に対してならば，その感情は相応するのかもしれない．一般に統合失調症患者には動機に相応しない感情が起こるように見える．すなわち感情反応が奇妙で了解できない．こういうことのためにもわれわれは患者の気分が知れない感じがして，**疎通** rapport, Zugänglichkeit，**接触** contact がよく得られない．患者の体験も反応も了解し難いのである．しかし正常人の中の内気な人，打ちとけない人，自暴自棄な人，拒否する人，邪推深い人に対しても，われわれは感情関係が不可解であると感じたり，接触が得られなかったりすることがある．**錯感情** parathymia といわれる．

統合失調症の患者は好きだという人をいきなり殴ることがある．患者の説明をたずねると，好きだとは嫌いだということなのだというように，概念が全く違っていて，この違った概念に対してならばその感情表現は相応している．愛の鞭というのもこれに類するものと考えられることがある．

§5. 意欲の障害

欲求一般，身体的欲求，精神的欲求，欲求を操縦して抑えたり促したりする意志などの障害については，体験としてよりも表出行為，行動として述べられる方が多い．

欲求も意志も強いのはすぐれた行動力のある人で，精神障害として取り上げられるのは，熱狂者やパラノイアである．欲求が強くて意志の弱い人は，

悪事に走り，非行におぼれる人である．意志が弱ければ欲求は強く現れるものであるが，意志薄弱には欲求昂進があるとも限らない．意志も欲求も弱いのは無精な怠け者である．

症例 田舎の小地主の一人息子，大事に育てられ，頭もよく，あまり勉強もしないで文学書などを好んで読み，大学の仏文科を出て，小説家になるのだと，強いて就職もせずに好きな本でも読みながら呑気に暮らしていたが，両親とも亡くなってしまい，ちょっとした財産が手に入り，サークルで文学論を話しあったり，同人雑誌に気のきいた小品を書いたりしていた．友人の一人がサークルに出てくる女子大生を紹介し，女性の方が熱をあげ，当人も一時は大分その気になって親密につきあっていたが，次第にめんどくさくなってしまい，女の方も男があまり煮え切らないので熱がさめて去ってしまった．親ゆずりの屋敷に居るのもめんどうなので売ってマンションに引越し，そこで優雅に暮しているうちにマンションのオーナーの若い年上の未亡人と知り合い，女性の方が積極的で結婚し，連れ子の娘とも適当にやり，妻も若い万年文学青年の夫に首ったけで，経済的に困ることもないので仕事もせず，文学の方も小地域のサロンの才人というだけで別に作品を書くこともなく，毎日優雅に生活し，自分では満足していない，いまに傑作を書くといいながら何もしない（意志薄弱者）．

　これは貧乏人から見れば羨ましいようなものの，張合いのない人生で，もう少し頑張ってよい作品でも書くとか，社会的な地位を築くとかした方がよいのではないかと思われるのだが，本人にはそんなめんどうな欲はさらさらない．昔信濃の国の松本の在の物臭太郎は徹底的にものぐさであって働く気もないので部落の人々に養われていたが，賦役に徴発され京へ出て神妙に働き，インテリで歌がうまかったので美人の女房に近づきそれから立身出世をしたとあるが，ここの症例にはあてはまらない．ゴンチャロフ（1812〜91）の小説のオブロモフの方があてはまる．このようなものぐさな意志薄弱者は現代の若者にもよく見られるので，このような人間を**オブロモフ主義者** ob-lomovist という．

　動機もはっきりせず，周囲の事情にもそぐわないような激しい欲求の突然のほとばしりで，意志の抑制が少しも認められないようなものは**衝動行為** impulsive act, impulsive Handlung といわれる．欲求昂進のときには行為

への表出も容易になっていて，意志による抑制も，反対欲求との抗争も少ないように見える．

欲求の全般的昂進は興奮や衝動行為として現れ，ただなにかせずにはいられないとのこみあげる促しを感じ，目的は手あたり次第に見つけられる．もう少しまとまったものは**心迫** urge, Drang ともいう．児童増動症，脳炎後の児童，興奮性精神遅滞，躁病，統合失調症，誇大性進行麻痺，てんかんなどに見られる．他人に対する反抗的敵対行為は**攻撃** aggression, Angriff といわれ，何かの欲求が満たされずに悶々としていると，こういう形で爆発することがある．

激しい統合失調性興奮のあとでその体験を尋ねると，どうにもならなかった，なぜそうしたかわからない，としかいえないことが多い．しかしこのような興奮には何か動機があって，反応的に憤怒や不機嫌が起こることの度が強いだけのことも多い．

窃盗，放火，徘徊，浪費，飲酒に対する欲求は身体的欲求のことも，精神的欲求のこともあり，気分変動者に急にこういう方向の激しい欲求が起こることがあるが，精神障害者一般によくこのような激しい欲求が現れることがある．顕示欲者，自信欠乏者の善や潔白や理想への過度の追求は，精神的欲求の昂進であるが，これはうつ病や統合失調症の初期にも見られる．

質的に異なった欲求は，食欲や性欲にあり，異食pica，変態性欲として見られる．統合失調症の感情の両価性 ambivalence に当たるものとして**両向性** ambitendency があり，ある行為をやりたくなくてまたやりたいという形のものであり，欲求と反対欲求の両方が同時にあって葛藤を起こさない．

> **症例** ある若い女子は月経時になると店で品物を盗んだが，金に困ってやるのではなく，品物を見るととりたくてどうにもならないのであった．ある少年は家をとび出して，長い列車旅行をし，駅の待合室に幾晩も寝て，また帰宅するのだったが，何のためということはなく，ただ時々そうしたくて仕方がなくなるのだといった（衝動行為）．

欲求の減退には，うつ病の**抑制** inhibition, Hemmung, 統合失調症の**無為** abulia, Abulie と**昏迷** stupor, 脳炎後や前頭葉毀損の**自発性欠如** loss of initiative or spontaneity, Initiativelosigkeit, Spontaneitätsmangel などの積極性，自発性，発動性の減退がある．抑制は体験として訴えられることがあるが，一般にこれらは行動，活動性の減少として客観的に見られる方が多い．抑制の体験は**関心，興味** interest, Interesse の喪失として訴えられることもある．

> **症例**　体がだるくて，力が抜けたようで，おっくうで仕事に取りかかれません．しなければいけないと思いながらも，だるくて，仕事がおもしろくなくて，無理にやるとたいへん努力が要り，へとへとになって，とても続きません（うつ病の抑制）．
>
> ● 毎日寝たり起きたり，新聞を眺めたりしているだけで，仕事をしない．しいて手伝いをさせても途中で止めてしまったり，まとまらなかったりである．しかし仕事ができないことを別に苦にしている様子もなく，何もしないでぶらぶらしていても，別に退屈を感じることもない（統合失調症の無為）．

意志 will, Wille の障害としては，意志の昂進というのは病的ではなく，自制，自覚，努力性のある，優れた人であるわけであるが，冷たい打算家，こせこせした勉強家，うるさい熱心家として却って嫌われることもある．意志の減退は欲求の昂進として述べられる．**短絡反応** short circuit reaction, Kurzschlussreaktion は刺激からただちに反応的行為に移って，途中で熟考して行為の価値や効果を計り，意志によって欲求を操縦するところが見られないものをいい，爆発者や種々の精神障害者の不機嫌状態に見られる．

> **症例**　あるてんかんの患者は時々いらいらした不機嫌状態になったが，こういうとき人に足を踏まれたぐらいのことで，ひどく怒ってどなり，咬みついた．ある爆発者は恋人にそっけない態度をされて，かっとなってその家に放火した．

意志薄弱な精神病質には欲求の昂進はあまりなくて，行為は他からの影響によって方向づけられるのであるが，意志が弱くて他人の影響を抑えることができずにたやすく従ってしまうので，欲求が強いように見える．このような意志薄弱性は正常者にも，多くの精神障害者にもある．

症例 15歳の少年，元来勉強がきらいで，友人に誘われるとすぐ遊びに行ってしまった．タバコも教えられ，パチンコにも凝り，友人に唆されて家の金を持出したり，晩に家をあけて友人のところに泊ってきたりするようになった．その友人のところには何人かそのような仲間がごろごろしていた．少年の家人はやかましくて叱言が多く，小遣いも与えないようにしていた．別の土地へ移して，学校もやめ，呑気な商店の店員にしたところ，かなりうまくいくようになったが，勤勉な店員にはなれなかった．

熱狂者はその支配観念に関係した点で意志の昂進があり，欲求の遂行は意志的に支持される．これと反対の決断決行の不能の体験は意志の弱さの体験でうつ病によくある．

症例 杜仲(とちゅう)の葉の煎じ汁を飲んで血圧が下ったと称する初老の農家の主人は，自家の畑に苗をたくさん作り，知人に宣伝して苗を無料で分け，村中で多量に生産して杜仲酒を作る施設を作って売り出したが，思ったほどは売れず，かなり損をしたものの，これほど効のあるものはない，いまに売れるといって宣伝につとめている．家人は損をしてつまらないとこぼしている（熱狂者）．

● 病院へ行こうと家を出るのですが，電車にしようかバスにしようかと，とつおいつ考えてどうしてよいのかわかりません．電車は混んでいるでしょうし，バスは前に酔ったことがありますから，どちらにしようかと迷っているうちに一時間も二時間もたってしまって，診察時間に遅れてしまいますから，家へ帰ってしまいます（うつ病）．

意志喪失の体験は不能感，能動性喪失感として離人症状にも見られる．思考や行為の進行も自分の意志によるのでなく，自動的，機械的と感じられる．能動感の喪失の感じのみでなく，他からさせられるという被動性の感じがあれば，統合失調症の**させられ（作為）行為** made act, gemachte Handlungである．強迫行為は思考の項で述べた．

症例 私は何かしようとしてもぴったりこなくて，するという実感がなくて，できません．何かしようという気がぴったりせず，何

かしてもただ動いているだけでしているという感じがしません．何かしなければならないと思ってもそれには実感がなく，やってもやったという感じがなく，困ってしまいます（離人）．

● 道を歩いていると，ひょいと左へ曲らされます．私が曲ろうとしたのではなく，そういうようにさせられるのです（させられ行為）．

§6．行動の障害

　欲求と意志は行動として表出されるものであり，行動を見ずに欲求や意志を体験だけで見てゆくことはあまりできず，以上で述べたところでも感情以降のところは表情も行動も共に見てきたのである．笑っている人には喜びの体験があり，酒を飲む人には飲みたい欲求があり，平生酒の好きな人が飲まないでいるのは意志で抑えているのであるというように，表出と体験とを一致させていたのである．障害があるとする場合にも，統合失調症の患者が何もしないのは，欲求が減退しているのであるとする．しかし表情や行動には，その背後にどんな体験があるのかわれわれにはわからないものが多くある．そのようなものは表出の障害として，背後の体験，精神的なものを考えずに述べなければならない．人は他人を見るときには，表出を見るのであるが，同時に表出を通じて体験を了解する．しかしこれができない表出がある．パーキンソン症の無表情な顔の背後には，感情はかなり活発に動いており，また統合失調症の空虚な表情の背後には，感情はたいていはないが，時としては感情があることもあり，逆に統合失調症のむずかしく考えこんだ表情の背後では，思考も感情も全く空虚であることが多い．

　行動あるいは運動の増加と減少の場合には，われわれは背後の体験をある程度了解して，興奮の場合には欲求の昂進の体験があるとするが，ここでは表出だけを見て，背後の体験についてはあまり問題にできないものが多い．

　身体全体としての動作が増すのを**興奮**excitement, Erregungといい，目は覚めているのに自発的に何の動作も言葉もなく，外からの刺激にも反応しないことを**昏迷**stuporという．

興奮にも二種あり，目的のある行為が増してわれわれに患者の意図がわかり，患者は外界の事態に相応した行為をしているとわれわれに思える場合には，感情も朗らか，あるいは憤怒性であり，全体的にわれわれに患者の体験が了解できる．不安や不機嫌の感情のある落着きなさもそうである．これに反して感情的なものが認められず，行為の目的も意味もよくわからない，めちゃめちゃな興奮は，不自然で，機械のようで，外界との接触，気持の通じあいも認められない．このような興奮は主として統合失調症か意識障害に見られる．

昏迷も同様で，深い悲嘆の感情のあるものは了解できるが，表情のない硬い昏迷は了解できない．憂うつなときの行動の減少は主観的にも行為不能を強く感じるものであり，このような行為減少を**抑制 inhibition, Hemmung** という．統合失調症で意欲の発動のないのは無意欲，**無為 abulia** という．

奇妙な，不自然な運動の増加と減少においては，われわれはその体験の了解ができない．奇妙な運動減少としては，筋肉の緊張が強くて動かし難いもの，わずかの緊張があって受動的に取らされた姿勢をしばらくそのまま保つもの（**蠟屈 flexibilitas cerea, waxy flexibility, wächserne Biegsamkeit**，あるいは**カタレプシー，強硬 catalepsy, Katalepsie**），硬い妙な姿勢で表情もなく動かずにいるもの，などがある．

奇妙な運動増加としては，錐体外路障害に似たもの，表情運動に似たもの，目的行為に似ているが実際には無意味なもの，などがある．急に横腹を抑え，しかめ面をし，頭を壁に打ちつけ，腕を振り回し，祈りのしぐさをし，跳び上がり，髪を引き抜き，爪をはがし，人を殴り，どなる．このような行為を急に始めたり，何時間もやっていたり，時々反復したりする．

こういう運動増加は，体の一部にあることもある．無意味にしゃべるが体は不動であり，何もしゃべらずに体の奇妙な運動を行い，口だけは緊張が強いが腕は緩く，じっと坐って腕だけ動かす．自発的には運動をするが要求には応じない．昏迷でも用便や食事はすることもある．要求による運動が始まって，急に他の運動に変わったり，止まってしばらく中断して，また始まったりする（**途絶 blocking, Sperrung**）．要求と反対の運動がいかにもわざとらしく行われたり，要求に全く応じなかったりすることもある（**拒絶 nega-**

tivism, Negativismus）．

　このような奇妙な運動は緊張病に多いので，**緊張症状** catatonic symptom, katatones Symptom といわれるが，精神遅滞や錯乱や器質性精神病にも見られることがある．そして心理学的に解釈されて，何かの表象や欲求は直ちにその反対のものをよび起こすので，途絶や拒絶が起こるのであり，あるいは根拠のない目的観念が突然ひとりでに浮かび上がるために無意味な運動が行われるなどと説明的に述べられる．こういうものは自我から離れてひとりでに動く観念や欲求として，幻覚やさせられ現象と同列に置かれよう．

　このような奇妙な運動の場合には，患者が何を体験しているのか聞き出せることは少ないが，あとで聞き出せることもある．多くの患者は何をしていたのか覚えがないとか，なぜだかわからないと述べるが，奇妙な行為が，夢のように何か意味があるとして行われた，しないではいられなかった，ひとりでに動いた，他の力で動かされた，幻聴で命令された，など種々の体験が告白されることもある．

　緊張症状は奇妙な，硬い，不自然な運動や態度のことであるが，種々の形があるので，それぞれ特別の術語を用いて表わされる．衒奇，わざとらしさ，常同，奇矯，ひねくれ，拒絶，カタレプシー，反響，しかめ顔，とがり口，寡言緘黙などである．しかしこういう言葉を用いるよりも，普通の言葉を用いて，その時その時のありさまをありありと画き出す方がよい．

　一層まとまった**社会的行為の障害**（コンダクト）には種々のものがあり，患者はこのため家庭や社会の生活に故障があって入院させられるのである．多くの患者は無為，周囲への関心欠如，乱暴，わがまま勝手な行為のために社会生活ができない．妄想や幻覚があるにしても，それと直接関係のない行為においても故障があるのであって，幻覚や妄想を持ちながら，それを隠していれば平生の職業をちゃんと行えるものでもない．患者は職業，家事，勉学を行えなくなっており，同時に幻覚や妄想があるのである．

　患者が自己に対して行うので困るのは，拒食，自傷，自殺である．**自殺** suicide, Selbstmord はうつ病の不安と絶望によるものが多いが，統合失調症では動機不明の自殺がある．

> **症例** 30歳の女子の統合失調症患者，破瓜病が長くたって，不機嫌な陰気な無為の欠陥状態に6年間続けて落ちこんでいたが，朝の運動の時間に屋上から高いフェンスを乗り越えて三階下の地面に飛びおりた．そして足の骨折と脊椎骨折を来たし一生車椅子の身となったが，痴呆（認知症）的な状態に長くあった患者にも世をはかなむ気持があったのか（平生そのような言葉を洩らすことはなかったが），あるいは衝動的としかいいようのない行為であったのかと思えたのであるが，傷がなおってから尋ねてみると，突然飛行機のように飛べる気がしたので飛んでみたのだということであった．突然の妄想着想であろう．死ななかったので自殺行為の動機がわかったが，自殺の意図はなかったのであった．

性格異常者や正常者でも，心因反応としての自殺があり，苦境からの逃避として，あるいは苦境を免れるための芝居として，あるいは一時的の感情激発によって，かっとなって意味もよく考えられない短絡行為として，自殺が企てられる．自殺しようかと考えるのは**自殺傾向** suicidality, selbstmörderische Absicht で，自殺未遂は suicidal attempt, Selbstmordversuch という．**自傷** self-mutilation, Selbstbeschädigung は統合失調症にあり，髪を抜き，爪を剥がし，頭を壁に打ちつけ，精巣を抜く，病気とみせかけ，同情を得るためのヒステリー性の自傷もある．

拒食 refusal of food, Nahrungsverweigerung は自殺の目的，食欲の欠如，嘔気のため，あるいは毒害を恐れて（妄想や幻味），奇妙な拒絶として（勧められると食べず，放置しておくと食べる），昏迷や抑制のために，肥りたくないために，行われる．逆に石でも針でも大便でも食べることがある（**異食** pica，かささぎ，からすのように何でも食べる）．

社会に対して困るのは外出徘徊や犯罪である．外出徘徊や失踪はもうろう状態，衝動的なもの，無関心な欠陥状態，認知症，追跡から逃れる妄想患者，家庭内のいざこざへの反抗，不安でじっとしていられないものなどがあり，てんかんの**遁走**（ヒューグ）fugue は有名である．家出 run away, Fortlaufen は心因反応的で，異常性格に多い．

犯罪 delinquency, Verbrechen としてはもうろう状態における乱暴や殺人が有名である．妄想上の加害者に対する正当防衛として敵に加害するも

のは被迫害者の迫害者 persécuté-persécuteur（*Falret* 1878）という．させられ行為としての殺人もありうる．

> **症例** 1843年グラスゴーのろくろ細工職人のダニエル・マクノートン McNaughton（*M'Naghten*）が首相サー・ロバート・ピールの秘書エドワード・ドラモンドを射殺した．ロンドンの中央刑事裁判所オールドベイリーの裁判で，マクノートンは何年間も妄想病であるからとの理由で精神病者であるとの弁護が行われた．彼は政府のスパイに迫害されていると信じ込んで，警察や公の筋に救助を願っていた．彼の妄想体系は次第にピールの保守党に向けられ，この首相を殺そうと思った．銃弾は秘書を殺したが首相への第二弾は妨げられた．裁判によってマクノートンは not guilty by reason of insanity とされ，ベドラム病院に入れられた．この評決は世論を刺激し，上院は緊急討議して裁判所に説明を求めたので，立法化されてはいないが次のような説明を行った．すなわち犯行当時に被告は精神の病気のために思慮分別が害われていて，彼は自分の行為の性質を知らず，あるいは知っていたとしてもその行為が誤っていることを知らなかったことが証明されれば，精神病との理由で弁護されるというのである．この事件以来責任能力の議論が盛になり，法律ができ，これをマクノートン法という．

興奮時，不機嫌時，飲酒時（病的酩酊）に，衝動的に，あるいは反応的に，種々の犯罪が行われ，窃盗，万引，嬰児殺し，放火，喧嘩，性的犯罪が行われるが，何かの病気や状態と特別の関係があるとも限らない．抑うつ者の自殺では家人を道連れにすることがある．妄想患者や狂信者のパンフレット，広告，警察への訴え，有名人への手紙などは，犯罪ではないが，困るものである．心情欠如者，意志薄弱者，感情昂揚者，気分変動者などの精神病質者にも犯罪がある．精神障害者の犯罪の場合には反応的なものもあり，あるいは身体的基盤によるひどい気分変調や憤怒と衝動行為とが結びつくこともある．不良少年は少年非行者 juvenile delinquent, Verwahrloste（＝neglected）といわれる．アメリカでは操行障害（社会的，対人的行為の障害 conduct disorder, misconduct 自分を律することの障害），反社会者 antisocial personality（破壊的 disruptive behavior disorder）などの表現もある〔rupture ＝break〕．

§7. 身なりと態度の障害

　身なりと態度も精神状態の現われであるから，今まで述べてきたことと合致するが，患者と相対してとくに目立つ全体的な客観的現象をいくつか取上げる．

　着衣がとくに人目をひくのは，奇を衒うとか，あまり派手であるとか，流行を追うということで，この人目につきやすさは顕示欲の現われである．妙な飾りを多くつけたり，妙に人目をひくのは躁状態や統合失調症にある．逆に汚なくだらしないのは欠陥状態や統合失調症に多い．診察のときに下衣の清潔さまで見ることも大切である．化粧のしかた，顔や手足の清潔さ，髪の手入れも同様の意味があり，宗教妄想の統合失調症には予言者風の長髪があり，種々の場合に芸術家的な髪の刈り方も目につくことがある．統合失調症患者は病気の悪いときには顔も粋でなく，治ってくると美しく輝いてくる．

　皮膚の創で注意されるのは自傷，てんかん患者の負傷，火傷，咬傷のほかに，性格異常の犯罪者には文身，いれずみが多い．嗜癖者の注射痕も多くは著しい．

　姿勢が力なげなのは抑うつ状態や意志薄弱のときで，傲然としているのは誇大妄想のある患者である．躁状態ではニコニコして，活発で，愉快気である．奇妙な硬い態度，無関心，そっけなさ，空虚な感じなどは，文字で表わし難い統合失調症の特徴であるが，青春期にも見られる．

　顔の表情は感情を述べるのと同じことになる．躁状態の爽快な顔，憂うつ者の沈んだ，絶望的な顔，てんかん性欠陥状態の満足しきった顔，認知症者の呑気な顔，種々の場合の不機嫌な，立腹した顔，妄想患者の邪推深い顔や聞き耳を立てる顔，欠陥者の茫然とした顔，統合失調症者の冷たい硬い顔などがある．これらは顔面神経不全麻痺，粘液水腫，浮腫，パーキンソン病の表情欠如と区別しなければならない．顔つきから教養や，知的情意的な価値の高さを読み取れることもある．白痴の顔，聖人の顔，犯罪者の顔など，表情のようでもあるが，固定した人相のようなところもある．

　患者の医師に対する態度では打ち解けた，すがる，好意のあるのはうつ病であり，打ち解けない，拒絶的なものは統合失調症に多い．無関心でぼんやりしたのも統合失調症に多く，欠陥者は無関心，無遠慮である．

　文字や文章の書き方にも種々の状態，病気により特徴がある．進行麻痺の震えた，誤りの多い文字，統合失調症患者の奇妙な飾り文字や常同，新作文字，躁状態の大きな活発な文字，憂うつな患者の小さなこせこせしたような文字，精神遅滞者の下手な誤った文字などが目立つ．

生活態度には患者の異常な精神状態が全部反映するわけであり，診察室や病室におけるより，社会や家庭の中にある方が，異常性がはっきり現れる．いずれの精神障害にも共通なことは，患者は社会や家庭に適応した生活ができず，職業もうまくできなくなるのであり，これは幻覚や妄想や憂うつな気分のためにできないというべきものでもなく，社会生活ができないような人間に，同時にこれらの症状があると解すべきであろう．患者は自分の居場所，縄張りterritoryを築き，そこにいれば安心し，そこに変化を与えると不安，破局反応 katastrophale Reaktion を起こすものである．患者はどんな居場所にいるか，どういう居場所を作ってやれば穏やかに暮せるかを見るのも一つの治療につながる．

　本書ではいくつかの写真によって，示しうる限りの表情や態度を掲げた．表情は写真にとるとはっきりしなくなるのは，写真は瞬間的なものであり，表情は時間的経過に従ってはっきりと認められるようになるからなのであろう．統合失調症の表情がはっきり出ていると思われる患者の写真をとると，何でもないものになってしまうものである．今日の精神病院においては薬物治療や看護的介入が多くなって，患者が放置されることは少なくなったので，統合失調症のこれほどひどい状態を見ることはないが，放置されればこうなりうる性質を統合失調症は持つことを示すために掲げた．

4 自我意識および時間意識の障害

§1. 自我意識と時間意識

自我意識 self-awareness, Ichbewusstsein とは，自分がある，体験を自分がするという意識であって，われわれは知覚し，思考し，喜び，欲するときに「自分」が「する」のであるというように，自己の存在と作用とを意識するのである．これはあまり当然のことであって，平生ははっきりとそう意識していないようであるが，しかしこれが障害されると，こういう意識の存在をひしひしと感じ，このような大切なものに今まで気づかずにいて，失ってみてはじめてその重大さをしみじみと感ずるのである．

さらに自分と他人との区別があること，自己が単一であって二つではないこと，時間的に昔から今に至るまで同一であることの意識もある．この自我意識には，自分は偉いとか，つまらぬ人間であるというような自己評価や，自分は疑い深い人間であるというような自己の性格の意識は入らない．

時間意識 time-sense, Zeitbewusstsein には，今の時間が流れてゆくという直接の意識，今までの過去の時間の長さや未来がだんだんやってくるとの意識，他人と共同に持つ，知的に知られる時間，すなわち昨日，今日，5時というような時間の意識などがある．存在はすなわち時間であり，存在の中には時間が含まれているというような哲学的なものは意識として存在するものではなかろう．

他我 Fremd-Ich は他人の持つ自我意識．自分にある自我意識は，他人もその人の自我意識があろうと推測され，それを他我という．

§2. 自我意識の障害

　自己が存在し体験している，体験の対象が実際に存在するという感じが薄れ，自己も外界も体験も現実に生き生きとあるという実感がなくなり，自己も外界も現実性がなく，生命感がなく，体験もしていながらしているという実感がなくなり，このような状態になったことを辛く感じる感情のみが残っているのを**離人** depersonalization, Depersonalisation, **現実感喪失** derealization といい，**知覚界の疎外** Entfremdung der Wahrnehmungswelt もこの一つである．personalize とは人間とする，人格化するということで，de は離れることであるから，離人は人間とすることが離れてしまった意識である．患者は正しく知覚しているのに，ぴったりこない，実感がない，死んで絵のようである，自分からかけ離れて，自分との間に隔りがあると述べる．

　させられ思考や行為，思考奪取も自我意識の障害である．させられの場合，自己の遂行する作用が他の力で左右される，**影響** influence, beeinflussen されると感ずるのであるが，この他者が自己の身体的に入っているならば，**つきもの，憑依** possession, Besessenheit である．これは妄想であるが，体感異常も関係し，体の中に入っているものをありありと知覚することがある．

　自他の区別の障害で，自己の体験が他人に漏れて通じてしまうと訴えられ，これは思考伝播に当たる．統合失調症患者は自分の考えが他人にわかるというが，これは自他の区別の障害であることもあり，自分の思考が他人に伝わることをありありと体験することもあり，妄想知覚や幻覚で他人に考えがわかったのだと解することもあり，他人が自分の考えをいっている，他人から自分の考えに対する応答があるので自分の考えが他人にわかったのだと推理することもある．逆に他人の考えていることがわかり，他人の行為が予知できるということもある．**恍惚沈潜** ecstatic meditation, ekstatische Versenkung では，自己は対象に溶け込み，自己も対象も感じられない，主体客体分離 Subjekt-Objekt-Spaltung のない融合状態となる．音楽に聞き入った無我の状態とか，宗教的な修行の際の無念無想の境地のごときである．

> **症例** 彼は滅我沈潜を修業した．一羽の鴉が竹林の上を飛んだ．すると彼はその鴉を自分の魂の中に取り入れ，森を越えて飛び，鴉となり，腐肉を食い，鴉の飢えを苦しみ，鴉の声を鳴き，鴉の死を死んだ(ヘルマン・ヘッセのシッダルタ)．

　自己の現在の単一性も障害されて，自己が2人となり，あるいは心が2つあると体験される．自己幻視 heautoscopy, 二重身 double, Doppelgänger, 体感幻覚，身体図式 body image, Körperschema の障害などによる．自己の身体が変化し，体が小さくなり，頭がうしろに離れて宙に浮いて居り，体の一部が無くなり，体の一部が他人になるなど，内外空間あるいは時間の変形の体験は**不思議の国のアリス症状群** *Alice* in Wonderland syndrome (*Todd* 1955) である．自己でなく他人の二重身の錯覚 illusion du sosie, **カプグラ症状群** *Capgras* syndrome (*Reboul, Lachaux* 1923) は他我誤認 misidentification で，患者の今見ている人は本物そっくりの偽物で本物は別にいるという．患者が何人もの人に会うと同一人物が別々の顔姿に変装しているというのは**フレゴリ症状群** *Frégoli* syndrome (*Courbon* 1927) である (*Jean Marie Joseph Capgras* 1873〜1950)．

　自己の時間的単一性の障害としては，昔の自己と今の自己とは別であるという体験が宗教的体験としてあるが，多くは比喩的である．病的体験としては三年前に前の自分は消滅して新しい自分が突然このままの姿で現れたのであるというが，しかし昔の記憶は残っている．

　交代意識 alternate consciousness, alternierendes Bewusstsein はもうろう状態のことで，aba'b'a"b" という時間的に連続した意識の流れで，a, a', a"あるいは b, b', b" はそれぞれ意識の連絡はあるが，a 系ではb 系が，b 系ではa 系が全く意識されず，aは昔からの歴史的な自己の意識を持つならば，b はもうろう状態である．但普通 b, b', b" は相互に連絡はない．ヒステリー性もうろう状態では bb'b" の連絡があることがある．もし aa'a", bb'b" が，a 系ではb 系のことを，b 系ではa 系のことを知っていれば，ジーキル博士とハイド氏であるが，こういうことはめったにない．上記のようなものを全体として**二重人格** double personality という．clone は人工的一卵性双生児．

> **症例**

私は影のようで，あるのかないのかわからず，見ればあるのですが，あるという実感がありません．考えても何も考えられないし，面白いと思うこともなくなってしまいました．歩くと棒が歩いているようですし，物を食べても穴の中に食物を入れるというだけです．見えるものは写真のようで，ガラスの向うにあって，奥行がなく，人は人形のようにぎくしゃく歩いていきます（離人）．

● 肩の上に私と同じものがもう一人いて，私が動く通りに動きます．考えると私が考えるのかそちらが考えるのかわからないことがあります（自我の単一性の障害）．

● 私は猫のマリと一緒で，マリが叩かれると私も痛いし，私がお腹が空くとマリもお腹がすいて，私が食べるとマリもおいしいのです（自他の別の障害）．

● 私はこの病室で2年前にぱっと生まれたのです．今の姿で．その前の私と関係ありません．あれは別の人で，もう消えてしまって，ないのです．親はないです．自然にぱっと生まれたのです．前にすず子というお母さんがいたけど，あれは今の私と関係ないことです．小さいとき学校へ行ったけど，今の私と関係ないことです．早く退院して家へ帰りたいです．家にはお母さんが待っています（自我の時間的同一性の障害）．

● のどのところでしゃべらされます．私がしゃべるのではなく，しゃべらされるのです．いつもじゃなく，時々です．ひょいと何かしゃべらされ，はっと思います．何だか影みたいなものです．その影が私の中に入ってしまっていて，あっと思うとどこかへ行ってしまいます（させられ，つきもの）．

● 25歳の女子，母は置屋の女将で患者はその私生児であったが，母に愛されて育ち，芸事も仕込まれ，頭がよかったので自らの希望で女子大の英文科も出，母も将来は娘の希望通りにさせるつもりでいたのに，母は気が変って，母の姉の息子と一緒になって今の仕事を継いでもらいたいといい出し，強硬に気の進まない娘に迫るようになり，ある日口論の末，娘は失神してしまい，気がつくと，目の前の母は本当の母でない，そっくりのにせものだ，本当の母は別にいるのだといい，母を傍によせつけず，近よると乱暴するようになった．鎮静剤を用い，母の態度も改めさせると，しばらくして治癒し，あのときは母そっくりのにせものと思えたといった（カプグラ症状群）．

● 7歳の少年，学校の劇で浦島太郎になり，同級のアサ子が乙姫様になっ

た．帰りがけに上級生の男の子たちに，お前はアサ子とおめこやったとからかわれ，家に泣いて帰り，母にぼくやらないよね，ねと念をおし，20回も30回もやらなかったといえと母にいわせるので，祖母と母とがばかなことをいうものではないと叱ると，母さんのばかと平生口にしたこともない言葉を吐いて母をたたいた．翌日は学校へ行かないといい，悪者が上級生に化けたり，お婆さんにばけたりして食物に毒をいれるといい出し，友人が来ると悪者が変装しているのだという．そのうちに本当の母は殺されて，ここにいる母は変装した偽物だといい出した．そして食物に毒を入れてぼくを殺すのだという．このような恐慌状態は一か月続いたが次第におさまった（カプグラ，フレゴリ症状群）．

● 統合失調症で離人症状の著しい30歳の女子が一度おさまって，六年してシューブを起こして連れてこられたとき，先生は偽物だ，ここにいる看護婦たちも本物そっくりの偽物だ，この病院も本物そっくりの偽物だ，病院へ来る途中の汽車のトンネルも本物そっくりの偽物だ．本物の病院はここから50キロ離れた北の方にあるのだといった（カプグラ症状群）．

§3．時間意識の障害

　時間意識の障害は特に重要ではない．短い時間が永久の長さに感じられたり，時間が止まったり，なくなったりすると感じられる．また時間の流れが速くなったり，遅くなったりすると体験される．統合失調症やメスカリン酔いのときに時間体験の異常があることがある．

　知覚において運動が速くなったり遅くなったりすると体験されるのはクイックモーション Zeitraffer，スローモーション Zeitlupe の現象といわれ，映画のフィルムを速回ししたり，遅まわししたりするのに似る．これは時間体験の異常といえるかどうか，知覚の中の時間性の変化である．

症例　35歳の女のピアニスト，中毒性の病気のときに，酔いのような状態であったが，室の中にいて，扉が開いて人が入ってくると，はじめ戸の所にいて，ひょいと私と戸の中間に来て，その次には私のすぐ前に立っていて，間がない．車が来るときも，車があっちに居て，その次には

もうひょいと私の前に来ていて，あぶなくて仕方がないといった．これは映画のフィルムの途中を抜かしたこま映しのようなもので，一種のクイックモーション現象であろう．

うつ病では未来は考えられず，過去のみにかかずらっていて，時間の発展がなくなり，あるいはもう死ぬこともできなくて永遠に生きて苦しみを味わうのだというが，これは時間体験の異常ではなく，人間存在の時間性の異常であろう．

5 記憶の障害

　記憶 memory, Gedächtnis の体験は，われわれの経験したことは消失して意識されなくなっても，時を経てからその経験を再び意識する，すなわち思い出す，追想 remember, recall, erinnern することができるということである．すなわち経験は意識されずに残っていて，それをまた取出して意識することができ，このときには前に経験したことがあるという体験——**再認** recognize, Wiedererkennen の体験——を伴う．このような記憶はすべての精神現象の基本となるものであって，これがなければ知覚も表象も成立しないが，その場合には既知感 familiarity, Bekanntheit がある．

　前の経験と，その通りに思い出された今度の意識との間がごく短いときには，覚え込む力があるという意味で**記銘力** impressibility, registration, fixation, recent memory, immediate memory, Merkfähigkeit という．すなわち記憶の貯蔵庫 reservoir の中へ取り入れる力があると見るのである．追想はこの庫から取り出すということになる．この貯蔵庫の中に入っているものはわれわれには意識できないので，無意識なものといえる．心に刻みつけられた記憶の痕跡 engramm とか，それを**喚起** ecphorize するというような，物質的な，生理学的な言葉を用いる人もある．(engramm 内刻，exphero 外持来)．

　貯蔵 storage, reservoir そのものをしらべることはできず，この無意識のものがあることは，いちいちそれを取出して，それを追想してみなければ，その存在がわからないので，追想できないのは，貯蔵物がなくなっているの

か，貯蔵物は存在するがそれを取出せないのか，という二つの場合があるものと考えられる．脳の器質的な疾病では貯蔵も減ると想像される．それで脳毀損性精神障害の場合には貯蔵が減ったという意味で記憶が減ったというが，これが追想の障害でないともいえない．夢では平生思い出せないようなことが貯蔵庫に残っているので，驚かされることがある．

　記銘弱 retention defect, Merkschwäche の著しい場合は**コルサコフの健忘症状群** Korsakoff's amnestic syndrome, Korsakowsches amnestisches Syndrom として，**見当識喪失** disorientation, Desorientierung, **作話** fabrication, Konfabulation と共にある．記銘力の障害のためにごく短い以前の経験も思い出せないので，今自分の居る場所，今の時，今の周囲の人もわからない．この場合非常に活発に，変化に富んだ，またすぐ忘れられる思考が追想として語られ，空想が実際の経験として語られるならば作話という．健忘という言葉は限られた時間内の経験の追想の欠陥という意味で用いられるのが普通であるが，ここでは，覚えられない，忘れるというだけの意味である．亜急性の器質性脳疾患に見られる（慢性アルコール中毒，老年痴呆（認知症），頭部外傷，中毒の後）．

　一定時間内の出来事に対する追想不能を**健忘** amnesia, Amnesie という（記憶障害で思い出すことの不能を広義の健忘とする）．その時間内全般にわたる追想不能と，その時間内の部分的なことがらの追想不能とがある．健忘の起こる前に正常に記銘されたはずの時期にまで健忘がさかのぼれば，**逆行（逆向）健忘** retrograde amnesia という．このような健忘は急性脳侵襲の後（意識障害の後，頭部外傷，中毒など）に見られる．

　症 例　出勤の途中で自動車事故で頭を打って気を失い，3時間後に気がついたときに，朝出勤のため家を出たことまで思い出せない．てんかん発作の後にも逆行健忘があるが，発作後時間がたつにつれて，発作直前のことまで思い出せるようになることもある．

　追想しえないのは個々の経験のこともあるが，これは正常人にもいくらもある．個々の経験はそれに伴う感情が薄いと忘れられることが多いが，非常

に不快な，都合の悪い経験も忘れられることがある．これは**抑圧** repression, Verdrängung といわれ，無意識にこのいやな経験を忘れようとする傾向が心にあるのだと説明され，この経験はその貯蔵が全くなくなってしまったのではなく，思い出して意識されるようになることができないだけで，あとでひとりでに浮かび出して来たり，催眠術によって思い出せるようになったりすることもある．これはヒステリー症状の一つである．またある経験は忘れられはしないが，本人は記憶にないと思っていて，追想されると全く新しい思いつきとされることがあり，これを**潜在記憶** cryptomnesia という．

追想の昂進は，発熱，催眠状態のとき，てんかんの小発作（前兆，側頭葉発作），危急のときに，平生思い出せないような過去の経験まで，ありありと思い出されることがあり，夢の中にすっかり思い出せなかった記憶が浮かび出すこともある．また精神遅滞者がつまらないことをいつまでも追想できることもある．

追想の質的異常としては，以前の経験が形を変えて追想される記憶ちがい misremembrance, Erinnerungstäuschung は正常にもいくらもあり，証言 de-position, Aussage の心理学に重要であり，**追想の錯覚，異記憶** allomnesia, Illusion der Erinnerung といわれる．以前経験しなかったことが経験したとして追想されて，空想が追想の形をとるのは**追想の幻覚，偽記憶** pseudomnesia, Halluzination der Erinnerung といわれる．これの一種に**既視** déjà vu がある．ある状況において，これと同じ状況が以前経験されたことがあるとの印象が浮かび上がる．同時にそれは誤りであることも承知している．個々の対象についてでなく，今の全状況についてこのような感じが現れる．

症例　未知の町へ旅行で行ったとき，ある通りへ曲ったとたん，以前見たことがあると突然思いました．あそこにある家も，並んでいる木も，歩いている人々も，走ってくる犬も，開いた窓辺に立っている人も，皆前にこの通りのことがあったと思いました．走ってくる車の番号までたしかに以前こういうことがありました．ふしぎな暖い熟知感に打たれて数分間すると，急にまたもとの未知の町の感じになりました．このふしぎな時の間，熟知感があっても本当は知らない町なのだということもわかっていま

した（追想における親密感 familiarity, Vertrautheit, 既知性 Bekanntheitsqualität が新規なものに付着したものである）．

また新しいことは忘れられて，古い過去が現在として体験されるのを**新規健忘** ecmnesia といい，催眠やヒステリーや老年痴呆（認知症）や幻想剤中毒にある．これらは再認の障害の一種である（**誤再認** fausse reconnaissance, falsches Wiedererkennen）．

症例 催眠術によって子供時代に戻らせてしまうと，子供のように話したり，行動したりする．老人が新しい過去のことを忘れてしまって，自分は若者であるように思っている．

稀な記憶異常として**全生活史健忘** allgemeine Amnesie (*Pick* 1901)，**一過性全健忘** transient global amnesia (1956 *Bender*, ヒステリー性，器質性殊に断血性，伴病)，**重複記憶錯誤** reduplicative paramnesia (*Pick*)（現代の場所や人物が追想の中で，過去に2回，3回，同じように存在したとするもの）などがある．

一般に極く近い過去の記憶 fresh, recent memory は失われても，遠い過去の記憶 remote memory は保持される（*Ribot* 1882）．また過去の経験は覚えているが，それがいつの経験かという時間的位置が分からなくなることもある（時間格子障害 Zeitgitterstörung）．

6 反応性の障害

　反応性 reactivity, Reaktionsfähigkeit とは，ある精神状態がその前の経験によって条件づけられることであり，前の経験を**動機** motive といい，前の経験から後の精神的状態が起こったことがわれわれに**了解** understand, verstehen でき，前のものから後のものが起こったことに意味が認められ，後のものは前のものと意味のつながり meaning connection, Sinnzusammenhang, **文脈** context を持っている．友人が死んだという経験から悲しいという体験が起こるとすれば，この悲しみは反応的に起こったのである．
　反応性の障害という場合には5つのものがある．
　(1) **量的異常**　　反応の度が動機に較べて強すぎるか，弱すぎる．

　　親が死んで一年間も悲嘆に暮れて仕事もろくにできない．
　　親が死んでも全く平気な顔をしている．

　(2) **質的異常**　　動機から普通には起こらないような，意味のつながりのよくわからないような精神状態，例えば幻覚，妄想，意識混濁などが起こる．

　　親が死んだあと，気が遠くなり，気がつくととりとめない言動が数時間続いた．
　　親が死んだあと，親の声が聞こえ，姿が見え，親は本当は死んでいないのだといった．

　(3) **身体化反応** somatization reaction　　動機から身体的な障害が起こるもの．ヒステリー，神経症の場合にこのような形をとることがある．この場合身体的障害は，反応的に起こった感情に伴う，自律神経系の機能の異常

であることもあり，象徴としての意味が見出されることもある．前者は人体の定まった機構 mechanism にすぎないとされることもあり，無意味な機構ではなくて，意味，目的のあるものであると解されることもある．

　突然恐しいものに出会って驚くと顔が蒼くなるのは，驚愕に伴う無意味な自律神経系機能変化による血管の収縮というよりも，血管を収縮させて血圧を上げ，運動が活発機敏に行われるようにして，危険なものと闘い，あるいはそれから逃避する目的に合うようになっている機構と説明される．顔の蒼さに恐れの感情が見てとれるとすれば了解的な認識である．

(4) **動機がないように見える場合**

　（a）動機が隠れているとして，**無意識の動機**とし，この動機が存在するものとすれば，この動機から了解できるように精神的反応が起こると見る．何のいわれもなく苛立ち irritation が起こる場合，意識されない隠れた不満，たとえば性の不満があると解するごときである．

　（b）動機がないように見えるのは，本当にないのであって，この場合起こってくる精神状態の変化は脳に病気が起こることによって起こされるものであるとする．すなわち異常な精神現象が，動機なしに，今までなかった新しいもの something new, etwas Neues, 異物として起こってきたと思えるのであって，これを病的過程 process といい，これは多くは長く続いたり増悪して行ったりする．短期のときは挿入 episode といい，起こっては治ることを反覆するなら発病期 period, Phase という．結局異物の発生が了解できないときである．統合失調症は脳の故障による病気らしいがはっきりとは証明されていない．動機のない場合(a)とするか(b)とするかが問題であって，身体的に調べて今の精神状態を起こすに十分なものが見出されれば(b)であり，見出されなければ，それを(a)と考える人は精神論者 Psychiker といい，それを(b)と考える人は身体論者 Somatiker という．このことは内因性精神病について問題となる．

7

意識状態の障害

　意識状態 state of consciousness, Bewusstseinszustand とは定義し難い現象で，物事が知られている度合，人が外界のものや自己の状態を知っている度合である．われわれが目が醒めていて，知覚や思考も全般的によくできて，精神活動が現実に即して行われ，自己の状態もよくわかっていれば，意識が**清明** clear, klar である，覚醒している vigilant, awake, wach という．知覚も思考もなく，自分の状態もわからず，精神的に何もない，熟睡のような場合には**意識喪失** unconsciousness, Bewusstlosigkeit, Bewusstseinsverlust という（精神分析の無意識は the unconscious, das Unbewusste という）．その中間のうとうとしているような，何も意識されないのではないが，はっきりと知覚も思考もできない，精神活動が減って，現実を全般的にうまくとらえられない状態を**意識混濁，減損** clouding, impairment of consciousness, Bewusstseinstrübung, -minderung という．

　能動的に何かの対象をはっきりと知覚，思考することを，そのことに**注意** attention, Aufmerksamkeit を集中するという．すなわち特定のことをはっきり意識させ，その他のことの意識をなるべく少なくさせるような意志的努力である．意識といわずに**識覚** sensorium という人もある．これは感覚器官が全部開いて何でも受入れる用意があることである．何かを精神的にとらえている，知っているときにも意識といい，私はりんごを意識しているなどというが，この意識は意識状態と少しちがい，後者では全般的に何でも知る用意ができている，今の状況は何でも知っている状態ということである．

　意識障害では，さらに現実に即さない精神活動が意識混濁の上に加わる形のものがある．たとえば睡眠という意識混濁時に，夢，ねごと，ねぼけなどが加わるごときである．正常にある意識喪失は熟睡，意識混濁は眠気でうとうとしている

状態で，病的な意識喪失は**昏睡** coma である．熟睡と昏睡のちがいは前者は刺激によって直ちに覚醒させられるということである．精神活動が全般的に現実に即して行われているときには，客観的に見れば，全般的にいって外界や自己の状態の認識も正しく，判断も正しく，思路はまとまって居り，行動にも混乱がないし，精神的に活発であることが感情や積極性にも現れる．意識混濁では知覚も思考も減り，不正確で誤りが多く，思路はまとまらず，精神的には遅鈍になり，感情も鈍く，自発性も減るか，今の状況にあてはまらない活動をする．軽い意識混濁では知覚も思考もうまくゆかず，思路もまとまらないことを自覚して困ってしまう perplexed, ratlos（困惑）が，もう少し進むと反省できなくなる．

この上に現実に即さない精神活動が加わると，知覚と表象は混同されて夢は現実と思われ，そのものは誤って判断されて妙な意味づけがなされ，思路と行動のまとまりがなくなり，外界に対して不適当な行動がなされ，当人はこの誤った世界に生活していてその誤りに気づかない．

このように述べると，知能低下や緊張症状や幻覚妄想状態との境界がないようにも見える．実際意識混濁者には，幻覚妄想患者と同等に見えるものもあるが，幻覚や妄想という際には，意識混濁がないという条件がある．しかし外因反応型の幻覚症には意識混濁が全くないかどうかよくわからないことがある．フランスの**妄想激発** bouffée délirante（*Magnan* 1893）は意識混濁なのか，幻覚妄想性急性統合失調症なのかよくわからない．知能も意識混濁時には発揮されない．一般的にいえば，意識混濁は睡眠に似ていて，急に起こり，精神活動は全般的に侵されて居り，醒めればもとの健全な精神活動に戻り，幻覚妄想状態では誤りはごく一部で，あとの全般においては精神活動は正しく行われており，知能低下においても，簡単な認識や行動は全般的に正しく行われるというような点で差異がある．しかしこれら三者を互いにはっきりと区別できないことも時にはあり，経過を見ないと区別し難いことがある．ことに急性の緊張性の昏迷や支離滅裂は，錯乱状態と区別し難いことがある．意識清明とか混濁とかが，直ちに見てとれて，何を基にしてそういうのか，はっきりいい表せないこともある．よく気がついてわかる aware，よく考えることができる besonnen などという微妙な言葉があり，正気であるとでもいうべきであろうか．軽い意識混濁があると**明識困難** schwerbesinnlich という．**失外套症状群** apallisches Syndrom（*Kretschmer* 1940）は大脳機能のない，脳幹だけの低級な意識で，睡眠と覚醒の差と原始的反射しかない．

英語系の分類では昏迷は意識障害の所で述べられるものもある．

意識混濁 clouding of consciousness, Bewusstseinstrübung においては，なかば眠ったようで，知覚も思考も減り，知覚と表象を混同し，思路はまと

まりなく，感情も鈍く，自発性も減る．この場合**眠気** drowsiness, Schläfrigkeit があってうとうとし，刺激によってはっきり醒めうるものは**傾眠** somnolence, はっきりは醒めないが，刺激への反応はあるものは**昏眠** sopor, 軽い意識の曇りがあるものは**昏蒙** obnubilation, Benommenheit という．**昏睡** coma では何の精神活動もなく，刺激でも醒めない．

意識混濁にさらに現実に即さない精神活動が加わると，次のようにいくつかの形のものができる．**夢幻意識** dreamy consciousness, oneirism, Traumbewusstsein では主として視覚的な表象が活発に起こって，それが知覚の性質を帯び，空想の世界が現実となって，その中に生活する．体験内容は支離滅裂であるが，特別のほのかな意味，象徴性を持つ（てんかんの dreamy state とは別）．うかされ状態，**せん妄** delirium では外界も少しは認識されるが，大部分は誤って認識され，それと知覚的な表象と混合して，現実と夢との混った一つの世界が作られ，この中では外から見れば周囲にそぐわない，まとまりのない言動が増加している．**アメンチア** amentia では意識混濁はそう強くなく，外界認識の困難や思路のまとまりなさを自覚して困惑し perplexed, ratlos, 同時に話は支離滅裂（錯乱）である（アメンチアという言葉は昔はせん妄のことをいったし，今日でも英国では精神薄弱のことをいう）．**もうろう状態** twilight state, Dämmerzustand では意識混濁は目立たないが，意識が狭くなって少しのものだけしか意識されず，過去から現在までの自己の歴史の意識も断たれて，以前の自分とは連絡のない別の人間になってしまい，狭い意識の中では外界の意識も思考もいくぶん正しくはできるものの，かなりの誤りもあるというような，平生とは別の狭い精神活動の世界の中で行動する．狭い思考の中にはしばしば迫害妄想的な恐れがはびこり，それに従って思いがけない無意味な，衝動的に見える乱暴や犯罪が行われる．この状態から覚醒すると意識障害の場合には一般にそうであるように，この異常状態の間のことに対し健忘が残る．正常の睡眠時のもうろう状態に当たるものは**ねぼけ** sleep-drunkenness, Schlaftrunkenheit や**夢遊** somnambulism, Schlafwandeln である．

意識障害のある場合には話の**理解力** comprehension, Auffassung が悪く，見当識を失っており，醒めたあとで健忘を残す．統合失調症の症状も意識障害に似ていることがあり，意識の緊張度の低下といわれる．分裂性支離滅裂と意識障害の

散乱incoherenceは同じに見え，意味の変化，象徴性も互いに似ているが，統合失調症患者は意識清明に見える．急性統合失調症や昏迷は意識障害と区別し難いことがある．支離滅裂 zerfahren と散乱 incohärent はドイツでは区別して用い，英米では両者を incoherent とする．

症例 　ある統合失調症患者は治療のため電気ショックによって，てんかん性けいれんを起こし全くの昏睡状態にあったが，数分して突然立ち上がり，すばやく窓枠にとびあがった．危険なので取り押さえると，激しく抵抗し，ひどい暴力を振るい，俺を殺すのかとどなったり，助けてくれと叫んだりしながら数分間わたり合ったが，まもなく床の上で眠ってしまった．しばらくして目が醒めると，このような乱暴のことを全く思い出せなかった．

● あるてんかんの患者は突然家出し，駅で切符を買い，列車に乗って三時間もいって，そこの駅に降りて気がつき，自分は家にいたつもりなのに知らぬ土地へ来ているのでいぶかった．もし列車の中で尋ねられたら，自分の経歴，身の上，今の旅行の目的について，正しく述べることはできなかったろう．

● ある病的酩酊者は寄宿舎で酒を飲んでいるうちに突然廊下に出て，隣の室に寝ている同僚の首を絞め，騒がれて取りおさえられたが，だまったまま眠ってしまい，翌朝目がさめたときに，前夜の自分の危険な行動について何も思い出せなかった．

● ある鉄道員は組合大会でつるしあげられた後失踪し，9日目に帰宅した．ただ汽車に乗っていなければならないという気持しかなく，大阪，仙台，青森の駅を通ったことは思い出せた．無料パスの自分の名を見て，これは誰だろう，どうしてこんなもので汽車に乗れるのかといぶかったことも思い出せた．このパスでうまく旅行し，食事も摂ったらしいが，このことについては思い出せなかった（心因性もうろう状態）．

能動的に何かの対象や体験をはっきり意識しようと努力することを**注意** attention, Aufmerksamkeit という．これは意欲でもあり，意識の清明さでもあり，またある対象に注意を集中すると，他のことは意識され難くなるので，意識の狭窄でもあるが，一定のことについては非常に清明であり，また全般的なものについていつでも意識清明になれる準備状態にあるので，もうろう状態の意識の狭さとはちがう．

多くの幻覚は注意すると消えるが，アルコールせん妄の幻視は注意によって現れる．注意の減退は多くの精神障害者には客観的には見られるが，主観的には体験されず，この逆に，主観的に注意の減退を感じて訴えるのは無力性の精神病質者である．無力者はあまりに注意を自己の些細な機能障害や不安な期待に向けすぎるので，他の生活上の重要なことに注意が向かないこともある．機能障害は注意によって増大され，それはよけい注意を引くので悪循環をなして増大する．離人症状も注意の向けすぎによるものがあり，われわれが平生何気なく行っていることに注意を向けすぎると，それは却ってぎこちなく不自然に感じられるものであり，その著しいものが離人であることがある．

　外からの刺激につぎつぎと注意が移ってゆくのを**変態過多** hypermetamorphosis (*Neumann* 1860) といい，躁病やクリューヴァー-ビューシー症状群 *Klüver-Bucy* syndrome (1937) に見られる．感覚刺激が意識内容に変わることを変態という．昆虫の変態にたとえたものであろう．以前は hyperprosexia〔pros＝toward, echō＝have〕注意過多といわれた．

8 知能と人格の障害

　知能 intelligence, Intelligenz とは，知的なもの，ことに思考の遂行をその効果から見たときの傾向をいう．すなわち人間が世界の中で種々の要求に対処してゆくときに，新しい難しい要求に対して効果的な処理ができる傾向を持っているならば，その人は知能がよい，高いといい，できないならば知能が悪い，低いという．知能の根本になるのは判断で，物事の正しい意味をつかむことである．物事の関係，正否，事態の認識などが判断である．物事の要点をつかみ，判断が人まねでなく，抽象ができ，概念を作りうるなど，判断は一層細かく分けられるが，物事の意味を速やかにつかみ得，自ら進んで思考活動をするというような活発さとか自発性という意欲的なものも知能の中に入ってくる．知識を多く貯えていることは知能の直接の基本とはならず，その貯えをいかにうまく用立てるかが知能なのである．

　一般に知能と性格とは全然別個のものではなく，人間の精神的なものの水準の程度が知的な面では知能として，情意的な面では性格として現われるのであるから，知能とは人間の価値の高さの知的な面であることになる．知能がよいと意志も強固であり，意志が強固ならば努力して知能を磨くということになる．しかし知能が高くて意志が強固でも，情的欠陥により人間の価値の低い人もいくらもある（冷酷な努力家など）．

　性格 character, Charakter あるいは**人格** personality, Persönlichkeit とは人間が元来どんな情的反応を呈する傾向があるか，どんな基本気分を持っているかの傾向である．知能と一緒にすると人間の**個性** individuality, Individualität, Eigenart といわれ，人間の精神的諸性質を他の人間との差別の面から見たものであって，人間の精神現象を知情意の三つの面から見れば，個性は知能，気質

temperament, 性格とされ，あとの二つをまとめて人格ともいい，あるいは性格でこの二つを代表することもある．ある人の性格はわれわれが直接見うるものではなく，その人が種々の場面に遭遇して，どのような反応を起こしやすいかによって，その背後にかかる傾向を想定するのである．

　知能も性格も一定不変のものではなく，一方では精神的なものの基盤となっている身体の成長と衰退によって変化し，他方では社会の中に存在する人間として社会の精神的影響によって変化する．生まれつき頭のよい人もあるし，勉強したからよくなった人もある．生まれつき邪推深い人もあるし，社会で他人からだまされ続けてきたから邪推深くなった人もある．このいずれかを定めるのはわれわれの了解的態度のいかんによる．すなわちこのようにだまされ続けたからこのように邪推深くなったという精神的関連，意味をわれわれが人間的につけることができれば，了解的に性格が発展したというのである．人格は情意の起こる傾向であるが，情意は身体的背景，なかんずく植物神経内分泌系の機能と一体をなしているので，性格異常を論ずるときには自律神経系の機能障害の問題が入ってくる．また知能と性格は脳の構造機能の病的変化によっても変化を受ける．

　個々の人間のちがい，個性を見るときに，知的な面の特徴，効果のある思考ができるか否かを，知能がよい，悪いといい，情意的な面での特徴，どんな情意的反応を呈する傾向があるか，どんな持ち前の気分があるかを，性格あるいは人格という．いずれも生来の素質によって定まると同時に，長い年月の間に精神的環境によって育成されもする．また脳の病気によって個性は変化する．

　生来知能が悪いのを**精神遅滞** mental deficiency, mental retardation, Schwachsinn といい，病気のため，よかった知能が悪くなるのを**認知症** dementia, Demenz といい，知能が悪くなって行く過程を鈍化 deteriorate, verblöden という．したがって認知症は鈍化の結果生じた状態である．**知的障害**ともいう．

　生来の人格の異常で，その異常性のために社会または自己が悩まされるなら，**精神病質** psychopathy, Psychopathie というが，この言葉には「精神」「病」という文字が入っていて精神病であるというような誤解を招きやすいので，単に**異常人格** abnormal personality, abnorme Persönlichkeit といっておく方がよい．

　人格が環境からの心理的影響によって次第に変化して行くのを人格の**発展**

development, Entwicklung といい，動機となる精神的環境からこのように人格が変化することをわれわれは了解できる．金持の，苦労知らずの息子は意志の弱いのらくら者になるとか，いつもひどい肉体労働を続けてくると鈍感な粗野な人間になる如きである．しかし人格はこれと同時に，時と共に変化してゆく身体的基盤によって変化してゆくのであって，幼年，少年，青春期，青年，壮年，老年各期の特別な人格というような，身体の変化に伴う人格の変化もある．これも発展の中に入ってくる．このような変化はいずれも漸次の変化で，比喩的にいえば連続曲線をなして変化する．精神病では人格変化が非連続的に屈折し，了解しえないごとく変化する．この精神病的人格変化は，一時的であとで全く旧に復することもあり（躁うつ病），永久に変化することもある（統合失調症や器質的欠陥状態）．しかしかかる人格変化の区別は，常に必ずしもはっきりとできるものでもなく，青春期の人格変化は必ずしも了解的連続的ではなくて統合失調症に似たところがあり，妄想的発展と分裂（統合失調）性妄想との区別が困難なこともあり，脳の器質的疾患による人格の変化は，軽いうちは元来の人格の極端化のようで，連続的変化に見える．通過症状群のごとき短期間の変化は人格変化とはいわないでおく．主として器質性の病気で，永続的でもとに戻らない人格変化 personality change をドイツ語では Wesensänderung という．

　古い統合失調症の痴呆（認知症）的な状態は，**分裂（統合失調）性欠陥状態** schizophrenic defect, Defektschizophrenie といわれる．分裂（統合失調）性鈍化 schizophrene Verblödung は器質性認知症 organic dementia と異なり，知能は保たれているものの，それをうまく用いられない，用立てようとしないという形をとる．自発性や関心の欠如，情意鈍麻のため，あるいは思考のまとまりなさ，突飛な非現実性，概念変化，思考と感情と意欲の統一性の欠如のために，認知症のように見える．

　脳の器質性変化による認知症は**器質性認知症** organic dementia, organische Demenz といわれるが，この場合の人格変化 Wesensänderung は次のような経過をとる．まず抑制がなくなり，欲求は直ちに行動に移され，感情の表現や行動に遠慮がなくなるので，元来の人格が極端化したように見える．さらに進めば人格が崩壊して，人格の複雑さがなくなって浅薄になり，統一性がなく

なる．これと共に鈍感，上機嫌，不機嫌，憂うつ，気分不安定性などが加わる．

　認知症は 大脳の広汎な破壊によるが，間脳障害による精神活動鈍化も**間脳認知症** diencephalic dementia, Zwischenhirndemenz といわれる．また病気によって個性の変化の差異があり，前頭葉毀損ではくだらない洒落をいい（**ふざけ症** moria, Witzelsucht），慢性アルコール中毒では不安と諧謔の混合があり，てんかん性認知症ではねちっこく，くどく，どうでもよい細かい点を詳しく説明して，話が要領よく経済的に進まず，進行麻痺では上機嫌で判断力の低下の愚かさが目立ち，老年痴呆（認知症）では記憶の減退の著しさが目立つ．

　心因反応性の知能低下状態もあり，刑務所や軍隊での辛い状況を逃れたい願望から生ずる，認知症を装う観を呈する心因反応は**偽痴呆（偽認知症）** pseudodementia, Pseudodemenz（*Wernicke*）といわれ，的はずし応答（当意即答）paralogia, Vorbeiredenや幼稚症puerilismという子供のたよりなさや悪ふざけのように見える言動を示し，**ガンザー症状群** Ganser's syndrome（1898）といわれる．これは統合失調症や器質性脳病やてんかん発作時の意識障害時にも見られることがある．心因性意識障害も同時にあることがあり，ガンザーのもうろう状態ともいう．うつ病老人の精神的，知的活発性減退を偽認知症という人がある（米仏）．

> **症例** ある患者はぽかんとしていて，「空の色は何色か」と問うと「緑」と答える．タバコを渡すと逆にくわえ，薬のついていない方でマッチ箱をこする．ある50歳の患者はコップを逆にしてビールをつぎ，「やあ，こぼれちゃった，おじさんふいてよ，ぼくビールを100杯も200杯も飲めるんだよ，偉いだろ」という．ある患者は「年はいくつか」と問うと「125」と答え，「犬の脚は何本か」と問うと「3本」といい，「3×5はいくつか」と問うと「14かな，いや16だ」と，正しい答えを知っていながら，わざと間違えているように見える答えをする．仮病ではない．難局を逃れるための，人間に具わった一つの機構である．

　精神遅滞ではないが，知能がさほど優れていないのに，自分の知能に比してあまり高い目標を追って失敗するものや，いろいろ知っていて，人の集りではうまいことをいうのに実力のないものは顕示欲者，感情昂揚者に見られ，**釣合痴呆，利巧ぶりばか** Verhältnisschwachsinn（*Bleuler* 1914），**サロンのばか** Salonblödsinn（*Hoche*）といわれる．これは風刺的な言葉である．

異常人格とか病的人格などという場合に，異常とか病的とは何の意味かということを明らかにしておく必要がある．異常とは大多数のもの，普通のありふれたものからかたよっているものをいい，善いとか悪いとかいう価値を含まない．ゆえに天才も，聖人も，生来の精神遅滞者も，犯罪者も異常であり，大多数の平凡な人が正常なのである．病的というと異常なものでその程度が著しく，価値が低い，社会的に迷惑なものをいうことがある．身体の方でいうと，健康であったところに何か健康を害するようなことが起こってきたときに病的というが，精神現象が健康であるかないかの区別はつけ難い．身体的に病的変化が起こり，その結果異常な精神現象が起こるときに，そのようなものを精神「病」というとすれば，心因性反応や性格異常は，正常者も多かれ少なかれそのようなものであるから，精神病とはいえない．内因性精神病は，おそらく身体病がその基盤となっていると想像されるので，精神病という．個々の異常な精神現象は病的といえるかどうかわからない．正常者には全くないような妄想知覚，させられ体験を病的というならば，統合失調症がもっとも病的ということになり，進行麻痺のような脳病の症状にはほとんど病的なものがなくなる．統合失調症を心因性反応と同列におけばこれも病的とはいえなくなる．また心因性反応の異常性の強いものを精神病ということもある．異常な精神現象が精神的動機なくして起こってくれば，多くは精神病であり，動機から了解しうるように起こってくれば，多くは身体的病的過程によらないものであるが，了解しうるか否かのはっきりした区別は必ずしもできるとは限らない．

精神病 psychosis という名称はフォイヒタースレーベン (*Feuchtersleben* 1845) によるが，脳を引合いに出さずに定義しにくく，精神的変化の重さ，病識，現実と空想とを区別する能力の欠如，交通，了解性の欠陥，社会的適応の不全，今までなかった新規な異物の突然の出現と持続，人格発展（了解的漸次変遷）の突然の屈折などということになり，境界は確定し得ないことがある．この場合脳の病気の開始ということを当然のことと仮定，要請 postulate することになる．

> **症例** ある医大の学長，硬い，やかましいので評判の学者，夫人からこのごろ前にも増してうるさくなり，どなり，怒ると物を投げることもあるとのこと，往診の結果進行麻痺と判明，恐らく若い頃の留学時に感染したものであろう．ひそかに家庭で熱療法を施行，治癒後人格が変り，おだやかな好々爺となり，以前より知的に衰えたとも見えず，却って人気上昇した．数年して肺癌で死去，死ぬまで自分の肺の病気については正しく認識し，自己診断（転移）も正しかったが，精神的な病気（人格変化）についての認識はなかった．この人柄の好転は脳病の名残りなので病的なものであろうが，これも好しと積極的に評価すべきである．しかしせんさく好きな人が標本室保存の脳から1mmの厚さの切片を盗んでいたことが後で分った（脳病後の人格変化）．

III

精神障害の身体的基盤

巣症状　　　267
精神障害の解剖生理学　　285

1 巣症状

§1. 中枢神経系の構造

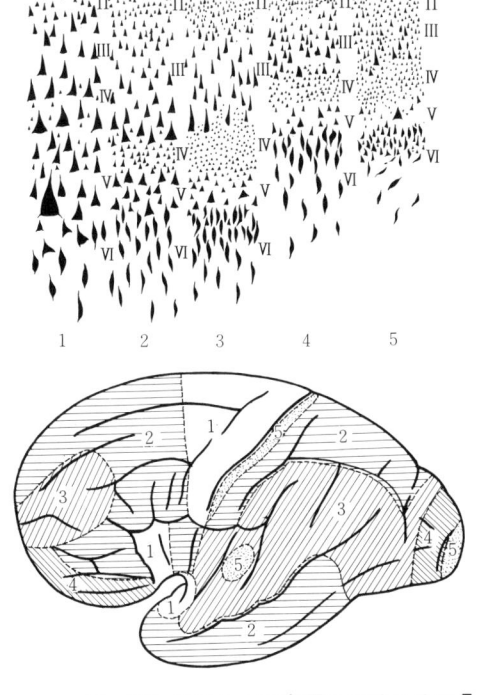

図Ⅲ-1. 5種の細胞構築と大脳表面におけるその分布

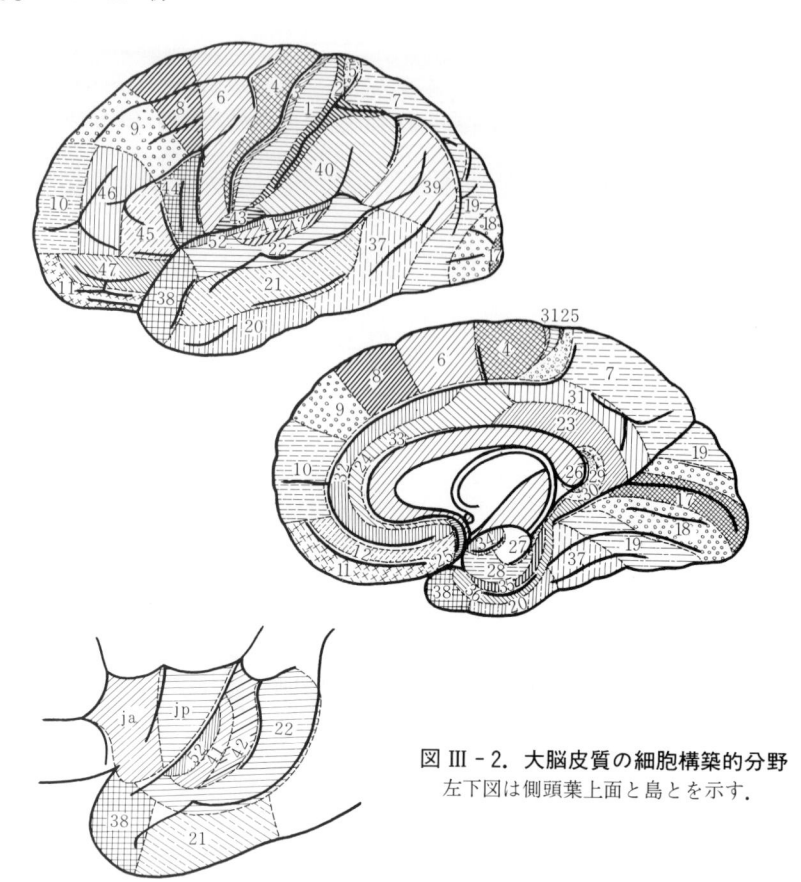

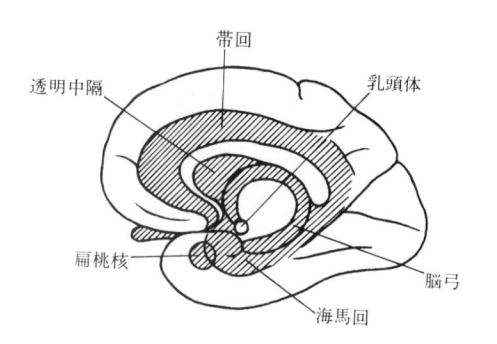

図 III-2. 大脳皮質の細胞構築的分野
左下図は側頭葉上面と島とを示す．

図 III-3. 古い脳，辺縁系

中枢神経系の構造 **269**

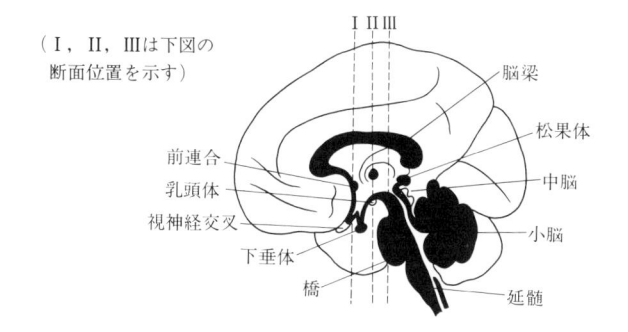

（I，II，IIIは下図の断面位置を示す）

脳梁
松果体
前連合
乳頭体
中脳
視神経交叉
小脳
下垂体
橋
延髄

図III-4. 大脳内側面

尾状核
淡蒼球
被殻
前障

I

IとIIの間

扁桃核

視床

II

植物神経核

乳頭体
リュイ体

視床
II
視床下部
リュイ体
乳頭体

III

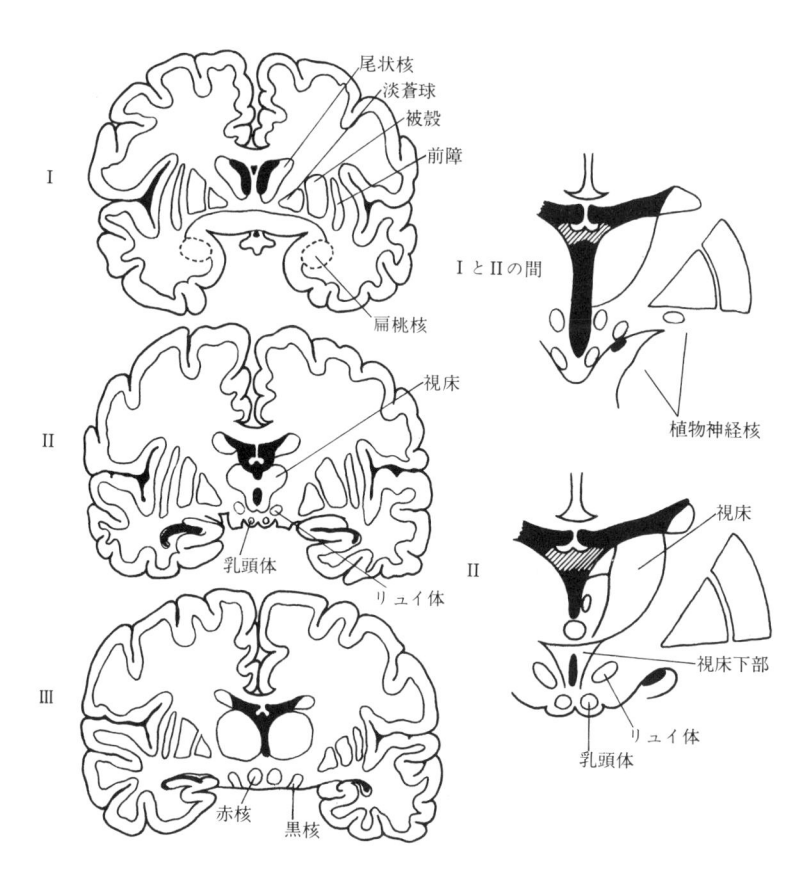

赤核　黒核

図III-5. 間脳の諸核

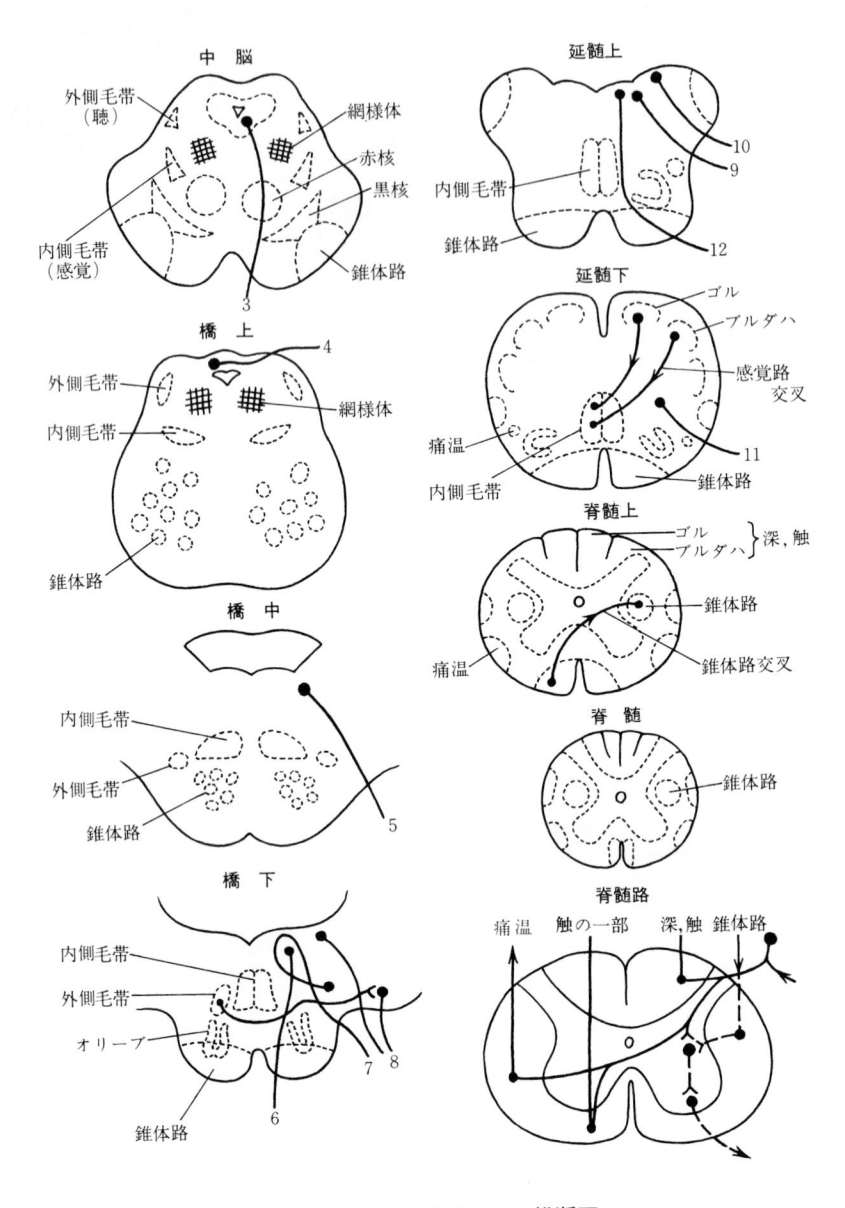

図 III-6. 中脳から脊髄までの横断面

中枢神経系の構造　271

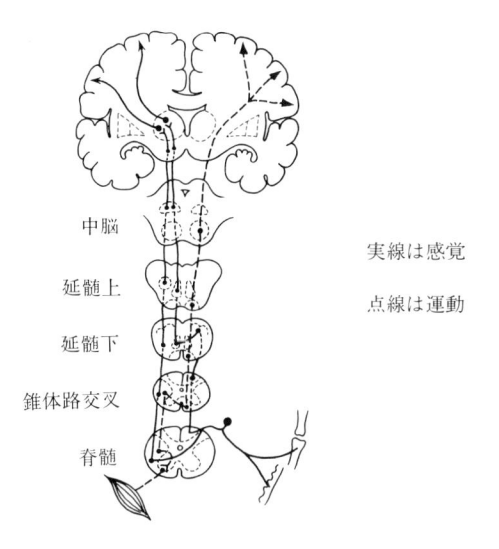

図 III - 7. 感覚と運動の伝導経路

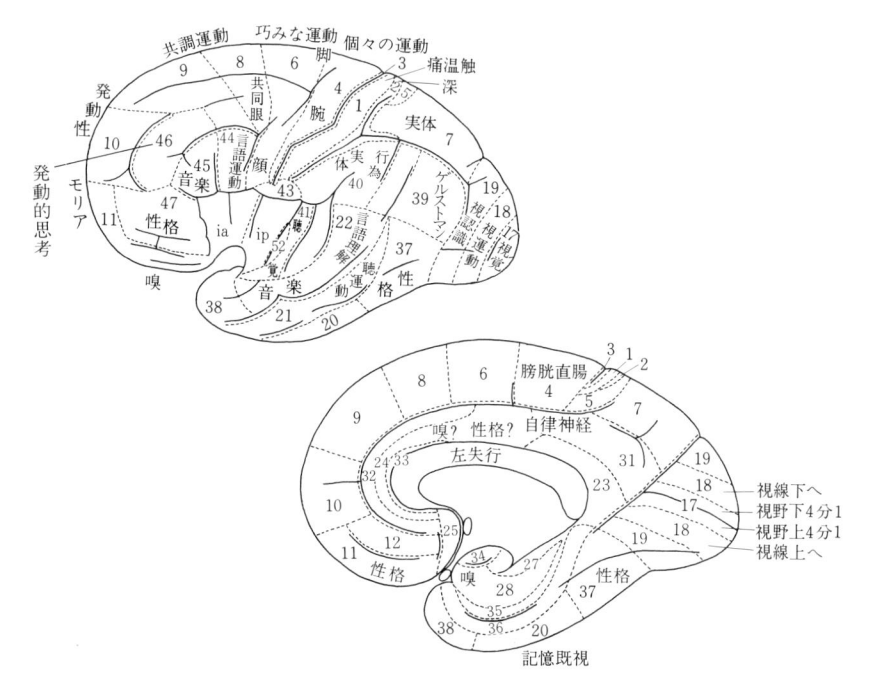

図 III - 8. 大脳の細胞構築と局在

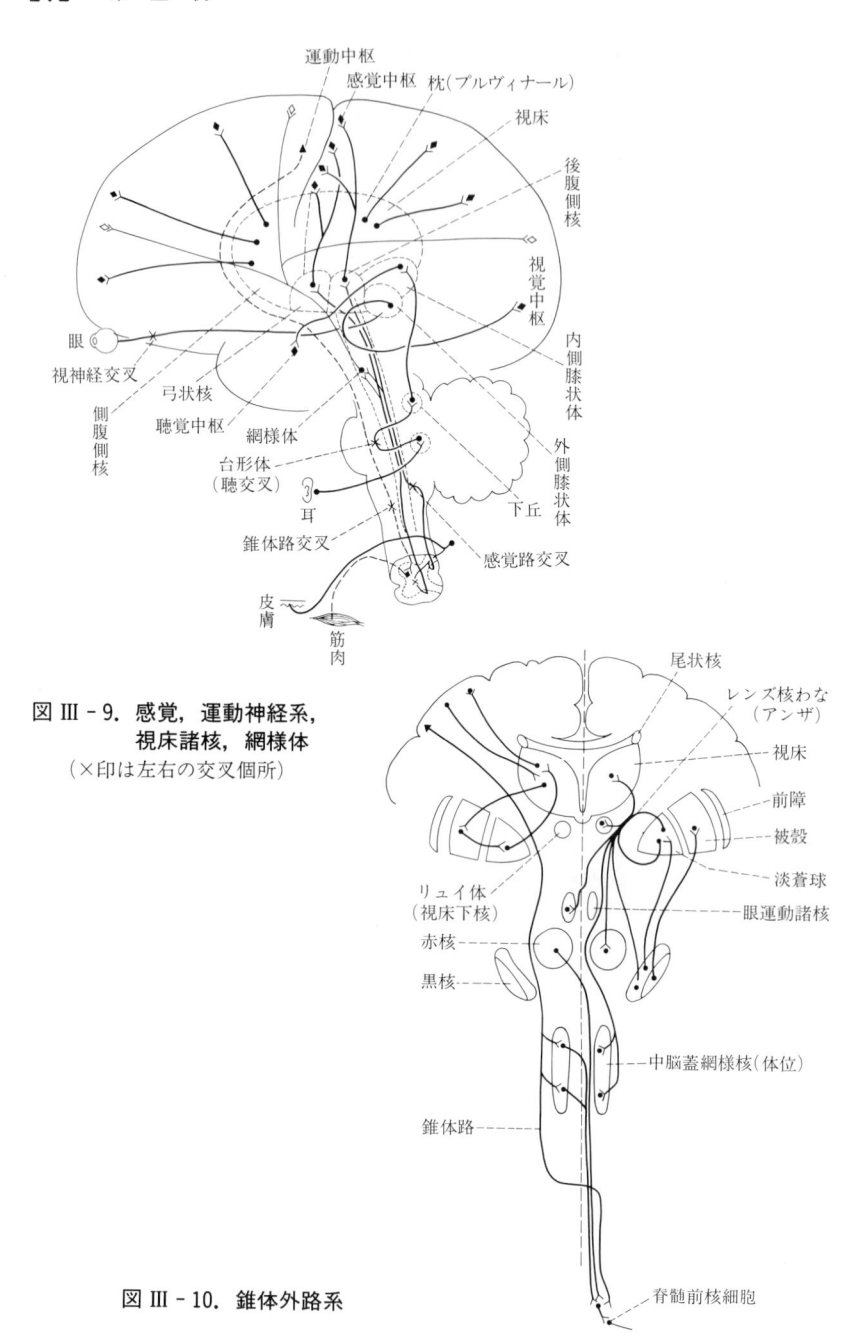

図 III - 9. 感覚，運動神経系，
視床諸核，網様体
（×印は左右の交叉個所）

図 III - 10. 錐体外路系

中枢神経系の構造　**273**

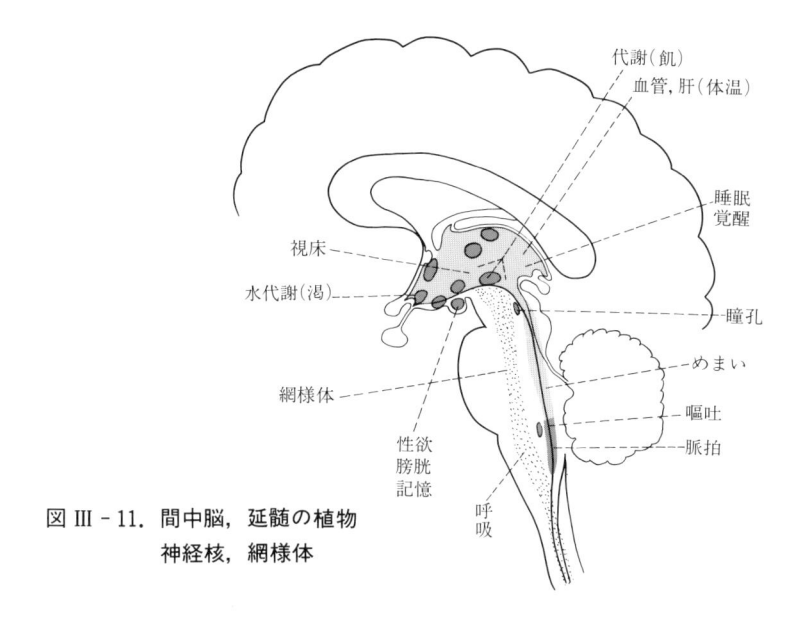

図 III - 11. 間中脳，延髄の植物
　　　神経核，網様体

（図III - 10. 錐体外路系の図説）

　錐体外路　線条体（尾状核＋被殻）　淡蒼球（レンズ核－被殻）視床下部核（リュイ体）黒核（メラニン黒細胞，鉄赤細胞）赤核　歯状核（小脳内）．同形大細胞は古　異形大小細胞は新，尾状核と被殻は新　淡蒼球は古　黒赤核は両方（黒細胞は古）リュイ体は新，諸核からの線維のたばはレンズ核わな．筋緊張，共同運動，不随意運動，体位，表情運動，防御運動を司り，意志から離れ，感情に左右される．古いものは自動的無拘束運動供給　新しいものは抑制　大脳皮質はさらに抑制，連絡は視床前頭葉（発動性）　視床下部（植物神経機能）共同眼球運動核　中脳蓋網様系（体位，筋緊張）　赤核（体運動の柔軟），古線条体病は減動増緊とおそい振戦　新線条体病は増動（アテトーゼ～虫動，舞踏病～速，当惑運動様，バリスムス～投，リュイ体），巣と反対側，増動減緊症状群と減動増緊症状群．
　疾病的な病群としては　パーキンソン症状群(減動増緊 振戦)，肝脳疾患―肝レンズ核変性 ウィルソン病　偽硬化，シデナム小舞踏病　ハンチングトン舞踏病（線条体），アテトーゼ，ねじり緊張不全 Torsionsdystonie（線条体），痙斜頸，筋間代 myoclonia，バリスムス, チック(速やかなぴくっとした反復ひきつり　表情運動様　線条体　心因性のものもあり　コプロラリー　チック病 ジル・ド・ラ・トゥーレット症状群）．
　原始反射（体位反射）　大脳の広汎な破壊によって（失外套症状群など），乳児の時あった古い反射が現われる．バビンスキーはその1つで，0～1歳児には存在する．**目き人形症状** Puppenaugenphänomen，頭を回すと視線はもとの方向を保つ．**握り反射** Greifreflex，手のひらに物を触れると強く握る．**抱きつき反射** Umklammerungsreflex，身体を起こした位置から急に後ろに倒すと腕を開き，つぎに前に曲げる．**支持反射** Stützreaktion，手のひら，足の裏に強く力を加えると腕や脚が曲らなくなる．**強直性頸反射** tonischer Halsreflex，背臥位で頭を一側に回すと，顔の向いた方向の腕と脚が伸び，反対の側のは曲る．腹臥位で頭を一側に回すと，腕は伸び脚は曲る．**バビンスキー反射**は腹臥位では出ない．体位反射の中枢は中脳蓋の網様体にある．

§2. 失　語

言葉は事物の象徴的符号で，自分の思考活動と，他人との交通のために用いられ，単語，文章，口で発音し耳で聞く言葉や文字のほかに，抑揚 intonation や間 pause やリズム rhythm なども精神的なものの発表に関係があり，間，休止でさえも積極的な抑制過程で，これがなくなると単調 monotony，語唱 verbigeration，妙な抑揚などが起こるが，これらは大部分は皮質下の諸核に関係し，たとえばパーキンソン症では話が単調になるので，聞く人は相手の感情状態がわからない．なお文法，文章構成 syntax も感情的なものと関係し，「これを取りなさい」と，「取りなさい，これを」とでは感情状態はかなり違う．

失語 aphasia, Aphasie は言葉の表現と理解の喪失であって，健康な精神活動は大体のところ保たれていると見られるものである．言語表現の喪失は 1861 年にブロカ *Broca* によって発見され，言語理解の喪失は 1874 年にウェルニッケ *Wernicke* によって発見された．いずれも右利きの人なら大脳左半球の下前頭回後部（区域 44），上側頭回後部（区域 22）の破壊による．

失語の型には次のようなものが区別される．

A．運動性失語 motor aphasia, motorische Aphasie

口の筋の麻痺はなく，発音できるので唖ではないが，言葉を喋れない．言葉はいつもいえないのではなく，とっさの場合にはいえることがあり，またいくつかの少数の言葉はふつうにうまくいえ，何かいおうとするとこの少数の言葉（残語 Restwort）がいつも出てくる．他人の言葉は一応理解できるが，模倣していうことはできない．自動的な文句（祈り，歌，数）を唱えることはできる．字の読み書きはうまくできないが，漢字（象形文字）より仮名（音標文字）の方が悪い．**失象徴** asymbolia ともいう．

B．感覚性失語 sensory aphasia, sensorische Aphasie

音は聞こえるので聾ではないが，言葉を聞いても理解しない．同時に言葉の発表にも障害があり，言い違い，**錯語** paraphasia（単語 verbal，文字 literal）が多く，音や語を抜かしたり，違えたりする．よく喋るが支離滅裂である（**ジャルゴン失語** jargonaphasia，ジャルゴンというのはある集団に特有の，普通には理解できない用語．うがいのようにのどをがらがらいわす gargle のような喋り方，jargon des médecins というと患者にはわからない医者言葉）．

運動失語では少数の言葉が出口につかえていて必要な言葉が出て来ず，その代りにその少数の言葉ばかり出てくる．感覚失語では出口の通りがよすぎて不要の言葉まで出てくるように見える．読み書きの障害もAと同じにある．身振りや表情によって考えを伝えることにも故障がある．文法的な誤りもあり，接続詞を抜かしたり，語尾変化をさせなかったりする（**失文法** agrammatism）．音楽の理解や表現も障害される（失音楽 amusia）．患者は他人のいうことを理解せず，自分のいうことは人に通じないのに，いかにも会話しているかのように振舞う．統合失調症の支離滅裂の患者と感覚性失語の患者がおもしろそうに会話することがある．

C．健忘失語 amnestic aphasia, amnestische Aphasie

自ら話したり理解したりすることはかなりよいが，言葉を忘れたように思い出すことが困難で，物の名を尋ねてもその名をいえず（言語の発見 naming, Wortfindung が悪い），説明的に答える．本を示してこれは何かと問うと，本という言葉を思い出せず，読むものと説明的に答え，机かというとちがうと答え，本かというと，そうだ本だと答え，ホの口つきをして見せるだけでも本といえることがある．錯語もあり，意味上似た言葉をいい，本の代りに紙といったりする．読み書きの障害もある．

D．意味失語 semantic aphasia, semantische Aphasie

言葉を聞いて模倣はできるが意味はわからず，適当な言葉をいうこともできず，Cと違ってその言葉を聞いても使えない．平生使い慣れた言葉が無意味に出てくる．

E．伝導失語 conduction aphasia, Leitungsaphasie

自発語に較べて模倣がよくできず，錯語が多い．

局在的にはAは44，Bは22，CとDは22と40の境，あるいは大脳の広い毀損，Eは島の毀損による．

英国のヘッド *Head* は，1）ことば失語 verbal aphasia，2）名づけ失語 nominal aphasia，3）ことばの並べ方の失語 syntactical aphasia，4）ことばの意味の失語 semantic aphasia と分けた．失語というのは我々が外国語を習うときにまだよくできない状態に似る．1）は dog といえ，犬を見せてこれは英語で何というかといって，dog といえないような状態，2）は犬をみせると like a cat, four footed といって dog といえない状態，3）は犬が子供に吠えているこ

とを A dog barks at a boy といえずに dog boy bark at というような場合，4）は A dog barks at a boy とは何かというと，A boy cries as a dog というような場合である．こういうことが平生よく知っている自国語に起これば失語である．4）は自分の考えをうまく英語でいえないで，誤った意味の英語をいうこと，3）は文法的にうまく単語を並べられないこと，2）は犬に当たる英語が出て来ず，似たもの，説明するような単語をいうこと，1）は英語を全く知らないことに当たる．英語を学ぶときには，1）から2），3），4）と順々に進む．失語で言葉が失われるときはその逆の順に，4）から3），2），1）と重さが進む．すなわち言語発達過程を示す．

§3. 失読と失書

失書 agraphia では自発文字，書取りがうまくできず，わけのわからないものや，文字のごたまぜが書かれる．左手でも書けない．独立したものと，失語や失読 alexia と共にあるものとある．独立したものは下頭頂小葉の巣症状としてある．失書があっても字を見て模写しうることもある．失読には文字の理解ができないものと，単語や文章の理解ができないものとあり，一つ一つの文字は読めても，全体まとめて読めない．一つの字や行から先の字や行へ視線を移せないものもある．読み違いの多いのは錯読という．後頭葉の巣症状としてある．失書には前頭葉性（中前頭回後部）のものもあり，運動性失語と共にあるものもある．

失音楽 amusia には失語のように前頭葉性，側頭葉性のものがあり，右半球に関係する．数字の認識や産出や計算の障害も必ずしも失語や失書や知能低下と共にあるものでもなく，独立の**失算** acalculia があり，ゲルストマン症状群の一成分としてもある．

大脳の前方は運動，活動に関係し，後方は認識，受領に関係するので，思考でも後方の傷害の場合にはうまく配列できずにごたごたになり，前方の傷害の場合には思考活動ができなくなり，運動性失語と感覚性失語に似たものが思考についてもいわれる．

§4. 失　行

人は何かの目的を実現するためにまとまった一群の運動を習得し，髪を梳る，

やかんから茶碗に水を注いで飲む，マッチでたばこに火をつけるなどの行動が半自動的にできるのであるが，運動麻痺もなく，失調もなく，認識もでき，精神障害もないのにこのような行為がうまくできなくなると，**失行** apraxia, Apraxie という．コップの水を飲めと命ずるとコップを手に取って頭の上にもってくるような行動をする．あらゆる行為ができないというのでもなく，取扱うべき物があればうまくできるのに，物なしの行為のまねはできないことがあり，水の入ったコップの代りに小箱をコップと仮定して水を飲むまねをさせると，水の入ったコップから飲むことはできるのに，小箱から飲むまねはできない．表情運動や自己の身体の部分を対象とする行為ができず，うまく着物を着られない**着衣失行** dressing apraxia, Ankleideapraxie もある．うまく行為できない時には他の四肢によけいな運動が起こってくる．

　一般に巣症状があると**保続** perseveration があり，一度行われた行為や言葉が，違った行為や言葉を要求された時にも繰返される．失行は上縁回の毀損による．リープマン *Liepmann* が 1900 年に失行を見つけた．

§5. 視覚失認

　言語の聴覚失認は言語理解の喪失という感覚性失語に入れられる．**視覚失認** optical agnosia, optische Agnosie においては，対象は見えるがそれが何であるかわからない．リンゴがあるときにその色や形はわかるがリンゴであることがわからない．その対象に触れれば何であるかわかる．触れてもわからないのは**触覚失認** tactile agnosia である．個々の対象はわかるが全体としての状況がわからないのを**同時失認** simultaneous agnosia, Simultanagnosie という．絵を見て，子供，家，滑り台，ブランコ，は一つ一つ認識できるが全体として小学校ということがわからない．文字のみが認識されないのは一種の失読であり，色が認識できないもの（色失認），色の名をいえないもの（色名失語）もある．空間における見当識の喪失，幾何学的図形の失認もある．これらは領域 18，19 の毀損による．空間における見当識や幾何学的図形の失認はそれらに関する失行と結びついていて，**構成失行** constructive apraxia といい，積木細工の模倣やいくつかの幾何学的図形の重なりの集合の模倣ができない．顔を見て顔つきがわからない，誰だかわからないのは**相貌失認** prosopagnosia である．

§6. 自己の身体に関する失行と失認

指失認 finger agnosia では，命令に対して指を出し，指の名をいい，指で作った形の模倣をすることができずに間違える．普通の命令にはよく従い，失行もないが，指に関してのみ悪い．こういう場合には自己の身体部位の失認，自己の身体における見当識の喪失，ことに左右に関する認識と行為を誤る（**左右障害** right-left disturbance, Rechts-Links-Störung）．これらを**身体図式** body image, Körperschema (*Schilder* 1923) の障害という．身体図式は自己の身体について直接知っている空間像で，視，触，運動感覚が関係しており，急に腕を失っても直接の意識ではしばらくの間存在し，これを**幻影肢** phantom limb, Phantomglied という．杖を突いて歩くときには杖の先が身体図式の中に入って，杖の先に神経が行っているように杖の先が石に当たったと感じ，義肢をつけて習熟すれば義肢は身体図式の中に入って己の身体部分と感じるようになる．これらの中枢は頭頂後頭葉の境界あたりに局在し，ここが毀損されると身体の一部の存在が感じられなくなり，他人と感じられることもある．二重身幻覚は身体図式の幻覚でもある．身体的失見当識と左右障害，失読，失書，失算が頭頂後頭接続部の局在症状としてまとまってくるのを**ゲルストマン症状群** *Gerstmann*'s syndrome (1924) という．主として右脳の上記個所の巣により，左側の自己身体や外界の無視 hemilateral neglect，注意欠如もある．他巣のこともある (*Critchley* 1953)．

§7. 運動障害

前頭葉の毀損の際に種々の運動障害が起こる．前頭葉前部から橋を経て小脳へ行く伝導路があるので小脳性の運動調節障害が現れる（巣と反対側に，10, 47）．眼球運動の障害もあり，前頭葉中部の刺激で眼球と身体とが反対側へ回り，そこが毀損されればそこを見るように回る．視運動性眼振 optokinetic nystagmus, 鉄道眼振 railway nystagmus は横へ動くものを注視するときに起こり，動くものと共にゆっくり眼球が動き速やかに中央に戻る．注視不能，注視の精神麻痺 Seelenlähmung des Schauens (*Bálint* 1906, 一つのものを注視すると他のものへ視線を向けられない，頭頂後頭葉）や半盲や前頭葉毀損でこれが弱まる．直立歩行がうまくできなくなる失立失歩 astasia-abasia もある．強迫握り Zwangsgreifen, 強迫咬み Schnappreflex もある．拒絶に似て他動的運動に対して反抗が起こる抵抗症 Gegenhalten もある．

§8. 精神現象の異常

自発性欠如，運動性喪失（思考の発想と遂行が困難になる，大脳後部ならば思考摂取，まとめの困難），無表情など，パーキンソンに似た症状，精神緩慢 bradyphrénie（*Naville* 1922）が前頭葉毀損から起こる．感情と意欲の変化，人格変化，抑制欠如，空虚な爽快，上機嫌（多幸），くだらないばかげたしゃれをいう**ふざけ症** moria, Witzelsucht（*Oppenheim*）が前頭葉前下部の毀損で起こることがあり，これらは間脳とも関係がある．精神病性運動障害ことに緊張症症状群や保続が，錐体外路症状と似て，前頭葉-間脳症状群としてあり，精神症状か神経学的運動障害か区別し難いことがある．側頭葉毀損からはてんかん発作が起こりやすく，側頭葉てんかんという名もあり，小発作として幻覚，離人，既視もあり，てんかん性欠陥状態に似た性格変化，記憶障害，邪推，性格異常像などもみられる．側頭辺縁系は記銘，性格，自律神経系と関係し，ここの毀損で口や性の抑制喪失，爆発的攻撃性などが見られれば**クリューヴァー-ビューシー症候群** Klüver-Bucy syndrome（1937）という．また同じ場合患者の話が同じ物語だけ反復するならば，**オルゴール時計症状群** Spieluhrsyndrom（*Mayer-Gross* 1930）という．

意識障害，睡眠，覚醒は視床の一部にその中枢があることが，流行性脳炎の発見から明らかになった．視床から中脳，延髄にわたってある**網様体** formatio reticularis が関係するといわれ，この部へ末梢から刺激が来てこの部が興奮し，これが大脳皮質の活動を起こすもとになる．幻覚が脳幹毀損で起こることがあり，**脳幹幻覚症** hallucinose pédonculaire（*Lhermitte*）といわれる．記銘弱は脳幹ことに乳頭体と関係づけられ，慢性アルコール中毒のときの幻覚症，せん妄，コルサコフ症候群のときにウェルニッケの出血性偽脳炎 pseudoencephalitis haemorrhagica（ウェルニッケ脳症 Wernicke's encephalopathy）があることがあって乳頭体や第三脳室壁，シルヴィウス水道壁が侵される（血管増殖と出血）．分裂性（統合失調性）幻覚妄想状態，ヒステリー症状など，あらゆる異常精神状態像が脳幹の毀損から起こりうる．

視床 thalamus は感覚路の中継所であって，ここの毀損によって巣と反対側の感覚障害，反側の失調と実体失認，反側同名半盲，感覚に伴う感情の異常が起こり，弱い刺激を強く感じたり，痛みや不快と感じたりする反側の感覚過敏 hyperpathia（*Foerster*）が起こる．また精神的反射も強くなり，強迫泣，強迫笑 compulsive crying, laughing, Zwangsweinen, -lachen, 顔面表情の不十分，振戦や舞踏病やアテトーゼの様な運動，特別の手つき，（視床手 thalamic hand,

Thalamushand，手関節と指のつけ根を曲げ，指を伸ばす）などもある．視床の毀損が他の巣症状に加わると，自己の障害を意識しなくなることがあり，アントン Anton (1898) の症状，疾病認識不能 anosognosia といわれる．片麻痺患者が手を動かそうとし，目が見えない人が見えると思う．また逆に麻痺した半身を自分のものと認めず，他人と認めることもある．これらは視床に関する症状としてあることもあり，また視床に毀損がなくても，自己の欠陥を意識から排除して，残った健全なものだけで新しい世界を作ろうという，どうにもならない欠陥に対する防御機構として，生体の合目的性として，説明されることもある．

§9. 理　　論

　失語や失行や失認などの巣症状は人間の心が用いて働く道具 tool, Werkzeug の故障なのか，巣症状のある人間においては精神的なもの全般に故障があって，巣症状はその著しい現われなのか，巣症状のもっと根本にあるような一般的障害というものがあるのか，失語の諸型をどう説明するのかの，種々の問題がある．

機械的説明

　言語機能は 1．言語音の理解，2．言語運動，3．概念の三要素の連結による．言葉を聞いてわかるというのは 1－3 により，自分の考えを言葉にいい表わすのは 3－1－2 による．1 には言語音の記憶が貯えられ，ウェルニッケの感覚性言語中枢，2 には言語運動の記憶が貯えられ，ブロカの運動性言語中枢といわれる．3 は思考という大脳全体の働きで特定の中枢ではない．言葉を聞いて理解するというのは，聴覚中枢で音として知り，ウェルニッケ中枢で言葉として知り，概念中枢でそ

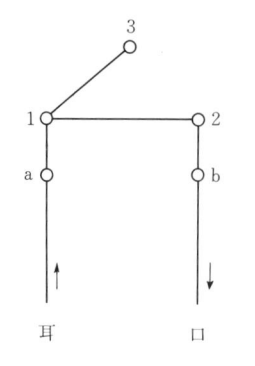

図 Ⅲ‑12．失語理論の模型図
1．ウェルニッケ中枢
2．ブロカ中枢
3．概念中枢
a．聴覚中枢
b．発声運動の中枢

の意味を知る．言葉を話すときには，まず概念が起こり，それがブロカ中枢で言語運動のしかたをよび起こし，そのしかたが発声の運動中枢に働いて言葉の音を発せしめる．これを図Ⅲ-12のように表わす．この模型をウェルニッケ-リヒトハイムの図式 *Wernicke-Lichtheim*sches Schema（*Lichtheim* 1845～1928，ケーニヒスベルク内科医，超皮質，皮質下の失語の説，1884）という．すなわち言葉はいくつかの単位的機能の連絡によって成立つと考え，この単位となるものは脳の一部に局在し，それを連絡するのは物質的には神経線維であると考えるのである．

　a．**感覚性失語**　　1が侵され，言語音の記憶が失われる．言葉は音，声としては聞こえるが意味がわからないし，模倣もできない．言葉を話すにはこの中枢に貯えられた言語音がよび起こされて調節をしなければならないのであるが，感覚性失語では話すときにこの調節がないので，錯語が起こる．

　b．**運動性失語**　　2が侵されて発語に必要な言語運動の記憶が失われ，考えを言葉にいい表わせない．模倣もできない．

　c．**失読と失書**　　音標文字（カナ）は音声の記号であるから，その集まりである単語は，意味と結びつく前に，言語音としてウェルニッケ中枢の言語音の記憶をよび起こさなければならないが，象形文字（漢字）は視覚に訴える形そのものが意味をよび起こすから，音読できなくても意味はわかる．運動性失語ではカナは音読できないから意味はわからない．書字や書取りもやはりカナはできないが，模写は絵としてならばできる．

　d．**純失語** pure aphasia, reine Aphasie, **皮質下失語** subcortical aphasia　　1や2より耳や口に近い部分が侵されると，感覚性ならば言葉の理解や模倣ができないが，自発語は健全で錯語はなく，書字もよい．運動性ならば自発的に喋れないし，模倣もできないが，書字はできる．

　e．**超皮質性失語** transcortical aphasia　　皮質の諸中枢を連絡する路が切れるものであって，1と3との間の連絡の障害で，言葉の意味はわからないが模倣はでき，自発語も錯語を起こす．軽いのは**健忘失語** amnestic aphasia であって，考えに対する言葉を見出せないが，いわれるとすぐいえる．

　f．**伝導失語** conduction aphasia, Leitungsaphasie　　1と2の連絡の障害で，島の毀損に当たり，模倣の障害が強く，理解や自発語はあまり侵されないが，錯語が著しい．

　g．**全失語** total aphasia　　1と2の両方の障害による．

全体論による説明

　　言語機能は進化発達 evolute, aufbauen し，脳毀損があると退化解体 dissolute,

abbauenする．失語患者はいえない言葉をいつもいえないのではなくて，何かのきっかけでいえることがあるので，その言語音の記憶が失われたと解せなくなる．ジャクソン Jackson によると，言葉には二つの段階が考えられ，脳の毀損によって随意的な知的な言語 intellectual speech は失われるが，自動的な感情的言語 emotional speech は残る．「いいえ」といってみよといわれて患者はいえなくて困ったあげく，とっさに「いいえ，いえません」と答えることがある．またこういう患者は感情を表情として自然に表わすことはできるが，表情運動をしてみよといってもできない．舌を出せと命ずると舌を出せず，困って指を口の中に入れて舌を引出そうとするが，唇に飯粒がついていると舌を出して舐めるのである．すなわち失語，失行の場合には一般に知的に行動することができないが，感情的にはできるのである．感覚性失語でも言葉の意味はわからないが言葉の感情的な様子はわかるので，何か尋ねると意味はわからなくても尋ねられたということはわかるので何か答えるし，怒りつける口調はわかるので，言葉の意味はわからなくても謝る．調子なく平にいうとわからない．歌も平にいうと理解しないが，メロディーをつければ理解するし，歌の文句を平にはいえないが，節をつければいえる．自動的に口ぐせになっている文句も失語の患者はいえるので，1から10まで数えたり，お祈りの文句をいったりできる．

　言語の低い段階では，言葉の理解と運動は区別されないので，反響言語すなわち強迫的模倣が起こる．文章が理解されても単語が理解されないのも下級の状態であることがあり，視覚失認でも犬を見て犬とわかるのに，どれが頭でどれが尾かを示せないことがある．失文法も原始的段階への退行である．

　失行においても口が乾くとコップの水を飲めるのに，コップでない箱をコップと仮定して，水が入っていないのに入っていると仮定して，水を飲む動作をさせると，これは知的な抽象的な状況なので，水を飲むまねができない．

　健忘失語でも言葉を忘れるのではなく，物のいろいろの性質を一つの言葉の象徴にまとめることができなくなるのであって，刷毛は「塵を払うもの，木と毛でできたもの」と具体的にいわれ，色の名をいうにも赤といえず血の色と具体的にいわれる．また赤という象徴，抽象ができなくなるので，濃い赤と薄い赤を同じ赤という範疇に属させることができず，かえって薄い赤は同じ明るさというわけで薄い青と同類とさせられる．すなわち脳毀損者では行動は具体的，原始的に退化し，経済的に行われなくなる．

　このようにして患者を見ると，巣症状については個々の機能が孤立して欠損することはなく，常に多少ともすべての範囲の機能に欠損が起こり，また個々の機能が全く何もなくなることもない．曲りなりにも何か行うが，それは奇妙なものと見え

る．種々の領域にある障害には共通の基礎的変化があって，それは患者が行動するのに具体的なものを離れてただ想像の上で対象を取扱うことができなくなることである．これを抽象的態度がとれなくなり具体的になるといい，範疇的態度 kategoriales Verhalten (*Goldstein*)，あるいは象徴的表現 symbolic expression (*Head*) の障害という．抽象的なものを把握し，随意的に行動することができなくなり，状況から直接制約された具体的なものが把握されて，それに対して直接自動的行動が起こる．個々の行為や認識は孤立した，分化した，意識的な，随意的なものから，総体的な，無定形な，自動的なものへと退化する．

　表現を変えると，一定の認識や行為においては，あるものが他のものに対してはっきりと前景 foreground, Vordergrund に浮かび，他のものは背景 background, Hintergrund として背後の地を作っている．すなわちある認識や行動は前景として背景からくっきりと浮かび上って精密に形成されているときには精確に行われる．脳毀損者では前景と背景の分化が少なくなるので，精確な行為ができず，分化しない総体的なごたごたなものに退化する．運動性失語では少数の言葉が前景となっていつでも浮かび上って抑えられないので，これを背景に退けられないためうまくいえないのであり，感覚性失語では意味のない言葉が浮かんできて抑えられないので錯語し，精密な言葉がいえないのであって，いずれも前景背景形成の障害である．失行でもその行為ができないのみではなく，その腕のみならず他の肢体に無意味な運動が起こるのを抑えられないのであって，やはり前景背景形成の障害である．このことを形態心理学 configuration psychology, Gestaltpsychologie (1920年代) では図 Figur と地 Grund の分凝 segregation という．脳毀損者においては地から図の分離がくっきりできなくなるのが基礎障害なのである〔se 別，grex 群〕．

　脳毀損者では想像上のことだけでは行動がうまくいかず，具体的な場面ではうまくいくということは，一層精神的なものについても見られることがあり，巣症状のある患者に雨の降る日に「今日はよい天気だ」といわせようとしてもいえないのは，現実に即さないからである．これは認知症のようであるが，認知症においては全般的な知能低下があり，巣症状においては全般的な知能とはいえない，知能が用いて働く道具であると見られるような特殊の機能が，随意的象徴的なものから自動的具体的なものに低下し，同時に他のいくつかの巣症状的な機能にも軽く同様の退化が見られるのであって，全般的な知能低下ではないが，その境界は必ずしもはっきりとしたものでもない．

　以上二つの理論のうち，初めのものは古典理論 classical theory, klassische Lehre といわれ，失われた機能，何ができないかに注目し，この機能が破壊された脳の部分に貯えられているとし，失行では行為の仕方の記憶が，失認では感覚的認

識の記憶像が失われたと考える．第二の見方は近代的理論で，脳毀損のある人の行動がいかに変化し，何ができるかに注目し，一般に脳毀損者においては機能が進化した高等の段階から退化した原始的な下等の段階に低下するのであると考える．脳病者において失われる機能すなわち負の症状と，そのような個体が可能とする機能すなわち正の症状とのいずれに注目するかということ，脳毀損者はいかなる世界に住んでいて（図と地の分離ができない世界），その世界の中でいかなる有意義な生活をしているか（正常者の世界から見れば誤った行動をしていても，患者の世界から見ればもっともである行動をする）ということを見るのである．種々の色合いの赤を一つの赤とまとめることができないのは色の名を用いることができないという障害なのか，範疇的態度が失われた人間においては色の名を用いられないのは病的ではなくて，抽象不能な脳毀損者の健康な行動なのかという見解の相違である．精神医学においても同様の見解の相違があり，精神分析や現存在分析では，精神障害者の退化し変化した世界において患者がいかに有意義に生活しているかが見られるのである．

　機械的な古典失語理論 klassische Aphasielehre はウェルニッケにより唱えられ，彼は精神障害も機能の局在とその連絡によって説明しようとした．この流れは彼の弟子のクライスト Kleist によって受けつがれている．機械論は古い理論であるものの，今日のように人間の精神とコンピューターが同列におかれるようになると，また新たに復活するかもしれない．発達退化の理論はダーウィン Darwin (1809〜82)，スペンサー Spencer (1820〜1903) の流れを汲むジャクソンによって説かれたが (1884)，これが注目されるようになったのは前大戦後 (1920年代) のことであり，フランスでは新ジャクソン説 néo-jacksonisme として精神医学の症状の解釈にも用いられる（アンリ・エー Henri Ey, 器質力動論 organo-dynamisme, 1936).

　優位脳半球 dominant hemisphere　　利き手 laterality, Händigkeit の点では，右利きの人は左半球優位で，失語失行などは左半球の巣で現れる．左半球は知的，理論的，対象意識的な働き，右半球は感情的，直覚的，状態意識的な働きに関係し，知的言語は左半球，感情的言語は右半球，ゲルストマン症状群は左半球，バリント症状群は右半球の頭頂後頭境界部の巣に関係する．手術で脳梁が切られた場合には切断脳 split brain といい，この時の症状を離断症状群 disconnexion syndrome という．左視野の失読，左側内外空間の無視 hemispatial neglect, 左手の失行失書．右手の構成失行，右視野の視認知（直覚的）障害などが見られるが，個々の症状は他巣の症状と組合わさることもある．左半側無視 (neglect, Vernachlässigung) は右頭頂下葉の巣でもおこる．p. 278 のバリントもこれに入る．

2

精神障害の解剖生理学

§1. 組織病理学

　神経細胞には大中小のものがあり，大中のものは錐体形あるいは角張っていて，中央に核があり，原形質にはチオニンで青く染まる虎斑体（ニッスル *Nissl* 小体，1904）があり，樹状突起にもあるが，軸索突起にはない．ビールショウスキー *Bielschowsky* の銀浸法で染めると神経細線維が黒い線として見える．これはフィラメントと呼ばれる細い管と，それよりやや太い小管 tubule と呼ばれる管で，この管の内外を流れる物質がある．
　神経線維は長い軸索突起で，経過中に髄鞘でおおわれるものとそうでないもの，

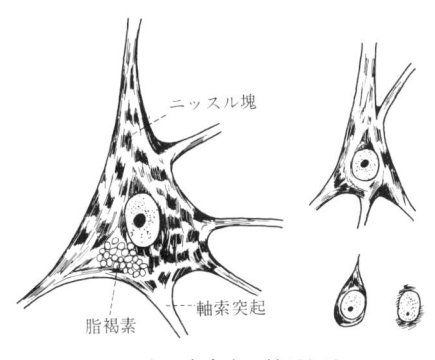

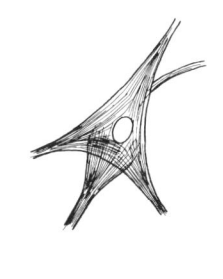

A．大中小の神経細胞　　　B．細線維を染めた図

図Ⅲ-13. 神 経 細 胞

有髄，無髄の両線維があり，その周囲には膠質性のシュワン鞘，その外には末梢神経では中胚葉性の結合組織がある．髄鞘にはリポイド性のミエリンが含まれている．

膠質（グリア）は他の器官における結合組織に似た構造と機能を持つが，外胚葉性で，中胚葉性の組織（血管，髄膜）からは隔膜を以て神経細胞と線維をはっきり境する．

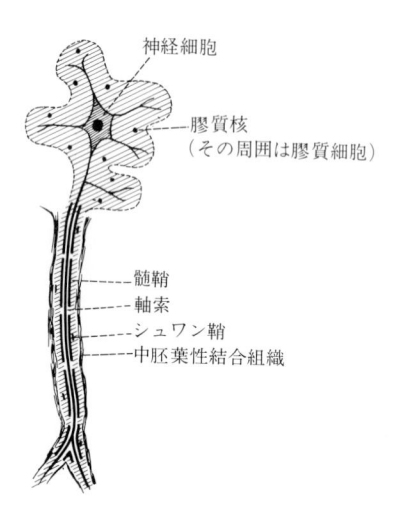

図 III - 14. 神経組織の見取り図

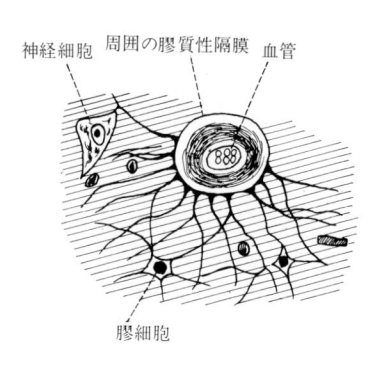

図 III - 15. 膠質性隔膜

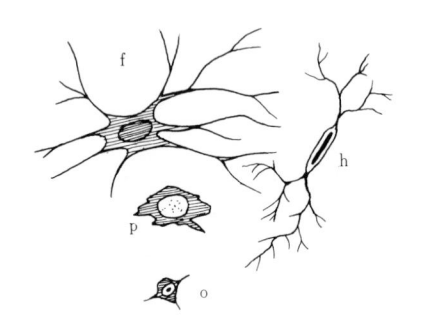

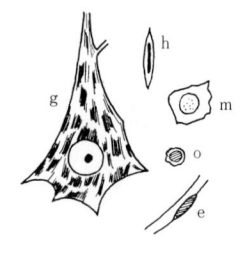

図 III - 16. 膠 細 胞

  A．いろいろの膠細胞   B．ニッスル染色による膠細胞
 p．原形質性 f．線維形成性 g．神経細胞 m．大きな膠細胞
 h．オルテガ（微膠細胞ともいう） o．小さな膠細胞 h．オルテガ
 o．乏突起膠細胞   e．血管内被細胞

膠細胞には大中小があり，突起の多い大きな星形のものは線維による支持や液体の運搬を司り，中位の突起の少ないものは神経細胞の傍で清掃作用をし，細長い核で突起が樹枝上に出た小さな膠細胞は食細胞で，丸く形を変じてリンパ球のようになり，食作用をして動きまわる．

　上衣は脳室壁をおおう上皮的な性質であるが，発生的には膠と同じである．**軟膜**は中胚葉性の結合組織である．膠質は神経細胞の支持，代謝にあずかり，病気のときに破壊された物質を取除き，破壊個所を埋め，被い，外来の有害物から神経細胞や線維を保護する．**結合組織**は髄膜，脈絡膜，血管周囲のリンパ腔壁にある．脈絡膜と軟膜は髄液を分泌する．

　神経細胞の変性の軽いものでは細胞がふくれ，核が片寄り，虎斑物質が核の周囲で溶ける．さらに重くなると，空隙ができ，虎斑物質がこわれ，核が濃く染まり，ついに消える．断血の場合には細胞全体が影のように薄く染まり，膠質も溶ける．神経細胞には脂肪がたまることが多い．

　神経線維の変性では軸索と髄鞘が一緒にこわれるが，後者の方がよけいこわれやすい．中枢神経系ではこわれた軸索の再生はほとんどない．

　膠質は神経系への侵襲に速やかに反応する．退行変性は少ないが，アメーバ様膠細胞が死生症としてあり，**脳腫脹** Hirnschwellung の時などに見られる（急性緊張病）．膠質は多くは増殖と肥大を起こし，食作用，清掃，線維形成を行う．妙な形の膠細胞は膠腫の中，結節硬化，ウィルソン偽硬化に見られる．神経食の時には膠細胞が丸く集まって膠結節を作る．食作用によってこわれた組織が分解されたあとには膠線維が増して瘢痕が作られ，これを**硬化** sclerosis という．中胚葉性の組織も大きな破壊の時には膠質と同じように膠と一緒に働く．これは壊死，軟化のときである．大きな壊死巣は全部は硬化せずに空洞が残り，囊胞という．

　神経組織の破壊があると，そこと線維の連絡がある遠方にも変性が起こる．これを二次変性という．炎や血行障害なしに神経実質に毒素が働いたり，神経実質自体の原因で亡びたりするのは，一次的変性である（例えば系統疾患）．主として膠質性の清掃が行われる．白質の巣性変性は脱髄巣で，髄鞘が主としてこわれ，膠質線維が増殖する（進行麻痺，多発性硬化）．

　一定の系統的領域に限られる実質変性は二つに分けられる．第一に，種々の病的侵襲に対し，特に変性を起こしやすい部分がある．第二に一定の疾患は一定の部分を侵しやすい．皮質第三層は種々の場合最もよく侵され，進行麻痺，動脈硬化，老年痴呆（認知症），統合失調症，あるいは血行性，中毒性諸侵襲の時によく侵される．小脳のプルキニェ（ *Johannes Evangelista Purkinje*，プラハ，1787～1869）の細胞も種々の場合に変性し，脊髄後索も変性を起こしやすい．線条体はハンチングト

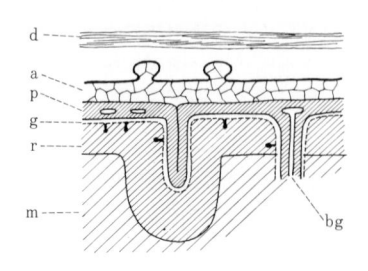

図 III-17. 髄　膜
d．硬膜　a．くも膜　p．軟膜
g．大脳皮質表面の膠質組織
r．皮質　m．髄質　bg．血管

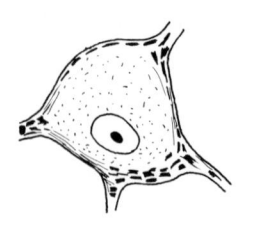

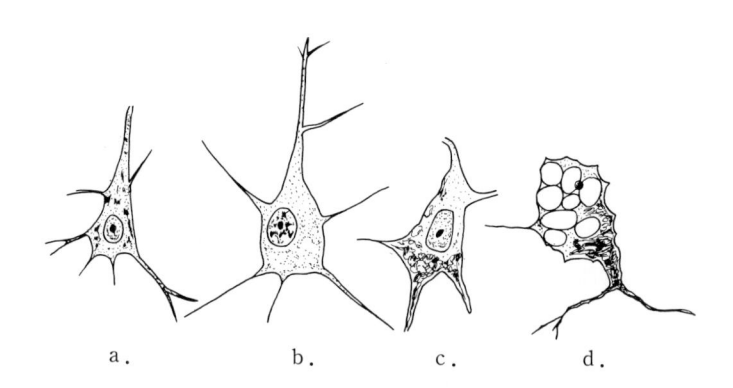

図 III-18. 軽い変化

図 III-19. 神経細胞の重い変化
a．ニッスル塊が溶ける．　b．核がかたより細胞体がふくれる．
c，d．さらに崩壊が進んだもの．

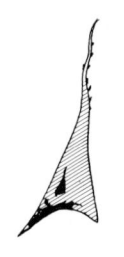

図 III-20. 断血による変化

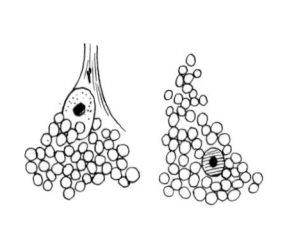

図 III-21. 脂肪変性

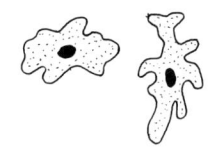

図 III - 22. アメーバ様膠細胞

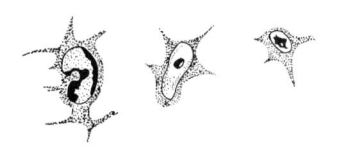

図 III - 23. ウィルソン病の時の大きな妙な形の膠細胞核

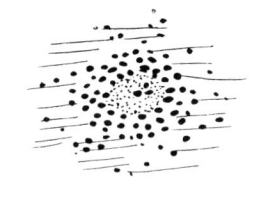

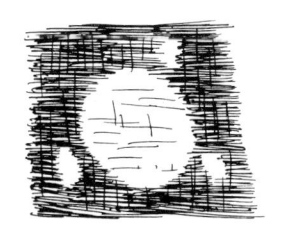

図 III - 24. 膠結節

図 III - 25. 脱髄巣

ン舞踏病と進行麻痺，淡蒼球は一酸化炭素，また進行麻痺は前頭，頭頂，側頭葉，流行性脳炎は黒核その他中脳の灰白質と間脳の一部，ハイネ-メジンは脊髄前角，酒精はプルキニェ細胞，酒精ウェルニッケ偽脳炎は中脳水道や乳頭体，メチルアルコールは視神経を侵す．何の原因も見当らずに一定の系統の神経実質の変性を起こす病気を**遺伝変性疾患** heredodegenerative disease という．

　炎は侵入有害物を除こうという生体の反応であり，また組織の破壊に際して，破壊物を除くために起こる．組織の破壊で炎が起こり，また炎が起こると組織の破壊も起こる．脱髄疾患では変性が多く炎は少ないが，早期には炎がはっきりしている．広く見れば軟化の際の中胚葉性の顆粒細胞の出現まで炎といえる．実質変性が目立つのはテタヌス，ジフテリア，チフスである．血管の外内膜の増殖が主で，浸潤の少ない炎が，梅毒やアルコール中毒にある．脳独特の炎は非化膿性で，リンパ球と形質細胞の浸潤が血管のまわりや髄膜に起こり，脳実質内には膠細胞の増殖がある．梅毒や結核の炎では，髄膜の浸潤が強く，脳実質内へは血管を伝って波及するが，進行麻痺や流行性脳炎では，脳実質内の血管浸潤は髄膜炎と平行して起こる．脳梅毒の時は髄膜-脳炎 meningo-encephalitis, 進行麻痺では脳-髄膜炎 encephalo-meningitis で，前者は胸膜炎，後者は肺炎に比較される．進行麻痺では血管浸潤が強いが，発疹チフスや種痘後脳炎では膠質反応が強く，流行性脳炎や脊髄灰白質炎ではその中間である．変性の時の膠質反応と膠質性炎と

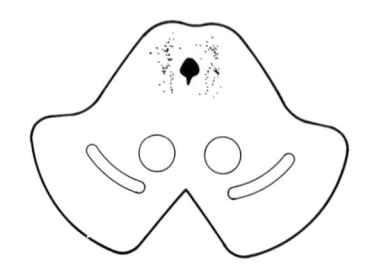

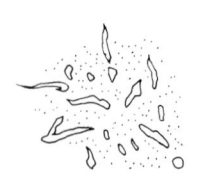

図 III-26. ウェルニッケ偽脳炎
中脳水道周囲の出血巣とその組織像，こまかい血管の増殖で炎はない．

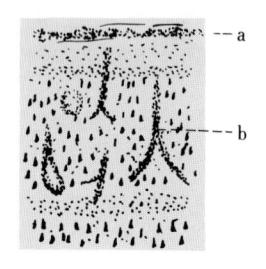

図 III-27. 軟膜 a と皮質血管周囲 b の浸潤

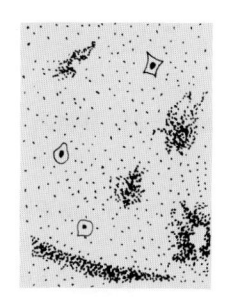

図 III-28. 流行性脳炎やハイネ-メジンの炎の形
血管壁の浸潤と脳内膠質増殖と神経細胞食のための膠結節．

の区別は，炎では破壊が少なくて膠質増殖の著しいことである．浸潤細胞の種類にも差異があり，脳梅毒ではリンパ球，進行麻痺では形質細胞が比較的多く，小さな膠質細胞が増している．脳炎にはいくつかの型があり，化膿性，梅毒性，結核性炎は髄膜脳炎の形，心内膜炎からは転移性巣性炎の形，進行麻痺では全般的脳灰白質炎，流行性脳炎や狂犬病では部分的灰白質炎，多発性硬化では巣性脱髄脳炎，麻疹，種痘，感冒では全般的の，静脈に沿う巣性脳炎の形である．

　症状性精神病，伝染病，中毒の際には，上記の種々の非特異性の変性-炎の過程が起こる．

§2. 脳梅毒と進行麻痺

18世紀の終りに進行麻痺が見出されてベール *Bayle* (1799〜1858) が一つの病気として定めたとき (1822)，解剖的変化を脳の表面に見，全般的慢性脳炎とされ，ジョルジェ *Georget* (1795〜1828)，カルメイユ *Calmeil* (1798〜1895) によって詳しく研究され，今世紀に入ってからニッスル *Nissl*，アルツハイマー *Alzheimer* が研究を完成したというように組織病理の歴史的意味がある．

梅毒第三期には髄膜炎が主で，これから血管炎，特にゴム腫ができる．髄膜炎は脳底に著しいので脳神経の麻痺を起こす．血管炎では内膜肥厚のため血管腔が狭くなり脳軟化を来たす．

進行麻痺では脳に慢性の炎と変性が起こり，前頭，頭頂，側頭葉と線条体がことに侵され，脳-髄膜炎である．浸潤細胞はリンパ球と共に形質細胞があり，鉄を

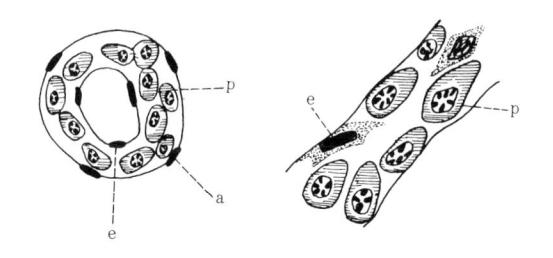

図Ⅲ-29. 細い血管の外膜の形質細胞浸潤
　　e．内被細胞　a．外被細胞　p．形質細胞

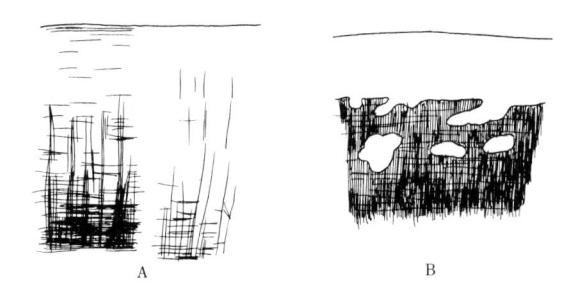

図Ⅲ-30. 進行麻痺における大脳皮質の髄鞘の消失
　　Aの左は正常，右は減ったもの，Bのようにはっきりと限局されて消失することもある（フィッシャー斑）．

含む顆粒を持つ．脳実質内にも小さな膠細胞が大きな桿状細胞となって増殖し，この中にも鉄がある．なまの脳切片に硫化アンモニウムを注ぐと，硫化鉄の黒い斑点ができる（林道倫 1913）．血管壁の細胞も増し，毛細管からは芽が出て血管が増殖する．炎は灰白質に著しいが，軟膜や白質にも少しはある．炎と同時に変性が強く，神経細胞が変性消失し，細胞構築的成層が乱れ，皮質は薄くなり，髄鞘もこわれて小さなまだらの脱髄巣が多数にできる．肉眼的には殊に前頭葉の回が萎縮し，軟膜は白濁して厚くなり，脳室も拡大する．脳内の病原体は 1913 年に野口英世により発見された．病原体はかたまっていることも散在することもあり，前頭葉前下部に多い．

認知症は大脳の広い破壊により，性格変化は前頭葉が侵されるためもあろうし，言語障害は線条体の症状であろう．末期の衰弱は脳幹の植物神経中枢が侵されるためである．麻痺性発作の原因はよくわからず，瞳孔障害の原因は視神経から瞳孔縮小核への連絡部が侵されるためであろう．

§3. 脳動脈硬化と老年痴呆（認知症）

動脈硬化の血管の像は他の器官と同じである．脳では血行障害のため壊死が起こり，脳梗塞，軟化か出血があり，あとの食細胞はヘモジデリンを含み黄色い．梗塞は小動脈に方々に多発することもあり，もう少し太い動脈の一個所に起こることもある．梗塞多発の場合には認知症が起こっても健康な部分も多少とも残るので，**まだら痴呆** dementia lacunaris の像を呈するし，人格はかなり保たれる．

老年痴呆では全般的に神経細胞の萎縮や変性が起こり，前頭，側頭，頭頂葉に著しい．膠質や結合組織が増殖し，細胞内に消耗色素がたまる．これら非特異性

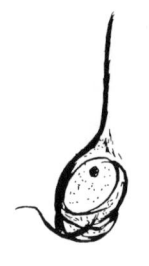

図 III - 31. アルツハイマー
　　　　　の細線維疾患

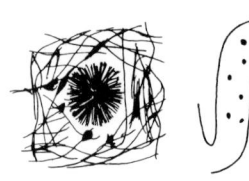

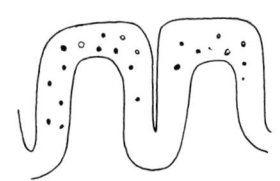

図 III - 32. 老年プラク
　　右図は大脳皮質におけるプラクの散在．

の変化のほかに特別の変化として神経細線維（ニューロフィブリル）の変化と老年プラクがあり，細線維は太くなり，うねり，アルツハイマーの細線維疾患といわれる．このような変化は冬眠中の冷血動物にもあるが，動物のは可逆的である．細線維には極く細いフィラメントとそれよりやや太い小管テュビュールがあり，何れも細い管で，恐らく物質輸送をするのであろう．老年プラク plaque sénile は皮質内に点在する小斑点で，アクチノミコーゼのドルーゼに似て，銀で染まる．これはアミロイド性の沈着物である．このような異常な像が現れるのは殊に速やかに進む老年痴呆の際で，アルツハイマー病やプレスビオフレニーに著しい．ピック病では前頭葉と側頭葉前部の萎縮が著しい．前頭ピック Frontal-Pick，側頭ピック Temporal-Pick という．ビンスワンガー痴呆（Otto Binswanger 1895）も初老期痴呆で動脈硬化性の皮質下の萎縮で，強迫泣，言語障害，巣症状，てんかん，諸精神障害，認知症が起こり，動脈硬化性萎縮は白質，脳幹に起こり，後頭部にも著しい．老年痴呆で興奮や言語障害が著しく緊張病様の症状もあり，1～2年で死亡，脳の神経細胞も強く広く破壊されるものはクレペリン病 Kraepelinsche Krankheit という．

§4. てんかん

　症状性てんかんの脳の変化はさまざまで，外傷性瘢痕，幼児の脳毀損のほか，あらゆる器質性精神病の脳変化がありうる．真正てんかんでは発作時の血行障害によってアンモン角硬化，すなわちゾンメル扇形部の断血変化が起こり（Spielmeyer，内村1928）神経細胞が消失し，後に膠線維が増殖して硬くなり，小脳でも小脳小葉硬化が起こり，大脳全体についても多かれ少なかれ同様の変化が起こりうる（辺縁膠増殖Randgliose，大脳表面）．幼児の神経系統は血行障害に弱いので変化は成人よりひどく，てんかんのために精神遅滞になり，てんかん重積状態によって去脳強直 decerebration rigidity，Enthirnungsstarre，失外套症状群を起こすことがある．
　発作を起こす誘因となるのは水分蓄積，食塩多量摂取，迷走神経緊張（睡眠中），深呼吸（炭酸ガス減少），光のちらつき flicker, Flackern，身体過労，種々の病気，殊に熱病など一定しないが，脳波検査の時にこれらで誘発せしめ得る．日常生活ではテレビてんかん，テレビゲームてんかんもある．

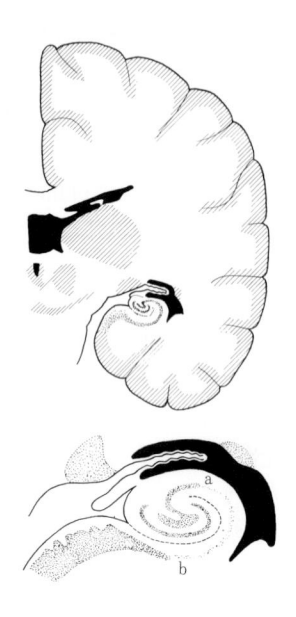

図 III - 33. てんかんの海馬角硬化
上図は海馬角の位置を示す．a b 間の神経細胞が消失し，ここに膠線維が増殖するので硬化という．

なおペンタメチレンテトラゾル[1]（メトラゾル，カルジアゾル），グルタールイミド（メジマイド）[2]でも誘発できる．大発作は電気ショックでも起こせる．

　脳波 EEG, electroencephalogram, brain wave は脳の電気的変動の時間的経過の図で，電位差は数マイクロボルト μV から $100\mu V$ の間である．醒めてはいるが精神活動のない時の α 波（毎秒 8～13 サイクル）と精神活動のある時の β 波（14～30）が先ず区別され，β は α より振幅が小さい．4～7 サイクルの θ 波は睡眠の初めに現れ，徐い高い β も混り，睡眠時には周期の長い大きな不規則な 0.5～3 サイクルの δ 波が出る．このような徐い波は新生児にも，意識障害時にも現れる．認知症では電位差が減る．棘波 spike, Spitze は尖った険しい波，鋭波 sharp wave, scharfe Welle はそれよりやや徐いもので，孤立して，あるいは群をなして現れ，てんかん患者の発作時以外にも現れることがある．大発作の時には大きな棘波が連続し，それに続く昏睡期には δ 波となる．棘波と徐波 slow wave が毎秒 3 回の割で繰返すのはスパイク・アンド・ウェーヴ spikes and waves, Spitze-Welle

---

1)

$$\begin{array}{c} CH_2-CH_2-CH_2 \\ | \qquad\qquad\quad N-N \\ CH_2-CH_2-C \\ \qquad\qquad\quad N-N \end{array}$$

2)

$$\begin{array}{c} CH_3 \quad CH_2-CO \\ \diagdown \diagup \qquad\qquad\quad\diagdown \\ C \qquad\qquad\qquad NH \\ \diagup \diagdown \qquad\qquad\quad\diagup \\ C_2H_5 \quad CH_2-CO \end{array}$$

	麻酔 脳病			てんかん	病的
昏睡 てんかん			けいれん	
	乳児	児童	成人		正常
	睡眠	覚醒弛緩	注意集中		

（睡眠剤）

δ	θ	α	β	波名
0.5〜3	4〜7	8〜13	14〜30	周期
100〜200	50〜100	30〜70	30以下	電圧

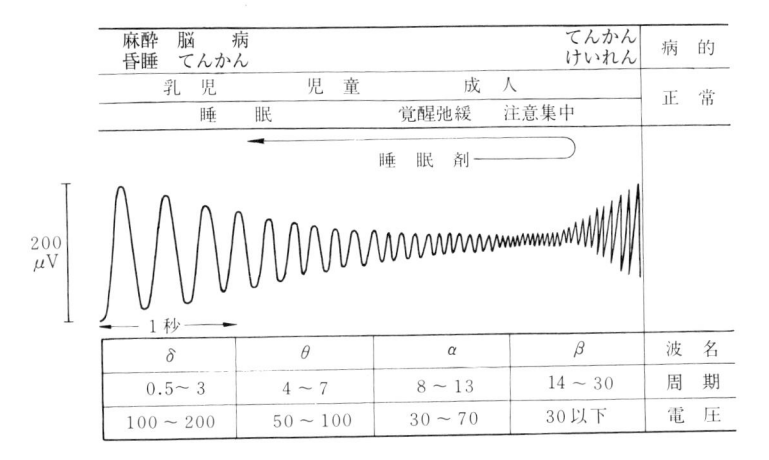

図 III - 34. 脳波の概観

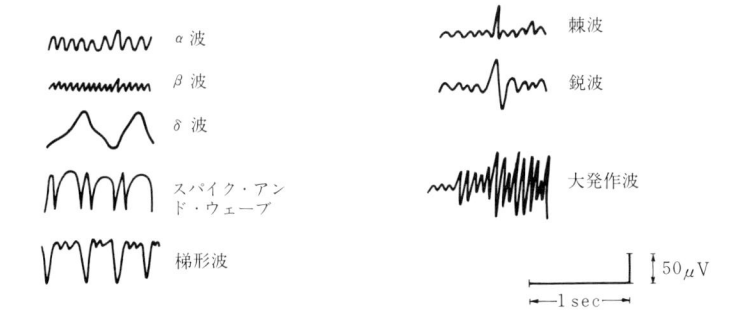

α 波
β 波
δ 波
スパイク・アンド・ウェーブ
梯形波
棘波
鋭波
大発作波

図 III - 35. 種々の脳波の形

で欠神の際，レノクス症状群では毎秒 2.5 回の徐い棘徐波，ウェスト症状群では高失律動 hypsarythmia が見られる．下向きの棘波が 3 サイクルくらいの割合で繰返されるのは梯形波 flat-topped, Sägezahn で，自律神経発作である．精神運動発作では側頭葉に棘波や徐波が出る．

　一つの神経細胞は，化学的な物質変化をして働いている時，電気的現象を伴うので，それを見ると時々高い電位になる．これが増えることがある．ジャクソンは昔てんかん発作を喩えてエネルギーが蓄積して突然放出 discharge, entladen するのであり，てんかんでは過剰な放出があるのだといった．普通は各細胞はまちまちに放出しているのが一斉に放出されるので高い波が出るのであろう．地殻の歪み方が次第に増して，エネルギーが貯蔵されて，地震として一気に放出されるような

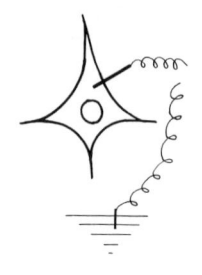

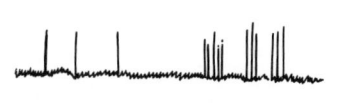

図 III - 36. 1個の神経細胞の
　　　　　　 電気的活動

細胞に針を刺して電気活動を見ると,放電が出る.

図 III - 37. 脳波の3つの型

脳波の正常, 異常の波は, Aの α, β 波, Bの尖った高い波と, Cの徐い大きな波となる.

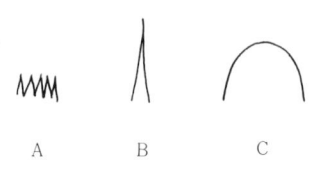

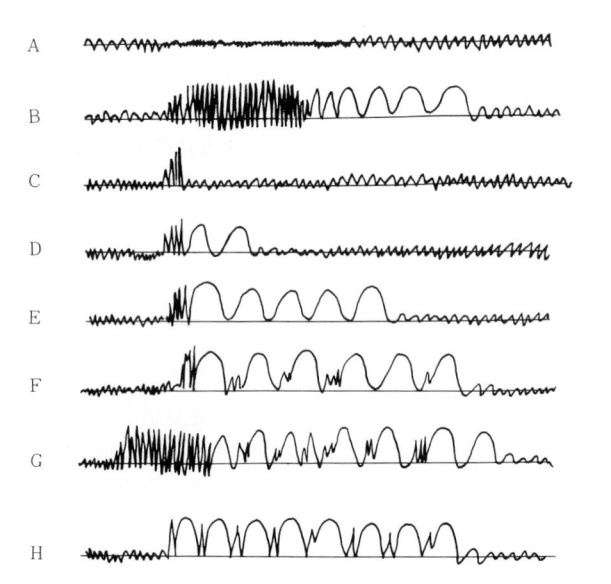

A　B　C

図 III - 38. 脳波の3つの型の組合わせ

A. 正常の α と β
B. 強直発作の後意識喪失のみ
C. ミオクロニー（1回だけの）
D. ミオクロニーの後瞬間的脱力の発作
E. 筋緊張喪失発作
F. 間代けいれん
G. 強直間代けいれん
H. 小発作欠神のスパイク・アンド・ウェーブ

ものであろうか．まちまちにというのは非同期的 desynchronous，多くの細胞群が一斉にというのは同期的 synchronous というが，てんかんでは脳の一か所，たとえば中心脳から脳全体に同期化することもある．

高い鋭い尖り spike, Spitze，高い徐い波 wave, Welle はそれぞれ脳機能上昇と低下を示すように見える．これを組合せて各種の発作を模型的に示すと図III-38のようになる．

§5．内因性精神病

躁うつ病はもっぱら機能的な障害で，恐らく代謝障害が根底にあるが可逆的である．統合失調症には機能障害もあろうし，不可逆的の形態的病変もあろうと思われる．心因反応に伴う身体的随伴現象の中には，精神病を発病，進行させて不可逆になってしまうような物質的変化も起こるかもしれない．

統合失調症でも，急性の激しいものや欠陥分裂病（欠陥統合失調症）の著しいものには身体的変化がありそうであるし，慢性の幻覚妄想型で人格崩壊のないものには，身体的変化は見つかりそうもないように思える．とにかく今のところ，身体的に統合失調症の診断を全く下せない．

急性緊張病で死亡した時に**脳腫脹** Hirnschwellung があり，脳がふくれて回の表面が平になり，溝が押し狭められて，硬く，水気がないように見え，これはコロイド性の凝固であろう．組織学的には神経細胞の変性と膠質の退行変性（アメーバ様膠細胞）が見られる（*Reichardt* 1920）．

慢性統合失調症では精神細胞の変性，リポイド蓄積，消失が，殊に皮質第3層に多いが，この病気特有の変化とはいえない．正常者に自然にいつもあるはずの瞳孔の絶え間のない拡大縮小の動きが患者では減っているのは（*Bumke* 1910）感情の鈍いせいであり，振子運動を目で追うと滑かでなく断続的 par saccade（注視障害）である．髄液には脳分解産物があるとか，脳室拡大ないし第三脳室壁や辺縁系の萎縮など，脳破壊様の所見もあることがある（気脳写，CT, MRI 像）．アメリカでは以前からタラクセイン taraxein (taraxis＝disorder) という血清内の物質が病気をひき起こすといわれ（*Heath* 1955），セルロプラスミン様のもので，血液脳関門を通りやすくして，いろいろの有害物が脳に働くようになり，ことに辺縁系が感じやすい．このものは体内で遺伝的体質によってできる．

ノイロンと筋肉の間の刺激伝達物質 transmitter はアセチルコリンであるが，

脳のノイロン間ではカテコールアミン[1]（ドーパミン，ノルアドレナリン），セロトニン[2]，ガンマアミノ酪酸，グルタミン酸，グリシンが問題になる．今のところはドーパミンがよく取上げられる．パーキンソンの黒核や線条体にはドーパミンが減っている．統合失調症ではドーパミンの働きが多すぎる．ノイロンの末端から多く出るのか，次の受取るノイロンがあまり多く受取るのか，第一のノイロンから出て次のノイロンへ行くものの外にもとのノイロンに再び取込まれるものがあるが，この再び取込まれるものが減るのか，いろいろの場合が考えられる．うつ病ではセロトニンの伝達が減っているので，抗うつ剤で再取込みを減らし，統合失調症では抗精神病薬で，次のノイロンへのドーパミンの取込みを減らす．覚醒剤中毒でも統合失調症と同じような変化が起こる．抗精神病薬でドーパミンの伝達作用を減らすとパーキンソンが副作用として起こる．長く使っていると受容体の感受性が弱まり遅発性ジスキネジアが起こる．抗精神病薬でドーパミン受容を遮断すると脳内のホモヴァニリン酸が増える．レセルピンは全身のドーパミンを減らす．統合失調症ではドーパミン増，うつではセロとノルアド減，躁ではセロ減ノルアド増．

1) カテコール，ジヒドロキシベンツォール

フェニルアラニン → チロジン → ドーパミン → ホモヴァニリン酸

ジヒドロキシフェニルアラニン（ドーパ）

ノルアドレナリン*

ヴァニロマンデル酸

* ドーパミン，ノルアドレナリンの分解にはMAO（モノアミン酸化酵素）とCOMT（カテコール-O-メチルトランスフェラーゼ）がここで前後して働く．

2) トリプトファン → 酸化 → ヒドロキシトリプトファン

脱炭酸酵素 → ヒドロキシトリプタミン（セロトニン） → (MAOモノアミン酸化酵素) → アルデヒド酸化酵素 → メトキシトリプトフォル

a．　　　　　　　　　b．中央部拡大図

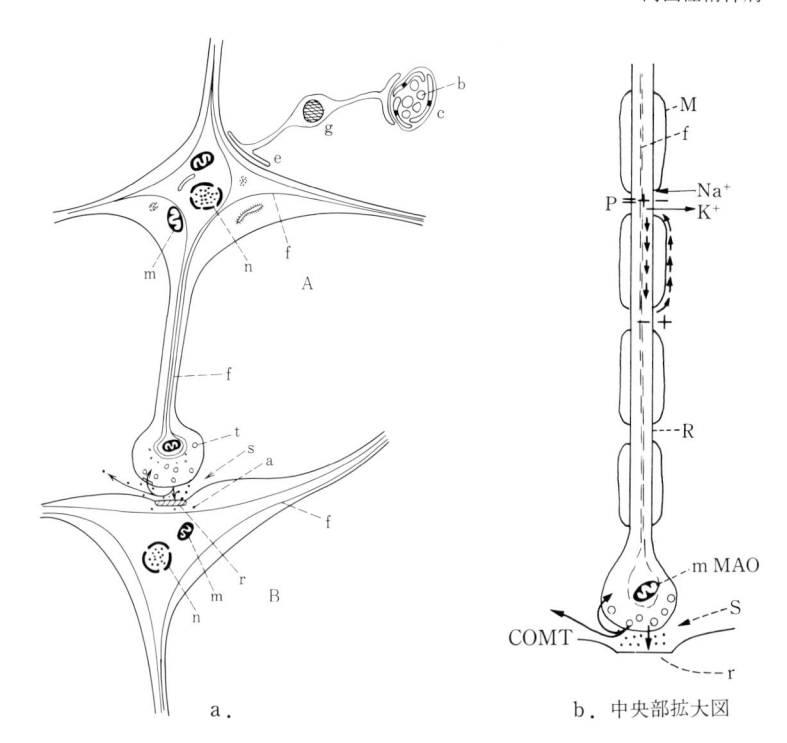

図 III-39． 電子顕微鏡的伝達模型図

毛細管 c，血球 b から膠細胞 g，末足 e によって，神経細胞 n が栄養，代謝を行い，ミトコンドリア m は細胞器官で酵素も作る．神経細線維 f は酵素などを末梢へ送る．神経線維は髄鞘 M に包まれていて，所々にランヴィエのくびれ R がある．神経細胞内では膜が ATP のエネルギーにより K を取入れ Na を出すので，K イオンは細胞内では外より 10〜20 倍濃くなっており，細胞内の電圧は外より 50〜70 mV 低い．神経細胞が興奮すると膜の透過性が一瞬間増し，K イオンが外へ出て Na イオンが入るので，内部の電圧が高くなり外部は低くなる．するとランヴィエのくびれの所で，次のくびれの所では外高内低なので髄鞘の内側の軸索の中を次のくびれへ電流が流れ，髄鞘の外側では逆の方向の電流が流れるので，二つのくびれの間に一つの回路ができる．するとくびれの所でまた K と Na との出入が起こり，内高外低になるので，その次のくびれとの間にまた回路ができる．こうして順々に繰返して末梢に興奮が伝わる．くびれの所にはポンプ P があって，ATP のエネルギーを使って Na^+ を出して K^+ を入れるので，興奮以前の様子に戻る．細胞の末端へ興奮が伝わってくると，チロジンが酵素によってドーパ，次にドーパミンになり，伝達物質顆粒に入り，シナプス S に放出され，次の細胞の受容体 r の膜透過度を変えるので，K，Na イオンの出入で膜内外の電位差の変動が起こり，これがまた上記のような仕方で伝わって行く．放出されたドーパミンはカテコール-O-メチルトランスフェラーゼ（COMT）という酵素で分解されるものもあり，もとの軸索末端に再取込みされるものもある．再取込みのものはミトコンドリア m の酵素モノアミン酸化酵素 MAO で分解されるものもある．レセルピンはセロトニンが顆粒に入るのを抑え，アンフェタミンは放出が戻るのを抑え，フェノチアジンは次の細胞の受容体の受容を抑え，イミプラミンはもとの細胞の末端の再取込みを抑える．統合失調症ではシナプスに放出されたドーパミンが多すぎるので，薬でこれが次の細胞に取込まれるのを抑え，うつ病ではセロトニンが少なすぎるので薬でもとの末端への再取込みを抑えてシナプスのセロトニンを増す．

統合失調症には種々の代謝障害があるらしいが，その異常の度は正常分散度内にあって過大か過少かというだけで，統合失調症独特の変化とはいえず，セリエ Selye (1936) の種々のストレスに対する一般適応症状群の中に入る．窒素代謝の異常，酸素消費や糖消費の減少は酵素系の異常であろうが，種々のホルモンやアミンも関係し得て，覚醒アミン中毒では統合失調症に似た形の好気性解糖障害が起こるといわれる．側頭葉の下内面に萎縮があるらしい．

激しい興奮のある緊張病——**急性致死緊張病** akute tödliche Katatonie (Stauder 1934)，**悪性緊張病** perniziöse Katatonie，錯乱状態に似た**夢幻精神病** Oneirophrenie (Meduna 1945) は統合失調症に似るが，いかにも身体的基盤があるようでもあり，しかしそれはつかめず，電気ショックで治るのは不思議である．

薬によって**実験的精神病** experimental psychosis を作る研究もあり，緊張性昏迷はコカインやアミタール（イソアミルエチルバルビツール酸）で一時的に解けるし，フランスではブルボカプニン[1]や大腸菌毒素で動物に緊張症状を起こせるという．メスカリン[2] mescalin はメキシコ原住民が宗教的体験を得るために用いた．これはサボテンから取った物質でペヨートル peyotl といい，0.5 g で自律神経障害，幻覚，ことに色のある幻視，自我障害，時間意識障害，上機嫌か不安を起こすが，クロルプロマジンが有効である．模型精神病 model psychosis という．

近頃麦角誘導体のリゼルグ酸ジエチルアミド LSD[3] が見出されたが，メスカリンの一万倍の強さで，これの 1 mg の何十分の一の微量でやはりメスカリンに似た統合失調症様の体験が得られる．無為や支離滅裂も見られる．いずれも自律神経毒であるが，このように極く少量で働きが現れるのは脳幹の小さな部分への作用であろうから，ごく僅かの代謝障害物質で統合失調症が起こるのではないだろ

---

1) corydalis cava の球根から取ったアルカロイド，アポモルフィンに似る．漢方の延胡索．
2) アポモルフィンはモルヒネ（p.407）から強酸で H_2O を除去したもの，延髄下部の嘔吐中枢を刺激する．

3) lysergic acid diethylamide　Sandoz 社の Hofmann がリゼルグ酸誘導体の種々の系列のものを作り，25番目のものが LSD-25(1938)，1943年に精神的作用があることがわかった．

なおこれに似たメキシコのキノコの psilocybin の化学式は 461 頁上にある．

うか．イボガイン[1]やハルミン[2]など，植物から取った物質にも同様の作用があり，インドール核にこのような作用があるのではないかといわれ，アドレナリンが酸化されたアドレノクローム[3]となって統合失調症を起こすのだと想像する人があり，アドレノクローム中毒では，病識のない統合失調症様の状態になるという．LSDは脳のセロトニン受容体を盛んにする．

上記諸物質を幻覚発現物質 hallucinogen といい，薬の精神への影響を見る学問を**精神薬理学** psychopharmacology という．LSD には依存性があり，麻薬様に用いられ，その幻覚は無意識のコンプレクスを形に表わすと見れば精神開示薬 psychedelic drug（dēloō＝show）とも呼ぶ．これを精神療法として用いるのは精神解除 psycholysis という．

統合失調症様状態を起こす極く微量の物質はおそらく脳幹に働くのであろうが，ここは覚醒と睡眠と夢幻状態に関係があるのであって，覚醒状態では大脳皮質の6層ある新皮質 neocortex が働き，夢幻状態では側頭葉下内面の扁桃核，海馬回，帯回などの旧－異皮質 archi-allo-cortex，古い皮質と，線条体-網様体系が働くのであって，統合失調症では比喩的にいえば，夢が悪性腫瘍のように覚醒状態の中へ侵入するのであるといわれる．統合失調症を醒めて夢みる状態といったのは精神分析のユング Jung（1907）である．

心理派によると，統合失調症は人間の発達の間に形成された異常な心構えによって，現実世界がその人間にとって堪えられなくなってしまった状態で，そうなると防御機構が働いて，精神内のものを外へ投射して外から来るものとし，外界から背離し，非現実の中へ逃げ込むのであるといわれる．このようなことは神経症者にも，時には健康者にもありうる（夢想，白日夢）が，統合失調症の素質のある人ではその時，体の中で何か毒性のある代謝物質ができて，それが脳幹をおか

して進行性の統合失調症になるのであろうといわれる．

　遺伝についてはその形式がよくわからないが，全く経験的に病人の子孫や同胞にどのくらい病人が出るかをしらべて，これを遺伝予後という．統合失調症者の子は16％，同胞は11％，躁うつ病者の子は24％，同胞は13％，真正てんかんの子は11％，同胞は 4 ％，精神遅滞の子は15～58％，同胞は13～38％，平均人の精神病負荷率は，統合失調症は0.8％，躁うつ病は0.4％，真正てんかんは0.3％である．一卵性双生児でも，一方が発病しても他方は発病するとは限らず，統合失調症の発現一致率は80％くらいである．遺伝因子は個体にどのように働くのかよくわからない．核酸の構造から酵素系を通じて細胞の代謝に影響を与えるのであろう．ある酵素がよく働かなくても何とかやってゆくのに，ホルモンの働きの変化や，外因，心因の因子が加わると堪えられなくなって破綻をきたして，遺伝性の病気が発病するのであろう．遺伝調査のきっかけとなる患者は発端者 proband.

§6. 精神遅滞

A. 胎児幼児の外因性障害

　難産，妊娠中の母の中毒（酒，ヒダントイン，血液凝固防止剤，糖尿病，鉛），脳炎（風疹，梅毒，巨細胞ウイルス症，トクソプラスマ症，リステリア症，髄膜炎，麻疹，肺炎菌，結核菌，ウイルス性諸疾患），栄養不良，放射線によるものなどがある．多くの精神遅滞は原因不明であるが，検査法の精密化によって種々の原因が見出されてくる．

B. 種々の身体的奇形のあるもの

　運動障害，盲目，白内障，網膜色素変性，聾，小眼球，魚鱗癬，角化症のあるものなど，稀な種々のものがあり，痙麻痺など神経症状があるものもある．比較的多いのは**結節硬化** epiloia〔epil-epsy＝てんかん＋an-oia＝精神遅滞〕，tuberöse Sklerose で，優性遺伝し，脳回や脳室壁の腫瘍状膠増殖と特異な巨大神経細胞，皮膚の皮脂腺腫 adenoma sebaceum *Pringle*（鼻の両側と背中の上部）がある．**スタージ-ウェーバー病** *Sturge-Weber* disease では顔面の大きな血管腫と，放射線で脳の血管に沿う 2 本の石灰化線，**神経線維腫症** neurofibromatosis *Reckling-hausen* では皮膚下の多数の小腫瘍，**ローレンス-ムーン-バルデ-ビードル症** *Laurence-Moon-Bardet-Biedl* syndrome では脂肪過多，生殖器矮少，網膜色素

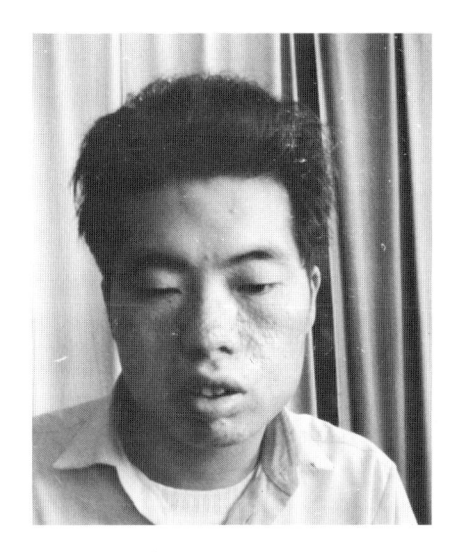

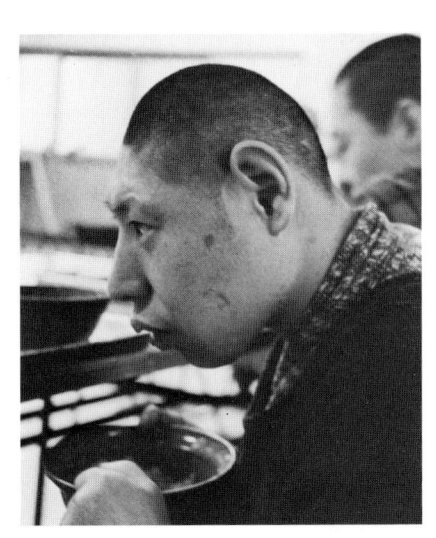

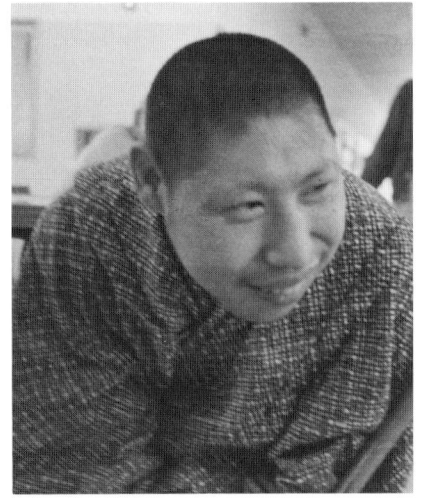

図 III - 40. 結節硬化

図 III - 41. 小頭症の白痴
これでも統合失調症よりは，人間らしい愛嬌を示す．

変性，多指がある．このほか骨の異常として**塔状頭** acrocephalia, Turmschädel, **小頭** microcephalia, **脳水腫** hydrocephalus などがある．

C．代謝障害

多くは劣性，また伴性，酵素の欠乏で蛋白，炭水化物，脂質，電解質の代謝障害のための脳毀損が起こる．

1）**アミノ酸尿症** aminoaciduria

フェニルケトン尿症 phenylketonuria, oligophrenia phenylpyruvica *Foelling* (1934) では肝に水酸化酵素が欠けてフェニルアラニンをチロジンに変えられず，フェニルケトンになり，チロジンからできるジヒドロキシフェニルアラニン（ドーパ）（これからドーパミン，ノルアドレナリンとなる）が減って脳発育が障害される．ドーパからできるメラニンも減るので，ブロンドの西洋人型白痴となる[1]．尿中の存在は $FeCl_3$ で緑色，スクリーニングには血液中のフェニルアラニンの増加を枯草菌発育増加で見る *Guthrie* 法を用いる．楓糖尿病 maple syrup urine disease, Ahornsirupkrankheit ではロイシン，イソロイシン，ヴァリンが脱炭酸されな

1）

$CH_2COCOOH$ ← フェニルピルビン酸

フェニルアラニン →

チロジン →

ドーパ → ドーパキノン → ロイコドーパクロム →

ドーパクロム → ジヒドロキシインドール → インドールキノン →

メラニン

い．稀なもの，劣性，生後まもなく死亡，尿に楓糖臭がある．ハートナップ *Hartnup* 病ではトリプトファン代謝障害，少年，精神遅滞は軽く，皮膚の感光発疹，器質性精神症状群，小脳症状．なおホモチスチン尿症，アルギニン琥珀酸尿症などもある．

2) 炭水化物代謝障害

ガラクトーゼ血症 galactosemia ではガラクトーゼをブドウ糖にできず，ガラクトーゼが肝に貯まる．乳を飲むといけない．ガーゴイリズム gargoylism *Pfaundler-Hurler* (dysostosis multiplex) ではムコ多糖体が組織に貯まり肝肥大，精神遅滞は軽いが体に変形があり，殊に顔の変形がガーゴイル，屋根の樋口の鬼瓦様，脂肪軟骨ジストロフィー．

3) 脂質代謝障害

汎性硬化 diffuse Sklerose *Pelizaeus-Merzbacher*(1885), Leukodystrophie では髄鞘と軸索の変性，膠質の不全による．異染性白質ジストロフィー metachromatische Leukodystrophie *Scholz*, クラッベ *Krabbe* の白質ジストロフィーでは，それぞれ硫酸リポイド，セレブロシードが大食細胞 globoid cell にたまる．黒内障白痴 amaurotische Idiotie では，神経細胞や線維内に大きなスフィンゴミエリンの塊ができ，著しい脳変性，網膜変性，黄斑に赤い点（網膜菲薄），幼児型（*Tay-Sachs* 1881），後期幼児性（*Bielschowsky* 1913），少年型（*Spielmeyer-Vogt* 1906），成人型（*Kufs* 1925）を区別．脾肝肥大症 Splenohepatomegalie *Niemann-Pick, Gaucher* と近似の病気である．

4) 水分および電解質代謝障害

腎性尿崩症 diabetes insipidus renalis, 偽副甲状腺症 pseudohypoparathyreoidism, ヨード代謝障害（クレチン症），眼脳腎症状群 oculo-cerebro-renal syndrome *Lowe* は白内障，緑内障，小眼球と腎の細尿管の障害．

D. 染色体異常

ダウン症候群 *Down* syndrome, Mongolismus（蒙古という名はぐあいが悪いので，1866年に見つけたダウンの名にする）は中等度の精神遅滞で，顔が蒙古人様，目もとの蒙古ひだ epikanthus，大きな舌，関節過伸，活発剽軽，母が高年出産のものが多く，染色体が，21が普通2つなのが3つ（三体 trisomy），すなわち全体で46なのが47，1,000人の新生児に1〜2人あり，感染症に弱い．クラインフェルター *Klinefelter* 症状群は700人の男胎児に1人，精子はXかY，卵子はXのみの性染色体で，XXは女，XYは男になるが，この場合はXXY，性発育不全で女

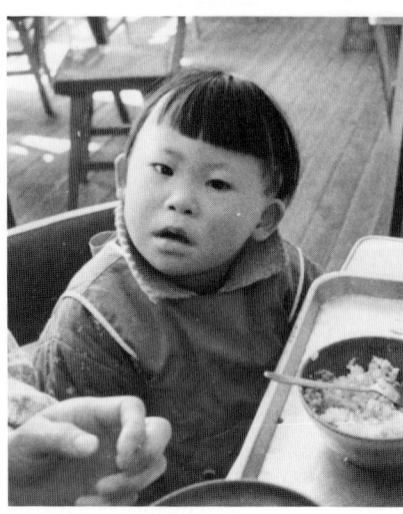

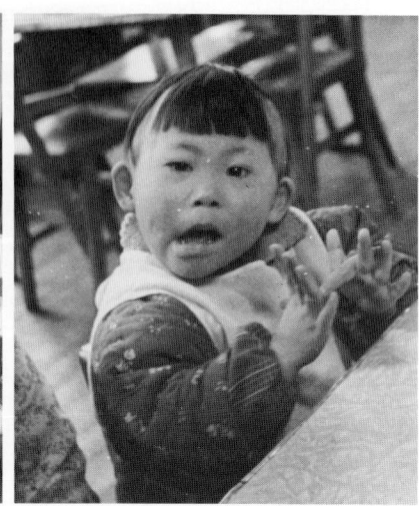

図Ⅲ-42. ダウン症候群
なかなか愛嬌がある．

図Ⅲ-43. 成人したダウン症候群

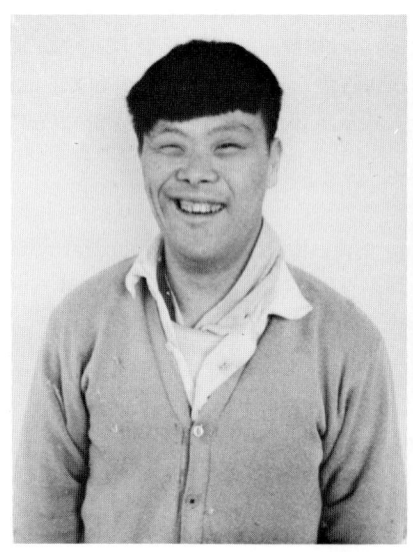

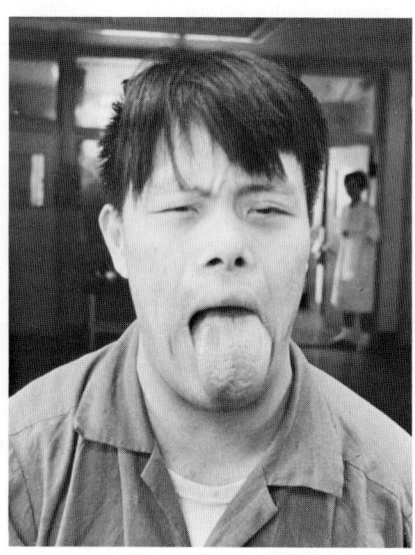

図Ⅲ-44. 成人のダウン症候群の大きな舌

性的．ターナー Turner 症状群は XO の女性，身体的-精神的-性的発達不良．パタウ Patau 症状群は 13〜15 三体，身体的奇形多く早死．エドワード Edward 症状群は 17〜18 三体，別の奇形，多く早死．猫泣症状群 syndrome du cri du chat は 5 の短枝欠，高度の精神遅滞，身体発育不良で，奇形が多く，猫泣というのは喉の軟骨発育不良のため猫泣のような声を出すため．XXX は体は普通の女性で知的に少し低いもの，700 人に 1 人，XYY は背の高い男性で知的に少し低く，1,000 人に 1 人．突然変異は自然にも放射線でも薬でも発癌物質でも起こる．

　このほか原因不明の脳発育不全や奇形がある．ヘラーの**幼児痴呆** dementia infantilis *Heller* はもと統合失調症に入れられたが，今は脳の変性過程とされる．

　精神分裂病は依然としてその本態も治療法も確定されず，この命名は早発性痴呆よりもよさそうに見えて広く用いられるものの，あまり手ごわいので嫌悪の情をもって，やむをえず用いられているようになったので，癩 leprosy, Lepra（lepros 鱗）が *Hansen* 病，蒙古症 Mongolismus が *Down* 症となったように *Kraepelin-Bleuler*，クレペリン-ブロイラー症と呼ぶ方がよいかもしれない．さらに今後，染色体の異常とか基本的なこととかが分ってくれば三たび改名すればよい．早発性痴呆（*Kraepelin*），精神分裂病（*Bleuler*）が過去のものとなる日の来らんことを．

（注）日本精神神経学会は，「全国精神障害者家族連合会」の要請をうけ，「精神分裂病」という呼称の差別と偏見をなくす意味も含めて 2002 年 8 月より「統合失調症」と改名することを決定した．

IV

精神障害の心理学的基盤

医学的心理学　　*311*
心理派の精神医学　　*332*

1 医学的心理学

§1. 医学的心理学

　医学においては生理学が人体の正常な働きの基礎を与え，病理学は生理学の基の上に建てられ，生理学は病理学から材料を得て発達することも多いにしても，両者間には密接な関係があって離れることはできない．これに反して精神病理学すなわち病める精神現象の学問は正常心理学からあまり援助を与えられず，正常心理学者は病める精神現象について一般にあまり関心を持たなかった．フランスでは昔からそうでもなかった．それ故精神医学は自分で病的心理学を作ってそれを精神病理学として独立させているような所がある．しかし人間は身体的-精神的-健康的-病的-統合体であるのが現実であり，精神医学が身体医学と交通を持たねばならないのと同じくらい心理学とも交通を持たねばならず，生理学が発展のためには病理学が大いに貢献したのと同じくらい，精神医学は心理学に貢献しているかもしれない．非常に片寄った精神病理学ではあるものの，精神分析ないし精神力動論は元来精神医学から出たものであったし，多くの心理検査法もやはりそうである．脳の生理学にしても脳の病気による精神病理学から逆に明らかにされる所が大きい．

　医学の領域と関係の深い心理学を**医学的心理学**として，一般心理学と関連づけながら独特な形でここにまとめる．精神障害の諸現象の理解に直接必要な心理学は，ごく簡単に精神障害の組立てや諸像の編の初めに述べておいた．

　今日では医学における心理学の意義は非常に高まり，医学の心理学化 psychologization といわれるくらいで，何の病気にでも心理的ストレスが強調され，体の病気にも精神療法的関与が必要とされ，体の病気自体だけでなく病める人間の精

神を見て，これを治療しなければ片手落ちになるとされる．これはある面では物質文明が盛になって，心理的な人間性が見失われるようになってきたことへの反動によるのかもしれないし，身体の病気が必ずしも物質的治療によって治せるものとも限らないせいでもある．一般医学で取扱われる心理学は病人と医師との人間関係，心身医学の意味における身体障害への精神的影響，身体的に不治の病人，物質的治療の限界外や臨死の病人に対する心理的対応，社会医学における個人と環境 environment, Umwelt との関係などである．

§2．神経心理学

ここでは神経，脳と直接関係づけられる心理的な事実を取扱う．

A．心身問題 body and soul problem, Leib-Seele-Problem

　　　　　　　Wo steckt der Wind, wenn er nicht weht?
　　　　　　　吹かないときは，風よ，どこにいるのか(*Werner Wagner* 1951)

脳の物質的な活動から精神現象がいかにして生ずるかは未決の問題で，昔は末梢神経の物質的刺激が痛みとか色とかいう精神現象に変わることを変態 metamorphosis といった．科学的には精神現象を起こす霊魂 spirit, soul, Geist, Seele というものはその存在を証明できず，精神現象の背後にそういう存在を仮定するだけで，精神現象は脳の活動から生ずるという**唯物論的** materialistic な立場に立たざるをえない．しかし脳の働きから生ずると推測されても，精神活動を全部脳の機能から説明することはできないので，脳を考えずに，独立した精神の活動があるかの如くに見て行かざるをえない．これは**唯心論的** spiritualistic, idealistic な立場である．唯物論では物質が根本的なものでその活動で精神が何かわからない「変態」によって生ずるのであり，唯心論では精神が根本的で物は精神の認識活動による現れなのである．精神か物質かのいずれかが根本的なものであって他のものはそれから派生したものと見るのは**一元論** monism であり，精神と脳の二つを実在のものとして同等に並べて見るのを**二元論** dualism という．この場合脳と精神は相互関係を有していると見る方が今日の学問上の経験に合うので都合がよい．精神と身体という区別をせずに心身有機体 psychophysical organism という単一体を考え，段階的に層に分けられる全体 entity, Einheit と見る立場もあるが，精神現象がいかにして物質的なものから生じるかということの解決を与えるものではない．精神医学ではしじゅう身体から精神への影響，精神

から身体への影響の問題につきまとわれるので，我々は経験的に二元論をとるが，心身は一方が他方を生むというより相互に依存しあって並立しているという立場に立つ．

B．神経心理学 neuropsychology

　精神現象は脳の活動によって可能になり，あらゆる意識や体験，自主的な自由な意志でもそれに対応する脳の何かの物質的状態があるはずであって，物質のある非常に進化した状態における活動が意識となるとするしかない．脳では皮質や皮質下の神経核が互いに連絡して，交互に活動したり抑制したりして，全体として次々に変ってゆく活動形態ができ，それが意識の流れの各節に対応しているのであろう．大脳では中枢神経系の各部分からくる情報 information を統合して一層高次の行動とし，心内界と外界との交通を保たせ，受容 receptive の機能と表出 expressive の機能，入力 input と出力 output の間に入って統合を行って，外界に適応しうる人間の，個人特有でもある，行動様式を作る．何かの精神機能に脳のどこかが特に関与することが，脳のその部の破壊の際の特殊の精神現象の異常性の出現から推測されれば，機能の局在 localization というが，その精神機能がそこに宿るというより，ある精神機能のある部分的性質がそこに特に関係するとしかいえない．思考という全体的な精神活動では，積極的な思考活動は脳の前部に関係し，認識し整理をつける思考活動は脳の後部に関係する．

　一般に生物の進化が進んでゆくと，あとから獲得された，高等な機能がたやすく侵されやすいものである．失語，失行，失認など，神経学的な現象と精神的な現象の中間にある，精神がその活動の道具 tool, Werkzeug として用いるものの障害といえるようなものは，局在させうると見られることが多いが，この場合にも高級な言語と行動（知的）と下級なもの（情的）との間には侵され方の差がある．精神活動で特に脳のある部分が健全であることを要するものは，前頭葉ならば意志的活動性や精神的志向性，言語活動の出力部分，側頭葉ならば言語活動の入力部分，記憶したものの想起，頭頂葉なら空間や自己身体についての見当づけ，後頭葉なら視覚活動であり，辺縁系や脳幹ならば内臓活動，原始的知情意活動，意識活動に関してである．間中脳は自律神経系や内分泌系と密接な関係を持ち，生命維持に直接関係し，植物機能，本能行動，生得行動，緊急時 emergency, Notfall の行動を司る，まとまった行動の型 pattern, Muster を作る．

　大脳と脳幹各部とは互いに連絡していて，一部が興奮すればそれが他方に伝わると共に，他部から逆に制御される feedback, Rückkoppeln されるというような複雑な仕組で，現実の世界にうまく対応してゆくのであって，この複雑な構造の

一部の欠損により特定の障害が現れれば，その欠損に当たるような活動が脳のその部に宿るように見える．

人間については脳の病的欠損によってしか障害を観察し得ないが，動物実験によれば，食べる，嚙む，舐める，獲物に忍びよる，逃げる，性行動をする，眠る，醒める，表情運動をする（見かけの怒り sham rage, Pseudowut が有名で，感情を伴わない怒りの表情）などの刺激点があることがわかる．人間ではたとえば皮質の機能の失われた失外套症状群 apallisches Syndrom，奇形の無脳児 anencephaly についてこのような現象が見られることがある．

神経細胞間の刺激伝達には神経ホルモン neurohormone といわれるアセチルコリン，ノルアドレナリン，ドーパミン，セロトニンが役を演じ，神経と筋の間と副交感神経ではアセチルコリン，交感神経ではノルアドレナリン，錐体外路系ではドーパミンが主な神経伝達物質 neurotransmitter と見られるが，精神機能にもこういう伝達物質が大きな役を演じていて，精神障害の治療にこのような物質の伝達作用を増減させるような薬を用いて効果がある．また脳幹核の刺激で欲求の満足も得られるので，情欲の充足は嗜癖，依存のごとく，微量の物質によって行われうる．

辺縁系 limbic system, limbisches System はいわゆる古い脳 archicortex で，海馬 hippocampus，帯回 gyrus cinguli，扁桃核 nucleus amygdalae，透明中隔 septum pellucidum などの，簡単な構造の神経細胞の配列を示す部分であって，欲求や気分や植物機能や想起などを司る．扁桃核は自己保存，口で食べる行動 oral behavior, orales Verhalten に関係し，中隔は種の保存，性行動 sex behavior, Sexualverhalten に関係し，乳頭体の障害からコルサコフ症状群が起こりうる．クリューヴァー・ビューシー症状群 *Klüver-Bucy* syndrome（1937）もこのあたりの毀損から現れる．恐れや怒りがなくなり，口で物をたしかめ，あらゆる感覚刺激に注意を向け（変態過多 hypermetamorphosis），口と性行動の抑制がなくなることが猿において見られる．主としてドーパミンが働く．

網様系 reticular system は脳幹から延髄にかけてある細胞の散在で，末梢とも皮質とも連絡し，覚醒度 vigilance, Wachheit すなわち意識の清明さを調節するのであって，上行部の刺激で皮質を活性化し（覚醒反応 arousal reaction），下行部の刺激で非活性化して意識水準を下げる．向精神薬はこのあたりによく働くと思われる．覚醒剤によっては超覚醒 hypervigilance が起こるが，却って集中困難，落着きなさを来たす．

意識の状態と脳の活動は客観的には脳波 electroencephalogram (EEG) でとらえられる．正常覚醒時で精神活動をしていないときには α 波（8～13サイクル/

秒）が基礎リズムで，目を閉じて緊張を解いたとき，殊に後頭部に見られ，目を開くとこれは β 波（14〜30 サイクル/秒）に代えられる．子供の EEG は徐く，電位差が高く，リズムが乱れている．睡眠中には眠りが深くなるにつれて α 波が消えて，紡錘波 spindle（高い 14 サイクル β 群），次に θ 波（4〜7 サイクル/秒），δ 波（0.5〜3 サイクル/秒）が現れる．睡眠中に電圧の低い，サイクルの多い波が出るときには眼球運動が速やかになり rapid eye movement (REM)，この時には夢を見ているのであって，逆説睡眠 paradoxical sleep といわれ，一晩に 5 回くらいあり，全睡眠時間の 20％ に当たる．無理に夢をみないようにすると神経症的になるので，夢は欝積，コンプレクスのはけ口となるとされる．脳が全般的におかされるとリズムがなくなり，徐い波が出，認知症になれば波は低くなる．局在疾患ではそこだけ δ 波が出て相が逆転する．てんかん発作ではけいれん波の高振幅の波と意識活動低下の徐波とが組合わさる．

精神現象の生理学的随伴現象は自律(植物)神経系（交感-副交感，向作業 ergotropic-向栄養 trophotropic）によって神経-体液過程から制御され，辺縁系，網様体，視床下部に上位の中枢があり，辺縁系は内臓脳 visceral brain といわれた．向作業反応は運動作業活動を狙い，覚醒，興奮，心臓と呼吸と筋肉の活動を起こし，向栄養反応は休養回復を狙い，睡眠，心臓と呼吸と筋肉活動の抑制を起こす．拮抗系の一部が一緒に興奮を起こすこともあり，慢性の感情的ストレスのある場合に殊にそうなる．昼間には醒めているのに昏迷的で言動がなく，晩になると言動が活発になり，眠ればせん妄的になるのは，体睡眠 Körperschlaf と脳睡眠 Hirnschlaf の分離 dissociation といわれ，間脳障害に見られる．

感情には植物神経性随伴現象があり，恥じると顔が赤くなり，驚くと蒼くなり，髪が逆立ち，恐れると汗が出て体が硬くなり，息ができなくなり，言葉がまとまらず，尿が出たくなる．悲しみでは心臓が破れそうになり，喜びでは心臓が踊り，驚けば止まる感じがする．憤慨するとかっかと頭に血が上り，「頭にくる」．これらは感情の表出で，交通の手段でもあり，身体的な言葉でもある．さらに感情の動きによって内臓諸器官にも変化が起こり，この多くは単なる随伴現象と解されるが，意味のある変化とも，心の象徴的な表現とも解される．試験のときどきどきして血圧が上がるのは脳の血のめぐりをよくして脳をよく働くようにするのだと解することもできるが，多くの場合頭がかっかとしてよく考えられなくなるとも経験される．受験勉強を続けて苦しんでいるとコレステロールが上がるのは随伴現象であろう．葛藤があるとき喘息発作が起こるのは息づまる気持を象徴的に現わして実際「息がつまる」のであると解する人がいる．

ストレス stress とはきつくひっぱることであるが，人間に対して精神的身体的

重圧を加えてひずみが起こることである．危険による脅かしも，重荷による圧迫もストレスであって，それによって人間に急性の緊張が生じ，それを解除するために防御反応 defense reaction, Abwehrreaktion を起こす．ストレスを起こすものはストレス物 stressor であり，それに対する人間の応答がストレス反応 stress reaction である．ストレス反応はこれによってその人間がうまくやってゆこうとすることであるから，適応反応 adaptation reaction ともいえる．この反応は外来の危害によって平衡が損じられたのを立て直そうとするものなので，恒常性 homeostasis〔homo 同，eo 行，sto 立〕保持手段である．この適応法は一般的に定まった形であって，一般的適応症状群 general adaptation syndrome (*Selye* 1936)といわれ，ショック，抵抗，疲憊の三つの形がある．これは間脳が関係する所の大きい身体的な現象に見られることが多い．精神的行動における反応には次のような諸型がある．驚愕型 startle pattern, Schreck-Verhalten, 恐怖憤怒型 fear-rage pattern, Furcht-Wut-Verhalten, 定位反射 orienting reflex（刺激源をたしかめる），擬死反射 death-feigning, Todstellreflex（死んだまねをして敵の目を逃れる），運動暴発 random behavior, Bewegungssturm, temper tantrum（じたばためちゃくちゃに動きまわって逃れ路を偶然みつける．temper tantrum はかんしゃく，Wutanfall, ラテン語ではない）などである．向作業的 ergotropic なのは戦闘-逃避型 fight-flight pattern, Kampf-Flucht-Reaktion であるが，この反応によって却って故障が起こることがあり，例えばこの型の反応で呼吸が速になり心拍が増すのはよいが，血液の酸素が増して炭酸ガスが減りすぎて，過換気テタニー hyperventilation tetany を来たすことがあり（過換気症状群 hyperventilation syndrome），あるいは筋肉の血液が増して脳の血液が減り，失神 syncope を来たすことがある．向栄養的 trophotropic なのは退避保存型 withdrawal-conservation pattern, Rückzugverhalten で，絶望や放棄によってエネルギーの非活性化 deactivation を来たすものであるが，しかし原始民族でタブーを侵すと逃げ路がなくなれば，自殺ではなしに，ひとりでに死んでしまうことがあり（ヴードゥー教 voodoo, Wodu, ハイチの呪術，におけるヴードゥー死 voodoo death, 交感神経-副腎皮質系の作動停止），捕虜収容所で絶望のあまり無感情になり体が急に弱って死んでしまうことがある．慢性のストレスや葛藤で神経症が起こるが，統合失調症まで起こるかどうかは証明されない．

　過換気でてんかん患者に非発作時にけいれん発作をおこさせうる．常人でも5～6分．てんかん患者では，2，3分でおこさせうることがある．

§3. 先天性行動と習得性行動

先天性 inborn, angeboren, 遺伝性 hereditary, hereditär, 素質性 constitutional, anlagemässig な行動様式は生まれつき持っているもの, 習得性 acquired, erworben な行動は環境との交渉の中で学習して得られたものであって, 素質は環境のある部分を取り入れ, 環境は隠れた素質を開いて示してやるというように循環的に作用し合って, 一方が他方に依存し, 他方が一方を補うというように働き合って行動を発展させる. 人間が成長してゆくにつれて素質と学習度がよけい発揮されるので, 例えば言葉は脳の出来と, 言葉の使用の練習で2～3歳から急激に進歩するが, この二つの一方が欠ければ言葉はできない. 狼に育てられた子 (野生児 wild boy, wilder Knabe, enfant sauvage, puer ferus, 1799 のイタール Jean Itard のアヴェロン Aveyron～フランスの県～の野生児が有名) は成長しても言葉ができない. 家系や一卵性双生児の調査によってどの性質が環境で作られるか, あるいは素質を持っていても環境によって素質の発現が抑えられるか (病気の素質) を調べる. 精神的性質の方が身体的特性よりも環境に左右されやすい.

精神障害ではいろいろの比重で素質と環境とがからんで働いている. 知能においては素質が重きをなすし, ある性格でも素質が重視される. 知的なものは素質が大きな基盤となっているものの, これを育成する環境の力も大きく, 育成すべき環境がないために素質的知性は開現せずに眠ったままになることが多い. しかし個々の症例ではいずれに重きをおくべきか, どの程度まで素質, 環境を条件とするか, はっきり見分けられないので, その何れかを信仰的に強調すれば素質狂信者 Konstitutions-fanatiker (以前の欧州精神医学), 環境狂信者 Milieu-fanatiker (精神分析, アメリカ精神医学) となり, 後者の方が治療に積極的な態度をとれる. 精神障害では神経症においては神経症になりやすい素質があると思えるにしても環境因子を重視し, 内因性精神病においては素質因子が重いと思われる. しかしいずれの場合にも環境因子が促進的, 抑制的に働くと見られ, 幼児時代からの長い感情的環境状況が関係するといわれる.

本能的行動は生まれつきのもので, 原始的欲求, すなわち食欲, 性欲, 睡眠欲, 攻撃欲の遂行のための複雑な行動の型である. この行動は, 心の中の緊張が独自の特別な刺激によって発動され, 一定の形で経過するごとき行動となる. 性欲ならば相手の特別の目標によって発動され, 一定の形の性行動を遂行するという経

過をとる．この生まれつきの機構は内部の刺激（気分や欲求の緊張）にもより，外部の刺激（例えば色情をおこさす視覚対象）にもより，内部の刺激が勝ちすぎると空転し，欲求が抑えられると他の欲求に飛び越す．大きな強いものが前に突然現れると逃避行動をし，負けた者には攻撃をやめ，性欲が高まると相手なしにも充たし，攻撃欲を抑えるとがむしゃらに働く．

動物の各種の本能行動を比較するのは習性学（行動学）ethology（ethnology は民族学，ecology, Ökologie は生態学，環境と生物との関係の学）であるが，動物が高等になるにつれて本能行動と学習行動が融合して複雑な，形の変った行動となり，そういうものの研究も行動学という．本能行動は主として脳幹から辺縁系にかけての，古い脳の部分によって取扱われ，学習行動は主として大脳表面の新しい脳で取扱われるので，学習は本能を制御して抑えるものであるために，脳の機能が衰えると行動様式は次第に本能的な方向へ退化する．

素質，体質 constitution の諸型を見ると，体格 physique, Körperbau と気質 temperament（感情の元来の発現様式）には相関があるとされ（*Kretschmer 1921*），細長 leptosom の体格には分裂気質 schizothym ないし分裂病質 schizoid の気質が対応する．thym は正常範囲の気分，oid は異常範囲のものを示すので，後者は精神病質に当たる．肥満体格 pyknisch には循環気質 zyklothym, 循環病質 zykloid が，闘士体格 athletisch には粘着気質 viskös enechetisch, てんかん病質 epileptoid が対応する．そしてその各々がそれぞれ分裂病（統合失調症），循環病（躁うつ病），てんかんに親和性があると考えられるが，実地上はっきりといつも対応するとも限らない．人間一般の相貌性 physiognomy からいうと上の対応が昔から行われていて，神と悪魔と哲学者は痩せて毛がふさふさして居り，愉快なお人好しは禿頭のでぶであり，すらりとした狐は狡猾で肥った狸はまぬけである．ジュリアス・シーザーにもシェークスピアは「わしのまわりには肥った者たちを居させろ，カシアスはどうも痩せすぎている」といわせている．一般人の性格分類で，三つの内因性精神病の特徴を尺度とする見方として，上記の分類が用いられるが，上の三つのほかに形成不全 dysplastisch という，内分泌障害でもありそうな，恰好の悪い，あるいは幼児的な体格を立てることもあり，これは統合失調症に相関する．シェルドン *Sheldon* は endomorphic-viscerotonic, ectomorphic-cerebrotonic, mesomorphic-somatotonic といって，内外中胚葉，内臓，脳，筋骨と関係づけた三分類を行うが（1940），これもクレッチマーの分類と合致し，それぞれ肥満－循環，細長－分裂，闘士－粘着に相応する．

内向 introvertiert と外向 extravertiert はユング *Jung* の分類で，分裂，循環の気質に当たる．また強力 sthenisch, 無力 asthenisch な性格を分かち，前者は積極

的能動的,後者は消極的受動的である.

学習 learning, Lernen は後天的に獲得され変化させられた行動の仕方であって,発達の途中で周囲の影響が,生得的な本能機構に,社会の条件に適応させる新たな行動様式を獲得させる.精神障害の一部のものは誤った学習行動と解される(強迫行為など).行動療法では新たな行動を学習させて誤った行動を変化させる.刺激に対する反応の学習は条件づけ conditioning, Konditionieren といわれ,生得的な刺激 a-反応 b の結合に,元来その反応を起こさない刺激 A を同時に与えているとこれが学習されて A-b の結合ができる.パヴロフ Pavlov の有名な動物実験 (1897) で,犬に餌を与えると唾液の分泌が起こるが,同時にある音を聞かせることを学習させて条件づけると,音を聞いただけで唾液が分泌される(**条件反射** conditioned reflex, bedingter Reflex).動物のしつけにこの方法が用いられ,成功するたびに褒美を出せば条件反射は強まり(補強 reinforcement),反復練習しないと弱まる.生得の行動は罰を与えると弱まる.動物では**試行錯誤** trial and error, regula falsi とか**洞察** insight, Einsicht などの学習原則が見出される.これらの原則は教育にも,神経症や嗜癖の治療にも用いられるのであって,神経症は現実世界への適応の学習の不十分と解され,恐怖 phobia は連合的 associative な学習と解されるから,こういう異常状態の治療は条件づけの変化によって条件反射を消減させ,新しい態度を学習させるようにするのがよいという説がある(行動療法および認知療法 behavior, cognitive therapy).

§4. 交 通

交通 communication, Kommunikation, 交わりとは送信者 transmitter, Sender と受信者 receiver, Empfänger との間の情報 information の交換 exchange, Austausch であり,情報は言語的 verbal,あるいは非言語的 nonverbal, 意識的および無意識的なものである.そして交通の相手との間の関係は相互に作用を舞い戻らせて feed-back, rückkoppeln 調整し合う.哲学的には自己存在を実現しようとする人間同志の,我と汝 Ich und Du という,我があって汝があり,汝があって我がある,人格的な関係をいう.

A. 表 情 expression, Ausdruck

表情は非言語的情報で,身振り mimicry, Mimik, しぐさ gesture, Gestik, 声,

まなざし glance, Blick, へだたり distance, Abstand, 姿勢, 着衣, 植物神経的感情随伴現象(赤らみ, 蒼ざめ, 震え, 強直)などである. 表情-印象expression-impression, Ausdruck-Eindruck は人間関係の感情的側面をなす. 精神医学の診断にも印象は深い関係があり, 神経症, 躁うつ病, 統合失調症, 認知症などは印象によってかなりの程度に診断されるが, あいまいなため誤りも多い. 軽い顔面神経麻痺や錐体外路性障害の顔面のたるみや運動性減退は認知症を思わせ, 物を強く咬む顔面緊張は怒りに似る. また心内状態は意識的な偽りの表情でわざと隠されることもあり, 心内の状態は表情に全く現わされないこともある. 表情は, 精神状態に伴う定まった身体の動きから精神状態を伝えるのであるが, 動かない固まった体の形が精神的性質を示す(解釈ないし直観)ということもあり, これを**相貌学** physiognomy, 人相学という. 書字の様子（字の形や筆圧）から人の精神的なものを解するのは**筆跡学** graphology という. 表情や相貌は先天的に定められているものもあり(乳児も泣き, 笑いの表情をする), 後天的に, 社会文化的に定められたものもある. 乳児にも声の調子や身体接触によって非言語的交通がある. 聾啞者では非言語的身振り言語が交通手段となるが, 文字に相当する定められた身振りもある. 自閉症児は他人の表情を認識できないことがあるが, これが自閉症の原因となるのではなく, 自閉のために表情を解せないのであろう.

　現実を知覚的に把握するときには, 物理的な現実がそのまま把握されるのではなく, ごく限られた光, 音波しか感覚されず, 外界の知覚でも細部まで詳しく把握されるのではなく大ざっぱな全体として把握され, これを形態 Gestalt という. この際形態に入らない他の部分も背景 Grund として漠然と知覚されることによって形態を際立てる. 形態は背景の条件, 経験から影響されて, ひとつのまとまった, 定まった型 pattern として常同 stereotype 的に把握される. これは人間の行動についてもいえる. 看護師は職場で働いているときには魅力的に, 白衣の天使的に見え, かつそのように行動するが, 平服で通常社会の中にいると全く平凡に見えるごときである.

B. 言　語 speech, language, Sprache

　言葉による記号 verbal sign, Verbalzeichen を用いる情報伝達が言語である. この記号は意味 meaning, Bedeutung の象徴 symbol を伝える. 意味の学問は semantics, 記号の学問は semiotics, 記号の結合の学問は syntactics（文法論）で, 失語はこれらのどれかがよけい侵されるかによって分類できる. 話も全体として聞きとられるので, 話の四分の一は聞きとれなくても意味はわかるが, 二分の一となると誤解されるか, 意味がよくわからなくなる.

談話は的確な情報の交換である．幼児や重い脳破壊者では意味のないレロレロムニャムニャ言語であり，激しい感情下では声の調子や，よけいなものを省いた電報文や一つの単語となる．象徴性の変化は統合失調症に見られる．談話のテンポ，声の強弱，リズム，メロディーは意味でなく気分をあらわし，抑うつではのろく単調で溜息が混じ，不安では速やかで息づかいが荒く，押し潰したようであり，爽快では大声で，歌っているようにメロディーがある．情報伝達が非常に悪い談話は言語病理学 speech pathology が取扱い，錯語 paraphasia（単語や文字をとりちがえるものでツクエというところをフデタテ―verbal paraphasia, ツクエというところをツルエ―litteral paraphasia, 著しくなるとわけのわからぬ言葉，ジャルゴン jargon となる），失語 aphasia, 言語新作 neologism（統合失調症），錯条理 paralogism（言葉が慣習によらずに勝手な別の意味に用いられる，統合失調症），文章構成障害 syntactical disturbance（電報文，思考奔逸，支離滅裂，散乱）などがある．

　言語を機械的に見ると，送信者は発信する情報すなわち意味を言語という信号に変えて送り（出力 output），受信者はそれを受取り（入力 input）その信号の解読 decode をして意味を知る．情報の量の単位としては少なくとも2つの情報（諾否）を区別するために1 bit（binary digit，2つの数字1と0，電気が通じると通じないと）が必要である．伝達される情報はディジタルな信号（数量化され，もとの意味に似ていない―言語），あるいはアナログな信号（数量化されない，もとの意味と似ている―声調や表情）の二つに分けられる．

　普通の談話にはよけいな redundant, überflüssig ものが多くて，非経済的で，多くの信号を使って少しの量の情報しか伝えられない．しかしこの方が記憶や理解を容易にし，誤りの訂正がしやすい．人名や単語がコンピューターのように0と1との組合わせだけで最も経済的にでき上がっても，その記憶や応用は人間の心ではとても行えまい．たとえば国民総背番号になると，私が0263460548（電話番号）であるのを2進法になおせば，011 000 011 110 000 110 100 101 000 100 となるのであるが，人の心はコンピューターとちがってこの数の取扱いは容易にできない．10進法の電話番号でも覚え難い．この電話番号はノンプロさんも無能医者と覚えれば正確に誤りなく覚えられる．011……100 さんと30個の0と1を並べるより，鈴木太郎さんといえばすぐ覚えられる．5の平方根は2.2360679 というより富士山麓おうむ鳴くと，意味のないところへ意味をこじつけるようなよけいな無駄をする方が覚え易いのである．

　人と人との交通には内容面と関係面とがあり，内容の伝達は主としてディジタル（記号，言葉），関係の伝達はアナログ（感情的接触，家族関係，医者患者関係）である．同じ人間間のディジタルおよびアナログの交通に矛盾した情報があると，

受信者側に葛藤混乱が起こり，統合失調症の発生や症状の様子に見られるダブルバインド状況 double bind situation, Doppelbindung となる．多くの交通は対称的で互いに授与し，互いに補い合い反社し合うのであるが，マスコミュニケーションや催眠術では一方的で，非対称的である．

C. 孤　立 isolation, Isolierung

環境世界 environment, Umwelt との交通的関係は精神的健康にとって根本的条件である．人間仲間との接触の欠如は幼時から存在すれば，精神薄弱的，動物的性質の人間となる（野生児 wild boy, homo ferus）．アヴェロンの野生児 (enfant sauvage d'Aveyron, Itard 1799)，カスパー・ハウザー Kaspar Hauser (Feuerbach 1828) が有名である．

感覚的入力を遮断して孤立化させると，数時間で幻覚妄態状態になる（これは幽閉，宇宙ロケット旅行に重要）．**感覚遮断** sensory deprivation, 社会的孤独 social isolation も問題になり，このような状況下では容易に**洗脳** brain-washing, Gehirnwäsche, 思想改変 thought-reform が行われる．幼児の自閉症は早期の感覚的覚醒刺激 arousal が心理環境的にも，神経学的にも，欠乏するために起こると称する人もあり，統合失調症も早期に十分に社会化 socialization がうまく行えず，人間関係 interpersonal relationship, mitmenschliche Beziehung の成熟した形にまで発展することが失敗したものと解される．

D. 集　団 group, Gruppe

知覚においては対象の個々の細部よりもまず全体的形態 configuration, Gestalt が認知され，この全体像には個々のものにない性質ができ上がっているのと同様に，集団は個々の人間の単なる集合ではない．個々の人間が相互作用 interaction を及ぼし合って全体としての構造 structure ができるが，これは個々のものになかった性質を持つ．集団形成には大と小，自然と人工，永続的と一時的なものがある．2人集団は母と子，夫と妻，医者と患者の如き最も小さくて親密なものである．家族内では階級制度 hierarchy（聖なる統治者）的構成ができ，両親と子，兄と弟の如き区別ができる．学校や職場や遊び場では様々な構造の集団ができ，その集団の個々の成員間に一方的，双方向，正や負の係り合いが起こる．これを図示するとソシオグラム sociogram といい，これによって集団内の力の作用を見てゆくと，1人の統治者のまわりに部下が集まる，全く孤立している，2人，3人の仲間である，三角関係である，連鎖型である，複雑な網を作るなどに分けられ，ある病気の人たちはどういう集団を病院内で作るか，治療にはどうい

う形の集団が望ましいか，集団の作り出す大きな特別の力が治療にどのように影響するか（**集団療法** group therapy, Gruppentherapie）などが論じられる．集団の中では模倣，暗示，一致団結が起こり，成員は全集団と同一視され，先入観やスタイルが共通になり，外部に対して防御するが，しかしまた成員相互の間で意見の相違が起こり，違反者は罰せられ，放逐される．あるいはまた，無理に指導者になろうとする者が出て来る．すると集団の中に葛藤が起こり，集団の破壊再建が行われるが，この葛藤の中で精神障害が起こり易い．個人が集団の中で他人から期待される行動様式は役割 roll, Rolle であり，それによって地位 status が定まる．役割を行うためには真の自己を隠さなければならないこともあり，役を演じているうちに真の自己が思わず露呈されることもあり，役を演じているうちに自己の障害が取り除かれることもある．個人あるいは各集団は自己の存在の安全を確保するために縄張り territory, 勢力範囲を作るが，これが他の縄張りと衝突して争いを起こすこともある．一つの集団の縄張りが他の縄張りに侵食されると集団的防御が行われる．

§5. 文化人類学

文化人類学 cultural anthropology, Kulturanthropologie では民族学 ethnology や心理学や社会学によって，文化を条件とする人間の行動をしらべる．伝統によって行動様式が受け継がれ，それが各民族の特徴を作り出す．一つの文化圏では共通に言語や，種々の事物の象徴の仕方，範疇のつけ方があって，それによって世界観を作り，規則を作り，慣習を作り，さらに価値や宗教の体系を作る．ある時代には特別の心理現象が個人的群集的に現われ，ヨーロッパの中世には悪魔の憑く精神的流行病や，宗教上の熱狂性が生じ，今日のような消費社会では生産が最高の価値を持つ．いろいろの文化圏が混合したり，一つの文化圏の中で変化が起こると，それに適応できない人間ができて精神障害を起こす．一つの文化圏あるいは個人が異なった文化に接してこれを取入れて己のものとするのを文化変容 acculturation という．

文化圏にはそれぞれ象徴となってその圏を守るもの，原始民族の totem に当たるものがあり，天皇制，民主主義，共産主義がそれに当たる．taboo, tabu は禁制で，文化圏の社会組織の規制に必要なものである．人為の及ばない超自然的なものの仮定も必要なので，神話伝説ができるが，これには集合的無意識 kollektives Unbewusstes として，人間の全文化圏に共通な性質があるといわれ，神話と精神

病の症状と児童の空想にそれぞれ現われるとされて，この方向で精神医学が論じられれば，民族精神医学 ethnopsychiatry である．古代人社会の個人的集団的な心理的な諸像を太古的 archaic といい，そこでは論理がまだでき上らない迷信的妄想的論理が勢を振るっていて，それを前論理的 prelogical といい，神秘的なものを重視し，矛盾律や因果律が無視され，具象的象徴的で，異種のものが一緒に圧縮 verdichten されて一つになったり，別種のものに移り変って転位 verschieben されたりすることが多く，我々の夢の中でも，精神病の症状の中でも，こういうことが起こる．また命や霊のないものに霊があるとされ，有情化 beseelen されることは animism〔anima = breath, soul〕といわれるが，これは古代に限ったことではなく，現代にもいくらもありうるもので，現代人の宗教や空想や妄想の中に出てくる．

社会精神医学 social psychiatry は精神障害の発生や治療を社会的文化的条件からしらべるもので，自殺，犯罪，非行，売春，離婚，麻薬依存などの社会病理現象を社会環境との関係から考察し，家族や地域的共同体 community, Gemeinschaft の精神医学的現象を扱う．精神保健 mental health, psychische Hygiene は社会精神医学的予防によって精神障害を予防治療しようと志す．

社会の中に精神障害者がどのくらい居るかなどの数量的方面の考察を**疫学** epidemiology という．疫学とは元来伝染病の発生と伝播の学問であるが，一般的に罹病率の統計的な取扱いをいう．統合失調症，躁うつ病，神経症などはどの文化圏にもあるが，その発生条件，形態は各々の文化圏によって差異があり，それを研究するのを比較精神医学 comparative psychiatry, vergleichende Psychiatrie, 異文化精神医学 transcultural psychiatry という．精神病罹病率 morbidity は診断の不一致から比較し難いが，人口の1～3％くらいである．難民や移民に多いのはもとの生活条件が失われて新しい環境に適応し難いためであろう．入院患者は都会住民の方が多い．社会的経済的に低い層に精神病が多いといわれるが，統合失調症患者は低い層の方が入院率が大きいのは患者の社会生活上の困難からの破綻が大きいせいであろう．神経症，抑うつ反応，精神療法受診者は高い層に多い．戦時中は民衆の間の神経症は減る．また統合失調症になると患者は社会的に下降することが多い．一般に全世界的に統合失調症は人口の1％，躁うつ病は0.7％，精神遅滞と精神病質は各々5％くらいある．

§6. 発達心理学

　発達心理学 genetic psychology, Entwicklungspsychologie は，人間の発育途上における精神状態の変化を，主として精神分析的見地から見てゆく．精神現象の統一体としてそれぞれ特徴を示す個人を人格といい，人格の生成成熟は生物学的成熟と心理学的社会的な学習過程とによって規定される．知的，感情的，精神分析的な見方による精神性欲的 psychosexual な発達と，環境との交通しながらの対決とは，いくつかの時期に分けて観察される．特に重要なのは母子関係の強い乳幼児期，3～4歳の抗議 protest によって独立性を得ようとする反抗期 resistance phase, Trotzalter (*Charlotte Bühler* 1921)，知的，感情的，性的成熟へ移り主体性，独自性，自同性 identity，自分定めを得ようとする青春期である．各時期の境はまちまちで，個人的にも文化的にも違うが，次に大体の型を分けて挙げる．

　1歳　　依存期，口唇期 orality stage, orale Phase
　乳児は生理的には早産の未熟児のようなもので，全く周囲の者の世話に委ねられる．先天的な反射と本能は主として口の食物摂取であり，覚醒睡眠の交代は昼と夜と限らず多くは眠っている．快感は口による飢の満足だけで，あとは不快の反応が多い．次第に覚醒が長くなり，対象の方へ能動的に向かうようになる．3か月を過ぎると感覚と運動の活動を喜び，指を吸い，律動運動をし，見つめ，聞き，声を立てる．4か月からはまず自己の体の部分をつかみ，次に物や他人をつかむ．1か年の終りまでに這い，坐り，立つようになる．対象との関係や現実の把握は漸次に発達し，環境との交代関係によって，食物の要求は定まった行動と結びつかなければならないことを学習し，2～3か月から最初の学習された適応が見られる．5～8か月からは興味のある出来事は反覆され，物を取扱うことを喜ぶ．8～12か月には学習された行動の型が新しい状況に応用される．後半期の歯が生えて乳に咬みつく時期は口唇サディズム期 oral-sadistic stage と呼ぶ．12～16か月になると能動的な実験によって新たな意味を発見する．

　母あるいはその代理者との交わりは庇護された安全感 safety, Geborgenheit を与える．周囲の世界への声と身振りによる反応はごく初期からあるが，8か月からは人みしりをするようになり，個々の人間の顔つきを認める．この頃は母から離すと不安反応を起こす．母に無条件に受け容れられる感じは信頼感の前提となる．一人の人間との接続的な関係（食物，世話，皮膚の接触）がないと自己の中

へ退いてしまい無関心になる．これは**施設症** institutionalism (*Pfaundler* 1899)の抑うつや自閉に当たる．乳児は初めのうちは母を自己の一部として体験しているらしいが，1歳頃からは母は自分から離れた対象であることを学び，自分は自分であると知り，待つことを学ぶ（欲求不満耐性 frustration tolerance）．乳児は口で乳を吸うときに乳房は自分のものとされるので，あとになって起こる神経症のときに防御機構として**取込み** introjection，**同一化** identification が起こるのは未熟な自我が幼児へ**退行** regression を起こすことの現れと説明される．

　2〜3歳　　身体制御期，肛門期 anality stage, anale Phase，言語発達期

　歩行と会話ができるようになり，筋肉活動を喜び，好奇心，破壊欲が生じ，括約筋の制御を覚える．排泄のしつけ toilet training は子供にとっては自由の放棄であり，母へは贈物となるので，人間関係の接触における保持と贈与の原型である．このとき自由な排便によって親を困らせればサディズムなので肛門サディズム期 anal-sadistic stage ともいう．排便は快感を伴い，苦しいのを我慢して便を貯めて一気に排出すれば快感を増すので苦痛と快感の同時存在はマゾヒズムや両価性 ambivalence の原型となり，排便をコントロールすることは自主性の原型となる．便を貯めることは貯蓄，蒐集欲，けち，几帳面や潔癖のもとになり，排泄の快感は汚し欲のもととなる．

　言葉の発達で，声への反応は生まれて数週でもあり，4か月頃からは赤ん坊語の発音 babble, Lallen をし，8か月で赤ん坊語のひとりごとが終り，発音は正確になり，次第に単語になり，初めは1〜2語の文章が次第に象徴的機能を得，失文法型 agrammatism，電文型 telegram style を経て3歳頃には完全な文章をいえるようになる．4歳の子供が両耳の病気で聾になると次第に唖になるが，7歳の子供が聾になると言語は発達する．

　3〜4歳　　独立期，反抗期，性器エジプス期 phallic-oedipal stage

　独立への欲求とわがままのため，親との軋轢（あつれき）や反抗，家庭社会や同胞との葛藤を起こす．異性の親への愛好があればエジプス状態といわれる．この愛の発動が罪の意識を起こしてこの愛好を抑圧したものは**エジプス・コンプレクス** Oedipus complex となる．自己の性器をいじり親に叱られ，女児に性器のないことを発見して，去勢恐怖 castration anxiety を起こせばあとで神経症の原因となり，女児は陰茎羨み penis envy, Penisneid を起こして劣等感を来たす．この年頃から社会的道徳的規制ができ上って欲求を抑える．これを**超自我** super-ego, Überich という．親を所持することは放棄されるが，親と同一化 identify し，親の権威を自己の中に取入れて超自我の中核を作る．そして同性の親との同一化により，性器を露出していばったり，小便競争をしたり，お医者さんごっこをしたりする．またこの年頃は質問が好きで同じことを反覆質問する．思考は魔術的アニミズム的

で，空想と現実とを混同する．

　以上で精神分析的な説は子供のときの精神性欲的 psychosexual な性質が将来の種々の性質の原型となること，精神障害によって精神の退化が起これば幼児のときの精神性欲的な性格が現れてくるということを説いている．

　5歳　　学校前期，潜伏期 latent stage

　感情や欲求の嵐は一応ここで静まり，羞恥心が出て欲求を抑え，性的興味は青春期までおさまる．活動空間は家庭内から外へ拡がり，幼稚園に行き，同年配の子供と遊ぶ．空想はお伽噺，善悪に集中し，遊びには規則が出てくる．現実生活に適応するために原始的本能的欲求を抑える．

　6歳　　学齢期 school age

　学校は児童に学業と組織内への組入れを要求し，児童は新しい権威と競争相手との関係の中でそれに適応し，また自己を主張して行く．身体的には第一の形姿変化 Gestaltwandel の時期であるが，身体的成長と精神的成長の速さがくいちがうことがある（促進 acceleration と遅延 retardation）．成長のおくれた児童には学校は荷が勝ちすぎ，自信を失ったり，反抗したり，嫌ったりする．

　成熟期 maturity

　11〜12歳の青春前期 prepuberty，13〜16歳の青春期 puberty，17〜19歳の青年期 adolescence とに分ける．内分泌や生活史や体験反応や社会的風潮が心理的成熟を左右する．青春前期には親や異性に対して愛と反発の両価性 ambivalent な軋轢が起こる．少年は集団を作り，厳重な規則や儀式や勇気試しなどをやり，少女は秘密な友情を結び，この集団形成は同性愛的な傾向を持つ．青春期の精神性欲的成熟では性器的なところがまず初めに出てくるので，欲求の目標がまだ明らかでなく，同性愛や自慰に走るが，今日ではこの年齢に異性間の遊びも増えてきている．神経症的に防衛機構が働いてこういう時期への退行が起こると，露出症や同性愛やサド・マゾヒズムが現れる．自己の主体性を得ようとするために，古い権威を否定したり，伝えられてきた価値に疑問を起こしたり，新しい指導像を求めたり，引込んで思索に耽ったり，冒険を求めて無謀な活動を行ったりする．青年期には落着いて安定してくる．主体性も確立され，柔軟になって環境社会と調和するようになる．以前は青春期は内向的で，理想主義的で，絶対を求めたが，今日ではイデオロギーへの懐疑があり，いかなる参加 engagement も控えて，むしろ現実的な心構えを取り，外向的で，即物的で，幻想がない．周囲や自己への自信のなさは感情的，知的に発散されずに，運動的に発散されて，音楽やダンスに凝ったり，車をとばしたりする積極的な冒険をするか，あるいは幻覚剤などの危険な薬を用いる消極的な冒険に走る．

成人期 adult stage

成人期の初期には外向的活動が始まり，社会的職業的に上昇しようと努力する．種々の可能性に賭けるよりも，実現可能な目標に限って努力する．葛藤は職場，家庭の人間関係から起こりうる．成人中期には職業的に安定するが，達成された状態に幻滅を感じたり，上昇の見込みのないことに失望したりして葛藤が起こる．子供が大きくなると思い通りにならないのでそこで欲求不満，悩みが殊に母に現れる．**更年期**には生物学的な機能の退行を示し，体力は減り，ストレス状況に感じ易くなり，うつ病が起こり易い．

老年期 old stage

趣味的な副業があると主業からの退陣は容易であり，そうでないと**退職ショック**の転機が訪れ，抑うつが多い．新しい目標を持ったり，若い世代と接触したりすれば孤独や消極性から免れうるし，環境世界に生起することへの関心も保たれる．**老人**になると活力 vitality が減ると共に記憶が減り，運動が遅くなり，元来の性格が極端化し，考えや感情の方向を変え難くなり，習慣に固執し，自己中心的になる．今までの生涯の回顧と，来るべき病と死の期待が今後の生活方向を定める条件となり，諦め，不平，鈍麻，孤独化に陥るか，あるいは今までと今後の生活を肯定して悠然として老境に入るかということになる．

§7. 精神力動論

A. 精神の構造

精神力動論 psychodynamics, Psychodynamik というのは，今日では主として精神分析で，精神諸現象を精神の諸部分の相互の力の関係から説明しようとする試みで，その各部分は意識と無意識，**アレ** id, Es と**自我** ego, Ich と**超自我** super-ego, Überich であって，これらが力を及ぼしあって今ある精神現象がいかに意味を持って，状況に適応してうまくやって行くように起こってくるかを考える理論 theory である．それによると精神は私の知らない，無意識なアレと，私の知っている自我と，自我から出たがやはり無意識になってしまって私を越えている超自我の三層に分けられる．アレは私の儘にならない，野生の原始的な欲求，生まれたままの精神的エネルギー全体である．自我と超自我は成長につれてアレから分化してくる．自我は意識的な私で，現実の環境と交渉対決し，状況ととりくんで

折合いをつけてゆく．超自我は善悪とか社会の掟とかいう批判的な検問機関で，アレ 社会的に受入れられない欲求の表明を抑える．自我はアレと超自我の闘争の調停者としてはたらく．自我の発達が弱くてアレの衝動と超自我の統制を妥協させられないと，自我は葛藤を経験する（ニーチェのツァラトゥストラから）．

B．動機づけ motivation

人間を行動に駆り立てるのは，飢えのような内部の推進力と，食物のような外部の誘発力であり，動機づけられた行動というのは，内外の力で触発されて目標を得ようと努めることで，目標が達成されると動機づけの緊張が弛む．最も根本的な欲求 desire, appetence, Trieb は飢え，渇き，睡眠，性，攻撃などで，この一次的な要求が社会的な契機や，成熟途上の学習過程の影響の下で，権勢欲や所有欲などの二次的な動機づけへと発達する．動機のある行動様式，努力，態度，習慣，興味，主義などは精神の各層から左右される．アレの中の原始的精神的エネルギーは**リビド libido**（libet = it pleases）という欲求であるが，これは元来性欲であると精神分析は見る．これが変形されて文化的努力にまで高められれば**昇華 sublimation** という．たとえば児童愛 paedophilia という異常性欲がもっと高い水準に転位されて，熱心な児童教育というように変れば，この昇華を中和 neutralization とか非性化 desexualization というが，教育熱心な人を皆それは元来児童愛という異常性欲者だと解してよいかどうかは好みの問題である．

C．葛藤 conflict, 防御 defense, Abwehr

相反する諸欲求や，個人の要求と外界から押しつけられる要求とのくいちがいによって衝突や争いが起こると葛藤であり，自分の要求が満たされないと**挫折，欲求不満 frustration, Versagung** が起こり，不安はその信号である．この葛藤を克服して解消する試みを**防衛機構 defense mechanism, Abwehrmechanismus** といい，これには健康なものと病的なもの（個人の生活に迷惑になるようなもの）とあるが，いずれにしても個体と環境との対決，和解，協定である．この解決方法には十分満足すべきものも，一応まにあわせのものもある．葛藤から生ずる不安は多くは抑圧 repression, Verdrängung と退行 regression によって防がれる．**抑圧**というのは，受け入れない欲求や状況が意識から遮断排除されて，一見忘れられたようになることで，例えば自尊心の強い人は恥ずかしい経験を「忘れて」しまう．しかしこの抑圧されたもの（**コンプレクス complex**）は無意識のしこりとなって残り，これは無意識の中でじっとして居られず違った形をとって突出すれば，神経症の症状である．例えば自分ではわけの分らぬ震えという身体症状となって突出すれば，抑圧されたコンプレクスの不安が**転換 conversion** された

といい，この症状は見る人が見ればコンプレックスを象徴的にあらわすのであって，すなわち象徴的症状からもとのコンプレックスを読みとれる（**解釈** interpretation, Deutung）のであり，またこのように象徴的に発現することによって現実にそのまま突出できないやるせないしこりのコンプレックスは，まがりなりにもまにあわせの発散解消 abreaction, Abreagieren がでて，ほっとするのである．このような過程の各節は意識されずにひとりでに行われて心の悩みを和げるので，防御機構といわれる．**退行**というのは人間の発達の早い時期に戻って不安や葛藤を防ぐことで，例えば不安を起こす外部の対象をしめ出して自己の中にひきこもるなら，幼児の自己愛 narcism, narcissism と同様のものと考えられる．統合失調症の自閉もこのようなものに見える．**同一化** identification という防御機構では他人の性質が自分の中に**取入れ** introject されるのであり，例えば父の圧倒的な権威を恐れるときそれを自分の中に取入れて超自我にして自分のものにしてしまえば恐れは消えるものの，絶対的に消えるものではなく，自分の中で欲求と争いを起こすようにもなる．同一化は幼児が口で物を自分の体の中に取入れること incorporate, einverleiben と見れば一種の退行でもある．**投射** projection という機構では受入れることのできない欲求は自己に属するものでないとされ，環境世界の中の他の人に帰せられる．自分の恐れを他人によって脅かされるというように外部のせいにする幻覚や迫害妄想がこれである．不安のある観念は観念だけ不安から切離して孤立させれば，その観念だけがひとりでに浮かんできてうるさくはあるものの，不安はなくなっているので，この方が堪え易いと解するなら，強迫観念の解釈である．以上のように神経症的でない，健康な解消方法は，葛藤を自己のものとしてすんなり認めて引受け，意識的に肯定するなり，冷静に熟慮の上否定するなりすることである．

§8. 夢

夢 dream, Traum は睡眠中に意識される精神活動で，外界の認識はないか僅かの感覚的なものが誤って感じられるくらいで，表象されたものが夢の現実全体を作っている．睡眠中に夢が現れると脳波に覚醒時のような形の波が出，また速やかな眼球運動が起こる．このような夢の出現は一晩に5回ぐらいである．朝方には眠りが浅く夢が多くなり，その頃の夢が覚醒後思い出される．8時間眠ると1時間半位夢をみていることになる．夢が全部このようなものと限らず，ごく短時間に長い夢を見てすぐ目が醒めるものもあり，これは外部刺激にもよる．夢をみ

ることは精神的健康を保つのに必要であり，夢を見させないようにすると（**夢遮断** dream deprivation）神経症になる．夢をみないという人は忘れるのか抑圧されるのかである．睡眠中のじゃまな感覚は象徴的な夢に変えられて睡眠が覚醒しないように守られる．生まれつきの盲目の人は視覚的な夢を見ない．

夢は精神的内容，殊に無意識のコンプレクスを象徴的に表わす．夢は平生気づかないコンプレクスを表わして見せるのであるが，形をかえて，コンプレクス内容を象徴的に表わすので，その象徴夢から無意識の願望や不安が何であるかを知るのは解釈 interpretation, Deutung で，人によって種々異なった意味づけがされる．蛇を壺に入れた夢をみると，蛇は男性器の，壺を女性器と解して性欲の表現とも解され，蛇は智慧の象徴であるから賢くなりたいという希望とも解され，蛇は恐れをあらわすので恐れをとじこめてしまいたいという欲求とも解せる．コンプレクスはいつも発散解消されたがっているので，夢に象徴的に発散されても精神的健康を保つのに役立つ．また夢は人間共通の原始精神（神話や伝説やお伽噺）と関係があり，人類の原始的な精神的内容を示すものとも解される．

催眠 hypnosis は実験的に起こしうる睡眠に似た状態であるが，極く限られた外界との交通が保たれているので，一種の意識狭窄であって，施術者と患者との間に精神的な連絡が保たれ，催眠中にコンプレクスから出る言動があるので，催眠によってコンプレクスを探すことができ，催眠中に施術者が命令すれば，あとで覚醒した後に，自分では意識せずにその命令に従って行動している．脳波上では睡眠波は出ない．催眠状態の時に暗示的命令によって，感覚を遮断したり，平生追想しえないことを思い出させたり，複雑な行動を自動的に起こさせたり，暗示的に条件づけたりすることができるので，精神療法として，ことにヒステリーに対して用いられる．暗示とはそれと気づかないような命令に知らず知らずに従わせることである．催眠様 hypnoid の状態は**感覚遮断** sensory deprivation, sensorielle Deprivation や LSD などの毒素によっても起こされうるし，**洗脳** brain-washing, Hirnwäsche，**教化** indoctrination もこのようにして行いうる．古い考え方や見解を排除して新しいものを強制的に植えつけることである．

2 心理派の精神医学

§1. 心理的な見方

　第3編では精神障害を身体的基盤から眺めた．精神障害は一方では身体的基盤から起こってくるが，これは器質性精神障害である．他方では精神障害は精神的動機から起こってくるが，これは心因反応性精神障害である．そして器質性精神障害は身体の方を治療すれば治るはずであるし，心因反応性のものでは身体の方を問題にするのは本質的でなく，せいぜい鎮静剤を副次的に用いるだけであって，動機の解消や環境の変化や本人の心構えの改善をもたらすことを目指せば治るはずである．この両者の中間に原因不明の二つの精神病が位置する．すなわち統合失調症と躁うつ病である．

　身体派の人 Somatiker は統合失調症も身体的疾病から起こってくるものと証明しようと努力しているが，その目的はまだ達せられない．人の精神活動は脳を基盤としていることは確かであるが，脳のいかなるはたらき，いかなる物質的過程なのかについてはほとんどわかっていないので，精神的なものを脳の物質的過程に置き換えて見ることはできない．このことは心因反応的精神障害にも当てはまる．そして器質的な精神障害と反応的な精神障害の根本的な差はどこにあるのかというと，一方では脳の病的過程から精神障害が因果的に起こってくると認められること，もう一方ではそういうものがなくて，精神的動機から了解しうるように，意味ある如くに精神障害が起こってくると認められることである．

　ところが困ったことには，心理的活動にはいつも身体的過程が随伴していたり，あるいは動機が必ずしもたやすくはつかめなかったりするのである．随伴する身体的過程があるために身体病のように見えたり，動機との了解的関係がうまくつ

かめないと動機がなくして起こってくるように見えたりするが，しかしそれでも身体病ともいえないので，何とかして動機を見つけ出そうとする．神経症やヒステリーでは，こうやって動機を求めてゆくと，身体病と思っているとその実心因性反応としなければならなくなったり，動機が見つからない時には何とかして動機を見つけるために，当人が心当たりのない動機を持ってこなければならなくなったりする．すると原因不明の統合失調症も心因性反応に入るのではないかとの見方も可能になる．これを**心理派の人** Psychiker の見方という．

　神経症やヒステリーの患者の動機を探ってゆくと，当人もそれが今の精神障害の原因だとは気づかず，また平生はっきりと意識してそれについて悩んでいるのではないような動機が今の精神障害の原因であると思えることがある．なぜこれが原因と認められるかというと，この動機は今の精神障害と了解的な関係にあり，その動機を処理し解決をつければ精神障害はなおるからである．このような動機がどうしても見つからない時にはどうするかというと，本人が全く動機として意識できなくなっているようなものを動機として認めるのである．例えば幼時の経験で，成人してからは思い出せなかったり，思い出せても何の意味もないと思えるようなものを，解釈者は他の症例では意味があったという経験から，あるいは人間の精神は元来こうであるのだというきまりがあるという意見から，動機として認めるのである．その上この動機となる経験は無意識の中にあって，そこでじっとしているのでなくてはたらいているのであり，そのはたらきは意識の中へ出てくるが形を変えて出てくるので，無意識の中にそのようなものが潜んでいるとは思い至らないのである．この形を変えた出現はどんな形でもよいというのではなく，よく見れば動機を何とかほのかに表わすようなもの，象徴的に表わすようなものであり，その象徴を解読すると無意識の中の本当の動機がわかるのであるが，この象徴の解読はひとつの解釈，かなり勝手な意味づけで，誰もがそう解釈するとも限らないようなものである．

症例　ある家婦がバラを栽培している．その家婦には子供がない．暇だから退屈しのぎにというのはごく浅い動機で，これなら誰にも了解できる．しかし無意識の中では，この婦人は子供を欲しがっているが，この願望は達せられそうもない．それを我慢しているととてもやりきれないので，無意識の心が安定を得るためには何とかして曲りなりにも一応の満足を得なければならない．それでバラの栽培をする．そうすると一応満足が得られる．なぜバラを植えるのか．それはバラはどんどん殖え，花もたくさん咲くので，多産の象徴であるからと解されるからである．この婦人は子供を

たくさん欲しいということをこのようにして曲りなりにも実現して満足しているのである．この心理的過程を本人は意識していないし，そうなのだと説明してやってもそうだとは同意しまい．しかし何かの拍子にこの婦人に子供ができるとバラの栽培をやめてしまう．本人は赤ん坊の世話に忙しくて暇がないからというものの，これは意識内のことであって，無意識ではもうバラは要らないのである．

このように解するといかにももっともらしい．しかし子供のたくさんある婦人は決してバラの栽培をしないわけでもないからその時にはどう解釈するのか．意識的には子供が多くて忙しいが，バラも好きだから植えるのだという．無意識的にはバラを植えておのれの多産を誇っている．おのれの素晴しい生殖力を誇示しているのだといえば了解できる．しかしこのようにいえば誰が何をしようと何とでも了解的にいえることになる．心理派の考えにはこういう曖昧さがつきまとうが，人間を心理的了解的にみる時にはこれはどうしようもない．自然科学的因果的に解決がつかないのである．

子供のない婦人がバラも植えずにいればどうなるかというと，やるせなくて神経症になるであろう．しかし神経症もまたこれでひとつの意味があり，神経症を起こして一応悩みの解決をつけているのだと考える．神経症という病気の症状のようなものも曲りなりにも欲求の満足を表わしているのである．この婦人が神経症になり月経不順を起こし，長い間月経がないといえば，それは月経がなくなること，すなわち妊娠を無意識に望んでいるからだと解し，この婦人は月経不順によって一応の満足を得ているのだと解する．この解釈は誰もが納得できるかどうか怪しい．神経症の症状の意味づけには一般にこのようなところがある．

動機がうまく見つからないと，生活をどこまでもさかのぼって行き，遂に幼児期に何かを見つけようとする．近頃は神経症にしても，統合失調症にしても，幼児期に親子の間の**人間関係** interpersonal relationship, zwischenmenschliche Beziehung に親密さ，近さ，暖かさ，心と心の交わりがないために，真の二人的 dual, zweisam な，共同存在 Mitsein 的な関係が欠けているため，その子供の生成の歴史に重大な障害をきたし，円満な自由な発展ができず，いつまでも子供の世界に結びつけられており（退行），人間同志の真に親密な**我と汝** Ich und Du という**汝的** duhaft な**出会い** Begegnung ができなくなるのであり，このような人間は社会的な適応ができずに神経症的な反応を起こしたり，性格異常になったり，さらに激しければ現実を遮断してしまうが，これは統合失調症的世界で，この世界では実現できな

かった生活の可能性を統合失調症の症状として一応満たしているのだと解する．

> 症　例

31歳の男子，母の叔父はおそらく分裂(統合失調)性の精神病に，母の弟は妄想性の精神病に罹った．患者はひとり子であり，父と母は患者が3歳のとき別れ，父の許で育てられたが，父は厳格な権柄ずくの人で患者に自由がなかった．継母には子は生まれなかったが，患者は親しまず，ひそかに父に対して強い攻撃的な気持を持っていた．子供の時には臆病な引込思案な子で学校の成績もあまりよくなく，友人もなく，年頃になっても女性を軽蔑し，親しい異性の友人もできなかった．学校を出てからもぶらぶらして父の厄介になって居り，悪友とパチンコをしたり，飲みにいったりするような生活を続け，父は市の助役をしていたので，その骨折りで市役所の吏員となったが，親しい女性もできず，酒の上で悪友と娼婦に接し，梅毒に感染したので，一応の治療はした．役所の上役はやかまし屋の薄情な，彼の父と似た人間であったので，勤めはおもしろくなかったが我慢してやっていた．数年して汚職事件があり，彼もそれに連坐し，未決拘留中証言があまり食い違うので，調べると進行麻痺であった．熱療法をしたところ，治療後幻覚妄想状態となり，上役が警官を使って自分を見張らせているとか，昔やった自慰を非難して，そういう奴は死刑になるといってくるとか，女の声で今度父より偉い市長になれると励ましてくれると述べた．止むをえず電気ショックを数回行ったが，同時に精神療法も行い，この状態は結局父に対する隠れた攻撃がもとで，それが今までの生活史を貫いており，そのために失敗が多く，いつまでもしっかり独立できないで子供の状態に留まって退行しているのであり，幻覚や妄想はひそかな恐れや希望の空想的実現であるとし，新しい生活に入れるように指導してやると，次第に精神状態は改善され，退院後勤務もうまくいくようになり，2年ほどして幸福な結婚もして順調な生活に戻れた．

このような症例に対して，身体派の人は，梅毒に罹ったのは偶然であり，進行麻痺になったのは体質によるものであり，幻覚妄想状態になったのは脳幹のどこかの侵害，あるいは脳の機能退行によるのであるか，または遺伝的に統合失調症の素質があるからであり，それで電気ショックが効いたのであるとする．心理派の人は，幼児の親の愛の欠乏から性格が曲り，女性と真の結合的関係に入れず，そのため娼婦に接するような人間となり，困難な場面でうまく進行麻痺が起こって刑を逃れ，その後幻覚妄想状態によってその困難と

満たされなかった本当の希望を表わしてかりそめの，間にあわせの満足をしているのであり，それを精神療法によって正道に連れ戻したのであると解する．器質的精神障害の中で最も典型的な単位疾患である進行麻痺でさえこのように心理的に解釈が行えるのであるから，統合失調症のように原因も，身体的基盤も，単位疾患かどうかもわからないものについては，なおさら何とでも解釈できよう．この二つの見方のうちどちらが正しいかというのではなく，人間は物質的にも精神的にも見られるものであるというのである．身体派の人が体質とか素質を持出せば，それは無意識のコンプレクスと同じくらい頼りない説明法であろう．

§2. 深層心理学

精神障害を見てそれがどうして起こって来たかをみる時には，心理的には一番奥底にある心理的なものから了解されるように起こってくるとみたいが，その一番奥にある心理的なものは，人がはっきり意識していないものであるようであり，そのような無意識の深層があるとしてこれを基として種々の精神障害が起こってくるとみるのを深層心理学 depth psychology, Tiefenpsychologie という．

A. フロイトの精神分析

フロイト Freud とブロイアー Breuer は前世紀の末葉にヒステリーの研究から，強い感情を伴う経験を抑えつけておくと，その経験は意識されなくなるが，無意識の中に潜んでいて，その経験を象徴的に表わすような形となって意識に現れて来，これがヒステリーの症状であり，患者自身はこういう経験があったことも，これが基となってヒステリーが起こってきたことも自覚しないのであるが，この基となる経験は催眠術によって見出しうるものであり，それを患者に意識させてそこに籠っている感情を正しく発散させれば，ヒステリーの症状は消失すると考えた．

フロイトは人間の精神活動を意識的なものと無意識的なものとに分けて考え，無意識的なものは無意識の中でも活動を行っており，無意識的なものは意図的に心に思い浮かばすことはできない．この無意識的なものには本能的なものもあり，元来意識的だったものが都合が悪いので，無意識にはたらく抑圧という力で無意識にさせられたものもある．本能的欲求は自我の意識的な力の及ばないものでア

レid, Esといわれる．抑圧するものも無意識となった，外界から教育や宗教や社会の掟によって押しつけられた規律で，これが盲目的なアレを検閲して，意識に上らせたり，抑えつけたりするのであって，これを**超自我** superego, Überichといい，この二つの力の間に**自我** ego, Ich の意識的な精神活動が操られている．超自我とアレにはいずれも力があって（力動論 dynamics），アレの原始的盲目的な力が出現して自我を動かしては，自我の社会的存在に困難をきたすときには，超自我の道徳的な力がはたらいて抑えつける．アレは性欲の如き原始的な欲求で，快を求め不快を避けるという原理に従っているが，人間の社会生活にはこれだけでは困るので，その出現が抑えつけられる．抑えつけられてやむをえず無意識の中に残っているものは**コンプレクス** complex という．

　子供は成長の過程で両親や社会から教育や罰を受け，その教えによって不当とされる要求に対し自ら罰するようになり，こうして超自我ができる．本能的原始的欲求を**リビド** libido といい，これは性欲的なものと考えられる．そして子供にもこういう性欲があるとし，口や肛門は食べたり排泄したりするはたらきのほかに性的快感を持つのだといわれる，これは異常性欲の存在からの類推でもある．子供の性的発達は初めは口の快感，次に肛門の快感の時期を経るが，これは自己のみで相手なしに求められる性的快感であって，自己愛 autoeroticism といい，この時期を過ぎると他人に性欲が向かう．しかしこれも先ず異性の親に向かうものであり，これも非道徳として抑えられるのであるが，これをエジプス-コンプレクス Oedipus complex という．リビドはある発達段階に止まって先へ進まないこともあり（固着），発達したリビドが前段階へ戻ることもある（退行）．異常性格，異常性欲，神経症，統合失調症の諸症状はこの固着や退行で説明される．

　無意識の欲求の迫り上がる力とそれを抑圧する力との争いによって，いい違いなどの現象が起こる．超自我に反抗すると自責や罪過感や劣等感や抑うつが生ずる．無意識の欲求は実現されたがるが，それを抑えようとする傾向と争って，何とか許してもらえる形に姿を変えて意識に現れるのが，いい違いや夢や精神障害の症状である．抑えて全く現さないと心はやりきれないので，コンプレクスを形を変えて現してやっと凌ぎをつけるように心はできていて，これを心の防御機構 defense mechanism, Abwehrmechanismus という．無意識の性欲はうまくゆけば事業や遊戯や宗教など価値の高いものに転じて人間の社会活動のエネルギーになると解され，これを**昇華** sublimation という．しかしうまくゆかぬと病的症状となって現われ，これは神経症やヒステリーである．神経症で身体症状となって現れれば**転換** conversion というが，このようなものでもコンプレクスを象徴的に現しているものと解される．このコンプレクスを象徴から解読して意識に上らせて，

それに対決して処理させ**発散解消** abreact, abreagieren させて神経症を治すのを**浄化** catharsis という．ある心因に対して種々の反応を起こすことを，防御機構には何種類もあるという．それを列挙すると，**抑圧** repression, Verdrängung では受入れられない欲求や状況は意識から遮断され，一見忘れられたようになる．すると抑圧された欲求，コンプレクスは象徴的な形となって現れ，本人はそれがもとの欲求とは思えない．それでも形をかえて現れただけで無意識の心は軽くなるので，間にあわせの発散解消となる．**転換** conversion, Konversion ではコンプレクスは身体症状となる．**転位** displacement, Verschiebung では欲求の目標が似た別の対象となる．**退行** regression では発達早期段階に戻って不安や葛藤を防ぎ，例えば統合失調症では対象は自己だけになり，外の物を遮断して乳児の自己愛の状態になる．**同一視** identification, Identifizierung では他の人間の性質を自分のものとする．父の権威を自分に取入れて超自我を形成するごときである．**投入** introjection では口で物を取入れて同化するように，他の人間を自分の中の性質とする．**投射** projection では受入れられない欲求は自分に属するものとされず，まわりにあるものとされる（幻覚，迫害妄想，させられ）．**取消** undoing, Ungeschehenmachen ではある感情や行動を起こさなくすることで，例えば強迫のようにある行動の反復により；避けたい感情や行動が入りこめないようにする．正常では葛藤は自己の中に取り入れて対決し，肯定するなり否定するなりして処理をつける．これらの諸機構の型は生物学的機械的に刺激と反応の公式で作られたもので，普通の心理学の言葉では心因性反応にいろいろの型があるというところを，いろいろの型の防御機構で刺激に対抗して心を守るというのである．

コンプレクスを見出して処理するのが本来の精神分析の意味であって，これには**夢の解釈** dream interpretation, Traumdeutung と**自由連想** free association, freie Assoziation によって，夢の中でコンプレクスが象徴的に現れるのを解読したり，自由連想でコンプレクスにぶつかると連想が途絶えるのを手掛りとしたりして，抑えられた経験を思い出させる．分析中患者が抵抗するなら，コンプレクスが意識化することを無意識的に防御するのだと解する．患者が分析者に愛または憎しみを抱くのは心の接触ができて分析がうまくゆく基となるが，この感情も患者が子供のときに親や同胞に向けた感情の再現であると解され，その感情が分析者に**転移** transference, Übertragung を起こすものとされる．コンプレクスが衝動的爆発となれば**行動化** acting out, Agieren で，やつあたりのようなもので，分析の妨げとなる．

幼児性欲の発達のいかんにより後年の性格特徴が定められると解される．口器性欲というのは幼児が乳を吸うことによる欲求の満足で，吸乳が満足に行われた

か否かにより，前者では自由，楽天的，後者では要求的，短気，悲観的になる．肛門性欲は排便の快感であるが，次のようないくつかの場合が生ずる．1）小児が両親にきれい好きと思われたい．2）母が子に排泄の規則正しさを要求し，子供の超自我に几帳面さを要求する．3）排便の快感は滞便によって高められるので排泄を拒むことがあるが，これは自我の最初の現れである．これから，けち（滞便はものおしみ），個人主義（排便の自由を犯して規則に服したことを悩み，自分は他人から干渉されまいとするようになる），サディズム（滞便の苦痛と結びついた快感）が説明され，きれい好き，几帳面，意志強固，禁欲主義などの性格も，肛門愛の変形や昇華から説明される．これをこじつけと思う人は精神分析の徒でない．処女降誕と復活を信じない人はキリスト者ではないのと同じである．

夢の象徴的な形の解釈として，家は人，王と女王は両親，水は出産，列車旅行は死，衣服は裸体，杖や樹や刀や銃は男性器，穴や箱や瓶は女性器，登山や旅行は性交の象徴である．夢をみることによって現実に満たされない願望は一応満たされ，一種の調節作用が行われるのであって，夢もみずに熟睡できるということはなく，夢をみるから眠れるのであって，夢で無意識の蓄積が発散しなければ，悶々として眠れるどころではなくなるのだといわれる．子曰く，甚だしいかな吾衰えたるや，久しいかな吾復た夢に周公を見ず，といっているのも，心に何もトラブルもなくなって悟りが開けて夢をみないというのは心が衰えた証拠で，夢をみる位でなければ健全ではないというのであろう．

神経症では昇華がうまくいかず，抑圧されたものと抑圧するものとの間に激しい争いが起こり，コンプレックスは形を変えて現れるにしてもそれは神経症の症状となって苦悩するのであるが，超自我はその人が苦悩すれば満足なので苦悩しても意味があるのだとする．神経症の不安はコンプレックスの放出による危険の恐れである．神経症では現実に処するリビド（エネルギー）が少なくて未発達のリビドが過剰になっているが，これが動き出そうとすると危険なのでこれが不安となって報知される．そして発達段階の低いところに退行してそこでリビドが発散される．統合失調症ではリビドは自己愛の段階に退行して発散され，迫害妄想はあまり強くなった同性愛的衝動に対して反動形成という防御機構が活動して私は彼を愛するを彼は私を憎むとすることにより，超自我の許さない同性愛にけりをつけるのである．自閉は自己愛に耽った状態である．うつ病では失われた性的対象に対する復讐や攻撃が同一視によって対象を自己の中へ投入するというややこしい過程の防御機構がはたらき，それを攻撃するので自責が起こるのだというが，これはひどくややこしいこじつけのように見える．精神分析の治療は抑圧されたリビドを探し出して満足させるだけでなく，意識的なコントロールと昇華への可能性の

道を開いてやることである．

　フロイトの精神分析にはいろいろの見方が極端化されて含まれる．すなわち了解の極端化（フロイト心理学は了解心理学であり，解釈学 hermeneutics であるが，相当無理な意味づけで，こじつけのように見える），環境の作用が重く素質は白紙であること，幼時の最初の経験が人の一生につきまとうこと，精神発達の段階と退行，精神病まで神経症とみること，エネルギーあるいは二つの対抗力による力学的説明などである．この説明，解釈は人によってまちまちで，何と意味づけることも可能なので，精神分析のいろいろの流派ができる．神経症は何と意味づけてみても治りうるものである．科学というより一つの信仰のようなものである．フロイトは自分の性欲説に異を唱える異端者は破門した．

症例　ブロイアー *Breuer* はウィーンの上流家庭医で神経学者でもあり，三半規管の作用の説明の学説にマッハ-ブロイアー学説がある．彼はフロイトの先輩で，1880年の彼の最初の症例のヒステリーは次のごとくである．アンナ・O嬢（ベルタ・パッペンハイム），21歳，2年前から腕の麻痺，嚥下困難，時々交代意識様のもうろう状態を起こし，この状態ではとぎれとぎれの独語で，彼女の慕っていた父の重病の看病中のことを表現するかのごとき意味が聞きとれ，自己催眠でこの状態に陥ることが見られたので，ブロイアーは催眠によってこの状態を招き，この娘が母と共に父の死ぬまで看病に専念したが，途中でこの娘は病気になって看病ができなくなり，父を見殺しにしたと非常に罪の意識に悩んだことがわかり，催眠術を反復しているうちに覚醒時にも看病中のことが思い出せるようになると，ヒステリーは軽快した．父の看病中うたた寝をして父のところに蛇が来たので追い払おうとしても腕が動かなかった夢をみたことを思い出すと，腕の麻痺は治った．嫌いな婦人が自分の食器から犬に水を呑ませるのを見ていやな感じがしたことがあったのを思い出すと，嚥下困難が治った．ブロイアーはこの治療法を煙突掃除，浄化療法と呼んだ．ブロイアーが彼女の治療を熱心に続けるうちに彼女はブロイアー（40歳）を慕うようになり（感情転移），ブロイアーの妻が嫉妬するので，ブロイアーが治療をやめると，彼女は想像妊娠でブロイアーの子を孕み，陣痛まで起こしたので，ブロイアーは逃げ出してしまった．彼女は数年間サナトリウムで過ごして治癒し，生涯独身で，有名な社会事業家となり，戦後その記念切手が出たほどである（昇華）(1859〜1936)．

　フロイトは子供のときの性的経験がコンプレクスになってあとで神経症になっ

たときに現れてくると考えるのであるが，子供の時の経験としてはエジプス-コンプレクス Oedipus complex ないしエレクトラ-コンプレクス Electra complex（異性の親への愛と，その時の同性の親からの罰），去勢不安 castration anxiety, Kastrationsangst（男の子が父に陰茎を切取られる心配），陰茎羨望 penis envy, Penisneid（女の子が自分に陰茎がないことに対する男の子へのうらやみ），原光景 primal scene, Urszene（両親の性行為を見ること）などの経験を重視する．

B．フロイトの亜流 epigone

　　フロイトは精神的エネルギー，リビドの根本的なものを性的なものと考えたが，その弟子のアードラー *Adler* は権力への意志 Machtstreben（ニーチェ）が根本的にあるので，自分の劣等感 feeling of inferiority, Minderwertigkeitsgefühl を克服して優越性を誇ろうとする自己顕示欲 Geltungsbedürfnis が起こり，これがうまくいかないと劣等コンプレクス inferiority complex となって神経症になるとする．ユング *Jung* は無意識的なリビドは創造的な原動力となるとか，個人的な無意識より更に古い人類普遍の集団的無意識 collective unconscious, kollektives Unbewusstes があり，これの象徴的表現を原型 Archetypus とし，これが神話や夢やお伽噺や神経症，精神病の内容となって居るのである．人間には内向 introversion と外向 extraversion の二つの傾向があり，外向ではリビドが外に向かい感情が意識的，理知が無意識的になって居り，内向ではその逆になっているから，外向型で理知を要する生活場面にぶつかり，内向性で感情を要する場面にぶつかると，神経症になり，リビドが無意識の内へ沈んで退行して，古い原型が現れてくるのだという．

　　アメリカの精神分析派は新精神分析 neopsychoanalysis と称し，サリヴァン *Sullivan*, ホルナイ *Horney*, フロム *Fromm* らは人間関係 interpersonal relationship の困難を根本的なものとする．人は他人と作用対決し合い interact ながら，その文化を受入れること acculturation が必要で，幼児の成長は社会の文化を学習して次第に自己を確立してゆかねばならないのであり，この適応が困難になることを神経症の根本にもってくる．治療は患者との直接の交通に重きをおく．

　　ドイツではビンスワンガー *Binswanger* が現存在分析 ontoanalysis, Daseinsanalyse を唱え，人間の存在は根本的にいかなるものか，いかなる世界の中に存在するかということから，その存在の仕方の変化を根本的なものとしてそれから了解できるように諸精神障害の形を導き出す．彼はハイデガー *Heidegger* の実存哲学 Existenzphilosophie を基にする．人間の根本的な存在の仕方は世界の中にあること In-der-Welt-sein であり，他の人と共同に存在し Mitsein, 共同世界

Mitweltの中にあることである．また人間は自分でどうすることもできないものとして投げ出されて死に向かう存在であり，死は無で，それを不安が明らかにしてくれるが，人間はこのような真の存在の仕方から目をそむけて，人間の本当の存在がいかなるものか自覚しない一般人manとして堕落している．しかし人間は自らどうすることもできないものとして投げ出されていると同時に，これからこうなろうと企てる自由を持つ．人は企てることができるので未来の存在でもあり，投げ出されているので過去の存在でもあるので，人間の存在は時間的である．

人間は他の人との共同の存在において自己を超越して世界に出ている（exist=ex 外＋sto 立）のが，真に人間のあり方を自覚した存在なのであり，一人 solitary, einsam でない，二人 dual, zweisam 的な，我と汝 Ich und Du の，愛の世界であり，愛において人は真の存在となる．精神障害においては人間の世界の中における存在の仕方が変り，空間における存在，未来の企て方，時間性，に変化を起こすという基本から種々の症状が導き出される．

躁病ではその人間は現在と過去を失って根拠なく未来のみを企てている存在であり，うつ病では未来への企てを失った存在で過去にのみ係るので，何れも時間性の点で障害があり，またうつ病の不安は人間存在の根本不安 Urangst の自覚でもある．統合失調症では共同世界が失われ，迫害妄想ではこのような形でようやく人との共同存在を保とうとするのである．統合失調症にしても神経症にしても，いずれも幼児期に両親と真に共同の世界を持っていなかったために，長じても人との二人的な，我と汝という出会い encounter, Begegnung ができなくなったのである．神経症では人間の自由な発達ができずに子供の世界にとどまっているのであり，統合失調症では現実を喪失して，病的症状の中で，得られなかった生活の可能性を満たしているのである．いずれの場合にも幼児期からの生活史 biography, Lebensgeschichte から未来の企てられる世界の変化を了解的に起こすのであって，幼児期の環境，人間関係を重視することは精神分析と同じことである．治療は患者の症状を解釈して意味を見出し，患者の世界がいかに変ったかを明らかにし，その世界の中で患者と二人的な出会いをして精神的接触をつけ，そこから患者を健康な世界へ導き出すので，山の中で道にはぐれた人を無事に救い出すようなものである．これも結局は精神分析と同じことを哲学的な言葉でいっているのであり，共同世界の喪失は自己愛の段階への退行と同じことになる．

症例 14歳の男子，不潔恐怖，幼稚園のころ，朝父母の寝ている間にもぐり込んで寝ているうちに放尿してしまい，父にお前の汚いちんちんを切っちゃうぞと叱られた．小学校2年のときいつも自分の陰茎を

いじっている癖のある頭の悪い同級生を汚いと思い，遊戯のときにその子と手をつなぐのが憚られ，やむをえずつないだあとで手を何回も洗ったが，服まで汚れた気がした．中学一年のとき学校で下痢を起こし間に合わずに下着を汚してしまい，帰宅後母にみつかって裸にされ体中洗われた．その後自宅でも大便のときに汚物が飛散って下着に付着したような気になって下着をいちいち着替えねば気がすまず，次第に昂じて便所へ行くときには丸裸で行くようになった．止むをえず外出中に便を催したときには我慢して便所に入ったが，死ぬような思いで家に帰り服を全部替えねば気がすまない．

　田舎の町で先祖代々の荒物屋で，父は母のところへ婿に来たのであるが，怠け者の遊び人で，母とよくトラブルを起こし母に軽蔑され，店は母がひとりでとりしきって来た．患者も父を心の中では軽蔑して不潔視していたし，母は気丈で勝気でやかましく，六歳年上の姉になついていたが，姉が都会の大学に入って家を出てしまったので身の置場がなくなったように感じていた．姉は母に似てしっかり者であったが患者は気が弱く，おとなしく，勉強はよくできたが，母は父に似た性質の子だと思ってきびしくしつけた．

　この家族では父と母との役割が逆になって居り，恐るべき父も甘えるべき母もなく，母は恐るべき存在でこの患者は姉に母の役割を求めたがそれも失われてしまい，子供の正しい心の発達ができなくなり，肛門期時代に退行してしまい，便の排泄にのみ心を奪われ，父を不潔視して父を敬遠することが不潔恐怖となって現れたものである．肛門期に退行したというより肛門期から先へ発達しなかったかのごとく，思春期に達しても自慰もないし，学校の友人たちが下品な話をするときには避けてしまって，性的に潔癖であったが，父の身持のだらしないことに反撥したことにもよろう．

症例　25歳の男子，設計事務所勤務の建築技師，年齢より若く見える．半年前から知り合った女子学生と婚約しているといって寮の面会室に入り込み，何時間も頑張っているので警察に保護され入院させられた．父も建築事務所を手広く経営し，学校卒業後父の知り合いの事務所で修業中である．父は子供のことにかまわず，一人子なので母に大事に育てられたが，幼時から世話のやける子であり，人の前でおどけてみたりして目立ちたがる癖があったが，無精でだらしない所が多かった．知能はよく芸術的才能もあり，中学の時にフランス展を見にいってルオーの前で恍惚として30分も立ち尽したり，セザンヌの前で踊り上がったりしたが，絵を習いに行くと授業の終りまで我慢できずに動き出したり，喋ったりして続かなかった．エゴが強く，父に叱言をいわれても食ってかかり，中学のときも先生に叱ら

れて，校長のところへ文句をいいにいった．物好きで何にでも頭を突込み，うまくいかないとぷいと立って戸をぴしゃんと閉めた．父とはいつもうまくいかず，母は可愛がったが報いるところはなく，却って母の服装や容貌にいちいち文句をつけた．勤務するようになっても頭はいいが自負心が強く，自分の能力を過信し，傲慢なため，最初の勤め先では社長と衝突してやめ，次の会社に入った．

　しばらくしてある会合で一人の女子学生と知り合い，何か月か交際したが，あるとき娘はキスさせてくれた．けれども間もなく娘は男を避けるようになり，手紙を送っても封も切らずに送り返されることもあり，無理に会ってもすげない態度をとるようになった．しかしある日，彼は娘がそんな態度をとっても本当は自分を愛しているのだと，目から鱗が落ちたように突然わかった．口ではすげないことをいうのに目つきや身振りでは逆であると思った．ある友人が，君はおめでたいなあ，とこのことについていったのを，娘との婚約を祝うものだと思った．そして電話，訪問，無理な同行，贈り物でうるさがられ，ついに強引な面会要求で警察の厄介になることになったのである．娘によれば男の言葉は恋人に対するようなものでなく，といって暴力的な行為もなく，話は一方的な説得で，抗議しても意に介せず，本当の感情の動きが感じられなかったとのことである．

　入院後しばらくすると，本人はこのことをあまり問題にしなくなり，引きこもり，絵を描いたり，にやにやして皮肉をいったり，へらへら軽口をたたいたりしていわゆる児戯的な様子が見られるようになり，娘に時々手紙を書いては出した．娘は卒業後遠方に就職したので，この患者を退院させると娘の実家へ行き，会わせろとねばったが取合われなかったので，一応あきらめたようで，職を探して仕事についたものの，一か所に長続きせず，自らやめたり，周囲との釣合いを考えない妙な設計図を作って解雇されたりして，転々と勤め先を変え，娘に会えないのは娘の父が自分の両親を買収しているせいだとか，勤め先の主人を買収して自分の職を失わせ，悪評を立てるのだとかいっていたが，あまり真剣なところはなかった．そのうちに両親にいろいろ突っかかり，反抗するようになってやり切れなくなり，また入院させられた．今回はあまり不平もいわず，娘の話もせず，二，三回手紙を書いただけであった．病院では女の患者との共同作業のときには，なかなかの男前なので人気があったが，何人かにいい寄られても，自分にはもっといい婚約者がいるのだと尊大にかまえていた．作業は能率が上らず，怠け者で，すぐベンチの上に横になってさぼった．診断は破瓜病で次第に欠陥状態に陥りつつあるも

のとされた．

　自然科学的に見れば，元来心情欠如的，顕示欲的，分裂気質的な性格の人間で，少青年時代にしばしば生活に破綻をきたしかかった．恋愛事件が偶然始まる頃から破瓜病が起こり，一層自我的 egoistic（自閉的 autistic）になり，奇矯 ver-schroben, verstiegen な行動が加わり，妄想が起こり，次第に感情鈍麻，意欲減退の欠陥状態に陥ったものである．妄想の内容には患者の過去の経験や現在の状況が入り込みやすいものである．

　心因的，力動的に見れば次のようになろう．患者は一人子で，冷淡な父と過保護な母の間に我儘に育って，次第に人とまともな交わりができなくなって変り者になっていった．勤務もそのため円滑にいかなかった．せっかく心を引かれる女友達ができても，感情豊かに異性と接する術を心得なかった．軽率な女性が気軽にキスを許したことは災いであった．患者は女性のかりそめの態度をあまり真剣にとってしまって，元来の我儘な性格から身の程知らずに思い上がって，登りすぎて路が分らなくなり，出口のない谷底へ迷い込んで，うろうろと奇妙な行動を繰り返すようになってしまい（Verstiegenheit），孤独で助けようもない迷いの破滅（Verlorenheit）に陥ったのである．人間はひとりぼっち einsam ではなく，愛によって真のふたりぼっち zweisam になり，共同の人 Mitmensch の中へ登高没入 aufgehen-in することによって，自己の本性 Wesen から脱出 exsistere（ex 外に，sisto 立たす）して開いた視界 offener Horizont のある超自的開放存在 ekstatisches Offensein となり，忘我恍惚 Ekstase（ek = ex, sto 立つ）の喜びという真の人間性，真の存在 Existenz を得るものであり，自己の本性は他者の本体の中に登って没入 aufgehen-in してはじめて発展するのであるが，この患者は破滅，絶望，空虚の，逃れ路のない谷底に迷い込んでしまい，本体 Wesen を失って非体 Unwesen（非体，怪物）の奇妙な怪物になってしまったのであり，ただその夢の中には以前の希求がノスタルジアとして現れてくるものの，今の存在は非体的怪物 Unwesen として，暗い谷底にクルクルとうごめく蛆虫 Wurm としての存在となってしまっている．蛆虫というのはクルクル回るもの，クルった verwirrt 存在であり，クルクル回わる永劫回帰 ewige Wiederkunft の世界がクルった世界であり，そこで患者は同じことを反覆してクルクルねじれた verschroben 生活を送る．クルクル円いクルった世界には未来に対して開かれてあること Offensein もなく，過去の経験にこだわり続け，共同の人 Mitmensch の中に登って没入 aufgehen-in することもないので自閉的となり，共通心性 sensus communis がなくなり，狭い私的心性 sensus privatus に閉じこもっているので，常識 common senseを失い,あたりまえのわかりきった,自明のevident, selbstverständlichしきたりもわからなくなる.

このような分裂(統合失調)性の世界に陥るのはマイヤーのいうようにまずい反応が反復固定された結果とも見られ,幼児期からの対人関係に育成された障害とも見られ,軽率な恋人の裏切りによる人間発展の破綻によるとも見られ,またこういう結果を来たしたのは本来の当人の対人関係のまずさによるとも見られる.多くの人は同じ様な場面をうまく乗り越えて行くのに,この当人が失敗したのは,そのショックで脳に不可逆の代謝変化を来たしたためで,こうして分裂(統合失調)性の身体機構が発動進行して病的過程となったと見る心因と体因を折衷して考える人もある.ドイツの哲学的分析家は上のような言葉遊びのような説明をして,それで統合失調症をより深く理解したと思うものである.

自然科学的に見る人は,この患者は元来分裂(統合失調)性の性格であったが,ある日突然相手の女性が自分を愛しているとわかったと思ったときに,はっきりと妄想性の精神病が始まったことが明らかになったと思い,心理的に見る人はこういう考えちがいをしたことも心理的に了解しうる発展であると思うのである.

§3. 異常性欲

性欲のような身体的感情と欲求の異常は性格異常としては取扱わない.精神障害者にも正常者にも性欲の点でいくらも異常なものがある.精神分析はその材料を異常性欲から多く採用している.ここには異常性欲の種々の相を述べる.

A. 量的異常

性欲の昂進はhypererotismus, 男性ならばsatyriasis (satyros 半人半獣,山羊脚の森の神,淫乱な酒飲み),女性ならばnymphomania (nymphē 美少女の姿の水に棲む半神半人)といわれ,相手が一人か多数かによりmonogamia, polygamia (gamos 結婚) の差がある.性欲の減退はhyposexualitas, anerotismusで,内分泌性のものと精神的なものとある. anaphrodisia totalis ($Aphroditē =Venus$) は性欲が全く欠けるもので,一時的には激しい精神作業,身体疾患,抑うつ,不安の際にある. anerotismus ($Erōs$ 愛の男児神)とanorgasmia (orgaō 満ちる,激しく欲望する)の区別がある. impotentia (potens 力ある, possum できる)とfrigiditas (frigeo 冷たい)は精神の原因によることも多く,無力者の一つ

の症状であることもある．anorgasmia は orgasmus のないもので，anhedonia (hedonē 快)，dyspareunia (pareunos 夫婦，eunē 床) ともいわれる．frigiditas は必ずしも女性に責任があるとも限らない．impotentia は内分泌障害，生殖器障害，精神的なものなど種々の原因による．

 paradoxia sexualis は普通性欲の少ない少年や老人に強い性欲のあることで，内分泌，民族風習の差，老年のための抑制欠如などによる．pollutio (polluo 汚す) は禁欲時にあるのが普通であり，無力者ではこの場合疲労を感じて不安になることがある．女性にも pollutio に当たるものがありうる．abstinentia (abs から離れて，teneo 保つ) は身体に害も益もないが，それについて悩むことが害になる．精液が排出されようと精囊から吸収されようと大して差はない．女性に精液が与えられて女らしさが増すこともない．女らしくなるのはもっと精神的なものによるのであって，これが内分泌に影響を及ぼすのである．年増の未婚女性が冷たくとげとげしいのは全く精神的なものによる．abstinentia が目的とされるのは宗教的な場合に多く，性欲を悪，罪，解脱の桎梏と見る．ejaculatio praecox は無力者によくあり，erectio や orgasmus も不十分のことが多く，これに悩むのでよけい故障が強まり impotentia となる．

B. 質的異常

 正常の coitus の positio には posterior (♂ が♀の後)，superior (♂ が♀の上)，inferior (♂が♀の下)，anterior (♂が♀の前) の差があり，人間では anterior superior が普通で，動物では posterior superior が普通である．男女の悪魔が女性，男性を夢の中で襲うのは incubus (in 上，cubo 寝る)，succubus (suc = sub 下) という．coitus interruptus は避妊のために用いられるが，女性にとって十分の orgasmus は得られない．正常にも coitus 以外の方法で orgasmus が求められる．cunnilingus (cunnus 女陰，lingus 舌) は女性器と口，fellatio (fello 吸う) は男性器と口の接触であり，両方一緒に行うのは soixante-neuf といわれる．相互の masturbatio もある．

 対象に関する異常で autoerotismus は自己の身体が対象になるもので，narcissismus (*Narkissos* 美少年名，水仙) という．onania, masturbatio (manus 手，stupro 汚す)，monolagnia (lagnos 快感)，ipsatio (ipse 自己) はこれに似るが，空想の中での対象は異性でありうる．onania (旧約，創世記38の9の *Onan*, coitus interruptus を行ったのを誤って) は年少者に多く，70〜80％に経験があり，禁欲時にも行われ，全く精神的な，性器の機械的刺激のないものもありうる．homosexualitas は対象が同性であるもので，男性間のは uranismus (*Ouranos*

天，母 *Gaea* 地なくして生まれた *Aphroditē Ourania* の父），女性間のは virago (vir 男，vira 男女)，amor lesbicus (Lesbos, *Sapphō* のいた島)，sapphismus といわれる．異性を求められない代償としてのものと，この方を好む本質的なものとある．身体的精神的に異性的性質のあるものもあり，effeminatio (ef = ex, effemino, femina 女にする) は男で女性的精神性質，androgynia (andros 男，gynē 女) は男で女性的身体性質があるもの，virilismus は女で男性的精神，gynandria は女で男性的身体性質を持つ．bisexualitas は homo と hetero の両方を行うもので，女性に多い．paedophilia, paederastia (pais, 所有格 paidos 子供，phileō 愛する，erastēs 愛する人) は小児を，gerontophilia (gerontos 老人) は老人を対象とし，zoophilia は動物を対象とし，sodomia (Sodom 旧約，創世記 19 の 4，悪徳の町)，zoostuprum (stupeo はずかしめる)，bestialitas (bestia 獣) ともいわれる．pygmalionismus (*Pygmalion* 彫刻家の名) は彫像，dendrophilia (dendron 樹) は樹木を対象とし，necrophilia (nekros 死んだ) は死人を対象とし，necrostuprum，血を吸い屍を食う vampirismus などがある．transvestitismus (vestis 着物) は異性の着物を着た自己が対象である．fetischismus (facio 作る，feitico 作りもの) は体の一部や物体を対象とし，広い意味では superfixatio すなわちある形体や服装，たとえば制服や白衣の異性に強く固定されることと関係がある．incestus (in 否，castus 純潔) は近い血族を対象とする．

　行為の異常としては，exhibitionismus は性器や裸体を他人に露出して満足を得，voyeurismus (voir 見る，voyeur 見る人) は性器や裸体や性行為を覗き見て，mixoscopia (mixis 交接，skopeō 見る) は他人の性行為を見て満足する．algolagnia (algos 痛み，lagneia = orgasmus) は苦痛によって快感を起こすもので，加害的なものは sadismus (Marquis de *Sade*)，被害的なものは masochismus (*Sacher-Masoch*) といい，実行に移さない空想的なものや，文章に表現して喜ぶだけのものもあり，便所の落書きやポルノ作家にもこの類のものがある．鞭を用いるのは flagellantismus (flagellum 鞭)，女性に汚いものをひっかけて満足するのは pollutionismus，第三者に自己と相手の性行為を見せて満足するのは triolismus，精神的に自己を異性の相手より低めて満足するのは submissionismus，異性の糞尿を食べるのは coprophagia, picacissmus (kopros 糞，pica かささぎ，悪食)，さわり魔は frotteurismus (fricto 擦) という．

C．精神障害と異常性欲

　hypersexualitas がよく見られるのは，進行麻痺，老年痴呆(認知症)，躁病，精神遅滞で，抑制の欠如，判断力や羞恥心の減退，誇大能力増進感による．全く一時的の

ものとしては酒の酔いやてんかんの精神発作の際にある．精神遅滞者には月経の前後に動物のさかりに似た状態があることがある．統合失調症には奇妙な性的内容を持つ体感幻覚がある．hyposexualitas は進行麻痺，脊髄癆，精神遅滞，慢性アルコール中毒，抑うつ状態，モルヒネ中毒に見られる．neurasthenia sexualis は無力者，自信欠乏者などに多い．onania には重度知的障害や古い欠陥分裂病（欠陥統合失調症）の患者が何の羞恥もなしに人の前で行うものがある．仰うつ患者は昔行った onania への自責に悩む．昔は多くの精神病を onania のせいにして，paranoia masturbatoria melancholia masturbatoria などが唱えられた．sodomia は精神遅滞，てんかん，酒の酩酊にあり，exhibitionismus はてんかん，認知症，酔い，老人にあり，paedophilia は老年痴呆（認知症）にある．昔は psychosis nuptialis といって結婚したての若い女子が急性精神病にかかることが記載されたが，これは nuptus (nubo 結婚する）と因果関係はなく，軽い統合失調症がこの機に明らかになったのか，別の動機による神経症やヒステリーである．

異常性欲を人間の精神発達と結びつけて論ずるのは精神分析で，小児における口での吸引や排泄にも性的快感があるとし，onania, incestus, homosexualitas が発達段階としてあって，それの不当な抑圧によって後年の神経症や異常性格が起こるという．

症例　フロイトを分析．彼はユダヤ系なので父の命令で幼時割礼を受けた（castration complex）．父は裕福でなく，家はガタピシで扉や壁に隙間が多く，よく父母の同衾を覗き，あるときそこに入っていって放尿して，父に「その汚いちんぽこ切っちゃうぞ」と叱られたが，母は慰めて，「お前はきっとえらくなるんだよ」と，フロイトの出生時にいった助産師の言葉，「この坊ちゃんはきっとえらくなりますよ」を反復した（原光景 Urszene, primal scene）．彼は覗き voir の欲求を抑圧したのでコンプレクスとなったが，この幼時体験は昇華 sublimate されて，client の性生活を詳細に堀りおこすことによってノイローゼが治るという新発見をした．これは client の性生活の覗きである．こういう新発見（説明）から精神分析ができ上り，他人の性生活を覗き，神経症を治し，治療費も多分に入り，自分も覗きで楽しめるという一挙三得になることを発明したので，えらくなったのである．幼児の覗きはフロイトが初めて経験したのではなく，フランス語で jouer à papamaman パパママごっこという俗語がある程昔から知られていたのだが，誰もこれを応用して名声，利得のために用いたことがなかったので，これはフロイトの頭のよさで，自己の経験とコンプレクスを生かしてえらくなったのだと解せる（高橋義孝―独文学者，ユング派，*Morris*―アメリカの分析医，p.326下参照）．

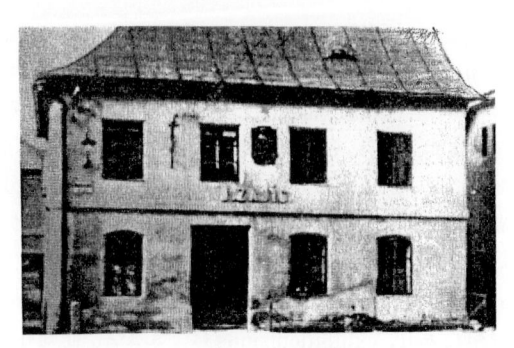

a. フロイトの生家

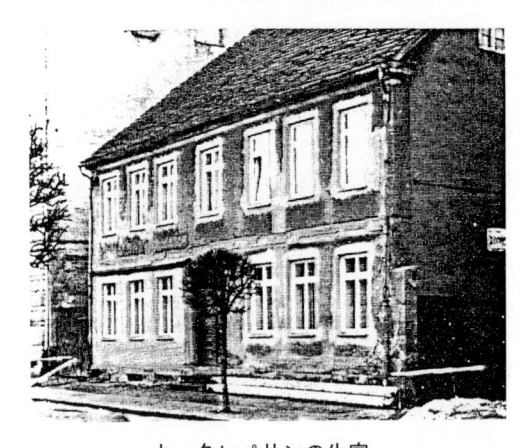

b. クレペリンの生家

図Ⅳ-1.

V

各国の精神医学と歴史

各国の精神医学　353
精神医学の歴史　374

1 各国の精神医学

§1. アメリカ

アメリカでは 1812 年にすでにラッシュ Benjamin Rush による精神医学書が出ていたが，アドルフ・マイヤー Adolf Meyer によって90年代の終りに独自の精神医学ができた．彼はスイスからアメリカに渡った若い医師であった．彼は**精神生活史学** psychobiology を唱え，人間は身体的精神的統一体で，生活史的に眺めるといろいろの状況に対していくつかの**反応型** reaction types を示し，それが反覆されるとその反応型が固定されて習慣性となり，それが環境と軋轢を起こすようなできそこない malformation にまで発展すると破綻を来たして精神障害となるのであり，神経症にしても統合失調症にしても，それは別々のひとつひとつの病気ではなくて，できそこないの反応型であるとした．精神身体的全体的な個人が健康な型で反応していれば ergasia (ergazomai 活動する) であり，精神生活学は ergasiology であり，異常な反応型は pathergasia であるから，精神病学は path-ergasiology である．精神障害には merergasia (meros 部分，神経症のような小さな反応) と holergasia (holos 全体，いわゆる精神病のような全体的な反応) とがあり，oligergasia 精神遅滞，anergasia 器質精神病，dysergasia 症状性精神病，thymergasia 躁うつ病，parergasia 統合失調症というような反応型にわけた．マイヤーによれば生活史的に個体に加わったあらゆる身体的精神的ストレスによって今の精神障害者ができあがると考えるので，非常に常識 common sense 的，素人的な考え方であるが，今日でも精神保健を論ずるときにはこうするしかない．学問的にはマイヤーの考え方と相通ずる精神分析の考え方がアメリカ精神医学の主流となっている．マイヤーはアメリカにクレペリンもフロイトも紹介し，ジャ

MEDICAL INQUIRIES

AND

OBSERVATIONS,

UPON

THE DISEASES OF THE MIND.

BY BENJAMIN RUSH, M. D.
Professor of the Institutes and Practice of Medicine, and of Clinical
Practice, in the University of Pennsylvania.

PHILADELPHIA:
PUBLISHED BY KIMBER & RICHARDSON,
NO. 237, MARKET STREET.
Merritt, Printer, No. 9, Watkin's Alley.
1812.

（下図の注）
trist-悲
-mania 狂
ameno-＜amo 愛
manalgia
man-＜mancus 欠
algos 痛，悩
-cul 小
fatuus 愚

図 V-1. アメリカ最初の精神医学教科書
　　　　ラッシュの本の扉（1790年代の5分冊の合本）

	Page.
CHAPTER I.	
Of the Faculties and Operations of the Mind, and on the Proximate Cause of Intellectual Derangement.	9
CHAPTER II.	
Of its Remote, Exciting, and Predisposing Causes.	30
CHAPTER III.	
Of Partial Intellectual Derangement, and particularly of Hypochondriasis, or Tristimania.	74
Of the Remedies for Hypochondriasis or Tristimania.	98
CHAPTER IV.	
Of Amenomania, or Partial Intellectual Derangement accompanied with Pleasure, or not accompanied with Distress.	135
CHAPTER V.	
Of General Intellectual Derangement.	141
Of the Symptoms of Mania.	142
Of the different Forms of Mania.	162
Of the Influence of the Moon on Mania.	170
CHAPTER VI.	
Of the Remedies for Mania.	174
CHAPTER VII.	
Of Manicula.	214
CHAPTER VIII.	
Of Manalgia.	216
Of the Remedies for Manalgia.	221
Of the Means of Improving the Condition of Mad People.	241
Signs of a Favourable and Unfavourable Issue of all the Forms of Intellectual Derangement.	248
Usual Modes of Death from them.	256
CHAPTER IX.	
Of Demence, or Dissociation.	259
CHAPTER X.	
Of Derangement in the Will.	263
CHAPTER XI.	
Of Derangement in the Principle of Faith, or the Believing Faculty.	271
CHAPTER XII.	
f Derangement of the Memory.	276
Of the Remedies for it.	285
CHAPTER XIII.	
Of Fatuity.	291
CHAPTER XIV.	
Of Dreaming, Incubus, or Night Mare, and Somnambulism.	300
CHAPTER XV.	
Of Illusions.	306
CHAPTER XVI.	
Of Reverie, or Absence of Mind.	310
CHAPTER XVII.	
Of Derangement of the Passions.	314
Of Love.	ibid.
Of Grief.	318
Of Fear.	324
Of Anger.	333
Of the Morbid Effects of Envy, Malice, and Hatred.	340
Of the Torpor of the Passions.	345
CHAPTER XVIII.	
Of the Morbid State of the Sexual Appetite.	347
CHAPTER XIX.	
Of the Derangement of the Moral Faculties.	357

図 V-2. ラッシュの本の内容

クソンに学んだこともあった．精神病の成立にはその人の生活史全体のできごとが関係してくるのでどの患者についても同じようなことになってしまい，特殊の病気というようなものはなくなってしまうので，新しい認識に達するための発見的 heuristic なことはなくなってしまうということにもなる．

症例 16歳の女子，9か月の早産で生まれ母親は19歳であった．幼時体が弱く無事に育つかどうか危ぶまれた．母乳が十分でなく人工栄養も用いた．農家で母親も労働に出ることが多く，祖母にもっぱら育てられたが臆病で人みしりをし，5歳になってやっと近所の子供と遊べるようになった．そのころ年上の男の子が女の子を3人ばかり集めてパンツをおろしてさわったことがあり，あとで母に知れて叱られたことがあった．2歳年下の弟はやんちゃで争うと弟の方が強くてよく泣かされた．小学校では初め頼りない子で，運動も下手で勉強もあまりできず，祖母が毎日勉強をみてくれた．同級生にいじわるをするいじめっ子が居てよく泣かされ，時々腹痛や頭痛で学校を休んだ．4年生になってからやっと元気に友達と遊べるようになり，勉強もできるようになった．この頃車にはねられて20分程意識を失ったことがあったが幸い大怪我はなかった．中学2年のとき性と性病のことを知り，幼時男の子にさわられて性病になったのではないかと心配し，そのため体が臭くなったような気がした．父は茸の栽培を始めてうまく行き，患者が高校に入ったころ女子のパートを3人入れたが，その中の1人とまちがいを起こし，夫婦間が険悪になり家の中が面白くなく，患者も悩んだが，高校2年のときに級友が自分を変な目で見る，あれは汚れているといわれるといい出し，学校へも行かず，自室に閉じこもって父母とも話をしなくなった．両親も心配して医者に相談すると，家庭のことを悩んでノイローゼになったのだろうといわれ，悪くすると統合失調症かもしれないとのことで，両親も驚き，父も心を入れかえて一応風波も治まった．しかし患者は幻聴で悪くいわれ，自分の体は腐っていると信じ，癇癪を起こしたり自殺を企てたりするのでしばらく入院していて幻覚や妄想も消えたが鈍くなってしまい，学校をやめて家で手伝いをしている（生活史的ストレスの積重ねによる分裂（統合失調）反応）．

アメリカの従来の精神医学の体系は次のようになっている．

1）**急性ストレス性障害** acute stress disorder
誰でも環境に不都合なことが起これば，恐れとか悲しみとか逃避などという型

の反応を用いる．これは心因性反応，ヒステリーに当たる．神経症とのちがいは外部の状況と直接関連していること，可逆的なこと，長い生活史的背景を持たないことであって，単純な一時的な適応失敗で，表面的で，心の深いところまでは侵されず，人格欠陥や神経症にはならない．

　2) **神経症** neurosis

　幼時の強力な感情鬱積のある観念を意識から抑圧するために起こり，このような人間を生活史的に調べると，種々の程度の適応失敗を時々あるいは常時示し，特別のストレスが加わると，急性に症状を現す．この場合起こる直接の症状は不安であるが，**不安反応** anxiety reaction として直接現れるほか，無意識に心的防御機構によって心理的加工を受け，形を変えて現れることが多い．その機構は精神分析に従ってp.337～8の如くである．甚だ強い不安は**恐慌** panic で，これは間欠的発作的に長く続くことがある．精神病との差は，幻覚や妄想によって外界の現実を著しく歪めることがなく，人格の著しい解体がないことであるが，神経症と精神病の差は程度のちがいに過ぎない．不安が人格を圧倒してしまうと，その人格は消えて，人格から離れた行動が起こり，支離滅裂な行動，昏迷，夢幻状態，夢中遊行，健忘などが現れ，これを**解離反応** dissociative reaction という．不安が防御機構によって元来の対象から特定の象徴的対象へ置き換えられれば，無意味な恐れ，強迫観念となり，これを**恐怖反応** phobic reaction, **強迫反応** obsessive-compulsive reaction という．あるいは不安が転換されて随意的に制御される身体部分や諸器官の機能障害になると（痛み，感覚喪失，運動麻痺）**ヒステリー反応** hysteric reaction であり，また不随意な内臓諸器官の機能障害（胃腸，心臓血管，性尿器の障害）として一応解消されれば，**身体化反応** somatization reaction である．このほか**心気反応** hypochondriacal reaction, **抑うつ反応** depressive reaction があるが，これらは不安があまり加工を受けない，そのままの出現の形に近い．ヒステリーと心気症と身体化を漠然と身体形somatoformともいう．

　3) **人格障害** personality disorder

　性格異常に当たるもので，多くの人間の適応失敗は固定して一生涯の行動の特殊型となるが，神経症や精神病の程度には達しない．しかし幾分その性質を帯びていて，正常と病的の境界線上の適応失敗である．

　人格の諸型として，**分裂病（統合失調）型** schizotypal（奇異な言動），**分裂病（統合失調）質性** schizoid（性格が統合失調症に似る），**循環病質性** cycloid, **反社会的** antisocial, **衝動的** impulsive, **消極的攻撃的** passive-aggressive（なまけ，さぼり，ぐず），**攻撃的** aggressive（さからう，じぶんかって）などの型に分つ．

4）**精神病的障害** psychotic disorder

感情（気分）障害 affective, mood disorder と**分裂（統合失調）性障害** schizophrenic disorder, 適応障害のためイドが強くなりすぎれば躁障害 manic disorder, 超自我が強くなりすぎればうつ障害 depressive d. である．同様の適応失敗があっても，人それぞれ異なった反応を起こすのは，人は元来精神的に白紙であったのだが，個々別々の人が別々のめぐりあわせに遭遇して，各々別々の形の素質, 反応, 習性ができあがるからである．ある適応失敗からある形の心的防御機構が起こるのは, 刺激に対する合目的な反応と見られ, これは言葉を変えれば了解可能, 意味があるということである．強い恐ろしいものが襲ってきたら，ある人は攻撃という形の機構で対抗し, ある人は逃避という形の機構で逃げるのは, 勇ましく向っていって戦うのも, さっさと逃げるのも了解できるということである．

障害 disorder と**反応** reaction は総括的なものと, その中の個別的なものを指すこともあり, また精神生活史的にいえば, 病気は皆環境への精神的生体の反応であるから, 分裂（統合失調）性障害, 神経症的障害といった, 分裂（統合失調）性反応, 神経症性反応といったりする．病名は症状群的なものも，疾病単位的なものも区別しない．

国際分類 ICD（International Classification of Diseases）では器質性障害, 急性ストレス反応, 神経症（不安, 強迫恐怖, 解離転換障害, 離人障害, 心気症）, 感情障害, 統合失調症, 妄想諸症状群, 人格障害, 根本的には米, 英, 仏, 独殆ど等しく, 名称がやや異なるのみ.

診断統計要綱 DSM（Diagnostic and Statistical Manual）では器質性精神障害（disorder），分裂（統合失調症）性障害, 妄想性障害, 神経症性障害, 気分障害, 不安障害（強迫, 恐怖も）, 身体形障害（ソマトフォーム）（身体化のみならず, 身体症状のあるもの, 心気, 解離などを含める）, 解離性障害, 人格障害というように表現する. 人格障害の中には従来のもののほかに演技性 histrionic（histrio 役者）人格障害（顕示欲性, ヒステリー性人格）や自己愛性 narcissistic 人格障害（利己的, 自己誇張）や, 破瓜型を解体型 disorganized type というような新しい表現がある. 更に神経症という表現を控えて, 不安, 強迫, 恐慌, 身体型, 解離障害とする.

DSM I は1952, II は1968, III は1980, IV は1994で, 主として症状の形で分類し, 反応 reaction, 病 disease をやめて全部障害 disorder と呼び, schizophrenia には何もつけない. 児童の人格障害は成人のより大ざっぱで, ひとりでに変っていったり, 反応的に変りやすかったりするので, 反社会的, 反抗的など社会病的なのを全部まとめて操行障害（不良, 非行少年）conduct disorder とし, 盗み, 嘘, 怠け, 残酷, 破壊性の少年を皆含める. 独仏語なら Sozialverhaltens-störung, désordre de conduite sociale となる. 英米では児童の精神障害は幼少時の家庭状況から解釈されやすい. 結局病, 心因反応と規定することがあいまいであるので, 何れも障害としてしまったのであろう. 青少年犯罪 juvenile delinquency は法律用語.

§2. フランス

近代精神医学はピネル Pinel から始まる．彼はフランス革命時代パリの精神病院で患者を鎖から開放したことが中世の神学的罪人という誤った観念を打破したことの象徴となっている．1801年の彼の著書「精神病の医哲理的論説」Traité médico-philosophique sur l'aliénation mentale の分類では，もっぱら一主題の妄想（デリール）のあるメランコリー，妄想のないマニー，妄想のあるマニー，思考能力廃棄のデメンチア（今日の錯乱），知的能力と情性の抹殺されたイディオティスム（痴呆）とされて居り，彼の後継者エスキロール Esquirol は，1) メランコリー（リペマニー lypémanie, lypē は悲）：錯妄（デリール）は一つか少数の対象に関連し，悲痛か消沈の感情が支配的である，2) モノマニー（単一狂）：錯妄は一つか少数の対象に限られ，興奮と愉快放埒な感情が盛である，3) マニー：錯妄はあらゆる種類の対象に関係し，興奮と結びついている，4) デマンス（錯乱の

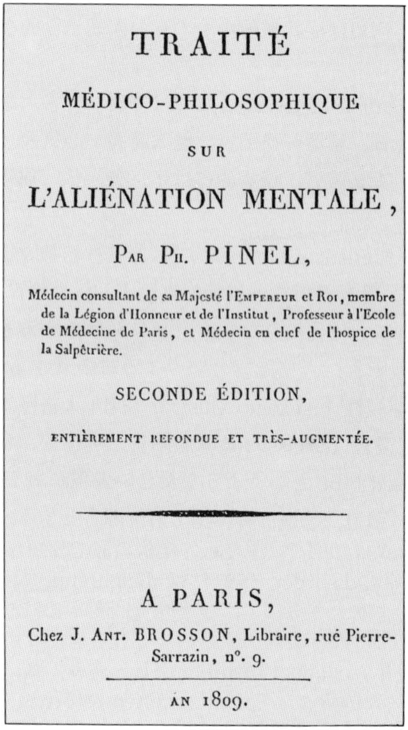

図 V-3. ピネルの精神医学教科書（第2版）

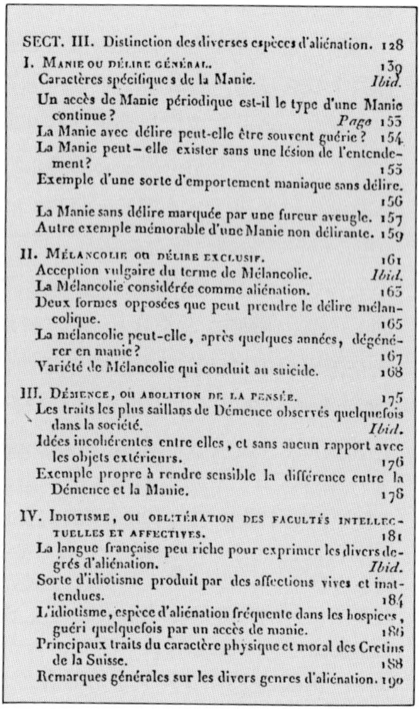

図 V-4. ピネルの精神病の分類

TRAITÉ
MÉDICO-PHILOSOPHIQUE
SUR
L'ALIÉNATION MENTALE,
OU
LA MANIE,

Par Ph. PINEL,

Professeur de l'École de Médecine de Paris,
Médecin en chef de l'Hospice National des
femmes, ci-devant la Salpêtrière, et Membre
de plusieurs Sociétés savantes.

Avec Figures représentant des formes de crâne ou des portraits d'Aliénés.

A PARIS,
Chez RICHARD, CAILLE et RAVIER,
Libraires, rue Haute-Feuille, N°. 11.

AN IX.

﹇発行年がIX年なのは革命年
 (1792年9月22日が紀元1年
 1月1日なので)、第2版はナ
 ポレオン時代なので1809とな
 っている (358頁)。﹈

図 V - 5. ピネルの精神医学教科書（第1版）

Division de l'aliénation mentale en espèces distinctes.

Mélancolie ou délire exclusif.

II. Acception vulgaire du terme de mélancolie.
III. La mélancolie considérée comme vésanie.
IV. Deux formes opposées que peut prendre le délire mélancolique.
V. La mélancolie peut-elle, après quelques années, dégénérer en manie.
VI. Variété de mélancolie qui conduit au suicide.
VII. Caractère spécifique de la mélancolie.

Manie sans délire.

VIII. La manie peut elle exister sans une lésion de l'entendement ?
IX. Exemple d'une sorte d'emportement maniaque sans délire.
X. La manie sans délire rendue manifeste par une observation particulière.
XI. Autre exemple relatif à la même espèce.
XII. Caractère spécifique de la manie sans délire.

Manie avec délire.

XIII. La manie avec délire est très-souvent périodique.
XIV. Un de ses accès est le type d'une manie continue.

XV. La manie avec délire peut-elle être souvent guérie ?
XVI. Son caractère spécifique.

Démence ou abolition de la pensée.

XVII. Les traits les plus saillans de la démence observés quelquefois dans la société.
XVIII. Idées incohérentes entr'elles et sans aucun rapport avec les objets extérieurs.
XIX. Exemple propre à rendre sensible la différence entre la démence et la manie.
XX. Caractère spécifique de la démence.

Idiotisme ou oblitération des facultés intellectuelles et affectives.

XXI. La langue française peu riche pour exprimer les divers degrés de vésanie.
XXII. Les émotions profondes propres à produire l'idiotisme.
XXIII. L'idiotisme, espèce d'aliénation la plus fréquente dans les hospices, guérie quelquefois par un accès de manie.
XXIV. Principaux traits du caractère physique et moral des cretins de la Suisse.
XXV. Caractère spécifique de l'idiotisme.
XXVI. Autres espèces de manie compliquée.

図 V - 6. 第一版のピネルの精神病の分類

こと）：患者は筋の通らないたわごとをいう，5）中等度知的障害（アンベシリテ）と重度知的障害（イディオシ）：これは今日の精神遅滞のみでなく認知症を含めた言葉であって，正しい判断ができないもの．このほか悪魔憑依狂 démonomanie もあげられ，悪魔の憑きもの妄想だけでなく，神や悪魔の姿や声の幻覚，宗教的内容の妄想も入れられる．単一狂（モノマニー）というのは部分的な狂気で，精神が一点だけで狂っていて，のこりの部分は健全であるようなもので，マニーというと全般的な狂いである．単一狂には知的単一狂（理性狂 folie raisonnante, 解釈妄想, パラノイア），感情的単一狂（性格, 行動の異常, 道徳狂（モラル・インサニティ, Prichard 1835）〜背徳者, 今日の性格異常），本能的単一狂（放火狂（ピロマニー）, 窃盗狂（クレプトマニー）, 色情狂（エロトマニー）, 徘徊狂（ポリオマニー）など）の種類がある．1822 年にベール Bayle が解剖的にも，モノマニー, マニー, 認知症と移る症状の上からも一つの単位疾患と考えられる全般的麻痺症 paralysie générale, maladie de Bayle（進行麻痺）を取り出した．

　昔から精神病はヴェザニアと呼ばれたが，慢性の精神病 vésanie はその末期がヴェザニー痴呆 démence vésanique(1490)となるとされ，これには今日の統合失調症が主に入っていたのであろう．1830 年代から90 年代にかけて支離滅裂性痴呆 démence incohérente という名がルウレー Leuret（1797〜1851），バイヤルジェ Baillarger（1809〜1890）によって使用された．早発性痴呆 démence précoce という名は1860 年のモレル Morel による．痴呆という名称は今日の概念より広く，狂気 folie 一般のことも，錯乱のことをいうこともあった．ルウレー，バイヤルジェの概念には今日の統合失調症妄想型も入り，モレルのものには破瓜緊張型が入るであろう．1854 年にはファルレー Falret が循環性精神病 folie circulaire，またバイヤルジェは二重型精神病 folie à double forme，ドレー Delaye は交代性精神病 folie alterne，マニャン Magnan は間歇的精神病 folie intermittente と呼んだが，これらは今日の躁うつ病に当たる．

　1852 年にラセーグ Lasègue が迫害妄想症 délire de persécution を唱えたが，1880 年代にはマニャン Magnan が慢性妄想病 délire chronique を提唱し，のち慢性幻覚性精神病 psychose hallucinatoire chronique，体系的発展性慢性妄想病 délire chronique à évolution systématique などとも呼ばれ，不安期，迫害妄想期，誇大妄想期，痴呆期の経過をとるとした．これらは統合失調症の妄想性のものに当たる．

　狂気 folie，精神病 psychose，妄想 délire，痴呆 démence などの語は必ずしも今日の概念と合ってはおらず，精神病一般の意味にも用いられ，妄想も支離滅裂

も，理屈に合っていないものを全部délireで表わす．従って今日でもdélire aigu 急性せん妄, délire alcoolique aigu 酒精せん妄, délire onirique 夢幻錯乱, délire chronique 慢性妄想病, délire d'interprétation 解釈妄想症, folie raisonnante 理性狂 (パラノイア), délire paranoiaque パラノイア性精神病, délire interprétatif systématisé 体系的解釈妄想症 (パラノイアないしパラフレニー), délire paranoide 妄想性精神病 (まとまりのない妄想のあるもの), délire de persécution 迫害妄想, délire à deux 二人組妄想 (感応反応), délire de mémoire 記憶妄想 (新規健忘 écmnésie, 昔を今と思い違えていること，追想の幻覚), délire de toucher 接触狂 (不潔恐怖 mysophobie) というように混沌としたdélireの使用法がある．

モレル Morel (1857) とマニャン Magnan (1895) は変質 dégénération の説を出し, 遺伝と環境の作用で家族が一代目は神経質, 二代目は神経症, 三代目は精神病, 四代目は重度知的障害から絶滅に至るといって当時は有力な学説であった.

正統の精神医学と別に18世紀の末にスイスのメスマー Mesmer (1734～1815) が立てた動物磁気 (人の手から磁気が出て病気の人にあてると病気を治す) の説から発したイギリスのブレイド Braid (1843, 1795～1860) の催眠術の研究が19世紀の後葉に神経学者シャルコー Charcot (1825～1893) に受け継がれて, これとヒステリーとの異同の論が盛になり, ヒステリーの人のみが催眠術にかかるとする大学基盤のシャルコー (パリのサルペトリエール学派) と, 催眠は誰にでも暗示によって起こる人工的睡眠だという実地医基盤のリエボー Liébault やベルネム Bernheim (ナンシー学派) とが争った. シャルコーの所はヒステリー研究の中心地となり, フロイトもここに学んだことがある. シャルコーの弟子にはジャネ Janet, バビンスキー Babinski, マリー Marie らが居り, パリで有名な講座が開かれた.

精神病の分類は，統合失調症のほかに人格崩壊の少ない妄想性精神病をあげたり，急性と慢性に分ったりする．

神経症 névrose では不安神経症 névrose d'angoisse, ヒステリー hystérie, 心気 hypocondrie, 恐怖 phobie, 強迫 obsession, 精神衰弱 psychasthénie, 中毒嗜好 toxicophilie, 平衡喪失 déséquilibre mental すなわち精神病質人格 (循環質 cyclothymie, 分裂質 schizoidie, 偏執症 paranoia, 虚言症 mythomanie, 倒錯症 perversité) などが述べられる．

急性および発作性精神病 psychose aiguë et paroxystique には躁病 manie, うつ病 mélancolie, 周期性躁うつ性精神病 psychose périodique maniaco-dépressive, 一過性妄想激発 bouffée délirante, 急性妄想性精神病 psychose délirante aiguë, 急性せん妄 délire aigu, 錯乱精神病 psychose confusionnelle,

コルサコフ病 psychose de *Korsakoff*，てんかん épilepsie などがある．

慢性精神病 psychose chronique には慢性妄想病 délire chronique（慢性幻覚性精神病 psychose hallucinatoire chronique，解釈妄想 délire d'interprétation，空想妄想 délire d'imagination，情念妄想 délire passionnel〜嫉妬，色情）統合失調症 schizophrénie，痴呆 démence，精神遅滞 arriération mentale がある．統合失調症の妄想型と慢性妄想病の差は妄想のまとまりや人格崩壊の多少による．

délire という語は精神病一般にも錯乱にも妄想にも用いられる．体感幻覚症 cénesthopathie，夢幻状態 onirisme，クセノパティー xénopathie（xenos 他，させられ症状），心的自動症 automatisme mental（*Clérambault* 1909，幻覚，させられ，妄想，独語，緊張性興奮など自我から独立した精神現象がひとりでに進行するもの，外部作用症状群 syndrome d'action extérieure，*Claude* 1869〜1945 ともいう）などという独特の術語もある．

フロイトの精神分析もフランスではよく受入れられたが，フロイト以前からこれと似た力動的な考え方をする，やはりシャルコーの弟子のジャネ *Janet* がいる．健全な人間では心的統合が行われるが，精神障害ではこの統合作用が弱まり，わずかのものが統合されるが残りのものは心の中で独立して第二の人格となる．この統合力，心理的緊張力 tension psychologique がなくなるのが精神衰弱 psychasthénie で，現実に適応できず内省ばかりしているのが神経衰弱-強迫の症状であり，緊張を要する行動は社会的対人的行動で，この力がなくなると社会的行動ができず原始的な行動になる．この考え方はジャクソン *Jackson* の考え方と同じで，神経系の病気のときには高い発達層の機能が失われるが，残っている低い層の機能を用いて，その低下した個体のできる「健全な」行動をするのが，いわゆる病的症状なのである．心的自動性は統合力のなくなった人間における精神活動の勝手な出現であるし，精神分析でいえば抑圧されたコンプレクスの自動的出現である．幻覚における対象の実在性，妄想における真実性を患者が疑わないのは病的症状（病識がない）であるといわれるが，ジャクソン流にいえば，低い段階における精神活動では我々が幻覚と呼ぶものはすなわち知覚であり，我々が妄想と呼ぶものはすなわち正しい判断なのであるから，患者は疑いようがないのである．ジャクソン説は解剖生理学的にもある程度証明され，間脳や古い皮質の刺激や新しい皮質の脱落によって，躁うつ−分裂（統合失調）−コルサコフ−記憶障害の症状群が現れるので，精神病は高級な大脳機能（新しい皮質）の退化に伴う低級な古い脳の機能の露呈と見てもよい．

エー *Ey* の**器質力動論** organo-dynamisme（新ジャクソン説 néo-jacksonisme）の説によると，精神障害はジャクソン的退化で，マイナスの欠陥症状は社会的に正しい適応ができなくなること，プラスの症状すなわち病的症状は，第1段階で

は性格異常，神経症，躁うつ的気分変調，第2段階では精神分裂（統合失調）と錯乱状態で意識混濁のないもの，すなわち幻覚症，第3段階では重い意識障害や欠損状態であり，精神症状からいうとどの症状も発達段階の低下によるのであって病気の種類によるのではない．睡眠や夢も精神の高い段階から低い段階への低下であるから，精神障害の症状と睡眠現象とは本質的に同じである．この見方も単一精神病である．

§3. ロシア

ロシアの精神病の分類はクレペリンに従い，精神分析は認めないが，パヴロフ *Pavlov* の**条件反射** conditioned reflex, bedingter Reflex の説で解釈をする．ある刺激に対する生物本来の反射——無条件反射——に，異なった刺激を同時に与えると，遂には異なった刺激でその反射が起こるようになるが，この条件反射は無条件刺激を与えないでおくと消失してゆく．これは制止によると考える．大脳の機能は刺激による興奮と制止から説明される．これに加えて皮質と皮質下の活動の平衡および皮質活動における第一信号系 signal system（普通の感覚刺激）と第二信号系（言語刺激）を分けて，精神現象を説明する．動物実験で2つの，似てはいるが違った刺激を正と負の刺激として両者を近づけてゆくと，興奮と制止がぶつかって，精神機能が障害されるのが神経症である．神経衰弱では第二信号系と皮質が，第一信号系と皮質下に対して，病的に優越しているのであり，ヒステリーではこの逆であり，この場合には皮質で刺激が制止されて皮質下へ導かれて感情的爆発やけいれんが起こる．

統合失調症では皮質の興奮が制止された，睡眠に似た状態で，同時に皮質下の中枢が皮質の抑制から解放されて，統制のとれない興奮を起こしている．抑うつでは葛藤への病的集中が他の興奮への制止となる．昏迷は全般的制止である．この興奮や制止を人工的に激しく起こすことによって（ショック療法と睡眠療法）正常の活動がもたらされる．

§4. ドイツ

フランスのピネルと同時代の精神医学に関連した本は哲学者カント *Kant*（1724～1804）の人間学（1798）の中の性格論，精神遅滞，精神病である．精神病

は心気症，メランコリー，発熱性身体病のたわごとをいうせん妄，そうでないたわごとをいう狂気に分たれる．狂気は，何をいっているのかわからない支離滅裂のアメンチア，被害-関係妄想のある，虚構の想像を基として正しい思考形式を築く体系的妄想のデメンチア（ワーンジン），体系のない断片的な多くの関係妄想のあるインサニア，パラノイア的発明発見妄想に凝るヴェザニアに分たれる．患者は自分の中に閉じこもって考えており，共通心性 sensus communis から遠く離れた私的心性 sensus privatus の中で，正しい思考形式を以て考えているとする．これらの見方は後世の自閉や，狂った世界内の存在と同じである．狂気は遺伝的で，心因から狂うように見えるのはもともと素質があるからである．体の病気や中毒のために狂気となることもある．私的心性に耽るために主観的なものは客観的なもので正しいものだと思い，他人と一緒の世界の中でなく，夢のように自分自身の世界の中で行為，思考をし，理由のない憤怒乱暴は空想上の対象に対するものである．発熱時のせん語，てんかんの狂暴の発作は一過性で，狂気 Verrüktheit と見ない．

ハインロート Heinroth は 19 世紀初頭ライプチヒでドイツ最初の精神科教授となり，1818 年に教科書（800 頁）を出した．人は神性 deity, Gottheit を獲得すべく努力すべきものなのだが，これができない罪で悩みわずらうのであって，そのため心の基本原則である自由性と理性が妨げられて精神障害 Seelenstörung, Vesania となり，自由性喪失 Unfreiheit と理性喪失 Unvernunft を起こすのであり，心情 Gemüt，知性 Geist，意志 Wille が昂揚 Exaltation，沈降 Depression, その混合 Mischung という形で障害を起こし，妄覚 Wahnsinn，憂うつ Melancholie, 妄覚憂うつ wahnsinnige Melancholie；偏狂 Verrücktheit，知弱 Blödsinn, 錯乱 Verwirrtheit；躁暴 Manie，無意志 Willenlosigkeit，畏怖 Scheu という個々の精神障害の形をとるとした．彼は精神論者 Psychiker で，今日の精神分析や人間学的な見方のはしりであった．

グリージンガー Griesinger ははじめ内科医であったが，ドイツのエスキロールといわれたヤコービ Jakobi の病院で 2 年間精神医学を学び，チュービンゲン，チューリヒの内科から 1865 年ベルリンの精神科教授となった．28 歳のとき有名な教科書を作り（1845），自然科学的に「精神病は脳病 Das Gehirn ist das beim Irresein erkrankte Organ」と考え，病理解剖を臨床に導入した，分類は沈降 Depression（心気，憂うつ，鈍感憂うつ，興奮憂うつ），昂揚 Exaltation（狂暴 Tobsucht, 幻覚妄想 Wahnsinn），精神弱 psychische Schwäche（部分的狂い Verrücktheit, 全般的狂い，すなわち錯乱 Verwirrtheit～Démence，鈍い痴呆 apathischer Blödsinn, 重度精神遅滞 Idiotismus）に分ち，ヤコービ，ツェラーと同じく身体論者

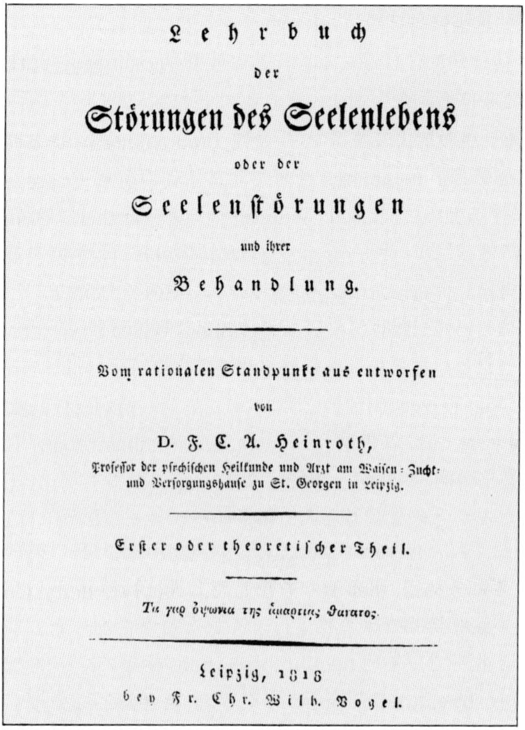

Lehrbuch
der
Störungen des Seelenlebens
oder der
Seelenstörungen
und ihrer
Behandlung.

Vom rationalen Standpunkt aus entworfen
von
D. F. C. A. Heinroth,
Professor der psychischen Heilkunde und Arzt am Waisen-, Zucht- und Versorgungshause zu St. Georgen in Leipzig.

Erster oder theoretischer Theil.

Τα γαρ οψωνια της ἁμαρτιας θανατος.

Leipzig, 1818
bey Fr. Chr. Wilh. Vogel.

図Ｖ－7．ドイツ最初の教科書（1818）の扉

扉の下部のギリシア語は第一巻では、タ ガル オプソーニア テース ハマルティアス
タナトス、まことに罪の報いは死なり、第二巻では、ホ ヌース バスイレウス トウ
パントス、知は万物の王なり、としてある．

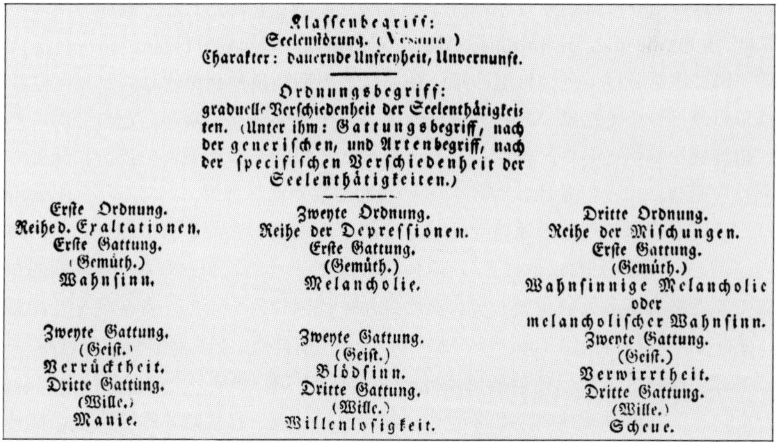

Klassenbegriff:
Seelenstörung. (Vesania)
Charakter: dauernde Unfreyheit, Unvernunft.

Ordnungsbegriff:
graduelle Verschiedenheit der Seelenthätigkeiten. (Unter ihm: Gattungsbegriff, nach der generischen, und Artenbegriff, nach der specifischen Verschiedenheit der Seelenthätigkeiten.)

Erste Ordnung. Reihe d. Exaltationen.	Zweyte Ordnung. Reihe der Depressionen.	Dritte Ordnung. Reihe der Mischungen.
Erste Gattung. (Gemüth.) Wahnsinn.	Erste Gattung. (Gemüth.) Melancholie.	Erste Gattung. (Gemüth.) Wahnsinnige Melancholie oder melancholischer Wahnsinn.
Zweyte Gattung. (Geist.) Verrücktheit.	Zweyte Gattung. (Geist.) Blödsinn.	Zweyte Gattung. (Geist.) Verwirrtheit.
Dritte Gattung. (Wille.) Manie.	Dritte Gattung. (Wille.) Willenlosigkeit.	Dritte Gattung. (Wille.) Scheue.

図Ｖ－8．ハインロートの精神障害分類

Somatiker で，単一精神病 Einheitspsychose 的に症状が移って行くと考えた．しかし彼は単一精神病的に経過しない一次性妄想病 primäre Verrücktheit があるとした．これは今日の統合失調症に入るものである．ノイマン *Neumann* もこの頃の人で，ブレスラウの初代の教授で，生産性 Produktivität のある時期から関連弛緩 Lockerung des Zusammenhangs を経て精神活動の消滅 Erlöschen der geistigen Leistungen に至るといい，これを Wahnsinn, Verwirrtheit, Blödsinn として，単一精神病的に考えた．カールバウム *Kahlbaum* はやはり経過に従って，Melancholie, Manie, Verrücktheit（フランスの délire），Demenz としたが，疾患単位的な考え方も行って，典型ヴェザニア vesania typica （ve-sanus＝in-sane, 重い統合失調症に当たる）と循環性典型ヴェザニア vesania typica circularis（重い躁うつ病），ヴェルコジア vecordia（ve 非, cor 心, 全人格が侵されない部分的精神障害），感情病 dysthymia, 知性病 paranoia, 意志病 diastrephia（dia 分, strepho 曲げる，軽い躁うつ病，妄想病，神経症など），ジスフレニア dysphrenia（症状性精神病，てんかん）との分類もした．弟子のヘッカー *Hecker* は1871年にデプレシオンからひねくれた verschroben, ばかげた albern, 軽い興奮を経て速やかに精神的崩壊（支離滅裂）に至るものを破瓜病 Hebephrenie とし，これは今日のはでな症状のない鈍感無為な破瓜病とはやや異なる像であった．なお hebephrenia（hebe 若者）と並んで少年病 neophrenia （neos 少年の，子供の精神病と精神遅滞），老人病 presbyophrenia（presbys 老年の）と年齢的な分類もした．このすぐあとカールバウムにより緊張病 Katatonie の概念が作られ，これは Melancholie, Manie, Stupeszenz（stupesco じっとして動かない），Verwirrtheit, Blödsinn という経過をとり，強値やけいれんなど運動性のあるものとした．結局カールバウムは Hebephrenie, Katatonie, Vesania typica, Vesania typica circularis と，単一精神病を分けて三つの型の単一精神病と周期性精神病を作り，クレペリンははじめの三つをまた単一として早発性痴呆，後者を躁うつ病としたのであった．

　精神病を脳病として，失語のごとく精神的各機能を脳の個々の部分に局在させ，それの連結によって各症状が起こると説明しようとしたウェルニッケ *Wernicke* は，各局在機能が他との連絡が途絶えて勝手に活動するのを自生観念とし，連絡の途絶えを分離 Sejunktion とし，全体的にはグリージンガーの単一精神病的な見方で急性精神病と欠陥状態とし，そのほかに妄想状態を立て，各症状を外界意識に関する外界精神病 Allopsychose（アルコール精神病，老人精神病，幻覚症），自己意識に関係する自己精神病 Autopsychose（うつ病，躁病，誇大妄想性進行麻痺，パラノイア性好訴精神病，ヒステリー性自己精神病，自生的急性誇大自己精神病 autochthone akute expansive Autopsychose, 強迫観念精神病），身体意識に関

する身体精神病 Somatopsychose（心気精神病, 不安苦悶精神病, 心気性うつ病），人格から運動症状が独立した運動精神病 Motilitätspsychose（増動精神病, 無動精神病, 錯動精神病）とした．自生はフランスの心的自動性 automatisme mental の見方に似ている．脳の線維連絡と心理的連合とを結びつけた考え方は古くさいが，今日でも神経伝達物質による神経細胞同志の連絡を考えれば，ウェルニッケの分離説と機能局在とを考えて，脳の前方には発動性，後の方には受納性，左側には分析性，右側には総合性，表面には知性，内奥には情意性，中心部には意識性と指揮統率性を局在させて，精神病の症状を指揮自体の障害，各局在部の活動の増減，相互の連絡の不全とから説明することもできよう．脳をコンピューターと同一視すれば，ウェルニッケの機械論もまた甦り得るであろう．

クレペリン *Kraepelin* は前世紀の終りにいろいろ分類を考えて最終的には，外来性身体加害による精神病（外傷，中毒，伝染，内分泌），身体内部疾患による精神病（脳病〜腫瘍，白質硬化；家族性脳病〜ハンチングトン，黒内障重度精神遅滞；動脈硬化，初老老年精神病；早発性－内因性－痴呆，パラフレニー；真正てんかん，心因性疾病（いわゆる異常体験反応），体質性精神障害（躁うつ病，パラノイア，ヒステリー，強迫神経症，衝動性精神病，性的倒錯），生来性疾病状態（神経質，病的人格，精神発育抑制）と分けた．内因性痴呆 endogene Verblödungen は暫定的なもので，その諸病像の相互の臨床的関係はまだよくわからないが共通の特徴があり，認められるような外的きっかけなしに内部の原因（内部とは心か身体ないし脳かは明言しないが，後者を考えていると思える）から起こり，多くは多少とも精神的に消耗する長い重い患い，精神的廃疾 psychisches Siechtum となり，この状態は個々に非常に違いがあるにしても他の脳病の痴呆（認知症）と違った性質を持つので，一応まとめて早発性－内因性痴呆としておくとした．

ブロイラー *Bleuler* は 1908〜1911 年に精神分裂病と名づけ，その症状を精神機能の連合の障害から，あるいは自閉 Autismus から説明した．連合障害はウェルニッケ派の連合心理学的機械的説明と相通じるが，自閉の概念は新しい心理学的理論の基となったので，分裂病という名称も実はよくない．自閉の概念はすでにカントにも見え，ハインロートは自己内沈潜 in-sich-versunken といい，19 世紀の諸精神医は自己症 Egoismus といっていた．ego は I（アイ）であり，autos は self である．それで精神分裂病の代りに，自閉病，疎外病という方が当たる (p. 307 参照)．疎外病者 aliéné という語は昔から精神病のことを指していた．自閉はミンコフスキーの現実との生きた接触の喪失 perte du contact vital avec la réalité (*Minkowski* 1929) といいかえられるが，「生きた」というところに微妙なニュアンスがある．このように種々なものが根本的な障害であるとして統合失調症を解釈する．共通

心性 sensus communis の喪失は常識 common sense の喪失ということもでき，自然な自明さ natürliche Selbstverständlichkeit, Evidenz の喪失, あたりまえのしきたりがわからなくなるといいかえることもでき，共通心性の喪失で私的心性に陥るというのは自分だけの自閉世界に生活することであるから，自閉から導き出せる．自閉はフロイト的にいえば自己愛の世界に陥ることである．すなわち統合失調症では心理的根本状態から各症状を導き出せることになり，ブロイラーとフロイトは互いに親密性がある．

ドイツでは精神病を脳病理学的に捉えようとする傾向も強く，また素質を重く見る考えはフランスと共に強かった．クレペリンは上記の二種の内因性精神病について，症状の特徴と経過と，末期状態の上からこの病気の概念を作り，その背後に一定の原因や身体的基礎，ことに代謝障害を予想したが，それは今もって確立されていないにしても，その方向への研究は今日も盛であるし，アメリカでもグリージンガー，クレペリンの脳病的な考えに基づこうとしている人がある．しかしホッヘ Hoche（症状群説，1912）やボンヘッファー Bonhoeffer（外因反応型，1908）のいうごとく，精神症状は必ずしも一定の原因または身体的変化に対応するものでもなく，精神症状から捉えられるものは疾患単位ではなく，前成 präformiert の症状群かその混合に過ぎないとも考えられるので，クレペリンは分裂（統合失調）症状群，躁うつ症状群という一層大きな症状群をまとめたに過ぎないのかもしれず，クレペリン自身も1920年には自分の今までの考えを多少翻えした．精神分析は戦前ドイツでは反対も多く，スイス，イギリス，アメリカの方へ発展したので，ドイツではしばらくの間は非精神分析的な方向で統合失調症の基本障害について様々の意見が出され，注意不全，意識力の減退，心的水準の低下，精神内部の失調，志向障害，同感と自己感の障害，精神的能動性の不全，調整不全などがあげられたが，これらですべての症状を説明することはできず，またあまり一般的に抽象した根本障害を持ってくれば，どんな障害でもこれで説明できることになるので,上の諸基本障害は何も統合失調症に限ったことでもなくなろう．

1913年にヤスパース Jaspers は，種々の心理学の理論にとらわれた見方から解放されて，方法論的に厳密で批判的に精神病を見なければならないとし，患者の主観的体験をその叙述に従ってありのままに記述して，そこにいかなる性質があるのかを見るのを現象学 Phänomenologie とし，ある精神症状が，その体験あるいはその動機についてわれわれにわかるのは了解 Verstehen という心理的な根本事実によるのであるとした．現象学的なものは，われわれはその表現を通じて追体験 nacherleben できるわけであるが，ある種の，ことに分裂（統合失調）的なものは追体験できず，それを了解（静的了解 statisches Verstehen）不可能

であるという．また動機から今の症状が発生したとわれわれがわかるのは発生的了解 genetisches Verstehen, meaningful geneis という．心因反応は発生的に了解しうるものであり，神経症やヒステリーではさらに異常の機構 Mechanismus を考え合わせねばならないが，それでも了解可能であり，了解できないものは精神的動機から起こったものではなく，身体的病的変化を想定しなければならず，躁うつ病では位相的発病期間 Phase，統合失調症なら進行的な病的過程 Krankheitsprozess があるとしなければならないが，統合失調症の心的異物侵入，人格屈折の経過を精神的病的過程 psychischer Prozess といっておく．

しかし了解しうるか否かの境界ははっきり定めうるものでもなく，フロイトは発生的了解も静的了解も極端まで押し進めたのであり（解釈 Deutung, interpretation），それほど極端に走らなくてもガウプ Gaupp，クレッチマー Kretschmer などのチュービンゲン学派の人々は，他の人ならば素質性の統合失調症であるとするような慢性の妄想性精神病や急性の妄想状態を，その人の特別な人格の，周囲の事情への反応（長期にわたって徐々に反応的に妄想を形成してくるとすれば発展 Entwicklung）として，了解的に導き出そうとする．ガウプのパラノイア，クレッチマーの敏感関係妄想の研究は有名である．クレッチマーの体格と性格 Körperbau und Charakter では正常性格と異常性格と精神病の間の移行を認めるが，反応や発展がどこかで病的過程となるという量から質への変化を認めるか否かで議論がある．フロイトは空想的動機からの了解という極端に走ったが，クレッチマーはそれほどではないにしてもフロイトに親近性がある．一般に人は他人や動物の心理的現象を了解的にとらえたがるものであり，アメリカのアドルフ・マイヤーはこれを基にして統合失調症を見ているし，またはっきり意識されない生物学的本能的なものが人間に働いていることも漠然と認められるものであり，意識されなくなったコンプレックスからのヒステリーもあることはわれわれは認めたくなる．とにかく身体的な見方で見るか，発生的了解的な見方で見るかということをいつも注意しながら患者を見てゆかねばならず，一人の患者においてもある状態は了解的，ある状態は身体的原因によると区別をつけるものの，この区別は厳密には行い難いので，人によって種々の見解が生ずることになる．

1930 年代までは素質や遺伝や身体的なものが重視されたが，それらは行きづまってしまい，今まであまり表に立たなかった発生的了解的な見方が形を変えて現れてきた．それまで器質的な病気としての精神病という見方は大学精神医学 Universitätspsychiatrie で，了解的な見方は精神病院精神医学 Anstaltspsychiatrie で行われてきたが，やはりフロイト，ブロイラーの系統を引く人によって，1930 年代にスイスの先祖代々の私立病院長のビンスワンガー Binswanger によ

って，実存哲学の衣をまとった精神分析が唱えられ始めた．アメリカ精神医学では以前から了解的，精神分析的な見方が有力であったため，戦後世界的に精神分析的な見方が勢力を得，ドイツでは受入れやすい実存哲学的人間学という姿で復活した．

人間も他の生物もその世界の中に住んでいるが，人間の持つ世界の構造は犬の持つ世界とは違う．犬が泥足のまま家に入ってくるのは，人間の持つ世界から見れば行儀が悪いのであるが，犬の持つ世界では泥も畳も区別はないから，泥足のまま入っても当然なのである．生物はその種類によってその持つ世界は違い，生物は各々その世界を作り出しているのであり，その世界から見ればその動物の行動は意味があるのであり，その世界から行動が了解される．それで生物の行動を了解するには，その持つ世界を見なければならない．そうせずに観察者の世界からのみ見ると，その動物の行動は了解不可能に見えるのである．このような見方はカントの，共通でない私的心性の中で正しい思考形式を以て考えているというのと同じことであるが，この見方は動物学者（行動学，生態学）のユクスキュル Uexküll が 1909 年に唱えたものである．それで精神病患者の持つ世界がどのようなものであるのかを見，その世界から患者の種々の症状を了解的に導こうとするのである．患者の或る症状から患者の持つ特別の世界を解し，その世界の中で患者がいかに意味ある如く生活しているかということを解すれば，症状全体がわれわれにわかることになるのであり，患者の症状（現象）からその本質を直観してその世界を知るのはフッサールの意味での現象学のやり方であり，人間とは根本的にいかなる存在であるのかということでその世界を知るのは人間学 Anthropologie でもある．このような世界はブロイラーに従えば統合失調症者の自閉世界であり，フロイトに従えば自己愛世界である．

統合失調症の患者の世界は正常な人間の共同社会から隔離された新しい疎外世界であって，患者は今までの勝手のわかった，親しい familiar, vertraut 世界から，突然違った，不案内な世界に移ったために，自己の存在の脅威を自覚し，不気味，不安を感ずる．これは妄想気分 Wahnstimmung である．そして現実の世界の没落を感じ，新しい世界の出現を体験する（世界没落感 Weltuntergangsgefühl）．患者はこの不安から逃れようとして（防御機構）周囲の事物に新しい意味を見出す．対象のわからないものに対する不安よりも，外界の事物に自分を恐れさす意味を認めて，そのものによって不安が恐れとなっていくぶんとも不安は和らげられるのである（妄想知覚 Wahnwahrnehmung）．わけのわからない不安からいくらかでも安心を得るには，外からの声によって脅かされなければならない．至るところに自分を脅かす幻の対象を求めるので注視の的になったと感じる．疎外，孤立

化が進んでくると，患者はこの疎外世界に安住してくる．患者はもちろん今までの世界とも何とか交われるのであるが，ひょいひょいと新しい世界に捉われる（二重定位 doppelte Buchführung, double orientation）．そして次第に新しい世界が勢力を拡張するが，この世界は理論的にできていない原初的なものなので混沌としてまとまりがなく，はっきりした意味がつかめず，ほのかな意味しか感づかれないので，この世界での言動は支離滅裂であるが，何かほのかに象徴的なところがあるのを，周囲の人に感じさせる．こういう世界における体験もやはりそういう性質がある．患者の冷たさ，接触不良も，共同世界からの隔絶による．ついにこの世界にほとんど全部陥ってしまえば，鈍感無為の欠陥状態となる．この自閉世界は体験的には初めのうちは幻覚妄想の幻想に満ちた豊かなものであるが，後には空虚な貧しいものになる．

このように統合失調症の患者は特別の私的な世界に住んでおり，その世界から見れば異常な症状は皆意味のあるものとしてわれわれに了解される．それでこのような自閉世界はどうしてでき上がるのか，それは脳の病気によるのか，人間が共同世界に堪えきれなくなって防御機構が働いて共同世界から離れてしまうのか，幼時から長い間真の共同世界に住むことが妨害されてその癖がついてしまうのかという，心理派と身体派の見解の相違がここにもつきまとう．

このような見方は1930年代にブロイラーの弟子でもあり，フロイトの弟子でもあるビンスワンガー Binswanger が現存在分析 Daseinsanalyse, ontoanalysis, 実存分析 Existentialanalyse を唱えだしてから30年間栄えた．この見方は人間の存在とはどんなものか，どのような世界の中にあるのかを問題にするハイデガー Heidegger の実存哲学から発している．人間の存在の根本性格として，死に至る不安の存在であるとか，時間的存在であるとか，共同あるいは愛の存在などが考えられ，老年痴呆（認知症）では死の不安から逃れるために現在と未来を失い，過去のみに生きるので新しいことを忘れ，うつ病では時間的発展の停止した世界の中にあり，統合失調症では共同や愛を失った世界の中にあるとして，このことから諸症状を導き出す．しかしこのような人間学的解釈によって統合失調症の謎が解けるわけのものでもない．ただこのような世界に陥るのが心因によるかのごとくに力動的にこじつけられることが多いので，希望が出て来るような気になる．以前には統合失調症は素質的遺伝的に定められた，いかんともし難いものとされ，身体的基礎が不明なのに，それが存在するかのごとく思われ過ぎた観があり，この見方は患者の自由な人間性を無視するものであったから，その反動として力動精神医学や，人間性の独特の意味の発見を重視するに至ったのであろう．しかし力動性，意味づけの可能性は無限にあり，精神分析や現存在分析は一つの主義，

宗派のごときものに過ぎない．要するに何の精神障害においても，どの個々の患者においても，心の条件と体の条件の両方がからみ合って症状を形成していることに留意して治療すべきである．

§5. 日 本

わが国では古代から狂気の記載があり，記紀にも須佐之男命が興奮乱暴して天照大神がもてあまして天の石屋戸(いわやと)に隠れてしまったことが書いてある．その後の諸記録や物語，説話にもものぐるいが多く出て来る．狂気のことをタフレというのは，タハ，タフはタハゴト，タハケ，タブラカス，タハムレ，タハレメのように妄，妖，戯の意味である．ものぐるいのモノはsomethingで霊的な何かわからないもの，くるふはクルクル廻ルことで，憑きもののために妙な行動をすることである．神託の託をつく，くるふと読ませ，憑，狂の意味とする．何の病気でも祈りによって悪鬼を祓って治すことは東西同じであるが，物質的にも霊水飲用，瀧浴，瀉血，草根木皮，鍼灸も用いられた．平安朝の医書「医心方」（丹波康頼，984，漢の帰化人の子孫）にも癲癇と狂気の症状や治療が述べてある．漢方医学の拠って来たのは紀元前212年の黄帝内経(こうていないけい)で，この癲狂篇には，狂気になると不眠不食，喜罵日夜止まず，妙なものが見えたり聞こえたりし，鬼神が見えて恐れ，また自分を賢い，偉いといい，狂言妄語を発し，ばか笑いをしたり，声を出さずに笑ったりし，妙な行動をしてじっとしていない，としてある．ウツツナキ人というのは現実を正しく認識していない狂人をいう．しかし狂気を芸術的，人情的に価値の高いものとして取扱うこともあり，平安朝の物語や室町時代からの能楽書では甚だ多くの狂気の例が取扱われた．1819年に土田献の「癲癇狂経験編」が日本最初の専門書として著され，挿図に掲げたのは症状論で，このあとに治療法と60の症例の記載がある．わが国最初の西洋式の精神医学書は1876年の神戸(かんべ)文哉(ぶんさい)（1848～99，信州小諸の人）の「精神病約説」で，京都癲狂院から出され，これは英国のモーズレー *Maudsley* の訳であった．1879年に東京大学のベルツ *Baelz* によって精神病学が講義された．彼はライプチヒの内科から来たが精神病学にも詳しく，来日後，憑依や急性情動麻痺の論文を著した．1886年，ベルリンのウェストファル *Westphal*（グリージンガーの次）の所へ留学してきた榊(さかきはじめ)俶によって講義が行われ，1901年に呉秀三によってクレペリン式の精神医学が講義された．その前1886年に江口襄の「精神病学」（*Schüle* の「臨床精神病学」1878の訳），1894年に川原汎の「精神病学提綱」（*Salgó* の「コンペンディウム」や *Koch*

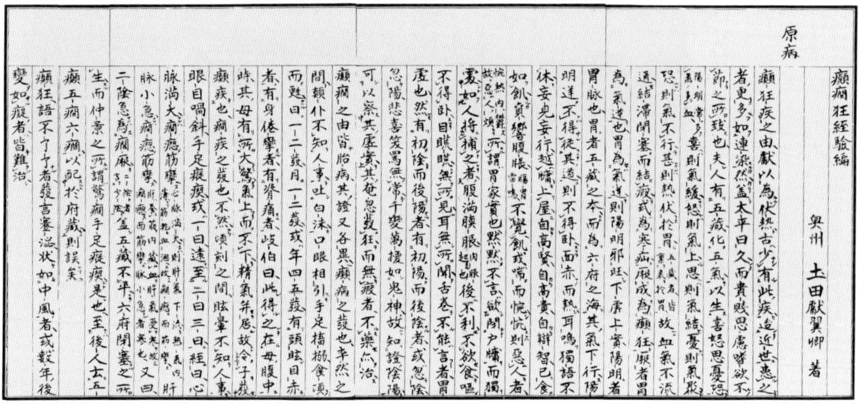

図 V-9. わが国最初の精神医学書
土田献：癲癇狂経験編

の「簡約精神病学」1889 の訳），1902 年に門脇真枝の「精神病学」（Ziehen の「精神病学」1894 の訳），1906 年に荒木蒼太郎の「精神病理氷釈（枢機）」（Sommer の「精神病診断学」1901 の訳），1906 年に石田昇の「新撰精神病学」が出た．石田の本はクレペリン式であるが，訳でなく自己のもので，優れている．石田はアドルフ・マイヤーの所へ留学中統合失調症になり，妄想により同僚を殺し入獄，のち松沢病院で一生を終えた．石田は体内有害物排出の目的で統合失調症のリンゲル大量注射療法を創めた．1902 年京都で今村新吉が講座を開き，フランス学派であった（今村の父は一高のフランス語教授）．榊の門下の大西鍛，島村俊一，荒木蒼太郎が大阪，京都府立，岡山に講座を開いた．精神神経学会は 1902 年に開かれ，機関誌「神経学雑誌」が出た．わが国では一般にドイツ-オーストリア派が主流で，脳の病理組織学研究に重きをおかれた．精神分析はアメリカ派の東北大学の丸井清泰によって行われ，そのほかは民間で大槻憲二，古沢平作が開拓者であった．慈恵の森田正馬の神経質療法は禅的思想を背景にしてわが国の独創的なものといわれる．アメリカ派の学問は戦後急速に取入れられた．

わが国の最初の私立精神病院は 1846 年の江戸小松川の加命堂脳病院(奈良林一徳)で，公立の東京府癲狂院は 1874 年に上野にでき（長谷川泰，中井常次郎），1875 年に南禅寺に京都府立の病院ができ（真島利民），東京のは 81 年向ヶ丘に移り，86 年に小石川駕籠町の巣鴨病院となり，東京大学の精神病学教室はこの中にでき，1919 年松沢病院となった．

2 精神医学の歴史

§1. 歴　史

　どこの国でも古代から精神障害の症状群は今日と同じように認められて居り，phobia, melagcholia, mania, vesania (ve 非, sanus＝sound, sane), vecordia (cor 心臓), delirium (lira 畦道, de から外れた), amentia (a 否, mens＝mind), dementia, paraphrosyne (phren 心, syn 共), phrenitis (熱のあるもの), paranoia, hysteria, epilepsia などという文字がギリシア，ローマ時代からあった．そして気 pneuma や体液のめぐり方によって病気が起こるとした．中国でも神(しん)（精神）とそれから出て働きをあらわす気とを分けて上気，中気，下気，短気，少気，気痛，気逆，気鬱，気絶とし，あるいは神の異常として喜，怒，憂，思（くよくよ思いわずらう），悲，驚，恐，怔忡（おそれうれう，不安），健忘，癲癇，癲狂を分け，西洋では体の中の各種体液の増減，循環によって，東洋では気という目に見えぬ力が陽と陰の二極にあやつられて狂気，あるいは病一般の各状態を発すると考えた．今日の科学的精神医学も神経伝達物質のように昔と同様のことを考えている．

　古代からどこの国にも巫術(ふじゅつ)（シャーマニズム，神霊と人間の交通を巫女(みこ)の恍惚状態を通じて行うこと），神と悪魔（善と悪の原因の象徴），祟り，憑物などの考え方があって，病気や天災は悪い霊的存在，怨霊によって起こされるとし，巫術者によってお祓(はら)いが行われたが，狂人も悪霊に憑かれた者と考えられ（神や悪魔の幻覚，憑物妄想，させられ体験，奇妙な行動），悪魔に憑かれて奇妙な悪業をするとも考えられ，崇められることも虐待されることもあった．13世紀にローマカトリックが堕落腐敗したのでキリスト教の革新運動が起こり，ローマはこれらを

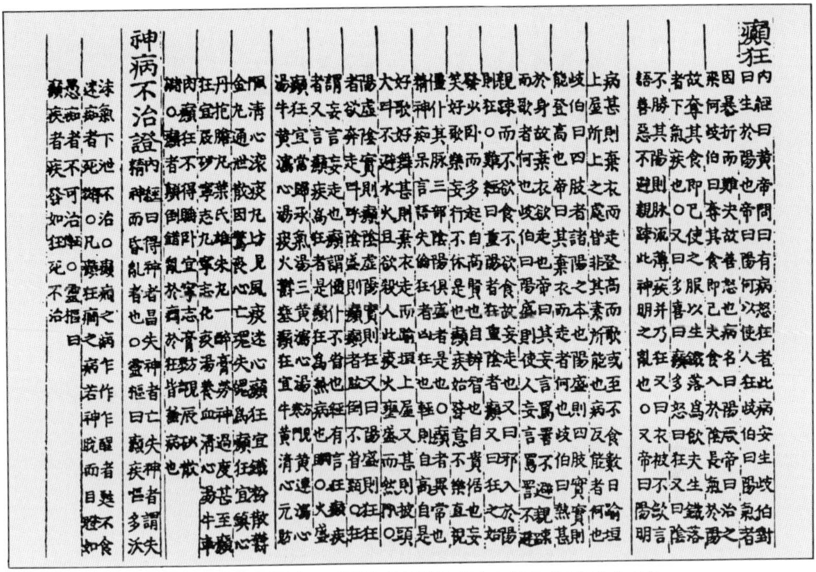

図 V-10. 漢方の狂気の記載 (元の終わり頃のもの)

異端者として糾弾して異端審問 inquisitio が行われてローマ教会に背いた者を弾圧し，民間の迷信的呪術者や狂人も異端の魔女とされ，でっちあげの罪状を以て火刑に処せられることになった．悪魔 incubus（上寝）はもともと男で，人間の女と交わって魔女 witch, Hexe にしたのであるが，女の悪魔 succuba（下寝）も作られて人間の男と交わって魔男 wizard, Hexer まで作られた．魔女は出埃及記（22の18）に「魔術を使う女を生かしおくべからず」とモーゼにいわれているし，新約でも狂人のことを悪鬼に憑かれた者，ベールゼブブ Beelzebub（蝿の王，ベールは異端の神バール，マルコ 3 の22）に憑かれた者といい，キリストがこの悪鬼を追い出して治療している．魔女審理の有名な本はドミニコ派の僧でケルン大学神学教授シュプレンガー Sprenger とクレーマー Krämer による魔女の槌 malleus maleficarum（malum 悪，facio 作る，1486）で，魔女の所行から処刑法（火刑）まで述べ，狂人も魔女とされて拷問処刑された．この頃は宗教改革，ルネッサンスの時代でもあったが，プロテスタントも，新文明の開拓者も魔女征伐を不可とせず，ルッター（1483〜1546），カルヴァン（1509〜64），パラケルスス（1493〜1541），ケプラー（1571〜1630），ハーヴェー（1578〜1657），ニュートン（1643〜1727）さえも悪い魔女の存在を信じた．魔女というのは幻想なのだと反論したのはワイヤー Johann Weyer（1515〜88）という医師であった．アメリ

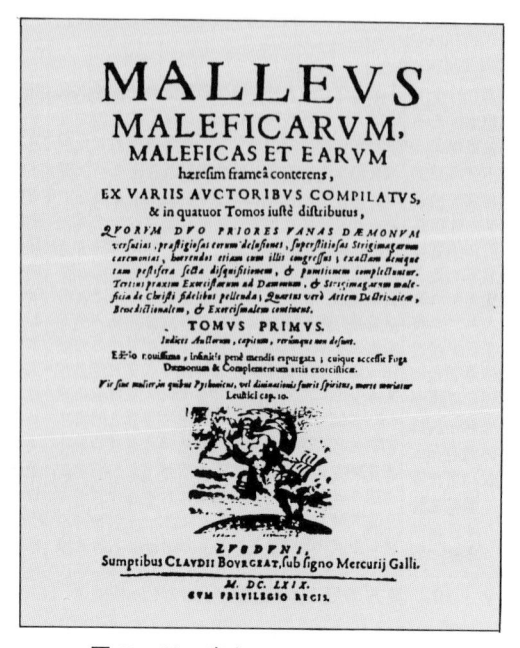

図 V - 11. 魔女の槌の扉（1486 年）
図 V - 10. の漢方の本と同時代のもの

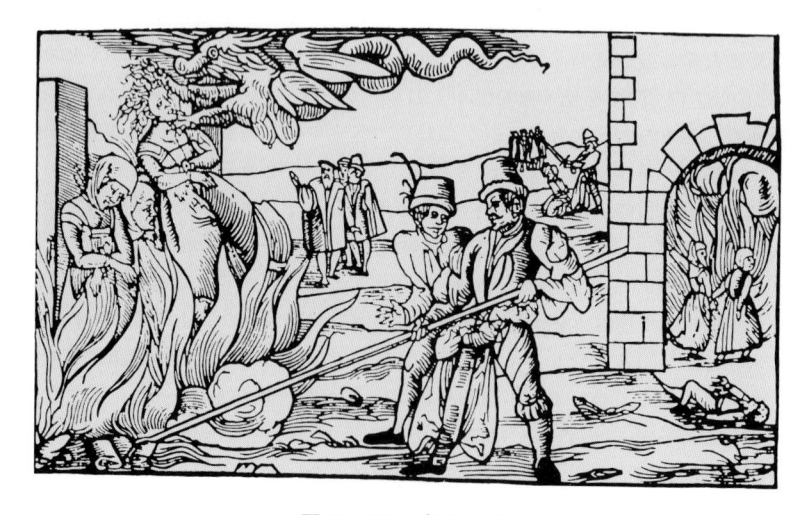

図 V - 12. 魔女火刑

カでは開拓時代まで魔女火刑があった．魔女処刑が始まってから終るまでに殺された魔女は数十万人とも数百万人ともいわれる．

狂人保護院 asylum, hospis は昔から各所に作られ，バグダッド (705)，スペインのヴァレンシア (1409) の狂人の家 manicomio，ロンドンのベドラム (1247)，パリのシャラントンの施設 (1642) ができたが，17世紀にも魔女裁判は依然として行われていた．パリの有名なサルペトリエール Hospice de la Salpêtrière は元来ルイ8世が火薬工場として1187年に建てたので salpêtre（硝石）という名．1656年にルイ14世が病院にした．ベルギーのゲール Gheel の収容施設は13世紀に宗教的なきっかけででき，聖ディムフナ St. *Dymphna* という，父の狂王に犯されて死んだ王女を狂人の守護者として祀ったところから狂人の収容所となったものであるが，19世紀から狂人コロニーの模範となった．わが国でも11世紀に，後三条天皇(1068～72)の皇女佳子が29歳の時狂人になり，京都の岩倉大雲寺の泉の水で治ったというので，ここの民家に患者が集まってコロニーとなった．アメリカの最初の精神病院は1751年のペンシルヴェニア病院（フィラデルフィア）に作られた．アメリカの精神病患者の保護や精神衛生の促進の運動は，教師であったドロセア・リンド・ディクス *Dorothea Lynde Dix* (1802～87) 嬢とか，もと患者のクリフォード・ビアズ *Clifford Beers*（著書 A Mind That Found Itself, 1908）によるところが大きい．

17世紀のヨーロッパでは病院といっても患者は罪人浮浪者と獄に繋がれ，鎖にしばられていて，医療よりも監禁が主な目的であり，精神医もほとんどなく，時々こういう収容施設に医者が出入りして患者を理解していった．18世紀末にロンドンのベドラム病院で院長ハズラム *Haslam* が進行麻痺の像をはじめて記載したのは有名であるが，ハズラムは薬剤師であったのであるから，ベドラムほどの病院の院長になるような精神医というものもなかったのであろう．ハズラムはよく病人を観察した人であったが，管理者としては下手であったとの評判があった．

1793年革命時代にピネル *Pinel* がひどい取扱いを受けている患者をビセートル Bicêtre 病院で鎖から解放したことは，精神病患者の解放的取扱いの始まりの象徴とされた．本書の口絵は有名なフルゥーリー *Fleury* のその場面の図であるが，実は最初は十数人の患者の鎖を拘束衣としただけであった．収容所から患者が解放されて病院となったのはいずれの国でも19世紀の前半以降であった．イギリスではウィリアムおよび曽孫のダニエル・テューク *William, Daniel Tuke* (1732～1822，1827～1895) が無拘束運動 nonrestraint movement を行った．この後の歴史すなわち現代の精神医学については各国各学派と，年代記で取扱う．

§2. 年代記

次に昔からの重要な人物を列挙する．

ヒポクラテス *Hippokratēs*（460〜377 BC） 4の体液の調和を考え血液 haima, sanguis, 粘液 phlegma, 胆汁 cholē, 黒胆汁 melagcholē の何れかの不調和で病気が起こるとし，のち**ガレノス** *Galēnos* は性格分類にこれを用い多血質（活動的，楽観），粘液質（鈍重），胆汁質（怒って興奮しやすい），黒胆汁質（陰気で憂鬱）とした．精神病 paranoia には一時的な熱性の phrenitis と持続的な paraphrosynē（phrēn 心，syn 共）があり，症状は melagcholia, mania などに分けられた．

アスクレピアデス *Asklepiadēs*（150 BC 頃） ローマ時代，心因説，心理療法．
ケルスス *Celsus*（25 BC〜50 AD） 慢性の狂気 vesania と急性熱性の狂乱 frenesis を分ち，興奮には拘束を用いた．
ソラヌス *Soranus*（93〜138） てんかん，ヒステリー，メランコリーの記載をし，拘束を退けた．
シュプレンガー *Jacob Sprenger*（1436〜95） ドミニコ修道会の僧，ケルンの神学教授が**クレーマー** *Heinrich Krämer*（*Heinrich Institoris*）と共に1486年に「魔女の槌」malleus maleficarum（Hexenhammer, witches' hammer）を著した．各地に赴き魔女裁判をした．（*institor*＝*Krämer*）
ワイヤー *Johannes Weyer*（*Jan Wyer*）（1515〜88） 「悪魔の幻想について」De praestigiis daemonum（1563）を著し，魔女裁判への反論を行った．
プラーター *Felix Plater*（1536〜1614） スイスの人で，思弁より観察に重きをおいて分類し，1) imbecillitas 愚（hebetudo 鈍，arditus 遅，oblivio 忘，imprudentia 無思慮），2) consternatio 茫（somnus immodicus 過眠，carus lethargus 嗜眠，apoplexia, epilepsia, convulsio, catalepsis, ecstasis），3) alienatio 狂 あるいは hallucinatio paraphrosyne（stultitia 痴，temulentia 酔，amor 情欲，melancholia, hypochondria, mania, hydrophobia, phrenitis 譫妄，saltus Viti 集団ヒステリー，聖ファイト踊り；paraphrosyne は para＋phrēn＋syn. 誤った等しい心，平常心の誤り），4) defatigatio 疲（insomnia 不眠）とした．
シデナム *Thomas Sydenham*（1624〜1689） 舞踏病で有名，ヒステリーの研究．大舞踏病 chorea major は舞踏狂 choreomania ともいわれ中世の集団ヒステリー，聖ファイト舞踏病 chorea sancti Viti, Veitstanz（集団興奮陶酔），ドイ

ツ舞踏病 chorea Germanorum といわれ，小舞踏病 chorea minor はイギリス舞踏病 chorea Angliorum といわれた．

カレン *William Cullen*（1710〜90） 精神病は神経系の break down だとした．neurosis という語を作ったが，これは神経系の病気ということ（1777）．

ハズラム *John Haslam*（1764〜1844） ロンドンのベドラム病院の長，1798年著書，29例の解剖，炎症を見出す．進行麻痺の発見．

ライル *Johann Christian Reil*（1759〜1813） ハレの教授，内科の教授だが精神病も研究し，精神病の治療を改善，作業治療，精神医学の最初の雑誌 Beiträge zur Beförderung einer Kurmethode auf psychischem Wege, Psychiatrie という語を作る，1808．

メスマー *Franz Anton Mesmer*（1734〜1815） 動物磁気 animalischer Magnetismus の説，山師的な宣伝，催眠術やヒステリー研究の発端．動物に磁気があって患者に触れると伝わって病気を治す．磁石も用いた．

キアルージ *Vincenzo Chiarugi*（1759〜1820） イタリアのボニファチオ施設で1788年に，ピネルより5年前に人道的改革．

ピネル *Philippe Pinel*（1745〜1826） 1793年にビセートル病院で患者の解放，のちサルペトリエールに移る．著書（1801）．

ランゲルマン *Johann Gottfried Langermann*（1768〜1832） 収容施設を近代的病院とする（1805），慢性精神病，心身医学の研究．

テューク *William Tuke*（1732〜1822） イングランドのヨークで1796年に asylum の非人道的処遇に対して人道的 retreat，商人，*Daniel Hack Tuke*（1827〜95）は曽孫，著書 Dictionary of psychological medicine, 1857.

ラッシュ *Benjamin Rush*（1745〜1813） 「アメリカ精神医学の父」，Medical Inquiries and Observations upon the Diseases of the Mind (1812) はアメリカ最初の教科書．1790年代にすでに分冊として出ていたのでピネルより先．

ガル *Franz Joseph Gall*（1758〜1826） 骨相学，ある才能は脳の一定部の発達により，頭蓋骨に現れる．局在論の始まり（1808）．

エスキロール *Jean Etienne Dominique Esquirol*（1772〜1840） ピネルの弟子，「近代精神医学の父」，教科書 Des maladies mentales（1837）．1838年にすでに今日の精神保健法に似た法律 Loi du 30 juin 1838 sur les aliénés をフェリュス *Ferrus* と共に作り，人権が守られた．1843年には英国で同様の M'Naghten Rule（*McNaughton*，妄想で人を怨んで殺した患者の名）が出た．

ハインロート *Johann Christian August Heinroth*（1773〜1843） ライプチヒでドイツ最初の精神科教授（1811），Lehrbuch der Störungen des Seelenlebens

(1818),精神論者.

ベール *Antoine Laurent Bayle*（1788〜1858） 進行麻痺の研究（1822）.

ファルレー *Jean-Pierre Falret*（1794〜1870） エスキロールの弟子，サルペトリエール院長（1851〜67），循環精神病 folie circulaire（1851），二人組精神病 folie à deux，精神療法 traitement moral. 息子 *Jules-Philippe-Joseph*（1824〜1902）.

ギスラン *Joseph Guislain*（1797〜1860） Ghent の「ベルギーのピネル」.

コノリー *John Conolly*（1794〜1866） 無拘束運動 nonrestraint movement（1839），Treatment of the insane without mechanical restraint, 1830.

モレル *Benoît（Bénédict）-Augustin Morel*（1809〜1873） 遺伝変質説 traité des dégénérescences（1857），早発性痴呆 démence précoce（1859）. 各種の心的物的原因により，変質家族は一代目には神経質，二代目には神経症，三代目には精神病，四代目には重度精神遅滞から絶滅に至るとする. 変質説は**マニャン** *Jacques Joseph Valentin Magnan*（1835〜1916）によって発展せしめられた. 妄想激発 bouffée délirante（1886），慢性体系妄想病 délire chronique à évolution systématique（1892），皮膚寄生虫妄想 signe de *Magnan*（コカイン中毒の）. イタリアの**ロンブローゾ** *Cesare Lombroso*（1836〜1909）の天才と犯罪者の見方も変質説による. 天才の病誌.

バイヤルジェ *Jules Baillarger*（1809〜90） サルペトリエール，二重形精神病 folie á double forme （1854，躁うつ病に当たる），医心理学誌創刊 Annales médico-psychologiques（1890），精神病研究 Recherches sur les maladies mentales（1890）.

グリージンガー *Wilhelm Griesinger*（1817〜1868） **ヤコービ** *Maximilian Jacobi*（1775〜1858，ドイツのエスキロール）の弟子，その弟子ツェラー *Ernst Albert Zeller*（1804〜77）と共に身体論者，単一精神論. ベルリン大学の最初の教授はイーデラー *Karl Wilhelm Ideler*（1795〜1860）で精神論者，二代目がグリージンガー，はじめ内科医，若いころヤコービの病院で学び28歳のとき Pathologie u. Therapie der Psychischen Krankheiten（1845），自然科学的器質論，「脳は精神病のときに病む器官である」. チュービンゲン，チューリヒの内科を経て1865年ベルリン精神科教授.

ノイマン *Heinrich Neumann*（1814〜1884） ブレスラウの初代教授，単一精神病，Lehrbuch der Psychiatrie（1859）.

シャルコー *Jean Martin Charcot*（1825〜93） サルペトリエール，ヒステリーの研究，催眠の研究，神経学，フロイト，ジャネの師，**リエボー** *Auguste*

Ambroise Liébault（1823～1904）はナンシーの実地医，Du sommeil et des états analogues, considérées surtout au point de vu de l'action du moral sur le physique (1866)，ナンシー大学内科教授の**ベルネム** *Hippolyte Bernheim* (1840～1919), De la suggestion et de ses application à la thérapeutique (1886) と共にナンシー学派をなして催眠とヒステリーの見解でシャルコーと争った．

カールバウム *Karl Ludwig Kahlbaum*（1828～99） 精神病院長，疾患単位論 Die Gruppierung der psychischen Krankheiten und die Einteilung der Seelenstörungen (1863)，緊張病 Die Katatonie, eine neue klinische Krankheitsform (1874)，フランスでは破瓜緊張病のことを Maladie de *Kahlbaum* と呼ぶ．弟子の**ヘッカー** *Ewald Hecker*（1843～1909）は 1871 年に破瓜病 Hebephrenie を設定，何れも疾病単位観から取出され，1894 年に両者をまとめてクレペリンが早発性痴呆とした．

ブロカ *Paul Broca*（1824～80） パリの外科医，運動性失語を発見 (1861)．

モーズレー *Henry Maudsley*（1835～1918） The Physiology and Pathology of the Mind (1867)，器質論．1872 年にレイノルズの内科全書の一部として精神病学を書いたが，1876 年京都癲狂院の神戸文哉が訳して精神病約説，わが国最初の西洋の教科書，憂欝症 melancholia，癲狂 mania，癖狂 monomania（妄想狂），失神 dementia，徳行狂 moral insanity，痴呆 idiocy，全身麻痺 general paralysis と分類した．

ウェルニッケ *Carl Wernicke*（1848～1905） ブレスラウのちハレの教授，感覚性失語を発見 (1874)，古典的失語理論（**リヒトハイム** *Ludwig Lichtheim* 1845～1928 と共に．ケーニヒスベルク内科教授），脳局在論的連合心理学的機械的精神病理論，後継者に**クライスト** *Karl Kleist*（1879～1960，フランクフルト），**レオンハルト** *Karl Leonhard*（1904～1988 東ベルリン），クレペリンの内因性精神病のほかに多くの辺縁型を立てる．「精神病は脳病だ」．

クレペリン *Emil Kraepelin*（1856～1926） ライプチヒ，ヴュルツブルクに学び，1878～82 年ミュンヘンのグッデンの助手，83 年 ライプチヒでヴントに学び，83 年 Compendium der Psychiatrie（精神医学第 1 版）．単純メランコリー，妄想性メランコリー，昏迷−恍惚，急性痴呆，活動性メランコリー，マニー，周期性精神病（マニー，メランコリー，その他），一次性慢性妄想病 Verrücktheit，二次性痴呆．84 年ミュンヘンへ戻り，86～91 年エストニアのドルパト（タルトゥー）大学， 1887 年第 2 版ではメランコリー，マニー，急性幻覚妄想病 Wahnsinn，周期性循環性精神病，慢性妄想病． 1891～1903 年ハイデルベルク大学，1893 第 4 版ではマニー，メランコリー，急性幻覚妄想病，周期性精神

病，慢性妄想病 Verrüktheit（Paranoia），精神的変質過程 Entartungsprozesse の中に早発性痴呆，緊張病，妄想性痴呆が分けられる．1896 年第 5 版では代謝病の中に粘液水腫，クレチン病，痴呆過程 Verblödungsprozesse（早発性痴呆，緊張病，妄想性痴呆），病的素質による精神病の中に周期性精神病と慢性妄想病がてんかんとヒステリー，精神病質状態などと共に並ぶ，1899 年第 6 版に早発性痴呆，躁うつ病，慢性妄想病 Paranoia が独立．1903～22 年ミュンヘン大学，1909～13 年第 8 版に内因性痴呆 endogene Verblödungen の中に早発性痴呆とパラフレニーが分けられ，躁うつ病，てんかんと共に一つの巻を作り，慢性妄想病 Paranoia は別の巻のヒステリーと神経症の間に来る．1917 年にミュンヘンにカイザー・ウィルヘルム精神医学研究所（今はマクス・プランクと改名）創設．現代精神医学の建設者．

　ジャクソン *Hughlings Jackson*（1835～1911）　Croonian Lectures on the Evolution and Dissolution of the Nervous System（1884），ロンドンてんかん病院の医師，ジャクソンてんかん，進化と退化の説は1920 年代になってから失語失行理論に導入され，近頃は**アンリ・エー** *Henri Ey* によって精神医学の新ジャクソン説 néo-jacksonismeとして発展せしめられた（1940 年代，1900～1977）．

　ニッスル *Franz Nissl*（1860～1919）　ニッスル染色（1884），ハイデルベルクでクレペリンの後継者，ヤスパースの若き日の師．

　ワイゲルト *Carl Weigert*（1845～1904）　髄鞘染色（1886），膠質染色．

　コルサコフ *Sergei Korsakoff*（1854～1900）　酒精性コルサコフ精神病（1887）cerebropathia psychica toxaemica，健忘症状群．

　ジャネ *Pierre Janet*（1859～1947）　心理学的緊張力 tension psychologique，精神衰弱，シャルコーの弟子，力動的心理学．

　クインケ *Heinrich Quincke*（1842～1922）　腰椎穿刺（1891）．

　フロイト *Sigmund Freud*（1856～1939）　ウィーンでブロイアー *Joseph Breuer* と共に精神分析（1895），ユダヤ人のため 1938 年英国に逃れ，持病の上顎癌との闘病生活の後，安楽死を求め死去，娘アンナも分析家として活動．

　リープマン *Hugo Liepmann*（1863～1925）　ベルリン，失行を見出す（1900）．

　パヴロフ *Ivan Petrovich Pavlov*（1849～1936）　条件反射でノーベル賞（1904），論文は 1897 年の消化腺の機能，高次神経活動（1923），ロシア精神医学理論の基．

　シャウディン *Fritz Schaudinn*（1871～1906）　スピロヘータ・パリダ発見（1904）．

　ワッサーマン *August Wassermann*（1866～1925）　梅毒の血清反応の発明

(1906)，これまでは進行麻痺の診断は不確実であった．

マイヤー *Adolf Meyer* (1866〜1950)　精神生活史学 psychobiology (1906)，人間を心身統一体と見，精神障害は個体の環境への適応不全として個体の生活史から今の障害の発生を力動的に見る．現代アメリカ精神医学の長老 dean，スイスからアメリカへ移住，クレペリンをもフロイトをもアメリカに紹介．

メービウス *Paul Julius Möbius* (1853〜1907)　ライプチヒの才人の神経医，病誌 Pathographie，精神病理的現象が創造的行為にいかに影響するかの点から見た病的天才論的生活史の研究（ルソー，ゲーテ，ショペンハウアー，ニーチェなど，1907）．内因性精神病 endogene Psychose という言葉を作った (1893)．

ゴルトン *Francis Galton* (1827〜1911)　英国，優生学，双生児研究．

ブロイラー *Eugen Bleuler* (1857〜1939)　精神分裂病（統合失調症）という名称を早発性痴呆の心理学的特徴から作り，連合障害，感情障害，両価性，自閉を4つの A (association, affect, ambivalence, autism) とした．チューリッヒの Burghölzli 病院，フロイトを支持，1911年に独断説となったので支持をやめた．ユング，ブリル *Abraham Brill* (1874〜1948) はその弟子，ブリルはアメリカに精神分析を紹介，翻訳．ブロイラーは力動的な見方でフロイトの影響を受けた．彼の教科書(1916)は世界的に有名，息子のマンフレートが改訂を続けている．

ブロードマン *Korbinian Brodmann* (1868〜1918)　細胞構築学 Cytoarchitektonik が人間のみならず種々の動物についても行われた (1909)．クレペリンに招かれてミュンヘンの国立精神医学研究所へ．

ユング *Carl Gustav Jung* (1875〜1961)　フロイト，ブロイラーの弟子，1910年に第一回国際精神分析協会の会長，1913年にフロイトの汎性欲説に反したのでフロイトから破門されて別派の分析心理学を立て，集団的無意識，原型 Archetypus（人類，民族の原経験の心像が永遠に存在して，神話，お伽噺，夢，精神病に現れる），精神の象徴的表現，心理学的類型（外向と内向）の研究，連想試験(1906)，早発痴呆の心理(1907)．フロイトの弟子**アードラー** *Alfred Adler* (1870〜1937) もフロイトに反し，ニーチェの力への意志 Wille zur Macht，権力欲，それの達せられないときの劣等コンプレクスを根本的なものと唱えて破門 (1912)，個人心理学 individual psychology という別派を作った．

ボンヘッファー *Karl Bonhoeffer*（ベルリン，1864〜1948）　外因性反応型（意識混濁，せん妄，もうろう状態，幻覚症，アメンチア，コルサコフ，1908）．

ホッヘ *Alfred Erich Hoche*（フライブルク，1865〜1943）　症状群学説 Syndromlehre(1912)，精神的に捉えられるのはあらかじめ作られている preformed 症状群であるとして，クレペリンの疾患単位説に反対し，これを幻を追うも

のとした．辛辣な批評家，詩集 Jahresring，裁判精神医学．ボンヘッファーも前大戦後価値のない精神病者の血統を残すことに疑問を投げたが，ホッヘも無価値で抹殺すべきものといい，思想的にナチの精神病者抹殺に加担した．これに同調する精神医もあり，カール・シュナイダー Carl Schneider（ハイデルベルク，分裂病の心理，作業療法，のち自殺），ド・クリニス Max de Crinis（ボンヘッファーの後任）その他もいた．これは魔女処刑の現代版である．しかしエーワルト Gottfried Ewald（ゲッチンゲン）や，クライスト Karl Kleist（フランクフルト）は反対した．フォルスター Edmund Forster（グライフスワルト，ウェルニッケの弟子）は消された．クルト・シュナイダー Kurt Schneider（ミュンヘン）は，患者自身が死を願い，他の者もこの患者は死んだ方がよいのだと思っても，医者は生命を守ることを第一義とせよ（1936）と書いたので，著書 Psychiatrische Vorlesungen はナチ時代軍で禁書となった．「臨床精神病理学」の前身．

野口英世（1876～1928）　進行麻痺脳内に梅毒病原体を発見（1913），これまでは変性梅毒 Metalues といわれて，病原体の直接の作用ではないのではないかと思われていた．

ヤスパース Karl Jaspers（1883～1969）　1913年に「精神病理学」第1版，ハイデルベルクのニッスルの弟子，その厳密な批判的な方法論はドイツ学派の基となった．第2版（1920），第3版（1923），第4版（1946）は全改訂拡大．1920年からリッケルトの次の哲学教授，1937～45年夫人がユダヤ系のためナチに追及され引退，1945年ハイデルベルクに戻り，48年バーゼルに移る．1932年実存哲学，ハイデガー，マルセル，サルトルと並んで実存哲学の第一人者であったが，ニーチェを祖としながらフロイトと反対の立場，実存的精神医学は決して説かなかった．現存在分析の哲学的精神医，フロイトとブロイラーの弟子のビンスワンガーが頼ったのはハイデガーであり，サルトルも実存精神分析を唱えた．ヤスパースの現象学というのは，フッサールよりもその師の**ブレンターノ** Franz Brentano（1838～1917）の志向的作用 intentionaler Akt の心理学により，了解は**ディルタイ** Wilhelm Dilthey（1834～1914）の記述的分析的，精神科学的心理学による．彼は「自然を我々は説明し，精神生活を我々は了解する」といって，自然科学と心理学の認識の区別を立てた．精神構造の了解は解釈学 Hermeneutik にまで拡大され得，フロイトは了解性をはみ出て自然科学的心理学的解釈学を行う．ヤスパースはこれをかの如き了解 Als-ob-Verstehen という．

ワーグナー・ヤウレッグ Julius Wagner（Ritter von Jauregg）（1857～1940）ウィーン．マラリア療法の発明（1917）で不治の進行麻痺が治るようになった．1927年ノーベル賞．精神病が高熱でよくなるという経験は昔からあった．

エコノモ *Constantin von Economo*（1876～1931）　ギリシア系オーストリア人，嗜眠性脳炎の発見(1917)，睡眠中枢の説，脳幹症状群の発展，ブロードマンより詳しい細胞構築．

ダンディ *Walter Edward Dandy*（1866～1946）　アメリカ神経外科医，脳室写（1918）．

ゴルトシュタイン *Kurt Goldstein*（1878～1965）　ウェルニッケの弟子，フランクフルトで第一次大戦の脳戦傷者の研究，心理学者**ゲルプ** *Adhêmar Gelb*（モスコー，フランクフルト，ハレ）と共に形態心理学的全体論（1920），ジャクソン説と共に新しい神経学の建設，ユダヤ人のためのちオランダ，アメリカへ渡る．同じく戦傷脳の研究をした**クライスト** *Karl Kleist*（1879～1960）はやはりフランクフルトで，ウェルニッケの弟子として局在論（「脳病理学」）．

ロールシャハ *Hermann Rorschach*（1884～1922）　1921年にインクの染みテスト Tintenklecks-Test，意味のない模様の解釈から無意識を探る．元来は統合失調症の診断のため，のち投影法とされて流行．19世紀の初めから中頃にかけての，スウェデンボルグ張りの神秘主義から出た透視，催眠術，千里眼などパラ心理学の**メスマー** *Mesmer*，**フェヒナー** *Fechner*，**フルールノワ** *Flournoy* などに類する医者で詩人の**ユスチヌス・ケルナー** *Justinus Kerner*（1786～1862）の染み画法 Klecksographie（1857）というものの発展で，ストリンドベリはこれを潜在意識の発見法といった．元来は子供の遊び．

クレッチマー *Ernst Kretschmer*（1884～1964）　「体格と性格」（1921），体質-性格-内因性精神病の関連，「敏感関係妄想」（1918），反応的人格発展的了解的妄想形成，フロイトに接近．多元的 mehrdimensional 診断学，病像の各因子の基となる素因，心因，体因を分析．

クレーズィ *Jakob Klaesi*（1883～1980）　統合失調症のゾムニフェン（バルビツール）持続睡眠療法（1921），下田光造はゾムニフェンの代わりにスルフォナールを用いる方法を開発した(1922)．ロシアではパヴロフ説に基づいてもてはやされた．

ジーモン *Hermann Simon*（1867～1947）　作業療法（1922）．

モニス *Antonio Caetano de Abreu Freire Egas Moniz*（1874～1955）　ポルトガル，脳動脈写（1927），前頭葉白質切断 leucotomy, lobotomy（1935），精神外科．40年代アメリカでも一時もてはやされ，1949年ノーベル賞，ヨーロッパではあまり行われなかった．今日では害の方が重要視される．1950～55年頃わが国でも流行した．エガス・モニスはペンネーム．

ベルガー *Hans Berger*（1873～1941）　イェーナ，脳波（1929）．

アレクサンダー *Franz Alexander*（1890～1964）　アメリカ，精神身体医学

(1930). ドイツでは**ワイツゼッカー** Victor von Weizsäcker（1886〜1957），**シュルツ-ヘンケ** Harald Schultz-Hencke（1892〜1953）が以前から行っていた．精神分析的．

　ビンスワンガー Ludwig Binswanger（1881〜1966）　ブロイラー，フロイトの弟子，精神分析的実存哲学（ハイデガー）的．ベルヴュー-クロイツリンゲンの先祖代々（4代）の私立病院長，現存在分析の主唱者（1933），同じ流れにゲープザッテル Gebsattel，クンツ Kunz，ミンコフスキー Minkowski，シュトラウス Straus，ボス Boss，ツット Zutt などがあり，20年代初めのシュトルヒ Storch もその先駆者である．内因性精神病の精神分析的存在論的人間学的解釈学，戦後30年間流行した．

　ザーケル Manfred Sakel（1901〜1957）　ウィーンでインスリン・ショック療法（1935）．1937年ハンガリーの**メドゥナ** Ladislas Meduna（1894〜1964）のカルジアゾル・ショック療法（1937），九大の**安河内**，イタリアの**チェルレッティ** Ugo Cerletti（1877〜1963）の電気ショック療法（1938）．統合失調症，うつ病．

　シュナイダー Kurt Schneider（1887〜1967）　ヤスパースの後輩，ハイデルベルク，精神病質人格の分類，統合失調症の一級症状 Symptome ersten Ranges, first rank symptoms（思考化声，言い合いの形の声の幻聴，自分の行動を描写をする声，身体被影響体験，思考奪取やその他の思考被影響，思考伝播，妄想知覚，させられ体験），これらの一つかいくつかがあって外因等の原因がなければ恐らくは統合失調症，二級症状は単なる幻覚，妄想着想，困惑，躁うつの気分変調，感情貧困体験で必ずしも統合失調症を指さない．うつ病の一級症状は生気感情の抑うつといったが，把握困難のため強調しない（1936）．1940年に一級症状と名づけられ，60年代になってからアメリカで取上げられるようになった．

　ドレー Jean Delay（1907〜1987）　クロルプロマジン（1952，ドニケル Deniker 協同者．1951，ラボリ Laborit 人工冬眠，麻酔用），ラウウォルフィア・セルペンチナ（1931，印度蛇木からスディキ Suddiqui），メプロバメート（1952，バーガー Frank Berger），イミプラミン（1957，クーン Kuhn），LSD（1943，ホーフマン Albert Hofmann），ジアゼパム（1960，Sternbach）．

　サリヴァン Harry Stack Sullivan（1892〜1949）　フロイト流の幼児性欲でなく，社会的関係の困難，新精神分析者 neo-psychoanalyst，力動的文化的人間関係的社会的精神分析，アドルフ・マイヤーの流れを酌む．統合失調症の精神療法，人格形成や文化や人間関係が強く働き，そのときの葛藤で感情障害，治療者と患者の直接の交通で，社会関係の動機と障害が理解され治療される．

　フロイトの弟子たち．**ジョーンズ** Ernest Jones（1879〜1958，英国の精神分析，

フロイト伝)，**クライン** *Melanie Klein*（1882〜1960，オーストリア-英国，小児の分析，遊び療法)，**フェレンツィ** *Sandor Ferenczi*（1873〜1933，ハンガリー，幼児の愛の欠乏の積極治療)，**アブラハム** *Karl Abraham*（1877〜1925，ベルリン，教育分析)，**ランク** *Otto Rank*（1884〜1939，オーストリア-アメリカ，出産外傷 birth trauma が不安の基)．

現代の精神医学

1960年代から世界的にアメリカ風の精神力動論，社会精神医学が流行し，向精神薬と社会力動的見地からの社会復帰が盛んになり，心身医学的見地も医学各科に拡がり，各科と精神科の連繫，**リエゾン精神医学** liaison psychiatry も行われる．病院入院は減らされ，外来治療と社会内治療に重点が置かれる．精神病発生に社会と家族の態度（ことに母親）に責任が置かれ，統合失調症はそこから作り出されて，疎外された犠牲者にすぎず，社会や家庭の方が病んでいるのだとされ，今までの精神医学のあり方に反する**反精神医学** anti-psychiatry を唱える者も出た（分裂病原母親 schizophrenogenic mother, *Kanner*, 二重つなぎ説 double-bind theory, *Bateson* 1956)．ドイツでは戦後やはり精神分析が勢力を得てきたが，現存在分析の姿で流行し，また社会の代りに，身の上，境遇，状況 Situation の変化を持ってきた．しかし何れも目下停滞している．薬理や化学の進歩により，精神病の説明に脳の興奮伝達異常があるとされ，神経伝達物質 neurotransmitter，ことにカテコールアミン，セロトニン，アセチルコリンが取上げられる．疾病の形も変わり，軽いうつ病が関心を持たれ，進行麻痺は激減し，ヒステリーや緊張病も減り，華々しい，はでな症状の統合失調症や神経症も減り，しけた症状のものが増し，社会の変化や学校教育の状態から登校拒否，家庭内暴力，生きがいの喪失による無関心，無意欲，しらけ，反抗などが殊に取上げられる．農業人口が減少し，工業人口が増えたが，統合失調症の軽い欠陥治癒 Heilung mit Defekt (*Neumann* 1859) の社会復帰の際の働き場が失われて来た．薬物療法で外来治療が大幅に可能になり，入院しても退院が早くなったものの，薬の服用の怠りや，外の世界の荒い波風のため再発（適応破綻）が多く，入退院を反復するので，回転ドア精神医学 Drehtürpsychiatrie, revolving door psychiatry という皮肉な言葉もできた．あまり性急な退院のためにスラムへの転落者も増える．

二重つなぎ double-bind, Doppel-Bindung　親から子への精神的交通 communication に矛盾が存在することで，例えば母が子に対する要求が来いと口でいいつつ去れという態度を示すごときであり，子は二つの逆の信号を受取るのでどうしてよいかわからず，母の気持がわからなくなり，これが積み重なると子供は他人との交通ができなくなり，自らに閉じこもることになろう．

プルシナー *Stanley Prusiner*（1942〜　　）1982プリオン，1997ノーベル賞．

反精神医学 anti-psychiatry　　統合失調症とレッテルを張られる人間は精神「病」に罹っているのではなく，家庭や社会の矛盾により，無害な社会人という便宜的な定義に一致しないような行動をせざるをえなくなった，間違った社会の基準によって作り上げられた犠牲者で，これを社会からしめ出そうという方便が精神病というレッテルなのだから，医学的に病気として取扱うのは間違っている．権力者は「私のいうことを聞けば汝は自由である」といい，暴力や非合理は排除されなければならないといいつつ，戦争や社会的不合理を正当化するのは double-bind と同じことで，この結果統合失調症が作り出されるのであるから，今までの精神医学の見解は誤まっている．現代までの精神病観，病院制度，治療法などに非人間的なものが多かったことは確かで，患者の人権を擁護し，収容の法律を改革しようとの過激な思想が，今日力動論の盛んな時代に現われるのは，もっともなことである．選手は**レイング** *Ronald Laing* (1927~1989)，**クーパー** *David Cooper* (1931~　) などの英国人で (1960年代)，英国にはコノリーの非拘束運動のごとく昔からこういう気風がある．イタリアでは反精神医学に同調するバザリア *Franco Basaglia* (1924~80) の実践と政治活動で，1978年に新法令を出すことになり，公立精神病院の精神病床を全廃し社会ケアを主とするように改革を行い，刑法から精神病という名を除いた．

　次に昔の病院の図と，精神医学の歴史上の人物の肖像を列挙する．

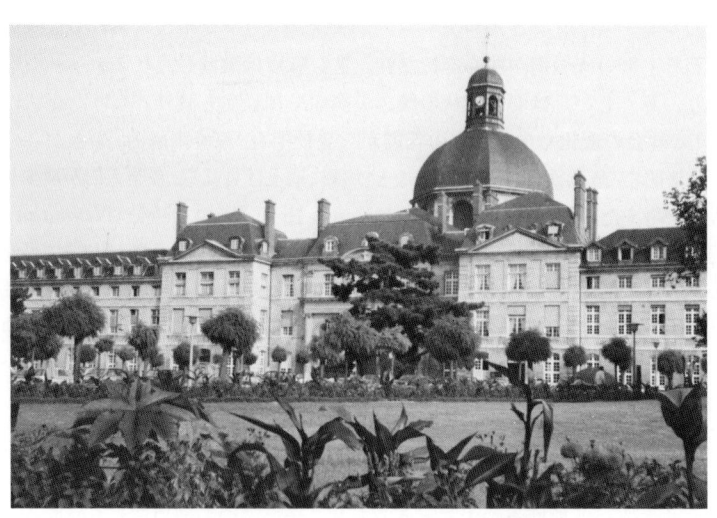

図 V-13 A. サルペトリエール病院

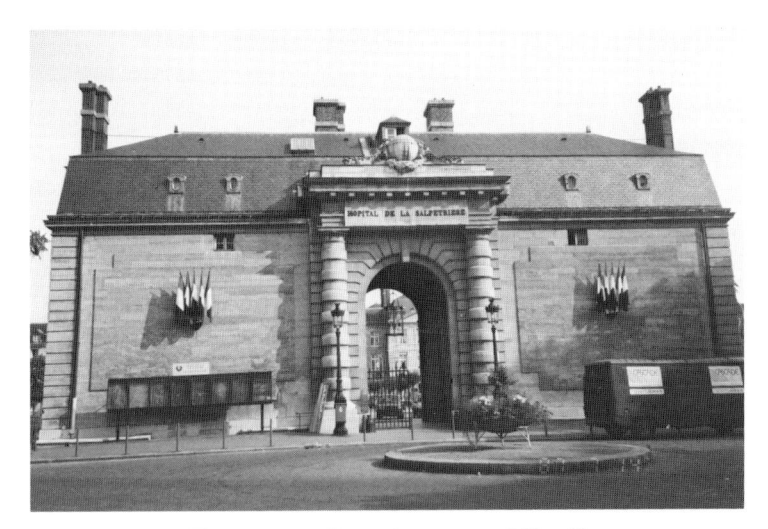

図 V-13 B. サルペトリエール病院の門

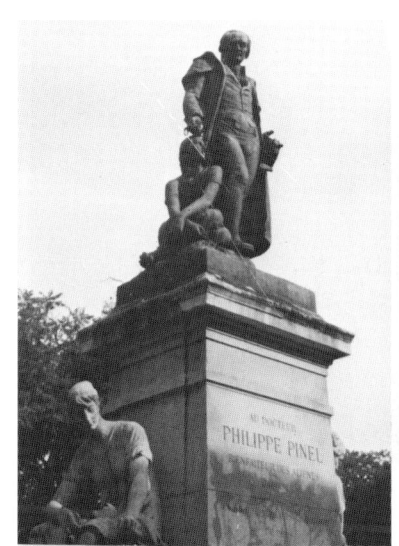

図 V-13 C. ピネルの像
門前向かって右前にある.

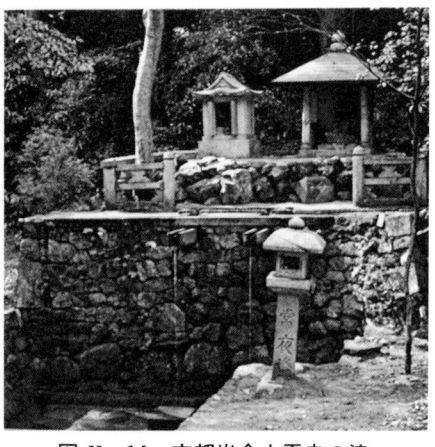

図 V-14. 京都岩倉大雲寺の滝
この滝の水に打たれたり,泉の水を飲んだりして治療を行った.

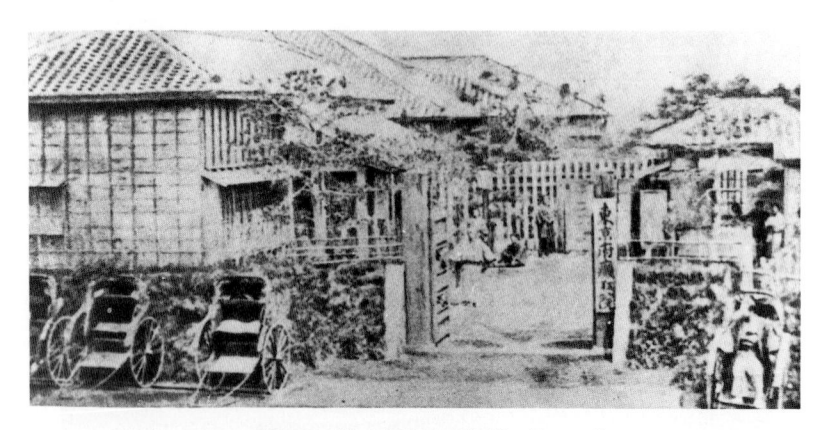

図 V - 15. 東京府癲狂院（向ヶ丘）

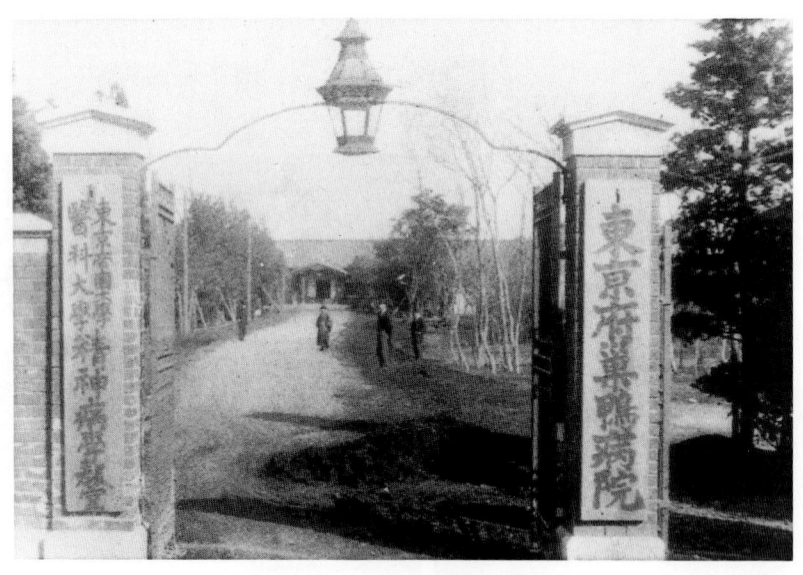

図 V - 16. 東京府巣鴨病院
精神科はもともと大学にはなく精神病院の中に作られた．

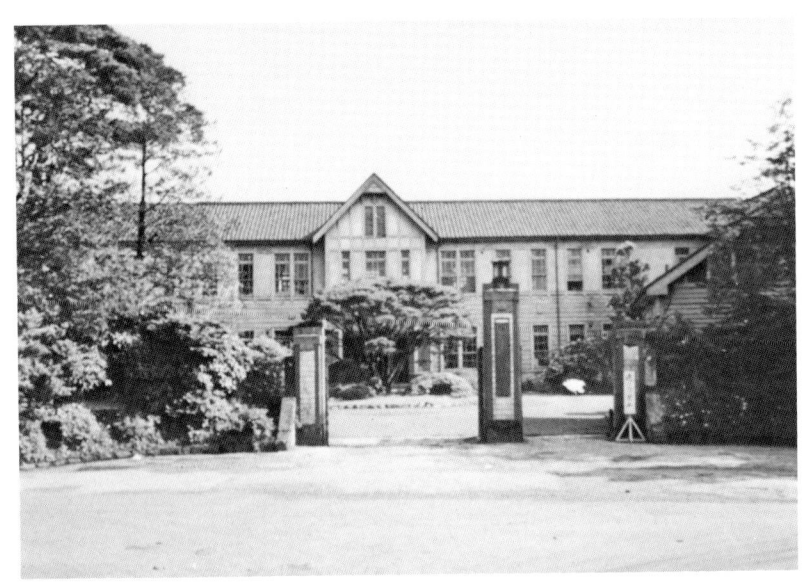

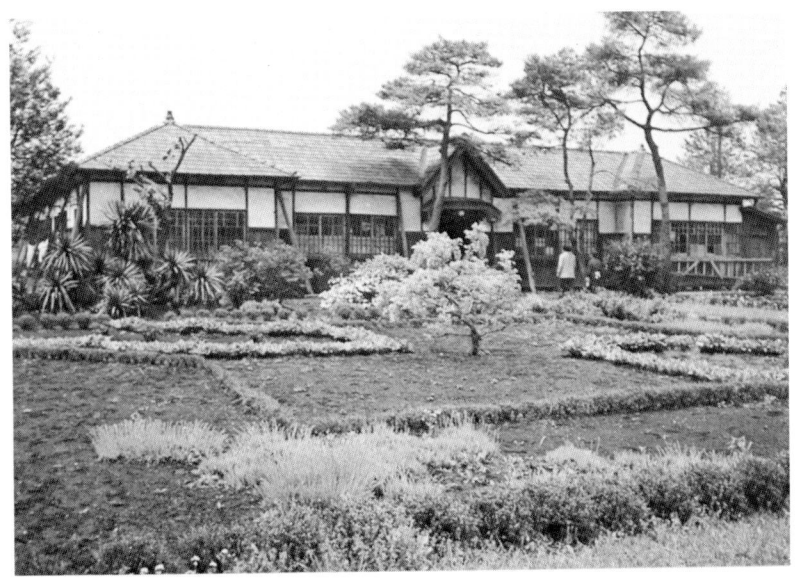

図 V-17. 以前の松沢病院の本館と病棟（1973年まで）
戦前門内右側の建物には警官が詰めていた．下図のような分棟式病棟は25棟，各棟40～50人．

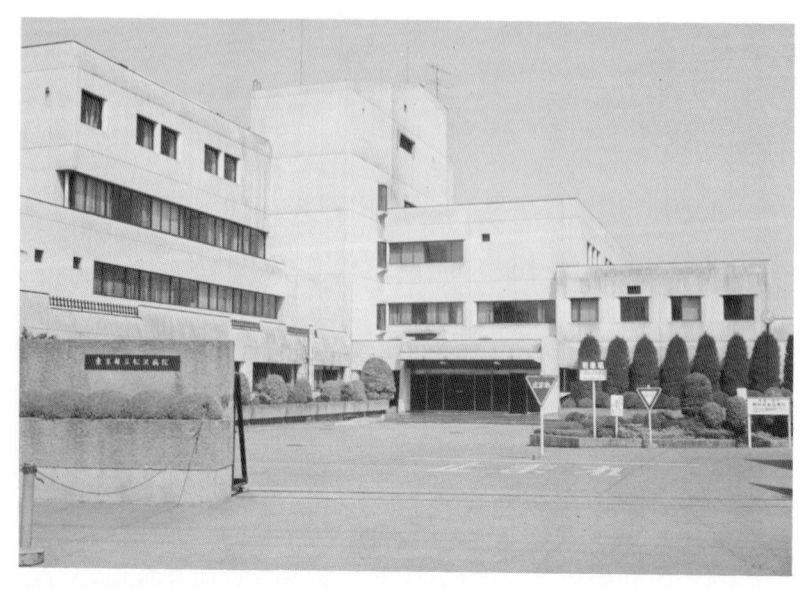

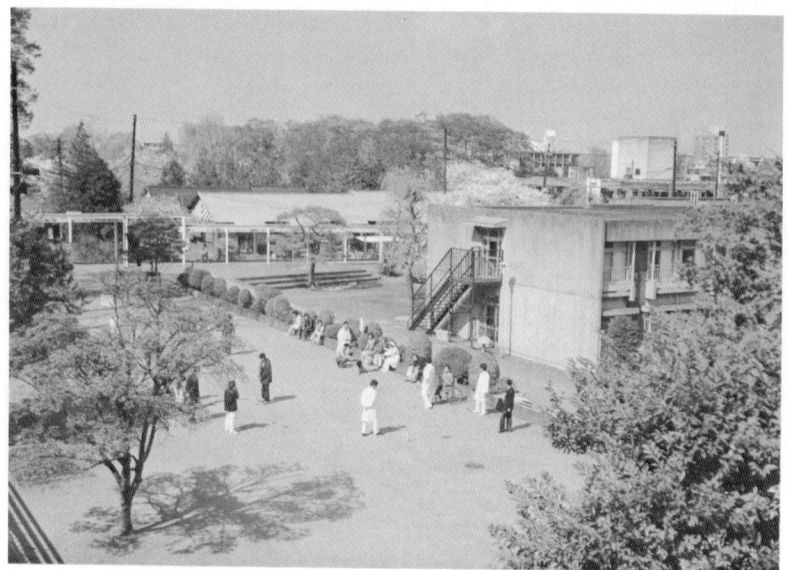

図 V‐18. 現在の松沢病院の本館と病棟

年代記 **393**

図 V-19. 精神医学の歴史上の人物の肖像

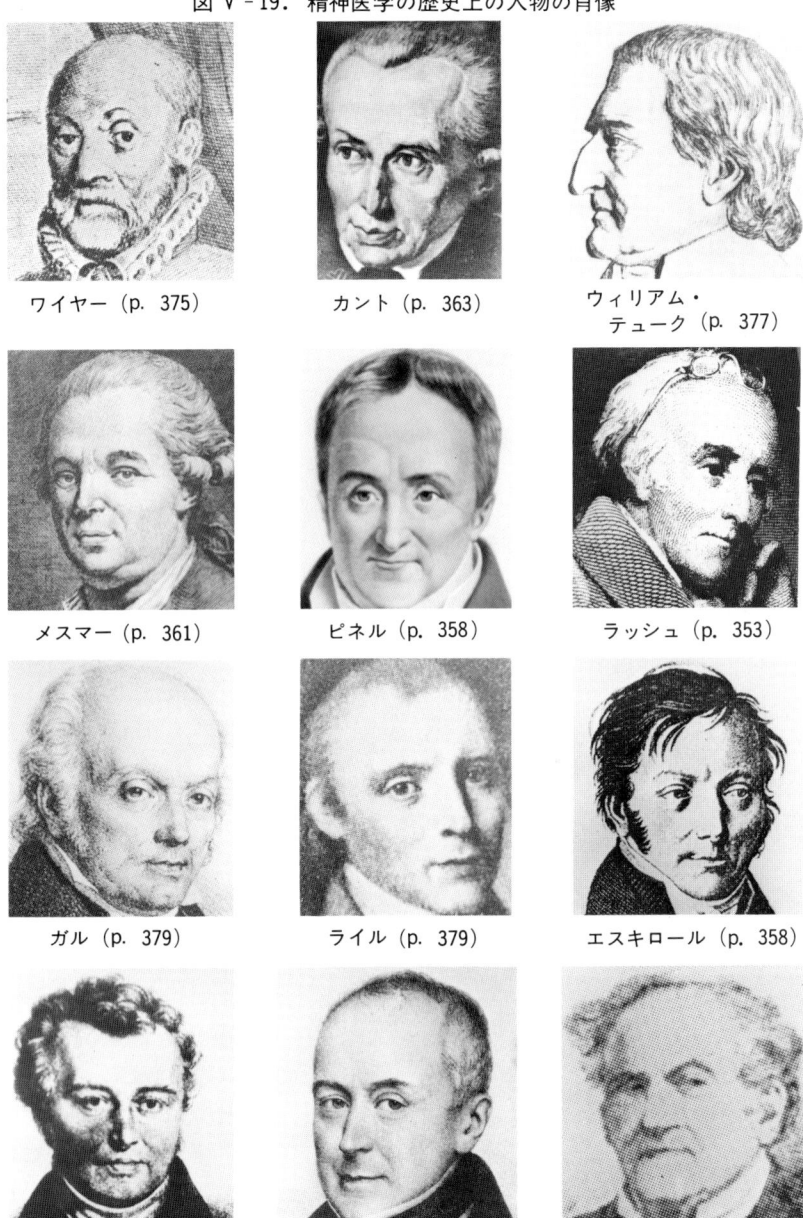

ワイヤー (p. 375)　　カント (p. 363)　　ウィリアム・テューク (p. 377)

メスマー (p. 361)　　ピネル (p. 358)　　ラッシュ (p. 353)

ガル (p. 379)　　ライル (p. 379)　　エスキロール (p. 358)

ハインロート (p. 364)　　フェリュス (p. 424)　　ファルレー (p. 380)

394 精神医学の歴史

コノリー (p. 380) ブレイド (p. 361) ギスラン (p. 380)

ディクス (p. 377) バイヤルジェ (p. 360) ノイマン (p. 366)

グリージンガー (p. 364) リエボー (p. 361) ブロカ (p. 274)

シャルコー (p. 361) ダニエル・テューク (p. 377) カールバウム (p. 31)

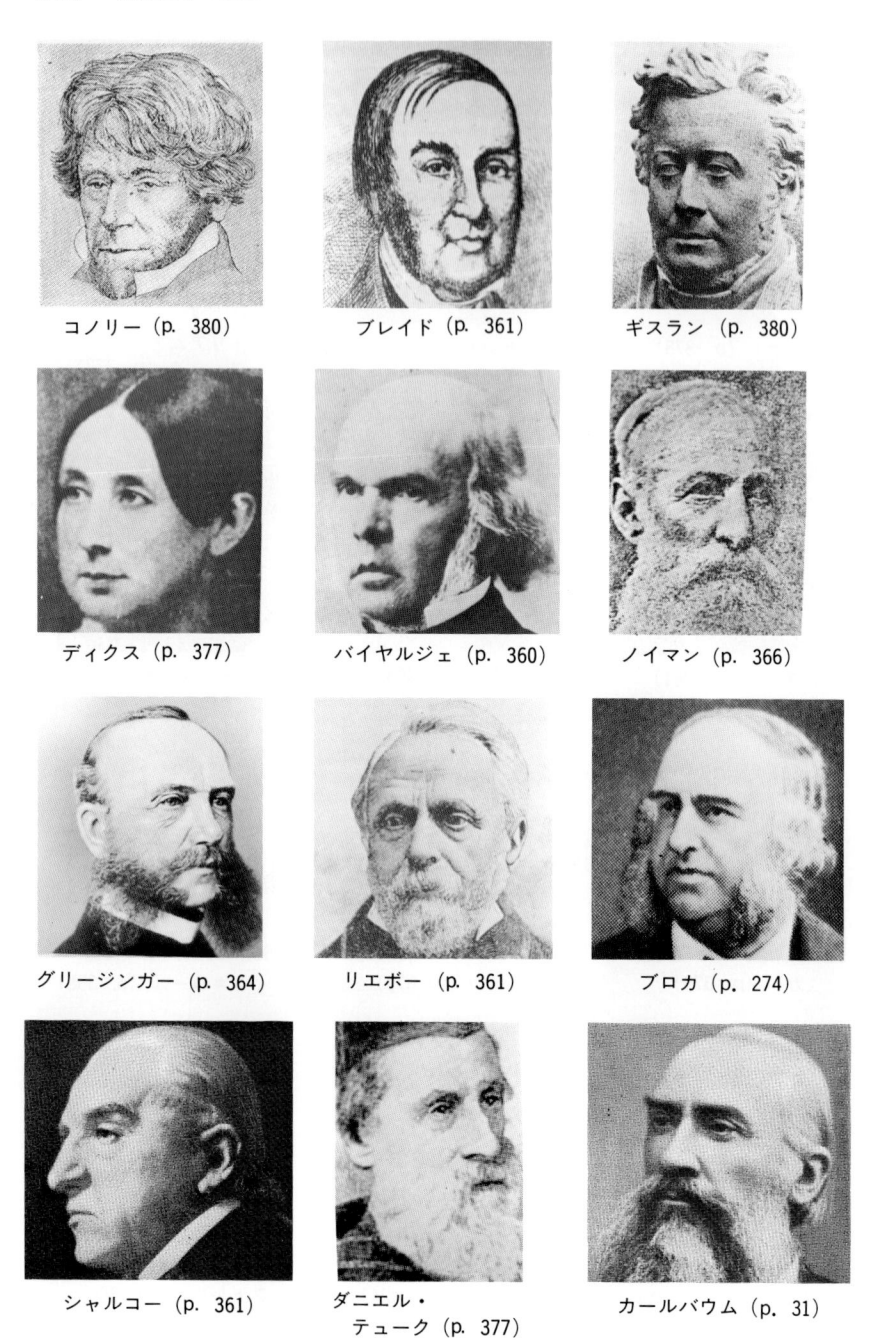

年代記　**395**

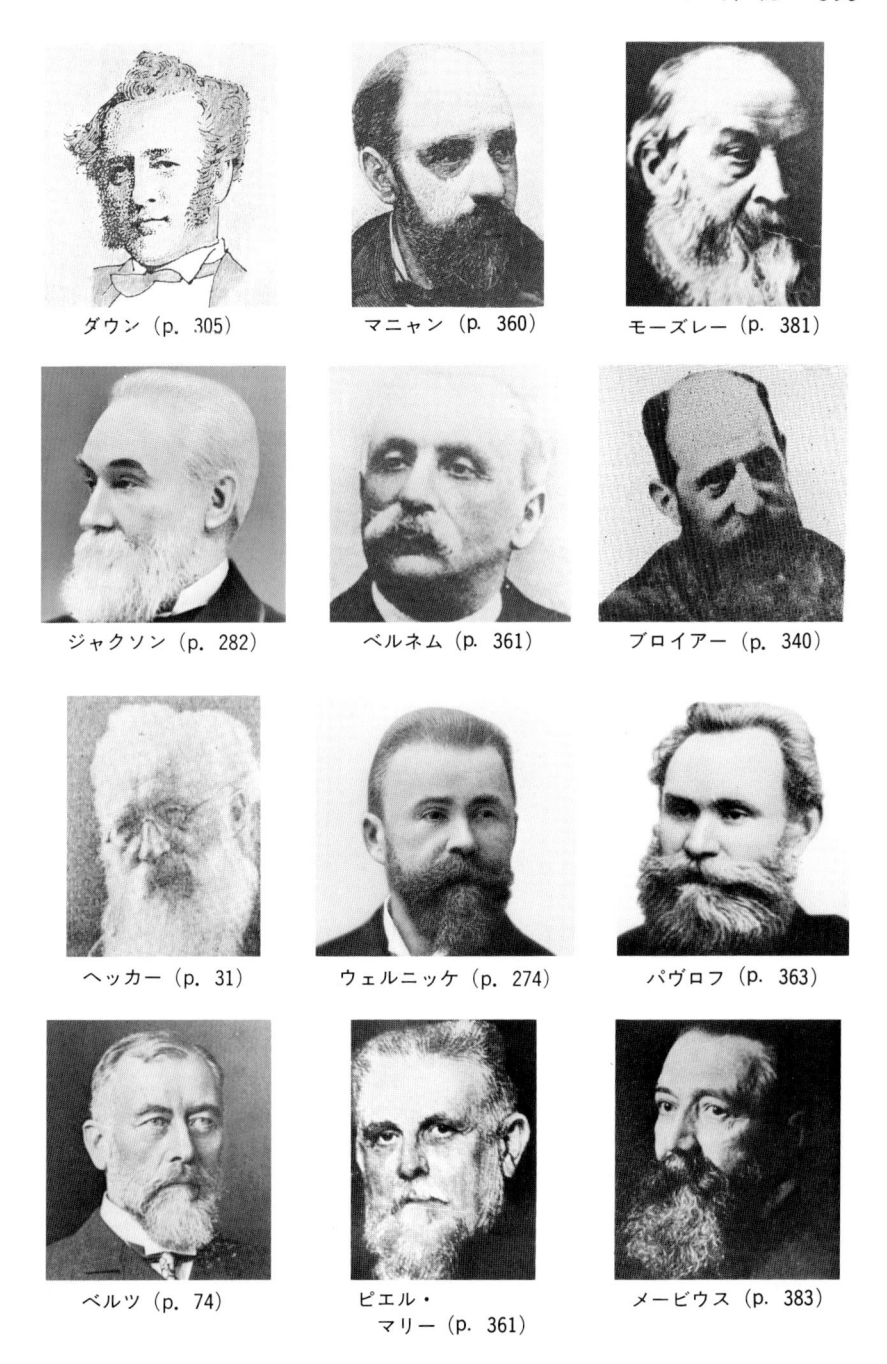

ダウン (p. 305)　　マニャン (p. 360)　　モーズレー (p. 381)

ジャクソン (p. 282)　　ベルネム (p. 361)　　ブロイアー (p. 340)

ヘッカー (p. 31)　　ウェルニッケ (p. 274)　　パヴロフ (p. 363)

ベルツ (p. 74)　　ピエル・マリー (p. 361)　　メービウス (p. 383)

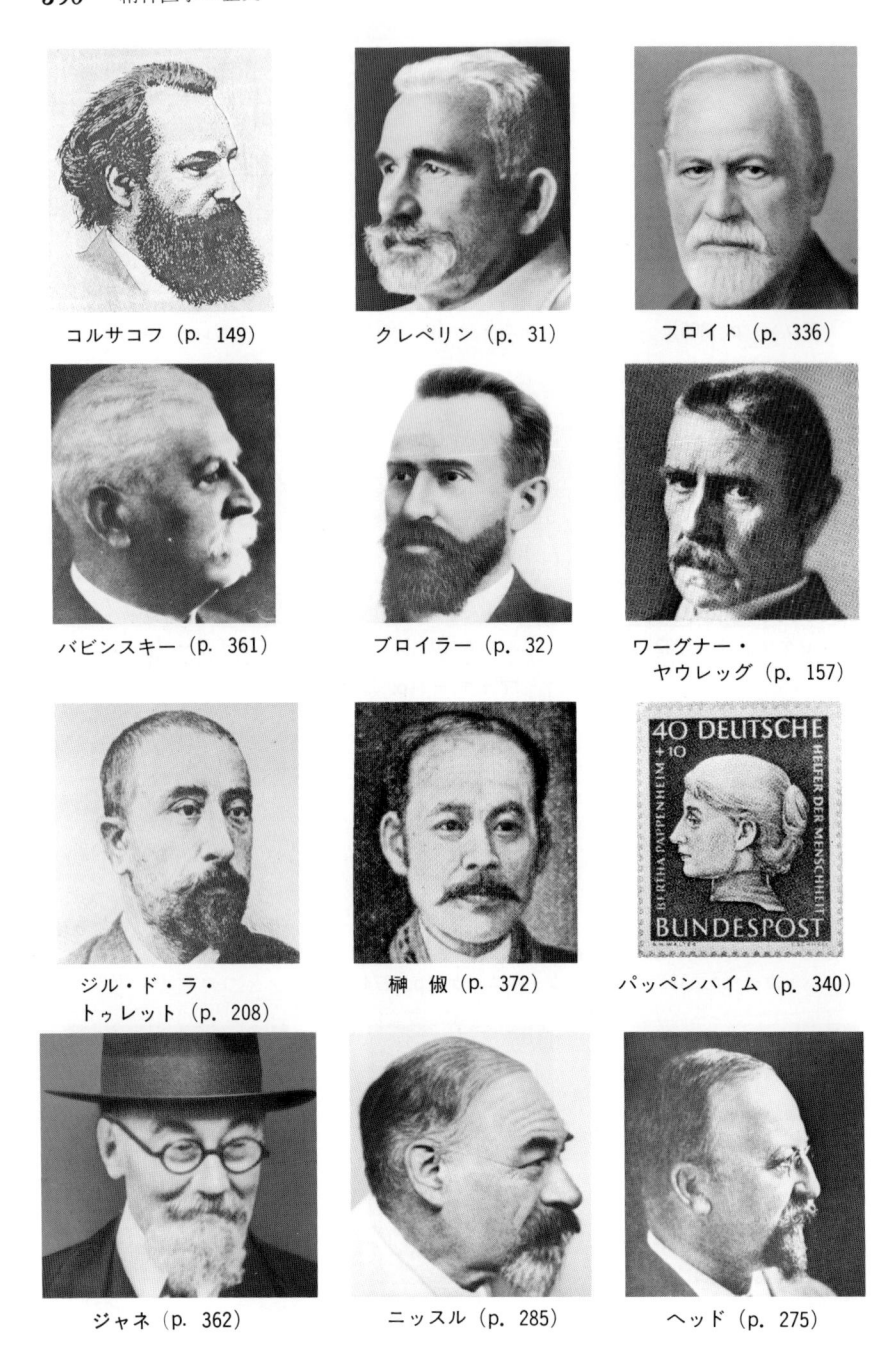

コルサコフ（p. 149）　　クレペリン（p. 31）　　フロイト（p. 336）

バビンスキー（p. 361）　　ブロイラー（p. 32）　　ワーグナー・ヤウレッグ（p. 157）

ジル・ド・ラ・トゥレット（p. 208）　　榊 俶（p. 372）　　パッペンハイム（p. 340）

ジャネ（p. 362）　　ニッスル（p. 285）　　ヘッド（p. 275）

年代記 **397**

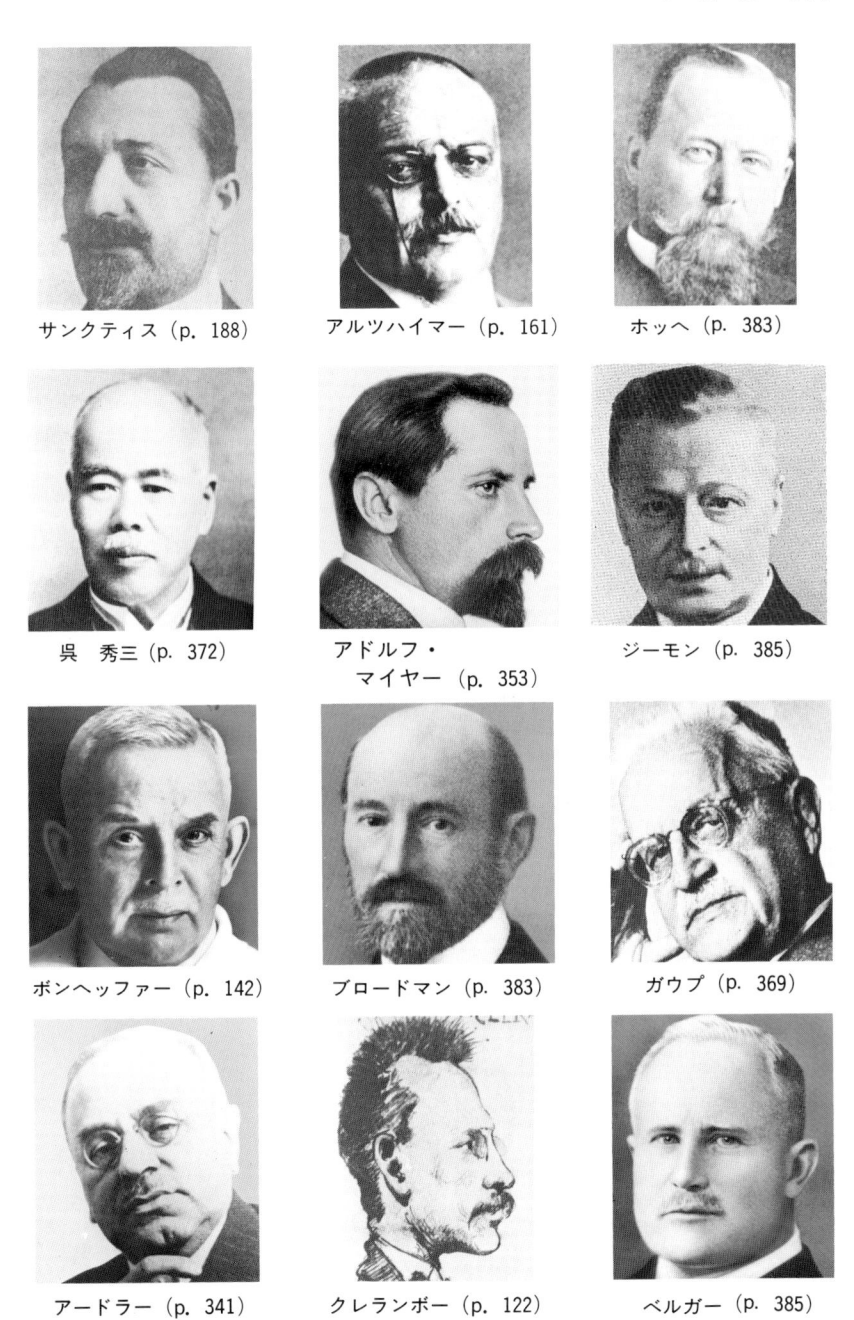

サンクティス（p. 188）　アルツハイマー（p. 161）　ホッヘ（p. 383）

呉　秀三（p. 372）　アドルフ・マイヤー（p. 353）　ジーモン（p. 385）

ボンヘッファー（p. 142）　ブロードマン（p. 383）　ガウプ（p. 369）

アードラー（p. 341）　クレランボー（p. 122）　ベルガー（p. 385）

森田正馬（p. 373）　　モニス（p. 385）　　今村新吉（p. 373）

ユング（p. 383）　　エコノモ（p. 385）　　野口英世（p. 157）

ゴルトシュタイン（p. 283）　　クライスト（p. 381）　　ビンスワンガー（p. 341）

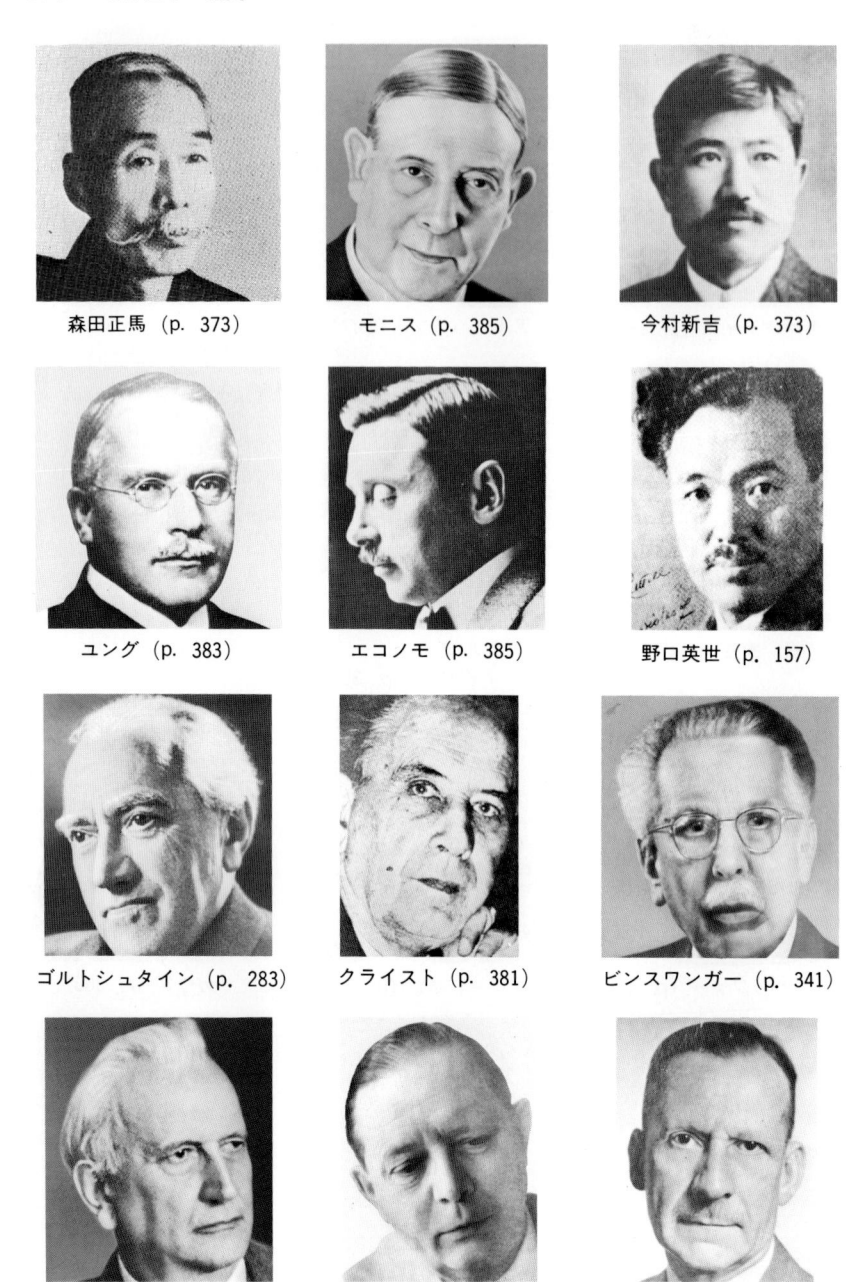

ヤスパース（p. 368）　　クレッチマー（p. 59）　　シュナイダー（p. 53）

年代記 **399**

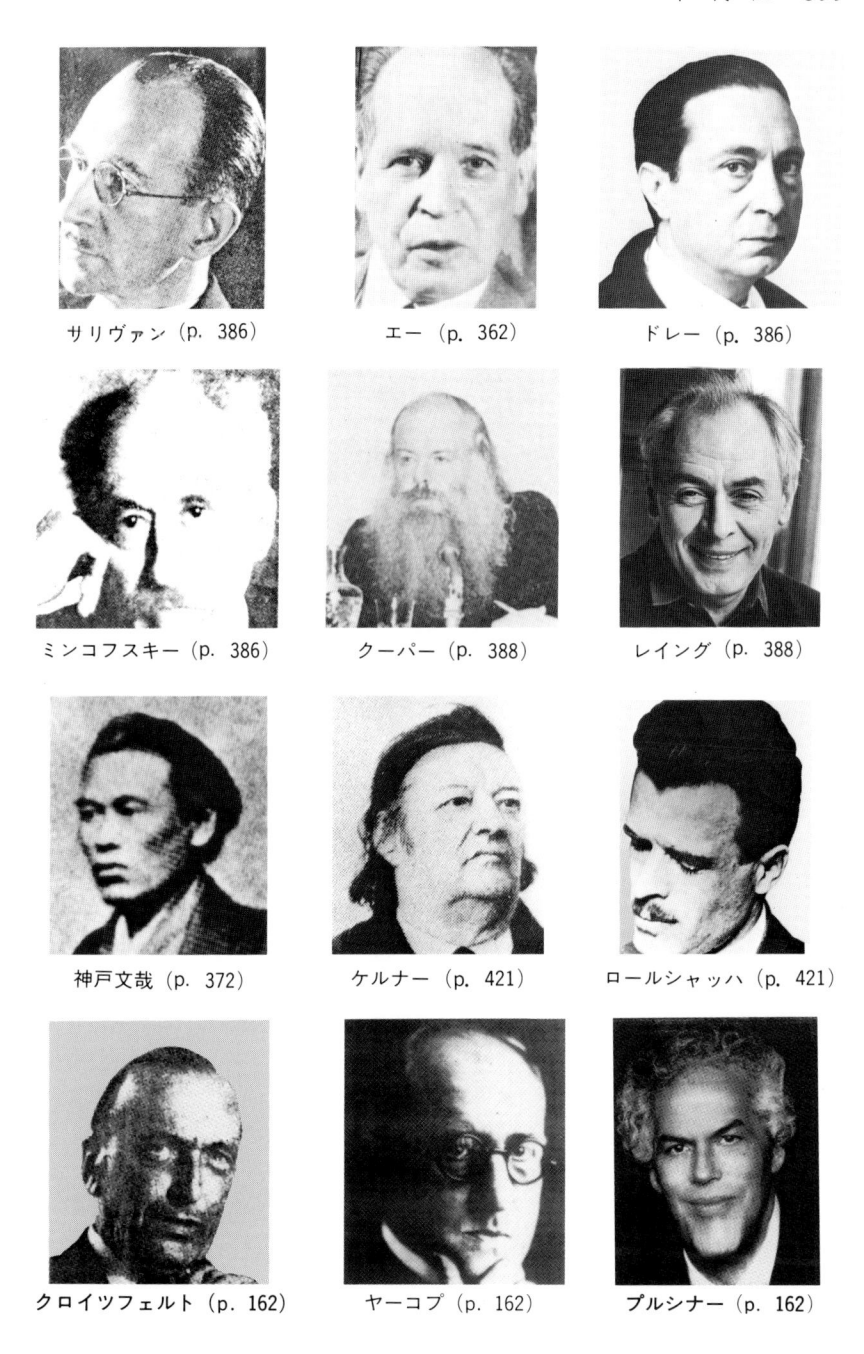

サリヴァン（p. 386）　　エー（p. 362）　　ドレー（p. 386）

ミンコフスキー（p. 386）　　クーパー（p. 388）　　レイング（p. 388）

神戸文哉（p. 372）　　ケルナー（p. 421）　　ロールシャッハ（p. 421）

クロイツフェルト（p. 162）　　ヤーコプ（p. 162）　　プルシナー（p. 162）

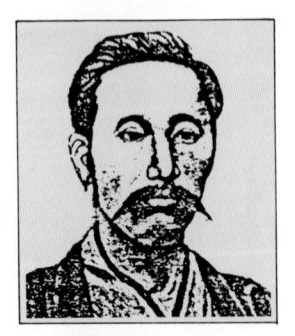

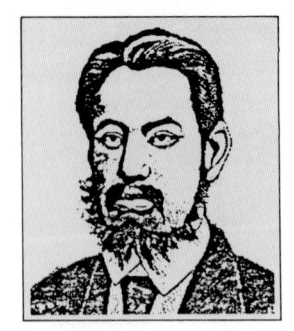

錦織剛清（p. 424）　　相馬誠胤（p. 424）

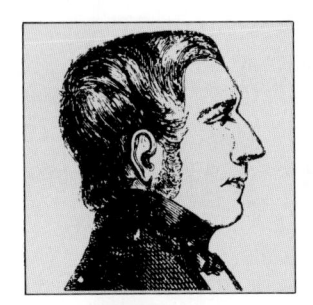

ダニエル・マクノートン（p. 424）

VI

治療，その他

特殊療法　　　403

種々の状態の治療　　　408

精神療法　　　410

社会療法　　　416

心理テスト　　　420

精神鑑定と法律　　　423

病誌　　　427

IV

初めての入院

1 特殊療法

§1. 持続睡眠療法

　持続睡眠療法 continuous narcosis, Dauerschlaf は 1921 年にクレーズィ *Klaesi* がはじめた現代の身体的療法の発端で，内因性精神病の時に生体の変調 Umstimmung を来たして治そうという目的と，興奮や不安を抑える目的とあり，これによって落着いたところで精神療法にとりかかる．強い，長く効く睡眠薬（ソムニフェン～ジエチルバルビツール酸とイソプロピルプロペニルバルビツール酸とのジエチルアミン塩，スルフォナール～ $(CH_3)_2=C=(SO_2-C_2H_5)_2$ など）で 10 日間くらい昼夜眠らせ，食事や排泄はゆり起こして行わせる．水分供給の注意，発熱や肺炎や虚脱の危険がある．モルヒネ中毒治療の離脱症状軽減にも用いられた．ロシアではパヴロフ理論による制止により神経系を休めるものとして，催眠と共に用いられた．

§2. 熱療法

　昔から高熱の後に精神病が一時的におさまったという経験があったが，これも生体の変調によろう．熱療法 pyrexial therapy, Fieberkur として行われたのは 1917 年からの進行麻痺の治療のためで，人工的にマラリアに罹らせて 10 回発熱，キニーネで中断，後駆梅療法，マラリア療法はそれまで不治であった進行麻痺を治せるものとし，発明者のワーグナー・ヤウレッグ *Wagner-Jauregg* は 1927 年に

ノーベル医学賞になった．マラリアの代りに伝染病ワクチンの静注でもよい（チフス，淋菌）．ペニシリンの発見でこの方法は無用になった（フレミング Fleming 1928→1945）．熱療法は AIDS にも効く．

§3．インスリン・ショック療法

インスリン・ショック療法 insulin shock therapy（*Sakel* 1935）はインスリンを多量に使用して低血糖（40 mg/d*l*）性昏睡を起こさせることを毎日1回ずつ20回反復する．昏睡中てんかん性けいれんを起こすことがあり，糖を与えても覚醒せず危険なことがある（遷延性 protracted, protrahiert ショック）．統合失調症に用いられた．

§4．電気ショック療法（電気けいれん療法）

電気ショック療法 electro-shock therapy（*Cerletti*，安河内，向笠1938），電気けいれん療法 electroconvulsive therapy（ECT）では100Vの交流を1〜3秒頭部に通電しててんかん性けいれんを起こさせる．強心剤（カルジアゾル−ペンタメチレンテトラゾル）の多量急速の静注でもよい．うつ病に劇的に効くことがあり，統合失調症にも10〜20回，1日おきに施行することがあった．健忘が残りやすい．反復しているうちに何となく恐れを生じて拒むようになることがあり，また頭がすっきりすると喜ぶものもある．睡眠薬静注で眠らせてから施行してもよいが，効果がやや薄れ，また呼吸停止をきたすことがある．第5胸椎あたりに圧迫骨折をきたすことがある．電圧が低すぎたり，通電時間が短すぎたりするなど完全な大発作とならず非常な苦しみと恐れを感ずるので拒むようになる．客観的に酷い治療に見えるし，懲らしめに用いることがあったので今日ではあまり行われない．神経電気療法 NET, Neuroelektrische Therapie ともいわれる．セルペンチナ服用中は危険．

しかし現在でも難治性のうつ病や統合失調症の一時的な興奮状態の時に麻酔をした上で無けいれん性の電気治療を行うことがあり，薬物療法の無効例には効果的なこともある．

§5．前頭葉白質切断

前頭葉白質切断 prefrontal lobotomy, Leukotomie は精神外科 psychosurgery

として，前頭葉脱落症状を作って，自発性減退と無関心と呑気をきたさしめ，苦しい，あるいは厄介な症状をのぞこうというもので，強迫や統合失調症に戦後一時おおいに用いられ，発明者モニス *Moniz* (1935) は 1949 年ノーベル医学賞をもらったが持続的な欠陥状態を作るので今日は用いられない．アメリカでは 40 年代に，日本でもその後一時大流行したが，ヨーロッパ，ことにロシアではあまり行われなかった．

§6. 薬 物 療 法

　薬物療法 pharmacotherapy として睡眠薬，鎮静薬，抗てんかん薬は以前から用いられたが，1952年からフェノチアジン剤（クロルプロマジン）が内因性精神病に用いられるようになった．元来自律神経遮断剤 ganglion blocker（抗コリン）をラボリ *Laborit* が 1948 年から使って人工冬眠 hibernation artificielle をショック防止，手術に用いたのが発展した．フェノチアジンはもと駆虫剤，次に抗ヒスタミン剤として用いられ，その後抗精神病薬となった（ドレー *Delay* 1952）．

　抗精神病薬 Antipsychoticum は神経伝達物質 neurotransmitter の働き ergon の加減を司るもので，シナプス前細胞からのコリン，ドーパミン，ノルアドレナリン，セロトニンの働きの過多，過少を，前細胞からの放出減弱，増強，放出物の再取込，後細胞の受納増加，抑制など様々な機構で加減する．

　統合失調症ではシナプスのドーパミンの作用が多すぎるので抗精神病薬で減らし，うつではセロトニンとノルアドレナリンの作用が減っているので抗うつ薬でセロトニンを増やす．これらの際コリンも影響を受けて，交感，副交感神経の症状も出る．躁ではノルアドレナリン作用増で，これをフェノチアジンで減らす．統合失調症と躁ではフェノチアジン，ブチロフェノン，うつではイミプラミン，躁ではリチウムも用いられる．副作用はパーキンソン症，肝障害，血液障害，発疹，排尿障害，口渇，血圧降下，錐体外路障害，静坐不能 acathisia, 遅発性運動障害 tardive dyskinesia（顔，舌，頚のアテトーゼ的筋けいれん），肥満の危険なのは循環虚脱，胃腸の麻痺，セロトニンについてはセロトニン作動薬 serotonergicum の中毒，セロトニン症状群 serotonin syndrome, 不安うつ病や躁病の様な症状で，パーキンソンのような筋強剛はない．抗精神病薬の中毒は悪性症状群 syndrome malin, サンドローム・マラン, malignes neuroleptisches Syndrom があり，高熱，せん妄，脱水，肺のうっ血水腫，致死，急性致死緊張病に似る．不可逆の障害は錐体外路障害 dyskinesia, 主として捻転ジストニー torsion spasm, 頸や上体が一方に廻るおそい運動, なおむにゃむにゃもぐもぐ発音 mumble, Mummeln. 悪性症状群は抗パーキンソン剤の急激中止でもおこる.

抗うつ薬使用中には電気ショックをひかえる. けいれん強過ぎて危険. 同時に二種の異った種類の抗うつ薬使用も避ける. セロトニン症状群出やすいので, 抗精神病薬の発明によって, 精神病の通院治療が可能になった. 従来の如き長期入院の必要は減りつつある.

てんかん 規則正しい長期服用で, 途中怠ると発作がおこる. 昔は臭化物 (KBr, NaBr, NH₄Br 全部同時に3.0〜9.0, 今では多くの薬があり, フェノバルビタール (ルミナール), ヒダントイン (アレビアチン) という従来のものから, 30種類もあるが, 副作用の危くないものはディアゼピン, ヴァルプロイン酸など, 発作重積 status epilepticus にはディアゼピン静注, 昔は抱水クロラール注腸, 全身麻酔.

緊急処置 emergency measure, Notfallmassregel 平生遭遇する手に負えない状態は興奮で, 酒の酔, 緊張病, 躁病, うつ病の自殺企図, 昔は進行麻痺の興奮で, たいていは精神安定剤の注射でまにあうが, 昔はスコポラミンの皮下注射(臭酸スコポラミン0.001, 塩酸モルヒネ0.01, 水1cc)が効力がよかった. 今は緊急時にはアモバルビタールかディアゼパム静注して眠ったところで電気ショック, これは告知同意に反するが, それでも仕方のないような場合がある. その後は普通の薬物治療に移る. こういう病人には保護室も必要になるが, 短期間入室で済む. 最も多いのは酒の酔いで, 危険なのはてんかんのもうろう状態である. このような場合には安定剤で眠らせてしまうしかない. 酒の酔いは一晩で回復するが, 室内でいたずらをしたり, 他の病人に迷惑な行為があるので困る.

アルコール中毒 アンタビュス[1] 0.1〜0.5連用, アルコールが体内でアセトアルデヒド, 酢酸, 炭酸ガスと水と分解されるのをアンタビュスによってアルデヒド酸化酵素を抑制し, アルデヒドが蓄積されて苦しい不快な症状をきたさしめ酒を飲めなくする. この薬を用いているとき急に多量の酒を飲むと虚脱を起こして危険なので, 本人に知らさずには用いられない. シアンアミド cyanamide NH₂CN, 肥料の石灰窒素 Ca=N−CN にも同様の作用があり, 前者は液体である. 慢性アルコール中毒 (アルコール依存), 依存症, 嗜癖は治りにくく, 集団療法の

---

1) antabuse, bisulfiram, tetraethyl thiuram disulfide

$$(C_2H_5)_2N-\overset{\overset{S}{\|}}{C}-S-S-\overset{\overset{S}{\|}}{C}-N(C_2H_5)_2$$

禁酒同盟加入が必要で，アメリカには1935年からアルコール匿名団体 alcoholics anonymouse, die anonymen Alkoholiker, AA がある．わが国にも各地に断酒会がある．自らやめようという気のない者は入会しないので，長期入院隔離が必要であるが，飲酒しなければ精神的に醒めていて，退院要求，不服従，他の患者への迷惑な行為などのために病院内の厄介者となる．エメチン，アポモルフィンなどの催吐剤をアルコールと同時に用いて，条件反射的にアルコールを飲めなくする方法もある．

抗不安薬 antianxieticum　主として神経症の不安に用い，睡眠作用の強いものもある．小精神安定薬 minor tranquilizer ともいわれ，錐体外路症状や自律神経症状を起こさないが，嗜癖が起こる．これに属するものはベンゾディアゼピンが主である．抗うつ薬も不安，恐怖，恐慌に有効である．

覚醒剤アンフェタミンは危険な嗜癖を起こし，慢性中毒では統合失調症様となるので用いないが，エフェドリンに似てナルコレプシーに有効，夜尿にもよい．現在は夜尿には抗うつ薬を少量用いる．

メスカリン，LSD のごとき精神病状態発現薬 psychotomimeticum, psychodyslepticum, phantasticum は治療には用いないが，神経症の深層発見のため実験的に用いられたことがある．フェンシクリジン（PCP，フェニルシクロヘキシルピペリジン，麻酔剤），メチレンジオキシメトアンフェタミン（MDMA）その他類似のアンフェタミン剤はサイケデリック剤，幻想剤として，嗜癖的に恍惚状態招来のために用いられるが，悪酔い bad trip をおこすことがあり，不気味な体験で恐怖のあまり恐慌状態 panic reaction という原始反応をおこすことがある．PCP は静注麻酔剤で専ら獣医学で使用，合成容易，闇で嗜癖的に用いられる．ケタミン（ケタラール）も類似．

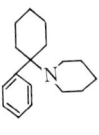

PCP

モルヒネ離脱剤（p.152）

Methadone

H_5C_6　C_6H_5
H_3C　O
H_3C　CH_3

鎮痛作用あり，習慣性少く，離脱症状軽い．

(Morphine)

$N-CH_3$

HO　O　OH

Naloxone は右下の OH が O，右上の CH_3 がアリル基 $CH_2CH=CH_2$，右中の2本が1本．

Pentazocin

$N-CH_2CH=C(CH_3)_2$
CH_3
HO　CH_3

鎮痛作用のある Naloxone と Pentazocin (Sosegon) は害少なく，阿片受容体に付着して，Morphine が付着せぬようにする．

2 種々の状態の治療

§1. 興　奮

バルビツール系睡眠薬（アモバルビタール0.5，5 ml の水溶液）静注（徐々に，1分間 1 ml），昔は臭酸スコポラミン 1 mg 皮下注射を行った．注射用のフェノチアジン剤，ブチロフェノン剤（筋注，硬結），注射用ディアゼピン剤（静注），電気ショック（限定的）．

§2. 抑うつ，不安

精神的慰安，気長にその苦しみの訴えの相手となる．元気を出せと励ますのはよくない．努力しても元気は出ないし，努力もできないので，かえって絶望してしまう．阿片は不安を去るので昔は少量から次第に増量して飲用（阿片末，阿片チンキ，0.01から次第に増して0.2まで，便秘），注射は依存のため不可，イミプラミン，ディアゼピンが今日主として用いられる．うつ病を睡眠遮断 sleep deprivation, Schlafetzug によって治療することがある．反応性，神経症性抑うつは精神的治療のみで有効であるが，軽いうつ病と区別しにくいことがある．うつ病には神経電気治療が劇的に効く．不治の身体病の末期の苦痛にはモルヒネを用いる．不安発作，恐慌には抗うつ薬が有効である．

§3. 拒　食

インスリン注射，人工栄養（鼻孔から胃に管を入れ，熱量の多い流動食）

§4. 不　眠

　神経症性，精神病質性（無力者）不眠には強い睡眠薬を与えない方がよい．不眠症は自らは気にかけるものの，たいして害はないから睡眠のことを気にしないようにし，睡眠しようとする努力をやめさせる．多くの不眠症患者はかなり眠っているのに熟睡感がなく，一晩中うとうとして夢ばかり見ていたと訴えるが，客観的にはよく眠っているし，また夢もみないで眠れるということは正常者にもあり得ないことを教える．不眠症は一種の心気症であり，睡眠が十分とれれば気持がよいし自信もつくので，ある程度の睡眠薬を与える．ディアゼピン系のもの，ブロムワレリル尿素，抗ヒスタミン剤などは軽い睡眠薬であり，バルビツール酸系のものは強いものである．何れも依存を起こしうるが，患者は服用せねば眠れぬと思い，同時に依存になることを恐れて不安になり，よけい苦しむものである．精神病性不眠には統合失調症ならフェノチアジン系で睡眠作用の強いレヴォメプロマジン，うつ病なら抗うつ薬で睡眠作用の強いトラゾドン（レスリン）を併用することもある．

　バルビツール系のものは網様体の覚醒度 vigilance を抑制，フェノチアジンは刺激の増流入から網様体を遮り，ディアゼピンは辺縁系（情動欲動）を抑制する．

〔付〕　先大戦当時ナチの T 4 企画 T 4 - Aktion（動物園街4号 Tiergartenstrasse 4 に本部 Zentrale があったので）による精神病者，精神遅滞児，身体障害児の安楽死企画 Euthanasieaktion, holocaust（ユダヤ教の全燔祭，子羊の丸焼を神にささげること，大虐殺）では CO（ガス室）よりもフェノバルビタールやスコポラミンの注射を用いた．これは治療法の悪用である．（holos = whole, kaustos = burnt）．

　第一次大戦時一兵士 Hitler が戦場で盲目になったのを応召軍医 Forster がヒステリー性としたので，1933年グライフスワルト教授 Forster は消された．ナチ時代結局患者10万人が殺された．これよりあとでユダヤ人殺害のために用いられた ZyklonB はもともと殺虫剤で，HCN を多孔質の岩に吸着させてカンヅメにしたもの．

3 精神療法

　心因反応−神経症や性格異常は原則として精神的に治療すべきであるが，物質的治療を鎮静や暗示のために用いることもある．精神科以外の科でも薬や物理療法はこの意味で作用していることが多い（偽薬効果 placebo‑effect, placeo＝please, I shall please）．精神的には環境の調整と本人の心構えの変化と悩みの種 trouble, Schwierigkeit の解消によって，再び生活に適応させるように導く．医師は何科においても，正あるいは負の意味で患者の心に作用するのであり，それは彼の人間通の程度，心理学の知識，相手の気持を察してうまく働きかける気転 tact, 人格の力による．彼の不用意な言葉や態度は負の意味に働いて医原神経症 iatrogenic neurosis を起こし，意気沮喪や心気をきたして身体病にも悪影響を及ぼす．精神療法でもっとも大切なのは，患者と人間的に交わりつつ患者の話に気長に相手になることで，患者は話している間にいつのまにか悩みの種の由って来たるところ，コンプレクスを自ら悟り，自ら解決してゆく．神経症では解決のつかない問題に悩むにしても，もとの悩みは解決不能のこともあるし，何が困難のもとなのかわからないこともある．このような場合には，ただ障害を克服するような，あるいは問題にしないような心構えに導く．障害の深い原因を探り出して処理するのを**あばき療法** uncovering psychotherapy, aufdeckende Psychotherapie, 原因を処理することなく葛藤を覆ってしまうのを**覆い療法** covering psychotherapy, zudeckende Psychotherapie という．統合失調症でも気長な，人間的な交わりと語り合いでずいぶんよくなる人がいる．患者と交わってその世界の消息を知り，患者をこちらの世界に引き戻すだけでなく，こちらの世界を拡げて患者の世界も包み込む，こちらの許容度を増すことも必要である．精神療法の種々異なった方法が何れも効果があるのは，患者との交わりがよけい保たれるせいもあろう．

§1. あばき療法

　心理的原因を見つけ出して処理する根本的な方法で，この原因として深い無意識なものまで問題にするなら精神分析である．**告白** confession, Beichte は意識内にあるが，簡単に他人に明かせない悩みを露呈させて心を軽くし，またその処理に協力する．宗教者もかかる方法をよくとる（告解，懺悔）．**睡眠分析** narcoanalysis では睡眠薬の注射（アモバルビタール 0.3）によって抑制を除き告白させやすくする．**アミタール面接** amytal-interview もこれである．**精神分析** psychoanalysis は無意識となった悩み，しこり，コンプレクスを見出して発散解消 abreact, abreagieren させる．患者を寝椅子 couch に横たえて，二人きりで楽な気持で思いついたことを次から次へと口に出させる自由連想 free association を用いたり，夢の解釈をしたり，意識的な熟考によらずにひとりでに出てきた空想や絵画などの解釈をしてコンプレクスがわかるといわれる．こうして自分の心の深淵がわかり，それと対決，妥協ができ，周囲に正しい適応ができるようになれば神経症は治る．コンプレクスの発散解消も，患者に解決や説得や忠告を与えずに，ただ語らせてこちらが聞いているだけにしておいても，患者は自ら正しい態度を発見して，障害を克服してゆけるものである．こういう方法は**無指導療法** nondirective therapy，**患者中心療法** client-centred therapy，子供の**遊び療法** play therapy，**精神劇** psychodrama，**集団療法** group therapy など種々の形で行われる．

　精神分析に似た方法で，精神分析のように下等な欲求の不満を原因と考えずに，人間における最も高いもの，精神的な目標，あり方の方向の誤りを原因と見，人間の自由性，自分で自分の方向を定めるべき責任，あるいは良心を自覚させ，精神分析と説得を結びつける**ロゴテラピー** Logotherapie もある．人間がいかに人間の健全な精神を見失って，誤った世界に陥ってもがいて精神障害を来たしているかを，分析的な方法で解釈し，その人間との交わり communication によって，その世界から正しい世界に導き出すような療法を**実存分析的精神療法** existenzanalytische Psychotherapie という．あるいは人間ののっぴきならぬ危機，実存的危機 existentielle Krise，苦しみ，争い，罪，死などの限界状況 limit situation, Grenzsituation に面しても，それに参ってしまって神経症が起こることもあり，本当の人間性を明らかにして人間の心を開明 erhellen させて悩みによる障害を治すこともある．統合失調症も神経症のように幼児のときに愛の欠乏によって孤独の世界に陥ったものとして，精神的な交わりをつけて，この世界から健全な世界に導き出せるものであるといわれる．この治療法は，山の中で正道を離れて迷って

しまった人を正道に連れ戻すようなものである．

これほど深く考えなくても，統合失調症の古い，どうしようもない，厄介な症状のある患者をよく観察することによって，その厄介な症状の依って来たる精神的動機が察せられる（自ら語り告げることはなくても）ことがあり，その動機を解決することにより，驚くほど行動が改善されることがある．患者の無意味と見える突然の暴行は衝動行為と片づけられて病気から直接出る理由のないものとされるが，口に出さない不満の鬱積の行動化 acting out, agieren であることがあり，環境を変えればなおることがある．

症例 古い著しい分裂（統合失調）性欠陥状態の老女の患者，ろくに話もせず，全く孤独で，人が近寄るととなりつけて傍に来させず毎日2時間も水道の水を出していたずらをし，風呂に入るのをいやがり，時々廊下を歩きながら失禁する．入院時から10年間もこのような状態であり，欠陥のためのどうにもならない症状であると思われていたが，その行動を1年間も観察したところ，便所に入るときに多少でも便器やスリッパが汚れていると入れず，汚れていない場所を探しまわっているうちに失禁してしまうのであり，人が近寄って自分の衣服に触れられると汚いから人を寄せつけないのであり，一番風呂で他人の入らないうちのものなら入り，2時間も丹念に手を洗っているのだということがわかった．この一見不潔でだらしない患者に不潔恐怖があることがわかったので，彼女の希望に沿うように周囲の人が心掛けると失禁は治り，入浴もし，心が安らいで談話もするようになり，ほとんど正常の生活ができるようになった．古い統合失調症の患者は，神経症のように不潔恐怖を訴えないので，その存在が気づかれないのである．

一般にうつ病や統合失調症など「内因性」でどうにもならないと思われる患者でも，その相手になって気長に交わっていることにより，閉ざされた心が答えてくるものであって，重い患者でも人間的な呼びかけに対して応じてくる部分が残っている．患者を動物的に扱えば患者に動物的な反応を起こさせるばかりであって，患者の行動は治療者，看護者の人格の反映と見ることができる．患者をこちらの世界に連れ戻そうとすると共に，こちらが患者の世界に入り込む，こちらの世界を患者の世界に近づけるのがよい．

§2. 覆い療法

精神指導的支持療法 psychagogic supportive therapy, psychagogische Stütz-therapie としてはまず**説得** persuasion, Überredung がある．患者にその障害の性質を説いて明らかにしてやり，心配のいらないことを教えてやり，治す方法を教え，あるいは治せないものならいかにして精神的にそれを超越するかを説いてやり，患者の理性に論理的に訴えて，治癒の方法を教えて障害を克服させる．あるいは自己の要求と周囲の要求を一致させるように説いて調停する．

暗示療法 suggestive therapy, Suggestionstherapie

直接に患者の知性に訴えるのではなく，間接的に患者にそれと気づかれないように，はっきりそれと意識しない知性や感情に訴えて，知らず知らずのうちに治療者の意向を相手に移し入れて治癒を促進させる．医師の権威や特別の治療法の効果を，たとえば「私」の「この注射や薬」を用いれば必ず治るといったような信仰を起こさせる．偽薬 placebo もこの一つで，何でもない薬を，効くと信じて用いさせれば，効果がある（偽薬効果 placebo effect）．

催眠 hypnosis　　実験的に，精神的影響によって，睡眠に似た状態をひき起こすのであるが，周囲との精神的連絡が少し残っていて，治療者と患者との間に部分的な交通があり，患者は治療者の命令によって少しの行動ができ，またもうろう状態のごとくに自ら意識することなしにコンプレックスに従う言動をすることもある．普通の睡眠の脳波の形とはこの場合の脳波は違い，覚醒に近い．治療者の指示によって外の刺激は遮断されるので痛覚もなくしうる．夢のような映画フィルム思考 Bildstreifendenken が浮かんで，自分の心の緊張が具体化されて見え，行動化 act out される．醒めた後には催眠中の行動はよく思い出せない．催眠中に命令されると醒めてから知らず知らずにその命令に従った行動をする．自分で自分に催眠を起こさせる自己催眠 autohypnosis もある．治療法には神経症，心身症に用いられる．

実施法　施術者は自信を持って堂々と権威的に振舞う．静かなうす暗い室で，患者は緊張せずに，ゆったりと目を閉じて（寝）椅子に坐す．単調な，眠気を催すような調子で繰返し短い文句を述べる．──体中だらんとします，安らかになります，ねむくなります，手が重くなります，脚も重くなります，………．こうして眠ったようになると──目を静かに開

いてこの鉛筆の先をじっとごらんなさい，だんだん目がだるくなってきます，まぶたが下がってきます．施術者は腕や脚を持ちあげて——離してもこのまま下がりません………（カタレプシー）．手を針で突いて——痛みは感じなくなりました……もう腕は上がりません……（感覚と運動の麻痺）．睡眠に入れるため——これから気持よく眠ってしまいます，しかし私の声は聞こえます………，この後命令を暗示的に与えて——今夜は床に入るとすぐ眠くなります（不眠症の患者に眠れる暗示を与える）．催眠状態から醒ますには——これから目が醒めてきますよ，腕が軽くなって動きます，脚も軽くなって動きます，頭も軽くなります，ゆっくり深呼吸をします，心も体もすっかり安らかになりました，すっかり気持よくなりました，10まで数えると目が開きます．1，2，3………10，さあ目が醒めました，目をあいてごらんなさい．

自律訓練 autogenes Training（*Schultz* 1912）　自発的緊張除去訓練 Selbstentspannungsübung で自己暗示により体の重さ，熱さの感じ，筋と血管の除緊，心身の除緊，沈潜 absorption, Versenkung, 心身の休養回復に至る．

<u>実施法</u>　一日3回横になり，目を閉じ，例えば静かな海を思い浮かべて，——私はゆったりして静かだ，と思う練習を3分間行う．次に1分間右腕が重くなった……と思う．次に腕に力を入れ，深く息を吸い，目を開く．右腕でうまくいくようになったら左腕に移り，次に両脚に移る．次に心臓に移り——心臓が静かに打っている……．次に呼吸に移り——いきが静かになった……，次に太陽叢に移り——腹が温かになった．次に頭に移り——額が涼しくなった……．（plexus solaris＝p. coeliacus, koilos 腔）

こういう自己暗示は禅僧白隠（1685〜1768）も養生と征病の秘訣として内観法と軟酥法とした．クエ療法 Couéisme も19世紀末薬剤師 *Coué* がなおるぞなおるぞと大勢で連呼させた．

<u>実施法</u>　床に入り雑念を払い，次のごとく何回も反復して内観する．1）我がこの気海丹田腰脚足心（気海は元気の集まる海で丹田のこと，臍下一寸五分），まさにこれ我が本来の面目，面目何の鼻孔かある，2）我がこの気海丹田腰脚足心，まさにこれ我が本分の家郷，家郷何の消息かある，3）我がこの気海丹田，まさにこれ我が唯心の浄土，浄土何の荘厳かある，4）我がこの気海丹田，まさにこれ我が己心の弥陀，弥陀何の法かある．これを反復していると元気が丹田腰脚に充ちてくるのを感ずる．

軟酥（香のよい軟らかいチーズ）法というのは卵大の仙薬の入ったチーズが頭の上にのっていて，香味妙々，次第に溶けて軟らかになり体を流れ下ると念ずる．その液体は頭，肩，腕，胸，腹，下肢をひたしうるおし，同時に胸内の苦悶，しこりも溶けて流れ下る．すると鼻は妙香をかぎ，体は妙風につつまれ，心身さわやかに精気充満し，心も体も調子がよくなる．

自律訓練は集団治療としてもできる．この訓練の後に一点に固定すると催眠状態になる．それに続いて分析を行うと分析しやすくなる．

吉本伊信の内観（1937）というのは浄土真宗の身調べという自己省察によって罪深い身を自覚させ仏の救いにあずからせるもので，自分の母，父，師，配偶者にしてもらったこと，して返したこと，迷惑をかけたことを反省して自己の罪と他人の愛を自覚して自己洞察を深める沈潜修業で，神経症，心身症などに用いる．

森田療法（1920）
自己の症状をあるがままに受入れるように訓練する．自己の症状に注目して何とかしようとあせるほど一層症状がひどくなるので，症状へのとらわれを断ち切るために，治そうという努力をあきらめ，あるがままに受入れていると症状は消えてくる．はじめ絶対臥褥，人と会わず症状に専念し，自己凝視をしてその日記をつけ，その後説得，作業療法に入る．1〜2ヶ月を要する．

行動療法 behavior therapy, Verhaltenstherapie （*Eysenck* 1950）
深い力動性を考えず，態度や心構えの変化を新しく学習するのであって，今の行動障害を脱感作 desensitize して，望まれる行動の仕方を増強 reinforce する条件づけ，学習をする．嫌悪療法 aversion therapy では酒精中毒（アルコール依存）の治療に催吐剤を用いて条件反射を作って酒を飲めなくするとか，異常性欲者にそういう映画を見せつつ痛い電気刺激を与えるなど，また好ましい行動ができたときには褒美を与える．不安や恐怖の場合には，その場合に緊張を解く練習をする．夜尿なら膀胱に尿がたまると眼がさめるように機械で刺激する．血圧が上ってくるとそれが本人にわかるように機械で装置して下げる練習をする，など様々な方法がある．自生嗜好（強迫やうつ状態）を同様に変化させる方法は認知療法 congnitive therapy という．自分の価値や今の状況や将来の見込みが悪い方向に，negative に思えてくる自動的思考 automatic thinking を，その逆に思えるように訓練する．性格的，心因的な優格的支配的観念を思考の方からなおしていって源の感情までなおそうとするものである．

4 社会療法 sociotherapy

§1. 社会精神医学, 地域(共同体)精神医学

社会精神医学 social psychiatry, 地域(共同体)精神医学 community psychiatry, Gemeinde-Psychiatrie とは, 共同社会 community, Gemeinschaft がその病める成員 member に適当な予防的治療的処置を分かち与えるように, その態度と許容 tolerance の限度を緩めて, 病人をもそこに受入れるように試みる. 患者はその社会集団に適応しうるように指導される. この治療的共同体 therapeutic community には治療スタッフ (医師, 看護師, 保健師, 作業治療士 occupational therapist, O.T. のチーム) が組込まれて, 相互の話合いによって共同の計画と活動が行われ, 適当な機能の分担が行われるようにする.

§2. 環境療法

環境療法 milieu therapy, Milieutherapie においては, 都合のよい人間的職業的風土が作られ, 患者もこれに適応するように努力させられる. 事業主との接触, 保護者や相談所の世話によって, 再発が防がれ, 規則正しく服薬させられ, 絶えざる関与によって環境に対する患者の不都合な反応が調整される. 家族内の関係の調整も必要である (家族療法 family therapy, 患者と家族両方の処置は二重焦点療法 bifocal therapy). 退院患者と外来患者との社交クラブ social club や, 家族同志のクラブ (家族会) などの共同団体を作るのもよい.

§3. 作業療法

　個人的あるいは集団的に絵画や音楽や工作を行わせることは（芸術療法 art therapy），集団治療やコンプレクスの解放の意味にもなる．作業療法 occupational therapy, Beschäftigungstherapie, Arbeitstherapie として労働を課して次第に労働力を上げてゆく方法は以前からその有効性が認められていた．無為や勝手な暇つぶしでなく，目的のある労働に従事し，症状から気を逸らされ，労働の達成の満足を知ることは健康によく，力いっぱい仕事をすると心が落着く．無為は不健康であり労働は健康である．

§4. 社会復帰

　社会復帰 rehabilitation にあたっては，全快 restitutio ad integrum によって元の職業に戻れればよいが，多くの場合には欠陥治癒 Heilung mit Defekt (Neumann 1859) のため元の職に戻れないので，まずまずの職に就いて社会の中に組入れられるようにする．そのために教育や訓練が必要で，社会における競争にかなりついてゆけなければならない．それには患者と身内の者と社会復帰センターの各員のチームワークが必要で，職業斡旋や就職後の長い間の世話が行われなければならない．そこへ行く前には，病院の作業療法に続く中間施設 halfway house も必要であり，欠陥者のためには保護共同作業場 sheltered workshop, geschützte Werkstätte で負荷を軽減した場所も必要になる．

§5. 昼間病院，夜間病院

　昼間病院・夜間病院 day, night hospital, Tages-, Nachtklinik は入院と外来通院の中間で，昼間外で働いて夜帰院して治療を受けたり，昼間病院で暮らして作業療法，集団療法，社会復帰療法を受け，夜は自宅へ戻ったりする．あるいは週末などに短期間入院して集団療法や社交クラブ social club に加わるのもよい．病院に長く入っていると病院馴れしてしまって無責任な生活になってしまうので，半分社会にあって社会的義務が要求される方がよい．

§6. 集団療法

　集団療法 group therapy, Gruppentherapie では種々のグループが作られ，一般的なテーマを討論したり，指導者がいて示唆をしつつそれに従って談論をしたり，自律訓練を行ったり，分析をテーマにして小グループで話し合ったりする．

　家族が加わることもある．酒精中毒（アルコール依存），嗜癖，問題児，神経症，時としては統合失調症にも用いられる．医師と患者の間のみならず患者間にもよい力動関係が働く．以前は結核病院で行われた．宗教団体でもこの方法がとられて，信者の悩みの解決に役立つ．子供の**遊び療法** play therapy もこれであり，**心理劇** psychodrama も一種の集団療法で，劇の中で患者はコンプレクスを表現するような演出，行動化 acting out, agieren を行い，発散解消する．この際治療者が補助をして補助自我 auxiliary ego を作り，役割を代って浄化を助けることもできる．

§7. 生活療法

　これは生活訓練療法，レクリエーションから，作業療法，社会復帰まで含めたものをまとめていう．昔からモラル療法 traitement moral といわれるのは (mos＝custom, Sitte) 社会のしきたりの中に適応させるように導くことで生活療法に当たる．

§8. 精神保健

　精神保健 mental hygiene, mental health, psychische Hygiene は1907年にもと患者であった *Clifford Beers*（1876～1943，著書 A Mind That Found Itself）やマイヤー *Adolf Meyer* によって基礎をおかれ，精神障害の発生と予防と患者の処遇（社会での）の改善を志した．広くは一般人対象の人間形成，人間関係，集団生活の人間調和まで取扱われる．1948年には世界精神保健連合 World Federation for Mental Health（WFMH）ができた．精神的健康の保持，精神障害や欠陥の発生の予防，治療と保護の改善，社会の精神障害者への理解の増進，障害発生の研究の促進を目的とする．1988年精神衛生を精神保健，95年保健福祉と改称．

§9. 社会病理学における治療

社会における精神的異常現象が取扱われ，自殺，離婚，犯罪，非行の原因，予防が問題になる．社会学者，教育者，監督官庁が主となって取扱い，精神医学の知識も借りる．

戦前には我国の精神病床は3万，戦後病人の入院の必要が叫ばれ，1990年には30万床を越えた．アメリカでは1960年代に60万床を越えたが，並環境（地域社会）に戻す必要が叫ばれるようになり，今は20万床になり，我国でも社会復帰が叫ばれる．これは必ずしも人道性のみによるのでもなく，経済性がからんでいる．昔は病人に対する社会の寛容度が高かったが，工業的能率追求社会では却って寛容度が減っている．根底には倫理的，社会的構造に問題がある．1960年代からの脱施設化 deinstitutionalization はどこまで可能か．医学的より政治的要請によるのが正しいかどうかは疑問である．人道を掲げてこれに反するようなこともしている．医学の方も同罪ではある．

今日ではいわゆる内因性精神病の症状を抑える薬も多数現れて，躁，うつ，統合失調症も通院治療，服薬や指導だけで済むことが多くなったものの，根本的な治療はまだ定まらない．何の病気でも大体はこのようにして対処されているのであるから，精神障害もこの程度でよいのかもしれないが，社会，家庭生活に対しては精神障害の方が困難が多くあるので，問題はのこる．人間の評価はむずかしいもので，ノーベル賞も受けた学者で，paedophilia, child sexual harassment で入獄した人がある．ノーベル賞をもらったから大学の学長にと短絡してはいけない．

5 心理テスト

　心理テスト mental test は診察には必ずしも必要でないが，巣症状，知能，記銘力，記憶，理解力，意識状態，注意，連想，精神作業量，性格，コンプレクスの推測，感情状態などの，ことに量的な検査に用いられ，鑑定文書作成には有効であるが，日常の診療にはあまり役立たない．殊に病気の診断や鑑別にはあまり役立たない．何かの問題を与えてその解答を求めるのは社会一般の試験にも，普通の診察中にもよく行われる．現代の社会情勢への関心や学校で習った知識や数の計算などは診察中に尋ねることがある．
・例えば常識的な知識として，新聞やラジオのニュース，経歴の陳述，計算，地理，歴史，家事職業の知識．思考能力を診るには，絵本などで，場面の個々のことと全体の意味を問い，寓話を読ませ，反覆させ，意味を問う．区別～海と湖（具体的），嘘と誤り（抽象的），諺の意味，概念の定義～兄弟，正義，株券などの問題を診察中に尋ねる．

知能検査

　ウェクスラー—ベルヴュ—テスト *Wechsler-Bellevue* test（ニューヨークのベルヴュ病院のウェクスラーの作ったもの，1955）には言葉を使うもの（verbal）と，動作によるもの（performance）とあり，成人用のは WAIS（*Wechsler Adult Intelligence Scale*）．言語的検査では一般的知識，一般的理解，計算問題，類似問題，数唱問題，単語問題；動作的検査では符号問題，絵画完成問題，積木問題，絵画配列，組合せ問題などで，点をつけて成績を出す．知能検査はもともとビネ—シモン *Binet-Simon*（*Binet* 1857～1911）が 1905 年に始めたもので，子供用のものであり，3歳なら目，鼻，口はどれか，6歳なら椅子の用途，9歳なら列車に乗りおくれたらどうするか，12歳なら同情とは何か，というような種々の問題を解かせるのであり，学校の知識，経験からの知識，道徳観念，概念構成，判断力，

想像力などをしらべる問題が作ってある．聖徳太子とは，警察とは，他人の不幸には，条約とは，倹約とけちの違いは，子供と猫と砂糖の三語でできるだけの文章を作れなどの種類の問題を多数に課する．

注意や把握理解は瞬間露出器 tachistoscope を用いて，文字や絵をごく短時間見せてわかるかどうか診，ブルドン *Bourdon* 検査では乱雑な文字の列の中から一定の文字を拾わせる．記銘力はランシュブルク *Ranschburg* の対語法で，有関係，無関係の一対の合言葉を一度に 10 組覚えさせる．連想は一つの言葉を与えてすぐ思いついた言葉をいわせ，反応時間や形や内容から奔逸，抑制，粘着，支離滅裂などの思路の障害や，コンプレクスの発見に用いる．精神作業量はクレペリンの連続加算法で，一位の数字の加算がどの位速やかに誤りなくできるかを見る (*Kraepelin*scher Rechentest, Dauerrechenversuch, Addiermethode)．1分間ごとの成績をならべて曲線にし（作業曲線 Arbeitskurve），疲労，練習効果，注意，慣れのほかに曲線の形から性格判断までする人がある．運動反応は刺激を与えてから動作が起こるまでの時間を計り，刺激を選択して反応させることもある．意志あるいは筋疲労はエルゴグラフ ergograph といって腕を固定して指でおもりを上下する運動を続けさせて曲線を画かせ，上下回数や波の高低度を計り，曲線の状態から単純運動連続の際の放心度，その際に浮かぶ思考 free floating ideas などがしらべられる．

性格検査は質問法によってどのような傾向を持つかを見る方法（MMPI, Minnesota Multiphasic Personality Inventory——私は人の前で話すのは平気だとか，私は人の前に出ると足がふるえるというような多くの質問に然否で答える）と，投射法 projective method といって，いろいろに解せる図を見せて，それをどう解するかで，知らず知らずのうちにその解釈の中に現れる（投射された）その人の性格やコンプレクスを知り得ようというもので，一種のパレイドリア的検査法で，壁のしみを見て幽霊と解すればその人は不安を持つとか，花と見ればロマンチックな性格というようなものである．ケルナー *Justinus Kerner* (1786~1862) が 1857 年に行った染み画法 Klecksographie, inkblot figure, すなわち左右対称のインクの染みを見て何と解するかによって潜在意識を知る．それより 100 年ほど前の神秘主義 mysticism のスウェデンボルク *Emanuel Swedenborg* (1688~1772) に影響されたロマンチックな方法で，もともといちいち染み画を作らせてそこに現れた形から潜在意識を解したという迷信的なもので，狐狗狸さん的なものである．1921 年にロールシャッハ *Hermann Rorschach* が開発した方法が今日盛んに用いられる．10 の染み画が示され，絵全体，細部，中間，形，色，運動，明暗陰影の何れに注目した反応か，内容は人間，動物，解剖，独

創性，通俗的などに解釈の答が分類され，正常者では全体が多く，形が多く，運動が少なく，動物が少なく，通俗と独創は中位，てんかんではテーマに粘着，反応時間が長く，色が多く，運動が多く，形が少なく，独創が少なく，動物が少ない．器質病では時間が長く，答が少なく，全体が少なく，細部が多く，運動が少なく，色がわりに多く，形が少なく，独創性が少ない．うつ病では全体が少なく，形が多く，運動が少なく，色も少なく，動物が多い．統合失調症では答えがないことが多く，独創の良いのと不合理なのとが混じる．形が少なく，通俗性が少ない．神経症では色や明暗の暗が多く，コンプレクス解答がある．ロールシャッハは元来統合失調症診断に用いようとしたが，無理であった．TAT（Thematic Apperception Test）では感情的な場面の絵を見せて物語を作らせ，この場面の前，最中，後の成りゆきを語らせる．神経症では自分の心内の葛藤を描き出す．ワルテグテスト *Wartegg*-Zeichentest（1936）では8枚の紙に点や丸が画いてあるのを用いて絵を完成させてそれを解釈する．ソンデイテスト *Szondi*-Test では48の精神病者，犯罪者，性的異常者の顔写真を見せて，好き嫌いを分ち，それによって欲動構造 Triebstruktur を見る．これら諸テストの検査の評価はむずかしく，精神科医の日常臨床作業にはあまり意味がないが，臨床心理家は非常に興味を持つ．

6 精神鑑定と法律

　法律によると，犯罪者が罰せられるには，彼の行為に自ら責任を負えるという能力が必要であり，刑法第39条に，「心神喪失者の行為は之を罰せず，心神耗弱者の行為は其刑を減軽す」となっており，「心神喪失と心神耗弱とは，いずれも精神障害の態様に属するものといえども，その程度を異にするものにして，すなわち前者は精神の障害により事物の理非善悪を弁識する能力なく，またはこの弁識に従って行動する能力なき状態を指称し，後者は精神の障害未だ上叙の能力を欠如する程度に達せざるも，その能力著しく減退せる状態を指称するものなり」とされている．ドイツでも「行為者が行為の当時，意識障害のため，精神活動の病的障害のため，または精神遅滞のため，行為の許されざることを洞察し，あるいはこの洞察に従って行為することができないときには，罰せられるべき行為は存在しない」となっている．これらは責任能力喪失 irresponsibility, Zurechnungsunfähigkeit（心神喪失），責任能力減退 limited responsibility, verminderte Zurechnungsfähigkeit（心神耗弱）という（1975年から Schuldfähigkeit）．

　精神障害の有無は精神医に鑑定 expertise（英，仏），Begutachtung を行わせて専門的意見 expert opinion, evidence を求める．責任能力というのは，自己の行為によって他人に損害を与えるであろうことを判断できる能力，社会人として法律の要求に従って行動することが十分できたはずだ，法を犯そうとしなければ犯さないこともできたはずだという状態である．泥酔時の犯罪は心神喪失中の行為であるが，こういう状態を作り出そうとして酒を飲む原因行為は責任能力がある状態でなされるので，原因において自由な行為であるとして処罰されうる（自ら罪を行うつもりで酩酊したと認められるときや，平生酒乱の傾向があることを承知しているとき）．意志能力というと，物事を判断してそれに基づいて意志決定できる能力で，責任能力より少し低い年齢からあるとされる．これのないのは禁

治産 interdiction, Entmündigung, 軽いのは準禁治産で, 後見人 guardian, Vormund, 保佐人 assistant, Beistand をつける必要がある. 精神医学はことに精神病質者と犯罪者とに関係が生じるので, これらの方面の学問を司法精神医学 forensic psychiatry, gerichtliche Psychiatrie という.

ピネルの弟子のエスキロールとフェリュス Ferrus, Guillaume-Marie-André (1784〜1861) は精神病者の入院と保護のために 1838 年法 Loi du 30 Juin 1838 sur les Aliénés を作った. Si l'hospitalisation du malade est rendue nécessaire, parce qu'il peut être dangereux pour lui-même et pour autrui, ou tout simplement parce que son état mental exige des conditions spéciales de soins et de surveillance, l'hospitalisation se fait sous forme d'internement (患者が自己と他人に危険かもしれないために, あるいは単に彼の精神状態が世話と監視の特別の条件を必要とするために病院収容が必要ならば, 病院収容は監禁の形で行われる). これによると県ごとに入院設備を設け, 公的機関が管轄し, 監督は検察官, 裁判所長, 判事, 市長が行う. 同意入院には近親者の1人による入院申請書, 医師の診断書, 患者の身分証明書での報告が必要, 患者の状態は2日以内に診断書で報告, さらに 15 日以内にもう一度知事が確かめる. 措置入院は安全のため知事が命じるもので, 入院継続は半年ごとに医師によって報告を要する. 強制入院させられた人は裁判所に訴願, 抗議ができる. 患者の財産管理は施設の管理者や司法上の管理者によって保証される.

英国では 1843 年にマクノートン法 McNaughton (M'Naghten) Rules ができた. ダニエル・マクノートンは長らく迫害妄想を持っていて, ペルセキュテ-ペルセキュテゥール, 被迫害者-迫害者に従って首相ロバート・ピールを射殺しようとして, 秘書のエドワード・ドラモンドを殺し, 首相を殺す前につかまった. 精神病者として罰せられず, ベドラムに入れられた. このため問題が起こり, 心神喪失者免罪の法律ができた (not guilty by reason of insanity) (240 頁の症例).

症例

相馬誠胤 (1852〜92) は福島県北部の相馬中村藩主, 子爵, 15 歳で相続, 18 歳松本藩の戸田の娘京子と結婚, 25 歳のとき噂, 悪口, 嫉妬などの幻覚妄想状態, 憤怒乱暴, 1884 年から東京の精神病院入退院反復, 患者の父には妾腹の順胤があり, これは家令の密通によってできた子で, 家令は己の子に相続させようと誠胤に鎖陰の京子を婚わせ性不満から誠胤を発狂させたと中村藩の微臣錦織剛清が不法監禁の訴訟を起こし, 病院に潜入して誠胤を盗み出して匿すというようなことで世を騒がせ, その後誠胤は落着いて退院, 妾を入れて一子をもうけたが 1892 年吐血死亡, 錦織は毒

殺として告訴，錦織は忠臣，英雄としてもてはやされ政界の大物も関与したり，東京大学の初期の教授たちベルツ，榊，その他府立病院長たちも鑑定に関与し，当時のことで様々に診断され，遺伝性，維新変革，妻不適による偏狂，躁暴狂などとされ監禁の可否もまちまちの判定で，当時のジャーナリズムで騒がれ，外国にも伝えられ，日本の法律の不備を指摘され，不平等条約改正にも悪影響が及んだ．（家令は志賀直道，直哉の祖父，不平等条約は外人の犯罪に日本の法律が及ばぬ，又貿易上の不利など）．

それで1900年に精神病者監護法が制定された．この法律は患者の不法監禁の防止と，患者による社会的危険の予防をねらい，監護義務者が行政庁の許可を得て自宅か精神病院に監置できたが，不法監禁の罰則もあった．1919年の精神病院法は府県立精神病院設置を促進させようとしたが，許可された代用私立病院が増えることになった．1950年の精神衛生法は都府県立精神病院設置の義務，私宅監置禁止，措置入院，精神鑑定医による強制入院などを規定した．1950年までは入退院に警察が関与した．1950年からは厚生省へ法の運用が移り，治安中心から医療中心のものとなったとはいえ，多分に社会防犯的なところもある．

精神病では患者が病識がないので治療を自らは受けようとしないこと，自己や

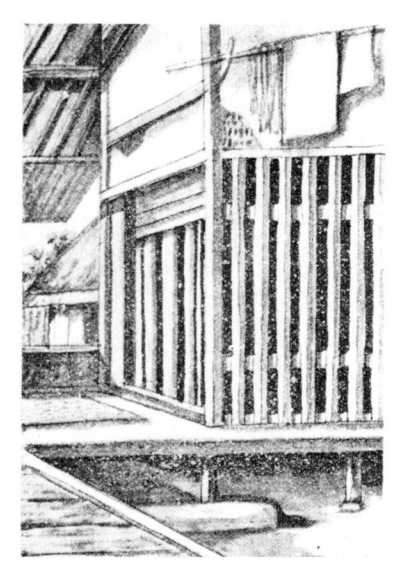

図Ⅵ-1. 座敷牢（私宅監置）（呉）
1950年頃まであった．

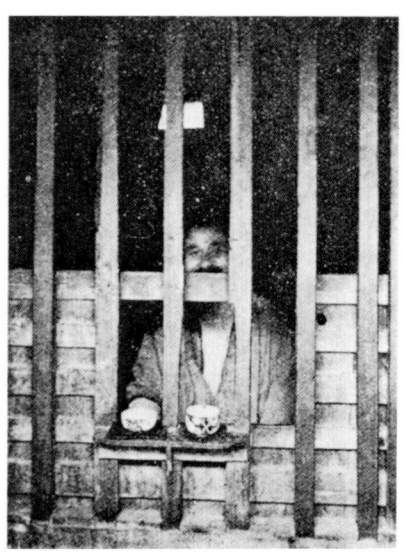

図Ⅵ-2. 座敷牢の中の患者（呉）

社会に対する自分の迷惑な行動を意に介しないこと，時として自分を傷つけ，他人を害するような行為があること，もし了解しうる動機からの犯罪にしても自己の行為に対して真に洞察しうるか否かが問題となること，かかる人間を処罰することはできないこと，患者の人権は守られねばならないこと，危険防止のため強制入院，監禁，治療が必要なことなどがからみ法律的問題が多い．また精神病質も入ってくるために，その筋の都合のよい解釈や人権侵害が起こる可能性が大きく，反体制者が精神病扱いされる可能性はいくらもあり，ドイツ，ロシアではこういうことがあった．治安と患者の人権問題はいつも争われる．本質的にはフランスの1838年法といくらも違わない．

　法律の制定，改正は何か問題が起こって外国からも批判されると行われる．1900年の最初の法律がそうで，1950年には敗戦後の自由人権尊重の思潮により，1965年の改正はアメリカ大使の統合失調症患者による刺傷事件により，1988年の精神衛生法から精神保健福祉法（1995年制定）への変更は，ある精神病院の患者虐待事件が騒がれたことによる．病識がない，自他に迷惑や危険のおそれがある患者は無理に入院，監禁されなければならないが，自由拘束がなるべく少ないように，人権無視が行われないようにした．普通の病気と同じように患者の自由意志で入院（自由入院）が望ましいが，説得同意による入院（任意入院）が主になり易く，やむをえなければ親族，後見者など保護義務者の同意だけで入院させ（医療保護入院），応急の場合の強制入院（応急入院）には早急に鑑定能力のある指定医の診察を義務づけ（措置入院），基本的人権（請願権，思想信教の自由，通信の秘密）は守られるようにし，入院に不服の者は自由に其筋ないし弁護士に訴えられるようになっており，不法に長期にわたって入院せしめられないように，定期的に患者の状態を報告せしめ，欠陥治癒者はややもすれば親族が引取りたがらず，独立した社会生活も放置されればできないことが多いので，精神障害者社会復帰施設を作り，生活を支える福祉制度（公費負担制度32条，精神障害者保健福祉手帳，障害年金）を利用しながら，社会復帰につとめることとなった（なお2006年4月から精神保健法公費負担制度32条は廃止され，障害者自立支援法の中に組み込まれることになり，公費による援助は他の障害者と同一に改められた）．

　今日も社会防衛の目的の保安処分 safety measure, Sicherheitsmassregel が論じられ，犯罪を行うおそれのある人を社会からあらかじめ隔離し，矯正しようとするもので，犯罪をなくすには犯罪者を刑に処するだけでは不十分とする．今日は犯罪者が刑を終えたのち，しばらく注意するのみであるが，これを精神病者にまで拡げようとする人がある．思想犯や政治犯にまで拡大されるおそれが大きい．しかし精神病患者が犯罪的行為をする確率は正常者に較べてかえって低いのであり，その犯罪についての予後は決定不能である．

7 病誌

　病誌 Pathographie とは著名な人物や芸術家の，精神医学的観点からの生活史で，主な目的はその人物と作品の精神病理学的に興味のある方面を論ずるのである．今世紀の初めにメービウス Möbius がルソー，ゲーテ，ショペンハウアー，ニーチェ，ガル，数学者などの病誌を著し，その後ランゲ-アイヒバウムが，モーパッサン，ヘルダリン，ニーチェ，天才論を書き，クレッチマーも天才論を著した．病誌，病跡という言葉はメービウスによる．

　天才的な人間は精神的に正常者より優れているという点で異常であり，ことに性格的に異常であるものの，精神的には健康な天才の方が多い．健康な天才はラファエル，チチアン，ルーベンス，レッシング，シラー，イプセン，プラトン，アリストテレス，ライプニツ，ダ・ヴィンチ，コルネイユ，バッハ，ハイドン，リスト，ケプラー，ガリレオ，オイラー，ガウス，ワット，スチーブンソン，エジソンなどである．芸術家には分裂（統合失調）性の傾向の天才があることが多く，科学者には躁うつ性の傾向の天才が多いといわれる．

　精神病になった天才で，その活動は発病以前であったものとしては，コペルニクス，リンネ，カント，ファラディ，スタンダールはあとで老年性精神病になり，スメタナ，シューマン，モーパッサン，ニーチェ，レーナウは進行麻痺になり，タッソー，ヘルダリン，ゴッホ，芥川龍之介は統合失調症になった．活動が発病中であったスウェデンボルク，ブレーク，ストリンドベリは統合失調症，ロベルト・マイヤー，ラグランジュ，フリッツ・ロイター，コンラート・フェルディナント・マイヤーは躁うつ病，夏目漱石は混合精神病，マホメット，ドストイェフスキーはてんかんであった．

　性格異常の天才も多い．心の均衡の得られない者，神経質で敏感な者，情意の動きの激しい者，あるいはその動きの方向の変った者，いつも気分がいらだつ者，

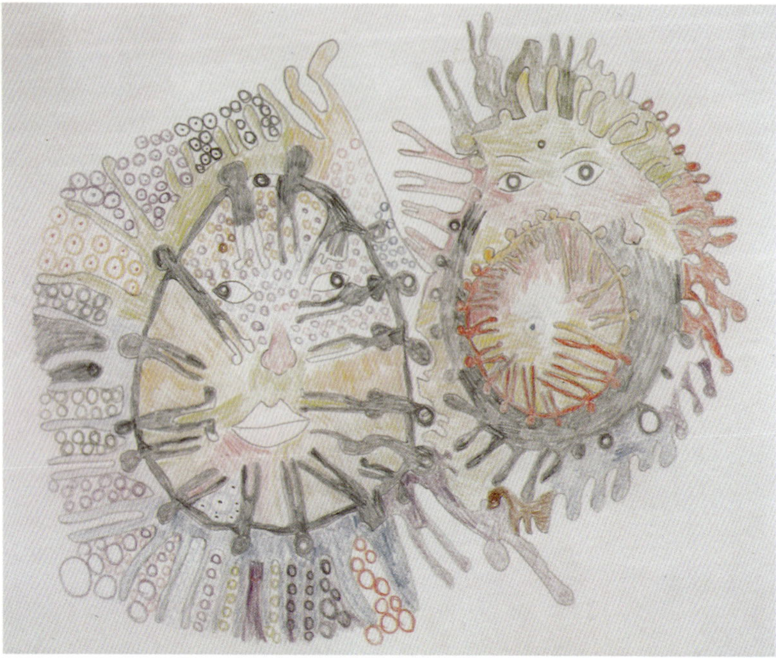

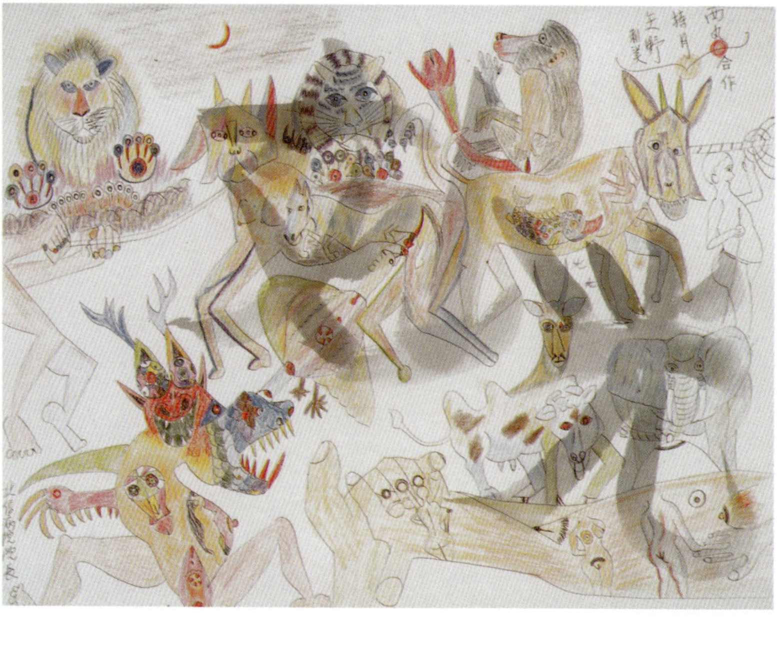
合作

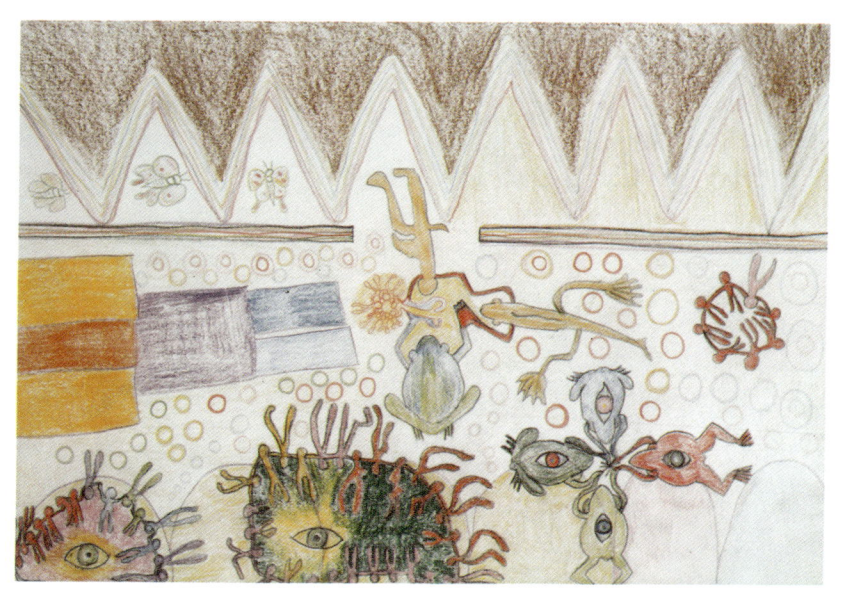

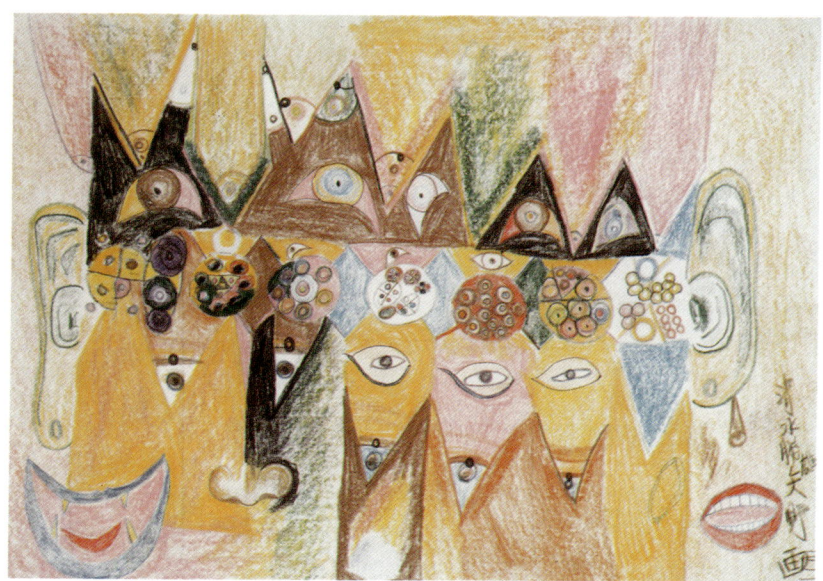

図 VI-3. 統合失調症の絵

平生絵を画いたこともない田舎の中年の新興宗教の信者が，急性の幻覚妄想性の分裂（統合失調）性興奮になったとき，このような絵を次から次へと生産した．一か月で全治したが，その後は全く絵を画こうとしなかった．注察妄想，神仏の声の幻覚，世界の一致団結の誇大妄想，色情的言動が多かった．妙なデフォルマシオン，常同反復，まとまりのなさ，象徴性は統合失調症的である．

自分自身や世界と決裂する者，強い名誉心や権勢欲のある者，空想に耽る者，自己苛責や苦行をする者，飲酒や嗜癖のある者，現実を離れた沈潜やインスピレーション感や恍惚的創造力のある者など，異常な精神状態を起こす者では，これらが天才的活動の源となる．苦難の多い者は存在の深淵を見ることができ，繊細な敏感な者は芸術的体験が深い．自信がなくて何でも疑う者は批判的良心的であって，簡単に結論を出したり，無理な解釈をしたりしない．強迫的な者は精密で注意深い．熱狂者は観念や主義に憑かれて強い意志で大事業をなし遂げる．感情昂揚者は活発で活動好きでエネルギッシュにやり遂げる．非常識な人には新しい思いつきが多い．調和のとれた平穏な常識人と違って，性格異常者は激しい苦悩や，抑えられない情熱にもだえ権勢欲も強いので，隠しておけずにどしどし発表する．

異常性格の天才には，ヴィヨン，スウィフト，ヴォルテール，バーンズ，バイロン，ボードレール，ヴェルレーヌ，ランボー，ポー，ホフマン，クライスト，ハイネ，パスカル，ルソー，ショペンハウァー，キエルケゴール，ミケランジェロ，ベートーヴェン，ショパン，ワーグナー，ロベスピエール，ナポレオン，ゲーテなどがある．

しかし決定的な材料がなくて何ともいえない人もあり，キリスト，シェークスピアのごときである．またニュートンは晩年精神病になったが何病かわからない．

天才は才能が高いが，才能が高ければ天才になれるとは限らない．運がある．戦争がなければ天才的な軍人は世に現れない．圧迫がなければ偉大な革命家や改革者は出ない．また名声はその精神的事業の大きさによって定まるのではなく，その人の生活の華々しさによるので，義経は頼朝より名声が高い．

絵画の方面でも精神障害者が大きな役を演ずる．超現実派の絵画は全く統合失調症的であり，統合失調症患者で初めて独創的な素晴らしい絵を画くことが多い．非現実的な象徴的な歪曲は，常人に思い及ばない所がある．宗教においても多くの開祖は精神病的であり，統合失調症やてんかんやヒステリーや中毒などの異常体験，恍惚感，危機感，終末感，神秘体験，罪業感，霊魂不滅感，神や悪魔や天国や地獄の幻覚や幻想は，正常者の鈍い体験では思い及ばないところである．しかし宗教的，哲学的，芸術的の深い体験が精神病的であるといっても，その価値を減ずるものではなく，正常者の平凡な感じでは感じ得ない深い感じによって，人間の真の本体を知らされるのは，非常に価値の高いものなのである．宗教の開祖には統合失調症的，ヒステリー的な者が多く，その伝播には熱狂者，ヒステリー者などが大きな役を演ずる．集合論で無限の大小を比較したり，自分の数学的体系が矛盾のないことをその体系内で証明しえない，自分の正しさは自分では証明できないことを証明したりしたカントル，ゲーデルは精神障害者であった．

精神医学の要約

精神状態の分類

知　覚
　　外界に実在するものの，感覚器官を通しての認識．
　感覚素材の変化　　強度（過敏，鈍）　質（色の違い）　形の変化　巨視と微視．
　知覚界の疎外　　外界のものがその現実感，実在感，生命感を失って知覚される．離人現象の一つ．
　妄　覚　　誤りの知覚．
　　幻覚　　客観的に実在しないものを知覚．
　　錯覚　　実在するものを異なったものとして知覚．
　　偽幻覚　　甚だ活発な表象（思い浮かべ）．
　　　幻視　幻聴　幻味　幻嗅　体感幻覚．幻聴と体感幻覚が統合失調症に多い．幻聴は声が多い．内容は噂　悪口　命令．体感幻覚は奇妙な被影響　性的ないたずら．
　　思考化声　　考えることや読むことが聞える．いいあいをする声，行動に口出しする声，いずれも統合失調症特有．
　　入眠幻覚　　正常にもある．

表象，思考
　　有形なもの，無形なもの（意味）の思い浮かべ．
　　判断　　関係や事態や正当さがわかること．
　　追想　　以前の経験の再現の意識を伴うもの．
　　空想　　経験の変形と新しい結合．
　　思路　　思考の流れ．
　　連合　　連想，思路の各節のつながり．秩序ある思路では目標となる考え，課題の決定傾向によって思路の各節が現れる．

思考体験の障害
- **思考の被影響** 思考が他の力で左右される．思考における自我の能動意識の異常．
- **思考奪取** 考えが他の力で引き抜かれる．
- **思考吹入** 考えが他から吹き込まれる．
- **させられ思考** 他の力で考えさせられ，考えを作られる．以上何れも統合失調症特有．
- **強迫思考** 一定の考えが意志に反して絶えず浮かび上がり抑えられず，静かに考えれば，その考えの内容は不合理であるか，あるいはその考えは理由もないのに浮かび上がって困ると認められる．
- **強迫** 表象，不安，欲求，行為でも体験される．
- **恐怖** 一定のものに対する強迫的な恐れ，あるいは強迫不安のため特定の行為ができないこと．
- **支配観念** 強い感情のため，一定の考えが絶えず浮かび上がる．

意味づけの障害
客観的に誤った意味が正しいとしてつけられ，それを確信．
- **二次的妄想** 他の体験から導かれ，感情状態から発生と内容が了解されるもの．
- **一次的妄想** 理由のない，了解不能の意味づけ．
  - **妄想知覚** 正常の知覚に，特別の，誤った意味が理由なく付加される．ことに自己への関係づけ，関係妄想．
  - **妄想着想，妄想追想** 誤った意味の思いつきや追想が正しいとされる．
  - **妄想の内容** 誇大　血統　発明　宗教　被害　罪過　貧困　心気　微少，虚無　被毒　憑依　嫉妬　色情（恋され妄想）．
- **虚言** 意味づけの誤りを自ら知っていながら正しいといつわる．**空想虚言**．

思路の障害
- **奔逸** 連想的着想豊富　思考進行速やか　決定傾向少ない　課題から逸れる．
- **抑制** 連想的着想貧困　思考進行おそい　決定傾向少ない．
- **迂遠** 思路の個々の節をあまり綿密に説明し，経済的に要領よく話せない．課題は失われない．
- **支離滅裂** 思路の各節のつながりがわからない．意識清明なら分裂（統合失調）性，混濁があれば散乱性，錯乱．

感　情
　快不快，喜悲，愛憎（価値感情）など，自己の受動的な状態の意識．
　　価値感情　　自己に対する自慢　恥　悔，他者に対する愛　尊敬　邪推．
　　身体的感情　　生気，身体的調子を基にする．
　　精神的感情　　精神的動機から起こる反応的なもの．
　　情動（感動）　　急性の強い精神的感情，身体的表現著明．
　　気分（機嫌）　　長く続く弱い感情状態．
　感情の異常　　昂進，減退，感情関連（動機との関係）の異常．
　　身体的感情の障害
　　　昂進 ｛ 快　生気的快適．
　　　　　　不快　身体的不調　圧迫　不安．
　　　減退　鈍麻　無感情．
　　　感情関連異常　　異食　性的対象異常．
　　精神的感情の障害
　　　昂進 ｛ 感情自体の昂進　喜悲深い．
　　　　　　動機に関しての昂進（反応的感情易変）　少しのことにひどく喜び，悲しむ．
　　　減退 ｛ 生来性感情欠乏　心情欠如，冷血．
　　　　　　急性情動麻痺　破局時の反応．
　　　　　　感情荒廃　鈍麻　分裂（統合失調）性欠陥
　　　　　　感情喪失感（疎外）　離人症状の一つ．
　　　感情関連障害 ｛ 両価性　1つの対象に対し，相反する2つの同時の評価．
　　　　　　　　　不相応な感情　動機に対する感情反応の不相応．
　　　　　　　　　自　閉　自己の内部に閉じこもり，外界との生きた接触ができない．
　　特別な形　　驚愕　不安　恐慌　爽快（恍惚　開悟）　抑うつ（郷愁　悔　心配　絶望）　嫉妬．

意　欲
　自己の能動的な状態の意識．欲求が先ず起こり，意志がそれを抑えたり促したりする．行為として外部に現わされれば欲求行為，意志行為．
　身体的欲求は身体感情と一致した意識．
　精神的欲求は虚栄　野心　正直など．
　感情と意欲については反応性，動機からの了解性の有無も障害の性質となる．

欲求の障害
　　昂進　　欲求自体の昂進，意志による抑制の解除，衝動行為．
　　減退　　抑制　昏迷　無為　自発性欠如．
　　身体的欲求の障害　　衝動　拒絶　食欲と性欲の異常．
　　精神的欲求の障害　　虚栄心　良心過度　活動性や能動性の昂進と減退．
意志の障害
　　昂進　　意志強固．
　　減退　　欲求に従う，意志薄弱な，衝動的な性質．
　　意欲のさせられ体験　　分裂（統合失調）性．
行動と表出の障害　　情意の客観的側面，表情　行為　言語．行動と表出は体験と一致するはずであるが，背後の体験の分らないような行動と表出は異常．
　　増動と減動
　　　　興奮　　目的のある，意味のある行為の増加（躁性），無意味な行為や運動の増加（緊張性）．
　　　　抑制　　行為少なく，おそい．
　　　　昏迷　　自発運動も反応運動もない．意識はある．
　　　　奇妙な運動と表情（緊張症状）　　硬い　冷たい　不自然　機械的　わざとらしい　ひねくれ(歪曲)　カタレプシー　拒絶　途絶　蠟屈　常同　反響　命令自動　しかめ顔(歪顔)　とがり口　言葉のサラダ　語唱　独語　無言（緘黙）　言語新作　的はずし応答（当意即答）．
　　異常な行動　　外出徘徊　遁走　自殺企図　自傷　拒食　殺人　犯罪．

自我意識
　　自己の実在と能動の意識
　　自他の別
　　自己の現在の単一性
　　自己の時間的同一性
　　自己の身体の変化の意識
　　疎外　離人　　人格感喪失　現実感喪失　実在感と生命感の喪失．
　　思考伝播　　思考察知　思考の自己所属感の喪失　分裂（統合失調）性．
　　させられ体験　　自己の精神的能動性が他の力で左右される．思考と行為．思考被干渉，被影響．

記　憶
記銘力　　覚え込むこと．
追想　　思い出すこと．
　覚え込んで貯えてある記憶内容は意識されない．
記銘弱　　覚え込めない，すぐ忘れる．コルサコフ症状群(健忘症状群)，記銘弱　見当識喪失　作話．
追想異常　　過度　減退　錯誤．
　追想過度　　よけいなこと，普通思い出されないことまで思い出す．
　追想減退　　思い出せないこと．個々の事実，ある時間の間の全経験．
　　健忘（全体　部分　逆行）．
　追想錯誤
　　追想の錯覚　　追想内容に誤りがある．異記憶．
　　追想の幻覚　　経験しないのにしたと思い出す．偽記憶．
　　既視（デジャ・ヴュ）．今の新状況を，以前見たことがあると感ずる．
主観的記憶不良　　注意散漫　集中不能　あわてるとすぐには思い出せない．よく記憶されないのが正常なのに，記憶できないのは自分の記憶力が悪いせいだと心配（無力者，自信欠乏者）．

注　意
　はっきり意識しようとする努力．
　減退　散漫　逸らされ易さ　対象の異常．

意識状態
　対象や体験の認識のされ方が全般的にはっきりして正しく，談話や行動がまとまり，周囲に適応していれば，**意識清明**．
　この状態の変化が睡眠様に急速に起こる．
　上記の状態がうまく行われなければ**意識混濁**，全くなくなれば**意識喪失**．これに精神的身体的活動が加われば，障害のいくつかの型．
　障害後醒めてから**健忘**．
　夢幻意識　　夢の加わった意識混濁．
　せん妄　　うかされ状態，うわごと　まとまらない動作（増動）の加わった意識混濁．
　アメンチア　　思路散乱と困惑のある軽い意識混濁．
　もうろう状態　　混濁はあまり目立たないが，正常と別の狭い意識．

知　能
知的なもの，特に判断が，勝れたあるいは劣った効果を示す傾向を，知能がよいあるいは悪いという．
生来性低下　精神遅滞　程度により　白痴　痴愚　軽愚．
後発性低下　認知症　これを装えば偽痴呆（偽認知症）（幼児症　的はずし応答　ガンザー症状群）．
　認知症は性格変化を伴う　抑制欠如　元来の性格の極端化　空虚　上機嫌　不機嫌　気分の変動し易さ　無関心
　器質性痴呆　主として知的鈍麻　器質性欠陥状態．
　分裂性痴呆　主として情意的鈍麻　分裂（統合失調）性欠陥状態．

性　格（人格）
持前の情意的傾向．
生来のかたより　異常性格（精神病質）人格の発展（身の上からも了解しうる変化）としての異常（素質と環境）．　人格障害．
病的なかたより　精神病による，人格発展から了解的に誘導されない突然の屈折，新たなもの，心的異物の添加，人格の荒廃　人格水準の低下．

反応性（動機づけ）
ある精神的状態がその前の精神的状態に由来すると認められること，前者を動機，動機からあとのものが起こるのを反応といい，反応が起こることが了解でき（発生と内容），意味のつながり，文脈がある．
反応性の異常　動機から反応が起こることの異常．
　量的異常　反応の度が動機に較べて強すぎ，弱すぎる．
　質的異常　動機から了解し難い反応（幻覚　妄想　意識混濁　身体障害）．
　動機がない　無意識の中の動機，脳の病気（プロセス）．

状　態　像

A．神経衰弱状態　精神的身体的機能障害感と不快．
　心気　疾病懸念，体感障害．
　離人　内界外界の現実感，生命感の喪失．
　強迫　特定のことがらの，無理に迫る，意志に反する台頭，無意味と認められ，わずらわしい．

恐怖　　　特定のことがらへの強迫的不安と行為中止．

B．減動増動状態　　行動の減少と増加．
　憂うつな減動　　抑うつ症状群　行為抑制　思考抑制（着想乏　進行徐）．
　愉快な増動　　躁症状群　躁性興奮　思考奔逸（着想多　進行速　脱線）．
　無感情の減動増動　　緊張症状群　緊張性昏迷と興奮（硬　冷　不自然　奇妙　支離滅裂　関連欠如）．
　不安な増動　　苦しく　心配で　落着きがない．恐慌．
　不機嫌な増動　　怒って暴れる．
　衝動行為　　突然の激しい，前後のわきまえのない行為（無意志）．
　鈍感無為　　無感情，無関心，自動性も被動性も少ない．

C．幻覚妄想状態　　幻覚　実在しないものを知覚．妄想　個人的な誤った意味づけと確信．
　二次的妄想　　感情状態や幻覚から了解される．
　一次的妄想　　特発的で，他の体験から導けない．
　　妄想知覚　　知覚されたものに動機なくして特別の意味づけ．
　　妄想着想，妄想追想　　誤った思いつきと思い出し．
　幻覚症　　幻覚のみが豊富にあり，また幻覚であると幾分承知しているもの．

D．錯乱状態　　意識混濁，認識困難　まとまらぬ行動と談話．
　夢幻意識　　夢体験の多いもの．
　せん妄　　うかされ状態，まとまりない談話と行動の増加．
　アメンチア　　意識混濁軽く，思路や言語まとまらず，困惑．
　もうろう状態　　意識が平生のものと繋がりなく，狭く，行動はかなり整然．
　健忘　　いずれの場合にも醒めた後に残る．

E．記憶減退状態　　覚え込みと思い出しができない．
　記銘弱　　新しいことを覚え込めない．
　　コルサコフ症状群（健忘症状群）　　見当識喪失（状況意識喪失）　作話（経験しないことをしたとして物語る）．
　健忘　　時間的に限局された追想脱落．
　　逆行健忘　　健忘がさかのぼる．
　　記憶減退　　忘却と追想錯誤は正常にもある．種々の精神障害にも伴う．

記憶減退感は心気に属し，A．

F．**欠陥状態**　　知的，情意的鈍麻．
　器質性痴呆（器質性認知症）　　知能低下，生来性なら精神遅滞，後発性なら認知症．性格変化を伴う（抑制消失　性格極端化　機転がきかない　行儀が悪い　配慮がない　繊細さがない　上機嫌でおしゃべりでしつこい　鈍くのろま　気むずかしく怒りっぽい）人格水準低下．
　分裂(統合失調)性欠陥状態　　感情と意欲の減退，鈍感　無為　無関心　自発性欠如．

疾　病　分　類

1．**性格と反応の異常**
　a．**性格異常**　　精神病質人格　生来性の異常な性格で，そのため社会あるいは自己が悩むもの．正常性格の極端化，精神病ではない．類型，模範的な規格を定めてこれにあてはめて分類．主としてA，B，時にCの状態像．
　　シュナイダーの分類　　無力者（神経衰弱状態），自信欠乏者（自信ない　小心　不全感　強迫　敏感　邪推　敏感関係妄想），抑うつ者（憂うつ，厭世的不決断　不機嫌），気分変動者（気まぐれ　動機不明の不機嫌），爆発者（すぐかっとなる　短絡反応），感情昂揚者（快活　活動的　激しやすい），熱狂者（支配観念に熱中　狂信　好訴妄想），意志薄弱者（意志弱く根気抵抗がない），心情欠如者（冷血　同情がない　残酷），顕示欲者（自己を実際よりも多くのものとみせようとする　虚栄　ヒステリー性格）．
　　クレッチマーの分類　　分類病質（内向性）　循環病質（外向性）てんかん病質（粘着性）．
　　クレペリンの分類　　神経質　興奮者　軽佻者　好争者　衝動者　虚言詐欺者　反社会者　奇矯者．
　　アメリカ派の分類　　人格障害の諸型
　　　奇矯群（エクセントリク）〜妄想的，分裂(統合失調)様，孤独，分裂(統合失調)型，奇異．劇的群（ドラマチク）〜反社会的，境界，気分変動，演劇的，自己愛的．不安群（アンクシャス）〜回避，うつ，依存，強迫恐怖，消極的攻撃的．その他群〜加虐，自虐．
　b．**異常心因性反応**　　動機に対する　了解しうる　主として情意的な応答，刺激の強さと元来の性格とに関係，機構の協同．深い動機（生活史的な慢性の葛藤，無意識の動機，コンプレクス）なら神経症．
　　A．**神経衰弱反応**　　心気反応（疾病懸念，災害　外傷　補償神経症では病

気の願望もある）, 強迫神経症, 恐怖反応.
- B．**情意反応**　抑うつ反応（神経症性抑うつ）, 反応性興奮, 原始反応（激しい感情的ショックのため無我夢中, パニック）, 短絡反応（感情の動きが熟考なしにいきなり行動となって発散）, 不安神経症, 転換反応（神経麻痺など体の症状）, 演劇反応（意識的にではなく病気とみせかけるように見える. 現実の困難の逃避のための疾病, 逃避反応, 目的反応）, 鈍感無為反応（ひどい目にあった後　大災害　強姦, 非人間的取扱いによる人間性喪失, 生きがい喪失）. 心的外傷後ストレス障害（PTSD）.
- C．**妄想反応**　邪推の著しいもの, 敏感関係妄想　熱狂者の好訴妄想　パラノイア　感応反応. 自己臭, 醜形恐怖もここに入る.
- D．**錯乱反応**　種々の意識障害. ヒステリー反応　解離反応（意識から離れた行動）.
- E．**反応性健忘**　堪えられぬいやな経験を忘れる.
- F．**偽痴呆（偽認知症）**　ガンザー症状群

神経症　欲求不満や葛藤のわずらいやトラブルを軽減するために心的防御機構が働いて神経症の症状を起こし一応間に合わせの解決を計ると考える. 昇華　抑圧　合理化　代償　投射　転換　同一視　退行　自己攻撃などの観念で症状の意味を解釈.

2．原因不明の精神障害

- a．**躁うつ病**　循環精神病　気分障害　抑うつ症状群と躁症状群　周期性　発病期　治癒性, 軽うつ病は神経衰弱症状群　仮面うつ病. 単極性　双極性.
  混合状態　躁－爽快　　　　興奮－興奮性うつ病
  　　　　　　うつ－憂うつ　×　抑制－躁性昏迷
  更年期うつ病　憂うつ　不安な落着きなさ　単調な嘆きと増動.
  体格と性格　肥満型　循環性格.
- b．**統合失調症**　早発性痴呆　初期は神経衰弱症状群　増動減動症状群は緊張型　幻覚妄想症状群は妄想型　欠陥症状群は破瓜型と末期の欠陥分裂病（欠陥統合失調症）. 青年期発病　冷たさと硬さと不可解の印象　情意鈍麻　支離滅裂　特別の形の幻覚と妄想　自我障害　自閉

  主観的症状
  　幻覚　幻聴と体感幻覚　思考化声　いいあいの声の幻聴　行為に口出しする声, 内容は噂　悪口　命令　被影響　迫害, 幻覚の妄想的解釈.
  　妄想　二次的（幻覚, 感情状態から）　一次的（妄想知覚, 妄想着想）.

はじめ妄想気分，迫害的内容と関係妄想が多い．
思考体験　吹入　奪取　干渉　させられ．
感情　疎外　鈍麻　無関心．
意欲　減退　させられ行為　衝動行為．
自我意識　疎外　離人　させられ　思考伝播　憑依　二重自我．

客観的症状

生活様式　無精　だらしない　奇妙．
表情　冷たい　硬い　空虚　空笑．
感情反応　不可解　奇異　減退．
行動　不可解　衝動的　減少　緊張性興奮と昏迷．
談話　支離滅裂　概念崩壊　独語　無言．
人格と印象　冷たい　奇妙　不可解　感情的連絡（接触　疎通性　共感性）の欠乏　自閉　鈍さ．

病　型

破瓜型　情意鈍麻　奇妙　連続進行性　年少者（単純型）．解体型．
緊張型　無感情の減動増動（昏迷と興奮）　寛解　再発．
妄想型　幻覚と妄想　欠陥がおそい　比較的高年．
パラフレニー　一層欠陥の少ない妄想型．
パラノイア　素質と境遇のからみ合った妄想的人格発展か　欠陥のない慢性妄想性統合失調症か．
欠陥分裂病（欠陥統合失調症）　情意鈍麻性欠陥症状群　奇妙な人格　重ければ痴呆（認知症）的廃人．

体格と性格　細長型　分裂性格

異型　接枝分裂病（接枝統合失調症）小児分裂病（小児統合失調症）早期幼児自閉症　非定型（変質）精神病（離人精神病，運動精神病，不安精神病，錯乱精神病）．混合精神病（躁うつ病と統合失調症）

3．器質性精神病

a．錯乱症状群（急性脳侵害）　　　　　　　　　　　　　　　　　　　
b．欠陥症状群（慢性脳破壊）　　　　　　　　　　　　　　　　　　　　　　　　　　　　　　　　　　　　　　　が基本症状．

このほか神経衰弱，減動増動，幻覚妄想，記憶減退の症状群もある．
可逆性のものが多い．通過症状群．器質性精神症状群．

a．錯乱症状群

症状性精神病　器質反応　外因反応型．伝染病　中毒　重い身体疾患　急

性脳疾患.

慢性嗜好品中毒 嗜癖 依存. 症状性精神病と異常性格. 禁断 離脱.

 アルコール中毒（アルコール関連精神障害） 急性アルコール中毒 酔 病的酩酊（もうろう状態）. 慢性アルコール中毒（依存） 軽い欠陥症状群と性格異常. 慢性中毒者の急性精神病 振戦せん妄 急性アルコール幻覚症 コルサコフ病 嫉妬妄想.

 モルヒネ中毒 禁断（離脱）症状.

 コカイン中毒 酔 幻覚妄想症.

 睡眠薬 覚醒剤 幻想剤中毒.

b. 慢性脳疾患性精神病

麻痺性痴呆 進行麻痺 主軸症状（認知症） 辺縁症状（痴鈍型 誇大型 抑うつ型 激越型 リサウアー巣進行麻痺），麻痺性発作（卒中様 てんかん様），瞳孔（アーガイル－ロバートソン） 構音 髄液（慢性髄膜脳炎 梅毒性）熱－ペニシリン療法 幻覚症. 若年進行麻痺 脊髄癆進行麻痺.

脳梅毒性精神病 器質性精神症状群 巣症状 脳神経麻痺.

脳動脈硬化 多発梗塞性痴呆 卒中発作（梗塞 軟化と出血） まだら痴呆 人格崩壊少.

老年痴呆（認知症） アルツハイマー型痴呆 記銘力障害 認知症 プレスビオフレニー（コルサコフ 精神的活発）. ピック病とアルツハイマー病はやや早期，人格崩壊.

初老期精神病 神経衰弱症状群.

 更年期うつ病 憂うつ 不安 単調な興奮.

 退行期妄想病 晩発緊張病 分裂（統合失調）性.

外傷精神病

 脳振盪 意識喪失 逆行健忘 コルサコフ 神経衰弱症状群（器質性と心因性）心的外傷後ストレス障害（神経症）.

 脳挫傷 上と同じ，あとに巣症状 人格変化 てんかん

流行性脳炎 エコノモA型 夏期B型 嗜眠か錯乱 錐体外路症状（ことにA型はのちにパーキンソン），ナルコレプシー，児童では異常性格.

てんかん 発作性意識障害とけいれん，真正と症状性，前駆 前兆 大発作 小発作 欠神 ジャクソンてんかん 発作重積.

 一次的全般的発作（真正てんかん）

  大発作 意識喪失と強直間代けいれん.

  欠神 短時間の意識喪失，6～10歳，頻発 ピクノレプシー．

　　　　　筋間代性発作　　　意識保たる，14〜17歳，衝撃小発作．
　　　　二次的全般的発作（脳病による症状性てんかん）
　　　　　　非特異的．ウェスト症状群（乳児0〜2歳，意識保たれ　短時間の
　　　　　　　前屈），レノックス症状群（幼少年3〜5歳，短時間くずおれる）．
　　　　　　特異的，黒内障白痴　筋間代（ミオクローヌス）てんかん．
　　　　部分的発作　巣てんかん（前兆も），脳の局所的活動．
　　　　　　要素的症状，運動性（ジャクソン）　感覚性．
　　　　　　複合的症状，精神発作（知覚　思考　記憶の既知性の異常現象）　精
　　　　　　　神運動性（意識障害と自動行動）
　　　　精神病挿入（代理症）　　　不機嫌　もうろう状態　　統合失調症様状態．
　　　　慢性持続性障害　　　性格変化　認知症　迂遠　粘着性．
　　　　体格と性格　　闘士型　粘着気質．
　　　その他の発作性疾患
　　　　　ナルコレプシー　周期性嗜眠　ピックウィック症状群．

　　精神遅滞　　生来性知能低下，知能指数，重度　中等度　軽度（0〜2〜7〜12
　　歳）．知的障害ともいう．知恵遅れ．
　　　遅鈍型と興奮型，性格異常．
　　　生来性と早期後発性
　　　　素質性遺伝性．
　　　　傷害（胚種　子宮内　出産時　出生後）　外傷　外因性疾患　遺伝性疾患
　　　　代謝性疾患．
　　　　特別の形　　ダウン症候群（ダウン　染色体）フェニルケトン尿症，黒白障
　　　　　重度精神遅滞（その他多くの代謝障害）トクソプラスマ　結節硬化　甲状腺性．
　　　合併　　てんかん（症状性）　接枝分裂病（接枝統合失調症）
　　　類似　　若年進行麻痺　最早発性痴呆　早期幼児自閉症．

児童-青春期-精神障害
　　　精神成熟遅滞（精神遅滞　読書薄弱）．
　　　性格異常−心因性反応（身体病的転換反応　注意散漫多動　抑うつ〜施設症
　　　　不安神経症〜夜驚　強迫　夜尿　登校拒否　吃り　爪咬　指しゃぶり
　　　　拒食　過食　自己臭恐怖　癇癪　反抗　非行　反社会的行為　操行障害
　　　　自慰　青春期危機）．
　　　精神病（幼児痴呆　幼児統合失調症　早期幼児自閉症）．

薬物療法の詳細

　この50年間薬理学と生化学の進歩によって，精神的な作用を持つ種々の物質が見出され，また精神障害の際の脳の生化学的過程が論ぜられるようになった．その大体はすでに本文の中に記してあるが，新しい薬品が続々とできてくるので，ここに便宜上列挙しておく（向精神薬 Psychopharmacum．抗精神病薬 Antipsychoticum，不安解除薬 Anxiolyticum，精神迷妄薬 Psychodyslepticum）．

　（自律）神経遮断剤 Neuroplegicum (plēgē=stroke)，神経捕捉剤 Neurolepticum (lēps=seize)，精神遮断剤 Psychoplegicum──クロルプロマジン，ブチロフェノンなど：小精神安定剤，静穏剤 Minor Tranquillizer, Ataracticum (ataraktos 無動，静)──ディアゼピン，メプロバメート，アタラクス；感情調整剤 Orthothymicum, Thymolepticum，抗うつ薬 Antidepressivum－イミプラミン，MAO 抑制剤；神経刺激剤 Neurostimulans と精神強壮剤 Psychotonicum──ビタミン B, C，ステロイドホルモン，グルタミン酸，γアミノ酪酸，カフェイン，メジマイド，ノルアドレナリン，アンフェタミン，ピプラドロール；幻覚剤 Hallucinogenicum，発酔剤 Inebriativum，精神異常発動物質 Psychotomimeticum (Psychose を mimeomai まねして作る)，幻想剤 Phantasticum──LSD，プシロシビンというように種々の薬品がある．

　どんな病気，状態像に何が効くというほどにははっきり定まってはいないが，不安・興奮・心気には遮断剤や安定剤，抑うつには抗うつ薬，幻覚妄想状態には遮断剤，躁病や統合失調症一般にはフェノチアジン系，ブチロフェノン系，うつ病には抗うつ薬というように大体の見当はつけられ，また統合失調症の活動減少や欠陥状態に抗うつ薬的なものが有効なこともある．副作用も低血圧，発疹，肝障害，パーキンソン状態，血液障害など，大体似たものである．またこれらの薬品で効めのなかったものが，旧来のショック療法でよくなることもある．以下に列挙する薬は現在使用されているものを中心に記載した．

　有効な核と命名法は大体共通なものが多いので，ここに大要を記しておく．

注．Inebriativum＜in 強，ebrius＝drunk

phenothiazin, phenol, azin, thiazin

$-CH_2-CH_2-CH_2-N(CH_3)(CH_3)$ dimethyl, N amino, $-CH_2-CH_2-CH_2-$ propyl

$-N(CH_2-CH_2)(CH_2-CH_2)N-$ piperazin

$H_2C(N=CH)(N-CH)CH$ pyrimidin

$H_2C(CH_2-CH_2)(CH_2-CH_2)N-$ piperidin

$H_2C(CH_2-CH_2)(CH_2-CH_2)CH_2$ hexamethylen

F-⌬-CO-CH₂CH₂CH₂- F fluoro, $-CO-CH_2CH_2CH_2-$ butylo, ⌬ phenon

nicotinamid, isonicotinamid

$>C(CO-NH)(CO-NH)CO$ barbiturat＝malonylurea, $CH_2(CO-)(CO-)$ malonyl, $(NH_2)(NH_2)CO$ urea

$>C(CO-NH)(NH)CO$ hydantoin＝glycolylurea, $>C(CO)$ glycolyl

iminodibenzyl, NH_3 imino, benzyl, dibenzyl

indol

＝benzdiazep, benz, N が二つdiaz, ep 別の (つながり方の)

Ⅰ. Phenothiazin 系抗精神病薬

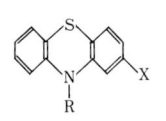

一般に R の変化は作用の質的な変化，X の変化は量的な変化．大体において X は $H=OCH_3=SCH_3<COOCH_3<Cl<COCH_3<CF_3$ の順に強く，R が—C—C—

C—なら交感神経遮断，抗精神病作用があるが，パーキンソンを起こし，Rが—C—C—なら副交感神経遮断作用，抗パーキンソン作用がある．量は大体の目安を示すのみである．

Chlorpromazin X＝Cl
  Contomin
  Wintermin R＝$CH_2CH_2CH_2N$〈CH_3／CH_3〉
     1′ 2′ 3′

25～75～150～250～500 mg
（1 T＝12.5, 25, 50）
シロップ 0.2%
筋注 0.5% 5 ml
8-クロル-10（3′-ジメチルアミノプロピル）-フェノチアジン

	Chlorpromazin	Promethazin	Phenobarbital
Vegetamin A	25	12.5	40
Vegetamin B	12.5	12.5	30

Prochlorperazin X＝Cl
  Novamin
  Pasotomin R＝$CH_2CH_2CH_2$N⟨⟩NCH_3

15～45 mg
（1 T＝5）
筋注 0.5% 1 ml
〔3′-（1″メチル-4″-ピペラジニル）-プロピル〕

Trifluoperazin X＝CF_3
  Tranquis R＝同上

5～20～50 mg
（1 T＝2.5, 5）
トリフルオロメチルCF_3

Perphenazin X＝Cl
  Trilafon
  PZC   R＝$CH_2CH_2CH_2$N⟨⟩N—CH_2CH_2OH
  Triomin

4～24 mg
（1 T＝2, 4, 8）
筋静注 0.2% 1 ml
注射液はデカン酸をつけたもの，OHの所にCO⁻(CH_2)$_8CH_3$

Fluphenazine X＝CF_3
  Flumezin   R＝同上

  Anatensol

0.5～10 mg
（1 T＝0.25, 0.5, 1）
注射デポ 0.2% 1 ml
デポ注射はRのピペラジンのNにデカン酸$C_{10}H_{21}COOH$のついたもの，2.5%油溶液，筋注，4週間持続効，Fludecasin

Propericiazin X＝CN
  Neuleptil R＝$CH_2CH_2CH_2$N⟨⟩OH
  Apamin

10～60 mg
（1 T＝5, 10, 25）
〔3′-（4″-ヒドロキシピペリジノ）-プロピル〕
液 1% 1 ml

Thioridazin X＝SCH_3
  Melleril   R＝CH_2CH_2—⟨N—CH_3⟩
  Melleril retard

30～300 mg
（1 T＝10, 25, 50, 100）
メレリルR
（1 T＝30, 200）

Levomepromazin X＝OCH_3
  Hirnamin   R＝CH_2—CH—CH_2—N〈CH_3／CH_3〉
  Levotomin |
                CH_3

25～300 mg
（1 T＝5, 25, 50）
筋注 2.5% 1 ml
眠気強い
3′-ジメチルアミノ-2-プロピル

II. Butyrophenon系抗精神病薬

⟨C₆H₅⟩—C(=O)—$CH_2CH_2CH_2$-
  フェノン｜ブチロ

Haloperidol 　Serenace 　Linton 　Halomonth 　Neoperidol	[構造式]	1.5～30.0 mg（1T＝0.75, 1.0, 1.5, 3.0）（液1ml＝2mg）（筋,静注1ml＝5mg）興奮（躁，分裂，無為），幻覚妄想 $C_{10}H_{21}COOH$ decanoic acid と結合，ごま油に溶解，1ml＝50,100 mg，月1回筋注．
Bromperidol 　Impromen	[構造式]	3.0～18.0～36.0 mg 　（1T＝3.0, 6.0, 9.0） 分裂病
Spiroperidol 　Spiropen 　Spiropitan	[構造式]	0.5～2.5 mg 　（1T＝0.25）（筋注1ml＝3.0） 急性，慢性分裂病，活動化作用
Floropipamide 　Pipamperone 　Propitan	[構造式]	50～100～300 mg 　（1T＝50） あらゆる精神障害，不眠
Moperon 　Luvatren	[構造式]	10～30 mg 　（1T＝5）
Timiperone 　Tolopelon	[構造式]	0.5～12 mg 　（1T＝0.5, 1, 3）
Pimozide 　Orap	[構造式]	1～9 mg 　（1T＝1, 3 mg）

III．Benzamide 系抗精神病薬

Sulpiride 　Dogmatyl 　Miradol 　Abilit	[構造式]	150～1200 mg 　（1T＝50, 100, 200 mg） 　（筋肉, 2ml＝50mg, 100mg）
Nemonapride 　Emilace	[構造式]	30～60 mg 　（1T＝3, 10 mg）
Sultopride 　Barnetil	[構造式]	300～1800 mg 　（1T＝50, 100, 200 mg）

Ⅳ. Thiepin 系抗精神病薬

Zotepine
Lodopin

75〜450mg
(1 T = 25, 50mg)

Ⅴ. Indole 系抗精神病薬

Oxypertine
Forit

40〜100mg
(1 T = 20, 40mg)

Ⅵ. Iminodibenzyl 系抗精神病薬

Carpipramine
Defekton

75〜225mg
(1 T = 25, 50mg)

Crocapramine
Clofekton

30〜150mg
(1 T = 10, 25, 50mg)

Mosapramine
Cremin

30〜300mg
(1 T = 10, 25, 50mg)

Ⅶ. 非定型抗精神病薬

A. Dibenzotiazepine 系抗精神病薬

Quetiapine
Seroquel

150〜750mg
(1 T = 100mg)

B. Multi-acting-receptor-targeted-antipsychotics (MARTA)

Olanzapine
　Zyprexa

5〜20mg
　(1 T = 2.5, 5, 10mg)

C. Serotonin-dopamine antagonist (SDA)

Risperidone
　Risperdal

1〜12mg
　(1 T = 1, 2, 3mg)
　(液 1 ml = 1mg)

Perospirone
　Lullan

4〜48mg
　(1 = 4, 8mg)

VIII. 三環系抗うつ薬　tricyclic antidepressants (TCA)

Imipramine
　Tofranil
　Imidol

25〜300mg
　(1 T = 10, 25mg)

Clomipramine
　Anafranil

50〜225mg
　(1 T = 10, 25mg)
　(静注 2 ml = 25mg)

Amitriptyline
　Triptanol

30〜300mg
　(1 T = 10, 25mg)

Lofepramine
　Amplit

20〜150mg
　(10, 25mg)

Nortriptyline
　Noritren

50〜150mg
　(1 T = 10, 25mg)

Amoxapine
　Amoxan

25〜300mg
　(1 T = 10, 25, 50mg)

Maprotiline
　Ludiomil

30〜75mg
　(1 T = 10, 25, 50mg)

IX. 四環系抗うつ薬　tetracyclic antidepressants

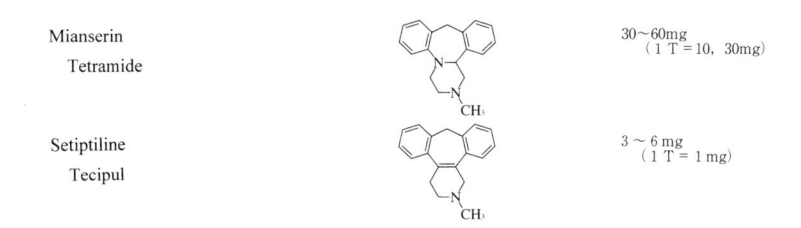

Mianserin
　Tetramide
30～60mg
（1 T = 10, 30mg）

Setiptiline
　Tecipul
3～6 mg
（1 T = 1 mg）

X. Triazolopyridine 系抗うつ薬

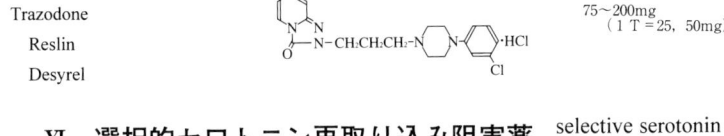

Trazodone
　Reslin
　Desyrel
75～200mg
（1 T = 25, 50mg）

XI. 選択的セロトニン再取り込み阻害薬　selective serotonin reuptake inhibitor（SSRI）

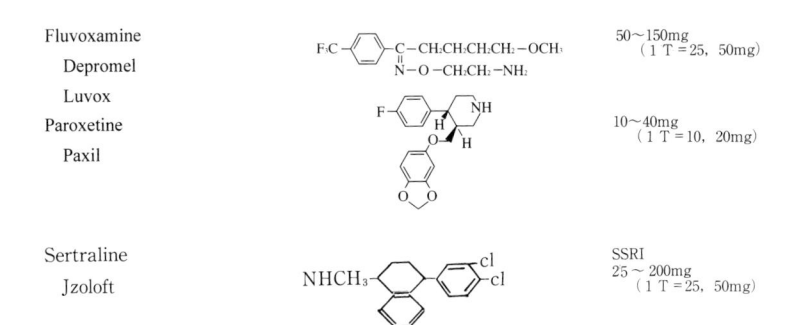

Fluvoxamine
　Depromel
　Luvox
50～150mg
（1 T = 25, 50mg）

Paroxetine
　Paxil
10～40mg
（1 T = 10, 20mg）

Sertraline
　Jzoloft
SSRI
25～200mg
（1 T = 25, 50mg）

XII. セロトニン－ノルアドレナリン再取り込み阻害薬
serotonin-noradrenaline reuptake inhibitor（SNRI）

Milnacipran
　Toledomin 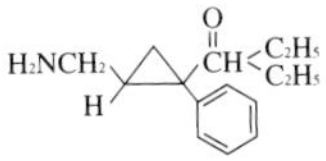
30～100mg
（1 T = 15, 25mg）

XIII. Rauwolfia serpentina

Reserpin
  Serpasil

1～8 mg，分裂病に
（1 T＝0.1，0.25）
皮下，筋注 0.03％，0.05％，0.1％
1 ml
多く服用すると憂鬱になる
血圧降下作用（1/10 量）
服用中電気ショック危険
トリメトキシ OCH$_3$ が 3 つ，
ベンゾイルオキシ－O－CO
レセルパート（ベンツ
インドロ　キノリジン

Tetrabenazin
  Rubigen
  Regulin
  Nitoman

50～300 mg
（1 T＝25）
幻覚妄想状態，あまり効かない．
ヘクサヒドロベンゾ
キノリジン

XIV. Benzodiazepine 系小精神安定薬　（抗不安薬 anxiolyticum）

Chlordiazepoxide
  Balance
  Contol
  Librium

30～60～90 mg
（1 T＝5，10）
神経症，不安，軽いトランキライザー
7-クロロ-2-メチルアミノ-5-フェニル-1,4-ベンゾジアゼピン-4-オキシド

Diazepam
  Cercine
  Horizon
  Serenamin

6～15～30 mg
（1 T＝2，5，10）．筋静注
0.5％ 1～2 ml
シロップ 0.1％
上記より強い
睡眠と筋弛緩作用も強い
CO が CH$_2$ なら Medazepam，
Nobrium, Resmit, 眠気と筋弛緩
少ない，癲癇．
癲癇重積に静注．

Lorazepam
  Wypax

1～3 mg
（1 T＝0.5，1）
心気，不安，鬱，不眠

Benzodiazepine 系小精神安定薬

Clotiazepam
Rize

C_2H_5, S, CH_3, N—CO, CH_2, C=N, Cl

15～30 mg
(1 T = 5, 10)
心気, 不安, 鬱, 不眠

Bromazepam
Lexotan

Br, NH—CO, CH_2, C=N, N

3～15 mg
(1 T = 1, 2, 5)
筋弛緩, 抗痙攣, 気分昂揚

Oxazolam
Serenal
(Cloxazolam
Sepazon
Enadel)

Cl, NH—CO, CH_2, N, CH_2, C_6H_5, O—CH, CH_3

30～60 mg
(1 T = 5, 10, 20)
筋弛緩少ない.
C_6H_5 に Cl が一つ入れば Sepazon,
Enadel, 右最下の CH_3 も H.
3～12 mg (1 T = 1, 2)

Dipotassium clorazepate
Mendon

Cl, NH—CO, COOK・KOH, N

9～30 mg
(1 T = 3.0, 7.5)
不安, 抑鬱

Flutazolam
Coreminal

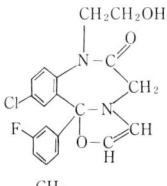

CH_2CH_2OH, N—C=O, CH_2, Cl, C—N, F, O—C, H, CH

12 mg
(1 C = 4 mg)
心身症 (胃腸), 不安, 抑鬱

Alprazolam
Solanax
Constan

CH_3, C=N, N, N—C, CH_2, Cl, C=N

1.2～2.4 mg
(1 T = 0.4, 0.8)
心身症, 不安, 不眠

Mexazolam
Melex

H, N—C=O, CH_2, Cl, C—N, CH_3, O, Cl

1.5～3 mg
(1 T = 0.5, 1 mg)

Ethyl loflazepate
Meilax
1～2mg
（1 T＝1，2mg）

Medazepam
Resmit
10～30mg
（1 T＝2，5mg）

Tofisopam
Glandaxin
150mg
（1 T＝50mg）

Flutoprazepam
Restas
(Prazepam)
(Sedapran)

2～4mg，1日1回
（1 T＝2mg）
不安，不眠，心身症
FがHならセダプラン
10～15mg
1日1回，または分2～3回
（1 T＝5，10mg）
三角はトリメチレン（シクロプロパン）

XV. Thienodiazepine 系小精神安定薬

Clonazepam
Rize
15～30mg
（1 T＝5mg）

Etizolam
Depas
1.5～3mg
（1 T＝0.5，1mg）

XVI. Diphenylmethane 系小精神安定薬

Hydroxyzine
Atarax
30～150mg
（1 T＝10, 25mg）

XVII. Azapirone 系小精神安定薬

Tandospirone
Sediel

30〜60mg
（1 T = 5，10mg）

XVIII. Lithium，抗躁薬　Antimanicum

Lithium carbonate,
Limas

Li_2CO_3

400〜1200mg（1 T =100，200）
躁病，慢性または反復性のものの
予防．神経系，腎，心臓，血管へ
の副作用
血清のリチウム原子1l 当たり
0.6〜1.2 mEq とする．少ないと
効なく多いと危険．
炭酸リチウム300 mgはLi 8 mEq
（ミリモル）に当たる．
酢酸リチウムは倍量用いる．
他剤併用注意．
昔痛風薬，1885デンマークの
Carl Lange が嚆矢．

Lithium jodide

LiJ

液，静注

XIX. Diphenylmethan 系精神刺激薬　Psychostimulans Psychotonicum

Hydroxyzine
Atarax

30〜100 mg
（1 T =10）
不安，恐れ，不眠，痛，痒，喘息，
（抗アレルギー）

Methylphenidate
Ritalin

10〜60 mg
（1 T =10）
鬱状態，眠気を去る

Methamphetamin
Philopon

5〜15 mg
ナルコレプシー，実験分裂病，イ
ンスリン昏睡覚醒，発売禁止，取
締麻薬なみ
philos好，opus働

Caffein

左上と下，及右上のCH₃を1, 2, 3
とすれば，1, 2, 3 皆Hなら
Xanthine, 1，2がCH₃で3がHなら
Theophylline，1がHで
2，3がCH₃ならTheobromine.
アンナカ＝安息香酸ナトリウム
カフェイン（0.1〜0.6）

Meclofenoxate CH₃-N-CH₂-CH₂-O-OC-CH₂-O-⟨⟩-Cl   昏睡，昏迷，小児癲癇
Lucidril   0.3～0.9g（1 T=0.1)
                                                また 0.25～0.75gを水10mlにと
                                                かし静脈内，左側上記，右側植物
                                                成長ホルモン

XX. 睡 眠 薬 Hypnoticum

Barbital   0.3～0.4g

Phenobarbital   30～200mg
  Phenobal

Amobarbital   0.1～0.3mg
  Isomytal

Pentobarbital-calcium   50～100mg
  Ravona   （1 T=50mg）

Bromovalerylurea   0.5～0.8g
  Brovarin

Quazepam   15～30mg
  Doral   （1 T=15, 20mg）

Nitrazepam   5～10mg
  Nelbon   （1 T=5, 10mg）
  Benzalin

Estazolam   1～4 mg
  Eurodim   （1 T=1, 2 mg）

Flurazepam   10～30mg
  Dalmate   （1 T=10, 15mg）
  Benozil
  Insumin

Nimetazepam   3～5 mg
  Erimin   （1 T=3, 5 mg）

Haloxazolam Somelin		5〜10mg （1T＝5，10mg）
Triazolam Halcion		0.125〜0.25mg （1T＝0.125，0.25mg）
Flunitrazepam Rohypnol Silece		0.5〜2mg （1T＝1，2mg） （注　1ml＝2mg）
Lormetazepam Loramet Evamyl		1〜2mg （1T＝1mg）
Rilmazafone Rhythmy		1〜2mg （1T＝1，2mg）
Brotizolam Lendormin Goodmin		0.25mg （1T＝0.25mg）
Zopiclone Amoban		7.5〜10mg （1T＝7.5，10mg）
Zolpidem Myslee		5〜10mg （1T＝5，10mg）

XXI. 抗てんかん薬　Antiepilepticum

Phenobarbital Phenobal		0.1〜0.3g大発作，睡眠作用
Diphenylhydantoin Aleviatin		0.1〜0.3g （1T＝0.1）（静注5％5ml） 大発作，精神運動発作 ヒダントイン＝ヒドロ＋アラントイン

薬剤名	構造式	用量・備考
Ethylphenylhydantoin Accenon	$C_6H_5-\underset{H}{C}\underset{}{-}\underset{NH}{CO}-\underset{}{N}\overset{C_2H_5}{}-CO$	$0.5\sim1.0\sim3.0$ g （1 T＝0.25）
Na. dipropylacetate （Na. valproate） Depakene Valerin, Hyserenin	$(CH_3CH_2CH_2)_2CHCOONa$	$200\sim1,200$ mg （1 T＝200） （シロップ5％, 細粒40％） 癲癇, 性格変化, 気分不安定, 欝. ヴァルプロ（イン）酸ナトリウム Selenica R. 徐放顆粒, 40％.
Trimethadion Tridione Minoaleviatin	$\underset{CH_3}{\overset{CH_3}{C_5}}\underset{4}{C}\underset{1}{\overset{CH_3}{N}}\underset{O}{\overset{CO}{}}CO$ $NH\underset{CH=CH}{\overset{CH=CH}{}}$	$0.3\sim1.0\sim2.0$ g（1 T＝0.1） 小発作, 精神運動発作 3, 5, 5＋リメチル－オクサゾリジン－2, 4 ジオン（アゾール＝ピロール）
Acetylpheneturide Pheneturide Crampol	$\underset{C_2H_5}{\overset{C_6H_5}{}}\underset{3}{C_5}\underset{H}{\overset{CO-NH}{}}\underset{NH_2}{\overset{1}{}}CO$	$0.4\sim1.0$ g 精神運動発作 （1 T＝0.2）, NH_2 の H が $COCH_3$ となれば Crampol フェニルエチルアセチル尿素 アセチル－3－フェニル－エチ－アセチル尿素 $0.2\sim0.9$ g
Ethosuximide Epileo Zarontin	$\underset{C_2H_5}{\overset{CH_3}{}}C\underset{CH_2}{\overset{CO-NH}{}}CO$	$0.3\sim0.6$ g （1 T＝0.1）（注射500 mg 筋静） シロップ5％ 1 ml 小発作 エチルメチルスクシニミド
Acetazolamide Diamox	$CH_3CONH-\underset{21}{\overset{NN}{\underset{S}{C}}}-SO_2NH_2$	$0.25\sim1.5$ g （1 T＝0.25） 小児, 大発作, 重積, 利尿, 緑内障 2－アセチルアミノ－1－チオ－3, 4－ジアゾール－5－スルフォンアミド 睡眠時無呼吸, 片頭痛に用いる.
Butansultamsulfonamide Sulthiame Osporot	$H_2N-O_2S-\underset{4}{}-N\underset{CH_2-CH_2}{\overset{SO_2-CH_2}{}}CH_2$	$0.2\sim0.6$ g （1 T＝0.05～0.2） 精神運動発作, 性格, 精神病 4'－スルファミルフェニル－ブタンスルタム （sul＝S, am＝NH_3, ブタン＝C_4H_{10}）
Carbamazepine Tegretol Telesmin	(構造式: ジベンツアゼピン環に $CONH_2$)	$0.2\sim1.2$ g （1 T＝0.2） 精神発作, 大発作, 性格変化, 一般に不機嫌, 興奮, 躁鬱病, 三叉神経痛, 発疹, 肝障害. 5－カルバモニル－ジベンツアゼピン
Bromide	KBr, NaBr, NH_4Br, $CaBr_2$	$1\sim3\sim9$ g $CaBr_2$ 静注 2％ 20 ml
Zonisamide Excegran	(ベンズイソキサゾール構造)－$CH_2SO_2NH_2$	$100\sim400$ mg （1 T＝100mg） ベンズイソキサゾール系 癲癇発作全般
Clonazepam Rivotoril Landsen	(ベンゾジアゼピン構造, O_2N, Cl)	$0.5\sim6$ mg （1 T＝0.5, 1, 2mg）

Clobazepam
Mystan

10〜40mg
（1 T = 5，10mg）

XXII. 精神異常発動物質　Psychotomimeticum

Mescalin

トリメトキシフェニルエチラミン
以下いずれもインドール核を持つ

LSD
Lysergic acid
diethylamide

300頁を参照

Psilocybin

メキシコのきのこ *Psilocybe mexicana*、o-スルフォリル-4-ヒドロキシ-N-ジメチル-トリプタミン
8〜12 mg/1日、数時間しか続かぬ幻想剤

Rhynchophylline

漢方の釣藤鈎の成分、トランキライザーである

l-Tryptophan

3,000 → 1 T = 500 mg；脳内セロトニンを増し抗脳作用、睡眠作用、L-Dopa 精神病予防、副作用少ない。トリプトファンはナイアシン（ペラグラ予防ビタミンB）のもと。セロトニンの原料であるがセロトニンは覚醒作用、覚醒剤はセロトニンの酸化を抑え、精神安定剤はその破壊を促す

XXIII. 抗パーキンソン薬 Antiparkinsonicum

Promethazine
  Pyrethia
  Hiberna

フェノチアジンで
$R = -CH_2-CH-N\begin{smallmatrix}CH_3\\CH_3\end{smallmatrix}$
       $|$
      CH_3

25～150 mg
　(1 T＝5.25 mg)
皮下，筋注2.5% 1 ml

Profenamine
  Parkin

上のCH₃ 両方 C₂H₅

50～200 mg
　(1 T＝10, 50 mg)

Methixene
  Cholinfall

5～30 mg
　(1 T＝2.5 mg)

Piroheptine
  Trimol

6～12 mg
　(1 T＝2 mg)

Trihexyphenidyl
  Artan
  Tremin

2～15 mg
　(1 T＝2 mg)
抗コリン作用（イレウス）
アーテンSR (retard)
　(1 C＝5 mg)

Biperiden
  Akineton
  Tasmolin

2～15 mg
　(1 T＝1 mg)
筋注 0.5% 1 ml
抗コリン作用（イレウス）

Atropine

0.5～10 mg
　(1 T＝0.5 mg)
注 0.05% 1 ml

Mazaticol
  Pentona

12 mg
　(1 T＝4 mg)

Amantadine
  Symmetrel

100～300 mg
　(1 T＝50, 100 mg)
抗インフルエンザ作用（ウイルスが細胞に入れなくする）
adamantはダイヤモンド
精神活動賦活

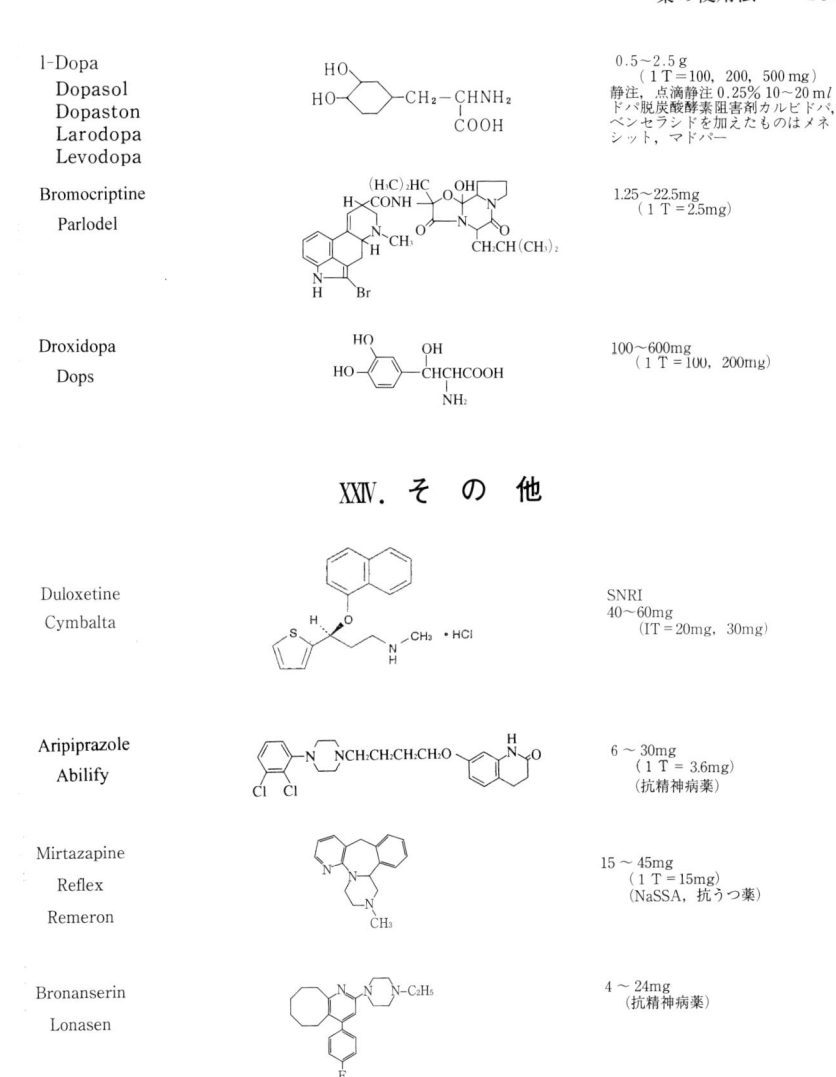

l-Dopa 　Dopasol 　Dopaston 　Larodopa 　Levodopa	(構造式)	0.5～2.5g （1 T＝100, 200, 500mg） 静注，点滴静注 0.25% 10～20ml ドパ脱炭酸酵素阻害剤カルビドパ， ベンセラシドを加えたものはメネシット，マドパー
Bromocriptine 　Parlodel	(構造式)	1.25～22.5mg （1 T＝2.5mg）
Droxidopa 　Dops	(構造式)	100～600mg （1 T＝100, 200mg）

XXIV. そ の 他

Duloxetine 　Cymbalta	(構造式)	SNRI 40～60mg （1T＝20mg, 30mg）
Aripiprazole 　Abilify	(構造式)	6～30mg （1 T＝3.6mg） （抗精神病薬）
Mirtazapine 　Reflex 　Remeron	(構造式)	15～45mg （1 T＝15mg） （NaSSA, 抗うつ薬）
Bronanserin 　Lonasen	(構造式)	4～24mg （抗精神病薬）

XXV. 薬の使用法

向精神薬はメプロバメート（*Ludwig, Piech* 1946），クロルプロマジン（*Charpentier, Laborit* 人工冬眠 1951, 抗精神病 *Delay* 1952），イミプラミン（*Kuhn* 1957），ハロペリドール（*Janssen* 1958），MAOI（*Kline* 1958），クロルジアゼポキサイド（*Sternbach* 1960），リチウム（*Cade* 1960）という発展を示す．

神経捕捉剤は精神運動興奮，感情緊張（緊張病，躁病），幻覚妄想（統合失調症）に効く．ドーパミン受容体遮断（シナプス前のドーパミン産出増加を抑え，シナプス後の受容体を抑える）．ノルアドレナリン，セロトニン，ヒスタミン，アセチルコリンも抑えられる．長く用いるとシナプス後の受容体の感受性変化し，薬の遮断が働かず過敏になる．薬の力の強さにより，弱，中，強とすると，分量の多くを要する弱は鎮静，抗不安，抗妄性少，植物神経への作用強―クロルプロマジン，レボメプロマジン，クロルプロチクセン，チオリダジン，中―パーフェナジン，強は鎮静性少なく，幻妄に効き，錐体外路障害起こりやすく，植物神経性弱い―トリフルフェナジン，ハロペリドール，ピモジド．

副作用は疲労，鈍感，口乾，心悸増，唾増，肥満，錐体外路症状（アキネトン），静坐不能，遅発性運動障害（不治のことあり），肝，排尿，血圧，白血球の障害，血栓，腸管麻痺，うつ，せん妄，けいれん，悪性症状群，日光過敏，白内障，緑内障．運動障害は頚のみでなく上体にも起る（Pisa症状群，Pleurothotonus ワキ）．

抗うつ薬はシナプスの各生体アミンの減りに抗い，アミンの再取込みを抑える．徐々に増し，徐々に減らす．効果までに時がかかる．興奮性抑うつには捕捉剤を混ぜる．抑制のあるうつには抗うつ薬で動きが出たとき自殺を注意．抗コリン性のためアトロピン使用の如き障害のため口乾，排尿難，便秘，血圧降下，腸閉塞，多量服用のとき頻脈，不整脈，せん妄，発熱，けいれん（フィゾスチグミン），心臓刺激伝導の検査（心電図）．MAOIはMAO作用を抑えてシナプス内アミンを増すが，副作用が強く現在は使用されていない．チーズなどチラミン多いと血圧上がる．うつ病の抑制を去る．

小安定剤，不安，緊張，落着きなさ，興奮，不眠，けいれん，筋弛緩作用に注意．シナプス後のGABA増強して抑制作用を強めることに辺縁系と網様体で．短時間はトリアゾラム，中はロラゼパム，フルニトラゼパム，長はジアゼパム，ニトラゼパム，フルラゼパム，クロルジアゼポキサイド．使用多すぎると，遅鈍，失調，ぼんやり，長く使用して突然やめると不快，不安，めまい，せん妄，けいれん，やめる時は徐々に減らす．依存あり．恐慌には三環境系抗うつ薬の方が有効．悪性症状群には筋弛緩剤ダントロレン，パーロデル．

抗てんかん薬，フェノバルビタールの眠気には安息香酸ナトリウムコフェイン半量加える．ヒダントインでは小脳症状（小脳の神経細胞脱落），歯齦肥厚，多毛，多発ニューロパシー，葉酸欠乏すると貧血，骨髄癆，発疹，カルバマゼピン，血液と肝，発疹．ヴァルプロイン酸ナトリウムは膵臓，トロンボペニー，バルビツール剤と共用で錯乱，昏睡，カルバマゼピン，ヴァルプロインは内因性障害に効があることがある．

Dantrolene   O₂N—⟨⟩—⟨O⟩—CH=N—N⟨⟩N—Na   1 C＝25, 50 mg
1 日 25→150 mg
注 1 mg/kg i.v. 7 mg まで
筋緊張に. 筋からの Ca⁺⁺ を抑制.
パーキンソンにも.

Parlodel
（Bromocriptine）   [構造式]   1 T＝2.5 mg, 1 日 2 T, 1 日 9
T まで. パーキンソンにも.

セロトニン作動剤の中毒にはセロトニン症状群がある（p.405）. 悪性症状群ほど悪くはない. 区別はパーキンソン症状群の筋強剛のないこと.

薬物療法最近の動向

　統合失調症の薬物療法は，1996年 SDA（risperidone）の登場以後非定型精神病薬が主流となりつつある. 2001年には多数の神経伝達物質受容体に親和性をもつ MARTA（olanzapine）や quetiapine が登場し，いずれも陽性症状のみならず陰性症状や認知障害にも効果が期待できることから，社会復帰の促進に大きな役割を果たすこととなった.

　一方うつ病の薬物療法においても1999年，SSRI（第三世代抗うつ薬）が登場し，抗うつ作用は三環系抗うつ薬とほぼ同時ながら，心・血管系への影響や抗コリン作用が少ないことにより，わが国におけるうつ病の薬物療法は飛躍的な進歩をとげた. とりわけ SSRI は，その後登場した SNRI（milnacipran）とともに不安症状や強迫症状の軽減にも効果が優れているため，うつ病のみならず幅広い病態に使用されるようになってきている.

　抗認知症薬としては，脳循環，脳代謝，脳賦活，神経伝達の改善をうたったものが多数あったが，著明な効果が確認できず，製造中止となったものも多く，現在使用されているものは，Citicoline（Nicolin），Amantadine（Symmetrel），Nicorgoline（Sermion），Ibudilast（Ketas），Tiapride（Gramalil）等である. いずれも認知症の周辺症状（抑うつ，不穏，幻覚や妄想，気力減退など）への効果を期待した薬剤であるが，最近アルツハイマー型認知症治療薬として，中核症状である認知障害そのものの進行を抑制することを目的に Donepezil（Aricept）が開発された. 臨床での効果も一部では確認されており，今後の認知症の治療に期待が寄せられている.

索引

> 1) 特殊の術語には〔 〕内に語源をつけた．
> 2) 人名の（ ）内はファースト・ネーム．
>   数字はこの術語の表われた年号．
>   ファースト・ネーム，年号のない人名は多くは本文中に記されている．

A

アードラー　341
悪性症状群　406
アメンチア　23, 138, 257
アミタール面接　411
アンフェタミン　153
暗示療法　413
アントンの症状　280
荒木蒼太郎　373
アレクサンダー　385
アルコール中毒（アルコール関連精神障害）　147
アルコール不耐症　147
アルコール嫉妬妄想　149
アルコールてんかん　150
アルコール匿名団体　407
アルツハイマー病　161, 291
アルツハイマー型老年痴呆　161
頭ふり　183
アテトーゼ　273
Abhängigkeit　147
Ablenkbarkeit　156
abnormal personality　8, 51, 261
aboulic　19
abreaction　66, 330
absence　165, 168

Abstinenzerscheinung　146
abulia　226, 228, 233, 237
abuse　146
Achsensymptom　157
acting out　338, 412
action extérieure　210
addiction　146
Adler　341, 383
adversive　167
affective incontinence　159, 227
affektive Erkrankung　90
affektiver Tonusverlust　173
aggression　225, 233
agnosia　277
agoraphobia　73
AIDS-psychosis　47
akinetic mutism　143
akinetic seizure　169
akute Alkoholhalluzinose　149
akute Emotionslähmung（1901）
　　　　　　　　　　　74, 228
akute tödliche Katatonie　120, 300
alcohol intolerance　147
alcoholics anonymous, AA　407
alcoholism　147
Alexander（*Franz*）　385

alexithymia〔lexis 言葉，legō 話す〕 86
Alice in Wonderland syndrome 154, 245
Alkoholepilepsie 150
alkoholischer Eifersuchtswahn 149
allgemeine Amnesie 252
allomnesia 251
alternierendes Bewusstsein 245
Alzheimers disease（Alois 1906） 161, 291
amaurotische Idiotie 305
amaxophobia 66
ambitendency 233
ambivalence 111, 231
Amentia〔a 否，mens 心〕 23, 138, 257
amnesia〔a 非，mnēmē 記憶〕 24, 250
amphetamine 153
amytal-interview 411
anaclitic depression〔ana 後，klinō 傾〕 182
Anankasmus〔anagkazō 強いる〕 208
Anankast〔anagkē 強制〕 53, 208
Anfall 164
Angst〔eng 狭くする〕 17, 230
Angst-Glücks-Psychose 138
Angstdepression 91
Angstpsychose 138
anhedonia（hēdonē 快楽） 226
anorexia nervosa 70, 86
anosognosia（Babinski 1914） 280
Anstaltspsychiatrie 369
Anthropologie 370
anti-psychiatry 137, 387, 388
antisocial 58, 60
Anton（Gabriel 1899） 280
anxiety 17, 230

anxiety neurosis 75
apallisches Syndrom 143, 314
apathy 19, 226, 228
aphasia 274, 281
approximate answer 84, 115
apraxia 277
Äquivalent 171
arc de cercle 83
archaisches Denken 103, 221
arteriosclerosis cerebri 159
Asklepiadēs 378
Asperger（1944） 188
Assoziationslockerung 218
astasia-abasia 278
Asthenische 53
athletisch 52, 135
attack 164
attention 255, 258
atypische Psychose（Leonhard） 138
Aufmerksamkeit 255, 258
Aufwachepilepsie 170
aura 165
autism〔autos 自己〕（E. Bleuler） 41, 98, 116, 228, 367
autistische Psychopathie im Kindesalter 188
autochthone Idee〔chthon 土，土着〕 210
autochthonous thinking 204
autogenes Training 414
automatisme mental 206, 210, 362, 367
Autopsychose 366
aversion therapy 415
avoidant 60

B

バビンスキー反射 273
バイヤルジェ 380
爆発反応 74
爆発者 55
晩発緊張病 162
場怯れ 75, 103
バリスムス 273
抜毛癖 184
ベール 157, 291, 360, 380
ベルガー 385
ベルネム 361, 381
ベルツ 74, 228, 372
敏感関係妄想 54, 81
敏感妄想病 81
ビンスワンガー（オットー） 162, 293
ビンスワンガー（ルートウィヒ）
　　　　　　　341, 369, 386
ビンスワンガー病 162
ボンヘッファー 368, 383
防御機構 65, 329
不気味 103, 134
文化精神医学 324
分裂-感情精神病 138
分裂病くささ 116
分裂病質 59
分裂病（統合失調症）因性母親
　　　　　　　137, 179, 387
分裂言語 122, 218
分裂気質 59
分裂性反応 122
分裂性（統合失調性）反応 138
分裂（統合失調）性欠陥状態 27, 262
ブレイド 361
ブレンターノ 384
ブリル 383

ブロイアー 336, 340
ブロイラー（マンフレート，子） 142
ブロイラー（オイゲン）
　　　　　32, 97, 111, 367, 383
ブロカ 274, 381
ブロードマン 383
病誌 427
病識 8, 116
病的合理（幾何学）主義 209
Babinski 273, 361
Baelz（*Erwin*） 74, 228, 372
Baillarger（*Jules* 1854） 206, 360, 380
Bálint（1906）（*Rudolf Bálint*, *Michael Bálint* は分析家） 278
Basaglia 388
Bateson（*Gregory*, 英，生態学 1956）
　　　　　　　136, 387
Bayle 157, 291, 360, 380
Beers（*Clifford* 1908） 377, 418
Befehlsautomatie 112
Begriffszerfall 218
behavior therapy 415
Bekanntheit 167
Benommenheit 257
Berger 385
Bernheim（*Hippolyte* 1884） 361, 381
Beschäftigungsdelir 149
Beschäftigungsunruhe 161
Besessenheit 244
besonnen 256
Bewusstlosigkeit 255
Bewusstseinstrübung, -minderung
　　　　　　　22, 23, 255, 256
Bewusstseinsverlust 255
Beziehungswahn 21, 212
Bielschowsky type 305
Bildstreifendenken 167, 206, 413
Binet-Simon test（*Alfred* 1907） 175

Binswanger（*Ludwig*）　341, 369, 386
Binswanger（*Otto* 1895）　162, 293
biography　342
bipolar　89
bizarrerie〔スペイン，バスクの「妙な」ひげ〕　107
Bleuler（*Eugen*）
　　　32, 97, 111, 177, 199, 367, 383
Bleuler（*Manfred*）　142
Blitz-Nick-Salaam-Krampf　168
blocking　102, 215, 237
BNS-Krampf　168
Bonhoeffer　142, 144, 368, 383
borderline schizophrenia　121
bouffée délirante〔bouffer ぷっと吹く，激発〕　120, 122, 356
Bovarysme（Madame *Bovary*）　57
bradyphrénie　279
Braid（*James* 1843）　361
brain death　143
brain-washing　322, 331
Brentano（*Franz* 1874）　384
Breuer　336, 340
Broca　381
Broca's aphasia　274
Brodmann　383
broken home　136
Bühler　185, 325
bulimia〔bous 牛，limos 飢〕　70, 86
Bumke（*Oswald* 1910）　297

C

着衣失行　277
チェルレッティ　386
遅鈍型　176
遅発性運動障害　405
知覚界の疎外　198, 244
チック　208
知能年齢　175
知能指数　175
知的言語　282
知的障害　174
重複記憶錯誤　252
超過昏睡　143
注意　255, 258
中間施設　417
中脳発作　168
注視発作　164
注視の精神麻痺　278
cacosmia〔cacos 悪, osmē 臭〕　184
Cairns　143
Calmeil　165, 291
Capgras syndrome（1923）　245
catalepsy〔下打〕　112, 237
cataplexy〔下捕〕　173
catatonia　121
catatonic symptoms　19, 112, 238
cavitation　163
Celsus　378
cénesthopathie　101, 202, 362
Cerletti（*Ugo*）　386, 404
Charcot　83, 361, 380
Chiarugi　379
choleric　52
chronische Manie　93
circadian rhythm　91
circumstantiality　172, 215
Claude　210, 362
Clérambault syndrome（Gatien de Clérambault 1920）　122, 206, 210, 362
client-centered therapy　411
cocainism　152
cognitive therapy　319, 415
coma　23, 256, 257
coma dépassé〔dé-passer 過〕　143

coma vigile　143
command automatism　112
commotio cerebri　163
comparative psychiatry　324
compensation neurosis　69, 78
complex　10, 65, 329, 337
compulsion　14, 53, 206
concussion〔quatio 震〕　163
conditioned reflex　319, 363
conditioning　319
conduct disorder　357
conflict　8 , 225
confusion　22
confusional reaction　83
Conolly　380
contact　116, 231
contact vital avec la réalité　136
contre-coup　163
contusio cerebri　163
conversion　329
conversion neurosis　76
Cooper（David 1960）　137, 388
Cotard syndrome（Jules 1870）　92
couvade syndrome〔couver 卵をかえす，夫が妻の出産の苦を共にする，couver, cubo 横たわる〕　70
Creutzfeldt-Jakob（Hans-Gerhard Cr., Alfons Maria Ja.）　162
cri du chat, syndrome du　307
cryptomnesia〔kryptos 隠匿〕　251
Cullen　67, 379
cultural anthropology　323
cycloid　356
cyclothymia　90

D

大発作　165

代理症　171
抱きつき反射　273
脱力発作　173
伝導失語　275
電撃-点頭-礼拝けいれん　168
ディルタイ　384
読書薄弱　181
吃り　183
鈍化　28, 88
鈍感　19
ドレー　386, 405
同時失認　277
動機　253
動機づけ　329
Dämmerattacke　168
Dämmerzustand　24, 257
Dandy　385
Darwin　284
Daseinsanalyse　66, 341, 371
day dream　214
Debilität　175
decerebration　143, 293
defective state　26, 120
Defektschizophrenie　122, 262
defense mechanism　65, 329
dégénération　361
Degenerationspsychose（Paul Schröder, Karl Kleist 1920）　138
dé jà vu　144, 167, 251
Delay（Jean）　386, 405
delinquency　239, 240
délire à deux　361
délire aigu　361
délire chronique　124, 360, 361, 362
délire chronique à évolution systématique　360
délire d'imagination　125, 362
délire d'interprétation　124, 361, 362

délire de mémoire　361
délire de négation　92
délire de persécution　360
délire de revendication〔vindico 要求〕
　　　　　55, 125
délire de toucher　361
delire hallucinatoire chronique　124
delire interprétatif systématisé　361
délire paranoiaque　361
délire paranoide　361
délire passionnel　362
delirium tremens　148
delirium〔de 逸，lira 畦〕　23, 257
delusion　6, 20, 210
delusion of reference　21, 212
démence incohérente　360
démence précoce　360
démence vésanique　360
dementia　26, 88, 156, 261
dementia infantilis　188, 307
dementia lacunaris　159, 292
dementia paralytica　157
dementia paranoides　121
dementia praecocissima　189
dementia praecox　31, 88
dementia senilis　160
démonomanie　360
Denkhemmung　17, 90, 216
Denksperrung　215
dependence　60, 147
Depersonalisationspsychose　138
depersonalization　13, 198, 244
depersonalization neurosis　71
depressio sine depressione　92
depression　89, 230
Depressive　55
depressive neurosis　97
depressive reaction　73

depth psychology　336
derealization　13, 198, 244
dereistisches Denken〔de 外へ，res 物，現実〕　103, 221
Dermatozoenwahn　162, 202
déséquilibre　51
Desorientierung　250
deterioration　88
diastrephia〔strephō 回〕　366
diencephalic dementia　263
diffuse epilepsy　170
diffuse Sklerose　305
Dilthey（*Wilhelm* 1894）　384
dipsomania〔dipsa 渇〕　148
disconnexion syndrome　284
disorganized　120
disorientation　250
disorientation, Desorientierung
　　　　　22, 25
displacement　338
disruptive　240
dissociative reaction　68, 356
Dix（*Dorothea Lynde* 1841）　377
dominant hemisphere　284
Doppelgänger　200, 245
doppelte Buchführung
　　　　　116, 134, 219, 371
double　200, 245
double orientation　116, 134, 219, 371
double personality　245
double-bind　136, 322, 387
Down syndrome（1866）　305
Drang　225
dream deprivation　135, 331
dreamy state　167
Drehtürpsychiatrie　387
drop seizure　169
DSM　357

Durchgangssyndrom 141
dynamic 9, 33, 337
dysmorphophobia 184
dysorexia 70
dysphoria 171, 226
dyssocial personality 59
dysthymia 90, 366

E

エドワード症状群 307
江口襄 372
エー (1900〜1977) 362, 382
映画フィルム式思考 167, 206, 413
エイズ精神病 47
エコノモ 164, 385
演劇反応 68, 77
演技的 60
エスキロール 379
early infantile autism 188
écho de la pensée 201
echolalia 112
echopraxia 112
echte Schizophrenie 138
echter Wahn 211
ecmnesia 〔ex 外, mnēmē 記憶〕 252
Economo 385
ecstasy, Ekstase 〔ex 外, sto 立〕
　　　　　　　　　　　　　230
Edward syndrome (1960) 307
egoism 103, 367
Eifersucht 230
Eifersuchtswahn der Trinker 149
Einfühlen, Einfühlung 18, 222
Einheitspsychose 139, 366
Einsicht 8, 116
Einstellung 119
Ekbom 162, 202

ekstatische Versenkung 244
elementary hallucination 201
emotion 224
emotional speech 282
empathy 18, 222
encopresis 183
endo-reaktive Dysthymie 96
endoarteriitis (-angitis) obliterans (cerebri) 174
endogene Psychose 42, 87, 383
endogene Verblödung 31
endogene Verblödungen 367
endokrines Psychosyndrom 27, 142
enechetisch 〔en 中, echō 持〕 172
Entfremdung der Wahrnehmungswelt 198, 244
Enthemmung 18
Enthirnung 143, 293
Entlastungsdepression 97
Entwicklung 34, 49, 62, 369
Entwurzelungsdepression 96
Entzug 147
Entzugserscheinung 150
enuresis nocturna 183
epilepsie psychique 171
epilepsy 164
epileptoid 59, 172
epiloia〔epil-epsy, an-oia 精薄〕 302
episodischer Dämmerzustand 173
equivalent 171
erethische Form〔erethizō 刺激〕 176
Erklärungswahn 104, 202, 210
erlebnisreaktiv 33
érotomanie 122
erregte Depression 95
Erregung 18, 113, 236
Erwartungsangst 75
Esquirol 165, 358, 379

ethnology 323
ethology 318
euphoria〔eu 良, pherō 行〕 27, 144
excitement 18, 113, 236
existential analysis 66
existentielle Depression 96
existentielle Neurose 62
existenzanalytische Psychotherapie 411
exogene Reaktion 61
exogener Reaktionstypus 142
experimental psychosis 300
Explosible 55
explosive reaction 74
extracampine hallucination〔campus 野〕 199
extraversion, extravertiert 318, 341
Eysenck (Hans 1960) 415
Ey (Henri 1948) 139, 284, 362, 382

F

ファルレー 360, 380
フェニルケトン尿症 304
フェリュス 379
不安 208, 230
不安精神病 138
不安神経症 75
不安うつ病 91
不感症 226
不機嫌 17, 171
複口性拗ね 183
複式簿記 116, 134, 219
複雑酩酊 148
フレゴリ症状群 245
フロイト 336, 382
不思議の国のアリス症状群 154, 245
フッサール 370

不定時てんかん 170
太り型 59, 135
ふざけ症 143, 263, 279
fabrication〔faber 工作者〕 25, 250
factitious disorder〔facio 作る〕 78
fainting lark 174
fakultatives Symptom 140
Falret 171, 240, 360, 380
familiarity 167
Fanatische 55
fausse reconnaissance 144, 167, 252
Fehlentwicklung 49
feigned death reaction 74
Ferrus 379, 424
Feuerbach 322
finger agnosia 278
fit 164
fixed idea 209
flash-back psychosis 155
flexibilitas cerea 113, 237
flight of ideas 216
Fluchtreaktion 79
focal epilepsy 169
folie à deux 83
folie circulaire 360
folie raisonnante 360
forced normalization 171
formication 163
Fragezwang 207
free-floating anxiety 230
Frégoli syndrome〔Courbon 命名：フレゴリは百面相役者〕 245
freisteigender Gedanke 204
Fremd-Ich 243
Freud 336, 382
Friedmann 168
Frischgedächtnis 24
Fromm-Reichmann 179

索　引　**471**

frustration　62, 329
fugue〔fugio 逃〕239
functional psychosis　11, 87, 142
Funktionspsychose　142

G

ガーゴイリズム　305
外部作用症状群　210
外因性反応　61
外因性反応型　142
概日律動　91
外向　318, 341
概念崩壊　218
外傷後脳衰弱　163
外傷後ストレス障害　73, 79, 163
外傷性精神病　163
外傷性てんかん　163
外傷神経症　69, 78
学生無意欲症　62
ガンザー症状群　84, 263
ガル　379
ガウプ　80, 138, 369
幻聴　99, 199, 201
幻影肢　278
言語病理学　321
言語錯乱　218
言語新作　115, 220
現実感喪失　13, 198, 244
幻覚　6, 20, 99, 198
幻覚症　21, 149, 279
原型　383
衒奇　112
原光景　341, 349
幻嗅　100, 201
幻視　199
原始反応　38, 74
原始反射　273

原始的心性　221
幻触症　152
現存在分析　66, 341, 371
幻想剤中毒　153
ゲルストマン症状群　278
偽痴呆（偽認知症）　84, 263
偽幻覚　199
偽硬化　273
疑問強迫　207
偽認知症　263
偽再認　145
偽精神遅滞　178
擬死反射　74
偽神経症型　98, 121
偽薬効果　413
ゴルトシュタイン　385
誤再認　252
語唱　218
グリージンガー　364, 380
逆行健忘　25, 250
Galēnos　378
Galgenhumor　149
Gall　379
gallows humor　149
Galton　383
Ganser's syndrome (*Sigbert Joseph Maria Ganser* 1898)　84, 263
gargoylism〔gargoyl 屋根樋の鬼瓦〕
　　305
Gaupp (*Robert* 1914)　80, 138, 369
Gedankenausbreitung　102, 205
Gedankeneingebung　102, 205
Gedankenentzug　102, 205
Gedankenlautwerden　99, 201
Gedankenübertrangung　205
Gedankenverstandenwerden
　　102, 205
Gefühl der Gefühllosigkeit　229

Gefühlsabstumpfung 19, 226, 228
Gefühlsentfremdung 229
Gefühlslabilität 227
Gefühlsverödung 228
Gegenhalten 278
gehemmte Depression 95
Gehörshalluzination 99, 201
Gelb, Adhémar 385
Gélineau's disease（1881） 173
gelolepsy〔gelos 笑〕 173
Geltungssüchtige 57
gemachte Handlung 104, 235
gemachter Gedanke 102, 205
Gemütlose 57
Gemütskrankheit 90
general adaptation syndrome 316
general paralysis of the insane 157
géométrisme morbide 209
Georget 291
Gerstmann's syndrome 278
Gewöhnung 146
Gheel 377
Gilles de la Tourette syndrome（1885, 1857～1904） 208
gleichgültig 225
Gleichgültig 228
glischroid〔gliskhros 粘〕 172
globus hystericus 83
glossolalia 205
glue-sniffing 154
Goldstein 283, 385
grafted schizophrenia 122, 177
grand mal 165
graphology 320
graphospasm 75
Griesinger 364, 380
Grimasse 107
group therapy 323

Grübelzwang 207
Guislain 380

H

ハートナップ病 305
歯ぎしり 184
ハイデガー 341, 371
ハインロート 85, 364, 379
破瓜病 31, 120
迫害妄想 21
白隠 414
白日夢 214
ハンチントン舞踏病 164, 273
範疇的態度 283
反抗神経症 185
反響言語 112
反響行為 112
反応性興奮 74
反応性健忘 84
汎性硬化 305
反精神医学 137, 387, 388
反社会者 58, 240
反衝 163
犯罪 239
長谷川泰 373
発展 34, 49, 62, 261, 369
発展の障害 79
林道倫 292
ハズラム 157, 377, 379
ヘッド 275
ヘッカー 31, 366, 381
辺縁系 314
辺縁症状 157
変性梅毒 157
変質精神病 138
変質説 380
変態 3, 259

変態過多　259, 314
ヘロイン　151
皮膚寄生虫妄想　162, 202
非現実思考　103, 221
被迫害者-迫害者　125, 240
比較精神医学　324
引越うつ病　96
ひねくれ　112
ヒポクラテス　52, 164, 378
筆跡学　320
必須症状　140
ヒステリー　26, 57, 68, 70, 78, 79, 83
ヒステリー性健忘　26
ヒステロてんかん　172
非定型精神病　138
否定妄想　92
ひとりごと　115
ホッヘ　383
ホーフマン　386
補償神経症　69, 78
発作　164
発作重積　168
保続　214, 215, 277
憑依　244
Haften　214, 215
Haftreaktion　79
halfway house　417
halllucination verbale motrice　206
hallucinose tactile　152
hallucination　6, 20, 99, 198
hallucination psychique　206
hallucinogenicum　154
hallucinose pédonculaire　279
hallucinosis　21, 149, 279
Haltlose　58
Händigkeit　284
Hartnup disease〔患者名〕　305
Haslam（John）　157, 377, 379

Head（Henry 1926）　275, 283
Heath（Robert 1955）　297
heautoscopia〔he 自身，autos 自己〕
　　　　　　　　　　200, 245
Hebephrenie〔hēbē 若者〕　31, 120
Hecker（Ewald 1871）　31, 366, 381
Heidegger（Martin 1927）　341, 371
Heilung mit Defekt　98, 387
Heimwehreaktion　74, 186
Heinroth（Johann 1818）　85, 364, 379
Heller　188, 307
hemilateral neglect　278, 284
Hemmung　17, 90, 230, 233, 237
heroin　151
hibernation artificielle〔hiberna 冬〕
　　　　　　　　　　405
Hippokratēs　52, 164, 378
hirnlokales Psychosyndrom　27, 142
hirnorganisches Psychosyndrom
　　　　　　　　　　142
Hirnschwellung　287, 297
Hirnsyphilis　159
Hirntod　143
histrionic　60, 68
Hoche（Alfred 1912）
　　　　　　157, 177, 263, 368, 383
Hoffmann　171
Hofmann　153, 386
homesick reaction　74
Hospice de la Salpêtrière　377
hospitalism　182
hyperactivity　164, 180, 189
hyperästhetisch-emotioneller Schwächezustand　144
hyperkinesis　180
hypermetamorphosis　259, 314
hyperorexia　70, 86

hyperpathia 279
Hyperthymische 55
hyperventilation 316
hypnagogic hallucination〔hypnos 眠，agō 導〕 199
hypnopompic hallucination〔hypnos 眠，pompeiō 送出〕 199
hypnosis 413
hypochondria 12
hypochondriacal reaction 69
hypomania 93
hypomelancholia 92
hypsarythmia〔hypsi 高〕 295
hysteria 10
hysterical amnesia 26
hystero-epilepsy 172

I

遺伝変性疾患 289
遺伝変質説 380
家出 239
医原神経症 70, 410
異常人格 8, 51
域外幻覚 199
一過性脳虚血 160
一過性全般的健忘 160, 252
一級症状 102
今村新吉 373
意味失語 275
イム 74, 112
一般的適応症状群 316
異染性白質ジストロフィー 305
石田昇 373
意志薄弱者 57
意識混濁，減損 22, 23, 255, 256
意識喪失 255
医心方 372

依存 147
依存抑うつ 182
iatrogenic neurosis 70
ICD (International Classification of Diseases) 357
Ichstörung 102, 205
Ideenflucht 18, 93, 216
idée délirante 210
identity 63, 186
illusion 198
illusion du sosie 245
immature 60
immediate memory 24
Impulsive 58
impulsive act 111, 225, 232
impulsive petit mal 169
incoherent〔in 非，co 共，haero 付〕 18, 23, 114, 217
indifferent, indifference 225, 228
induced reaction 83
infantile personality 60
infantile spasm 168
inferiority complex 341
infestation 163
inhibition 17, 90, 230, 233, 237
initiative 233
insight 8, 116
institutionalism 182, 326
intellectual speech 282
intelligence quotient 175
Intelligenzalter 175
interest 234
interpersonal relationship 9, 341
interpretation 8
intersubjectivity 104
introversion, introvertiert 318, 341
involutional melancholia 96, 162
Involutionsparanoia 162

IQ 175
Itard 178, 317, 322

J

若年進行麻痺 157
ジャクソン 139, 166, 362, 382
ジャクソンてんかん 166
ジャネ 361, 362, 382
ジャルゴン失語 274
自分定め 186
自我障害 102, 205
児戯性 98, 120
自発性欠如 233
自閉 41, 98, 116, 188, 228, 367
ジーモン 385
自慰者妄想 81
実験的精神病 300
自己幻視 200, 245
自己催眠 413
自己症 103, 367
自己醜形恐怖 184
自己臭妄想 81, 202
人物誤認 120
人格解体型 120
人格障害 8, 51
人格水準の低下 27, 156
人生転機うつ病 96
自律訓練 414
自律神経失調 15
ジル・ド・ラ・トゥレット症状群
　　　　　　　　　　　　208
自殺傾向 90, 239
自生観念 210, 366
自生思考 204
自信欠乏者 53
自傷 121, 239
実物的意識性 197

実存分析 66
実存分析的精神療法 411
実存的神経症 62
実存うつ病 96
除脳状態 143
冗長 217
常同 112, 215
情動 224
条件反射 319, 363
条件づけ 319
上機嫌 144
状況 72, 97, 387
状況不安 72
状況恐怖 75
循環病質 59
循環気質 59
Jackson 166, 168, 284, 362, 382
Jackson-march 166
*Jackson*ian fit（1861） 166
*Jackson*ism 139, 362
Jakobi 364, 380
jamais vu 144
Janet 362, 382
Janz 170
Jaspers 194, 197, 368, 384
jealousy 230
Jung 301, 318, 341, 383
juvenile paresis 157

K

カールバウム 31, 366, 381
過敏情動性衰弱状態 144
門脇真枝 373
楓糖尿病 304
懐郷反応 74, 186
解離 68, 356, 357
解体型 120

回転ドア精神医学　387
過換気　316
覚醒昏睡　143
覚醒てんかん　170
覚醒剤中毒　153
仮面うつ病　92
神戸文哉　372, 381
感情鈍麻　19, 226, 228
感情不安定　227
感情言語化不能症　86
感情移入，感入　222
感情荒廃　228
感情昂揚者　55
感情性緊張喪失　173
感情失禁　159, 227
感情疎外感　229
感情喪失感　229
感情的言語　282
感情誘因妄想　79, 211
感覚性失語　274
感覚遮断　322, 331
関係妄想　21, 212
緘黙　114
間脳認知症　263
感応反応　83
肝脳疾患　164, 273
肝レンズ核変性　273
間主観性　104
カプグラ症状群　245
カレン　67, 379
カタレプシー　112
カタレプシー，強硬　237
過程　369
過程分裂病（統合失調症）　138
渇酒癖　148
葛藤　8, 225
軽佻者　58
軽躁病　93

形態心理学　283
軽うつ病　92
欠陥分裂病（欠陥統合失調症）　122
欠陥治癒　98, 387
欠陥状態　26, 120
健忘　24, 26, 250
健忘失語　275
顕示欲者　57
嫌悪療法　415
見当識喪失　22, 25, 250
ケルナー　385
結節硬化　302
欠神　165, 168
キアルージ　379
気分不安定者　55
既知感　144, 249
奇異　107
器官神経症　85
利き手　284
機構　38, 64, 369
記銘弱　250
記銘力減退　24
緊張病　121
緊張性昏迷　19, 112
緊張性興奮　19, 112
緊張症状　112
筋間代-失立小発作　168
筋間代性小発作　168
機能性精神病　11, 87
既視　144, 167, 251
気質　52
器質力動論　139, 362
器質性認知症　27, 262
器資性精神病　140
コカイン中毒　152
黒内障白痴　305
コンプレックス　337
混合状態　95

混合精神病　138
昏迷　113, 236
コノリー　380
コンプレクス　10, 65, 329
昏睡　23, 256, 257
困惑　22, 23, 145, 256
コルサコフ　382
コルサコフ病　149
コルサコフ（の健忘）症状群　25, 250
コシェフニコフ連続的部分的てんかん　168
コタール症状群　92
固定観念　209
言葉のサラダ　218
行動化　338, 412
行動療法　319, 415
攻撃　225, 233
荒廃　106
鉤発作　168
興奮　18, 113, 236
興奮型　176
興奮性抑うつ　95
拘禁反応　79
恍惚　230
恍惚沈潜　244
更年期うつ病　96
構成失行　277
好訴妄想　55
好訴者　55
好争者　58
後推小発作　168
交代意識　245
黄帝内経　372
古沢平作　373
クイックモーション現象　144, 167, 247
クインケ　382
クライネ-レヴィン症状群　173

クラインフェルター症状群　305
クライスト　284, 381, 385
クレッチマー　206, 385
クレーズィ　385, 403
クレペリン　31, 97, 367, 381
クレペリン病　293
クレランボー　122, 206, 210, 362
呉秀三　372
クレッチマー　52, 59, 81, 135, 143, 256, 369
クロイツフェルト-ヤコプ　162
クリューヴァー-ビューシー症状群　70, 259, 279, 314
クセノパティー　102
クゥヴアード症状群　70
クーパー　388
空笑　107
空想虚言　57, 214
虚言詐欺者　58
虚構的障害　78
虚無妄想　92
拒食　239
強直性頸反射　273
恐怖　14, 72, 207, 230
恐怖反応　73, 74, 407
驚愕　229
強迫　14, 53, 208
強迫病　72, 209
強迫儀式　182
強迫表象　207
強迫咬み　278
強迫行為　208
強迫泣　159, 279
強迫握り　278
強迫者　53, 208
強迫思考　206
強迫神経症　72
強迫笑　279

強迫欲求　207
境界分裂病（境界統合失調症）　121
恐慌　74, 75, 230, 407
強硬　112
強制収容所　78, 96
強制的正常化　171
拒絶　112, 237
弓反張　83
急性致死緊張病　119, 300
急性情動麻痺　74, 228
急性アルコール幻覚症　149
Kahlbaum（Karl 1863）　31, 366, 381
Kampfparanoia　81
Kandinski　199
Kanner（Leo 1943）　137, 179, 188
Kant　363
Kaspar Hauser　322
katastrophale Reaktion　242
katathymer Wahn　79, 211
katatone Erregung　19, 112
katatoner Stupor　19, 112
Katatonie　121
kategoriales Verhalten　283
Kerner（Justinus 1857）　385, 421
Kipprezidiv　155
Klaesi（Jacob 1921）　385, 403
klebrig　172
Klecksographie　421
Kleine-Levin symdrome（1925）　173
Kleist（Karl）　139, 173, 284, 381, 385
klimakterische Depression　96
Klinefelter syndrome（1942）　305
Klüver-Bucy syndrome（1937）
　　　　　　　　70, 259, 279, 314
koenästhetische Halluzination
　　　　　　　　　　　101, 202
koenästhetische〔koinos 一般〕Schizophrenie（Huber 1957）　122

Kojewnikow's epilepsia partialis continua（Alexei 1894）　168
Kokainismus　152
Kokainwahnsinn　152
kollektives Unbewusstes　323, 341
komplizierter Rausch　148
Konfabulation〔con 共, fabula 物語〕
　　　　　　　　　　　25, 250
Konzentrationslager, KZ　78, 96
Körperhalluzination　202
körperlich-begründbar　140
Körperschema　200, 245, 278
Korsakoff's amnestic syndrome
　　　　　　　　　　　25, 250
korsakoff's psychosis　149
Korsakoff（Korsakow）（Sergei 1887）
　　　　　　　　　　　　　382
Kraepelin　31, 97, 367, 381
Kraepelinsche Krankheit　293
Krafft-Ebing（1840～1903）　29, 157
Krankheitseinheit　29
Krankheitseinsicht　116
Kretschmer　52, 59, 81, 135, 143, 206,
　　　　　　　　256, 318, 369, 385
Kriegsneurose　69
Kurzschlussreaktion　74, 234

L

Laborit　405
Lachschlag　173
Lafora's inclusion body（1911）　169
Laing（Ronald 1960, 1927～89）
　　　　　　　　　　　137, 388
Langfeldt（Gabriel）　139
läppisch　98, 120
Lasègue　360
laterality　284

Laurence–Moon–Bardet–Biedl syndrome　302
lebenskritische Depression　96
leers Lachen　107
legasthenia　181
leibhaftige Bewusstheit　197
Leim-Schnüffeln　154
Lennox syndrome（1945）　168, 169
Leonhard　139
leptosom〔leptos 痩細〕　52, 135
Leuret　360
Lhermitte　279
liaison psychiatry　387
Liébault（*Auguste* 1866）　361, 381
Liepmann　149, 277, 382
limbic system　314
Lipps　222
Lissauersche Herdparalyse（*Heinrich* 1901）　157
logoclonia　161
Logotherapie　411
Loi du 30Juin 1838　424
Lombroso　380
LSD　153
Lügner und Schwindler　58
lypémanie　358

M

まだら痴呆　159, 292
麻痺性痴呆　157
マイネルト　139
マイヤー　39, 353, 383
魔女の槌　376
慢性躁病　93
マニャン　360
マリフアーナ　153
丸井清泰　373
真島利民　373
的はずし応答　115, 263
メービウス　383
メビウス　427
メドゥナ　386
命令自動　112
明識不能　145
明識困難　256
酩酊　147
メランコリー型　97
メスカリン　300
メスマー　379
目動き人形症状　273
未熟　60
ミンコフスキー　209, 367
ミオクローヌスてんかん　169
未視　144
妄覚　199
模型精神病　300
蒙古症　305
目的反応　70
モニス　385, 405
モノマニー　358
モレル　31, 360, 361, 380
森田正馬　373, 415
もうろう状態　24, 171, 257
モルヒネ中毒　150
妄想　6, 20, 210
妄想病　121
妄想着想　21, 101, 211
妄想知覚　21, 101, 210, 370
妄想激発　120, 256
妄想反応　79, 211
妄想気分　103, 212, 370
妄想性痴呆　121
妄想体系　121, 212
妄想追想　119, 211
妄想要求　212

網様系　314
モーズレー　372, 381
無動発作　168
無動無言症　143
夢幻意識　23, 257
夢幻精神病　120, 300
夢幻様状態　167
無言　114
無意欲（無為，鈍感無為）　19, 228, 233
無関心　225, 228
無拘束運動　377
無力者　53
無指導療法　411
夢遊症　182, 257
脈なし病　174
Magnan（Valentin 1893）
　　　　　120, 152, 256, 360, 361, 380
major depression　89
maldevelopment　49
malijuana〔Marie+Johanna, スペイン語ではjはドイツ語のchの音〕
　　　　　154
malingering〔mal 病〕　77
malleus maleficarum　375
manieriert　112
manisch-depressives Irresein　31, 89
manischer Stupor　95
maple syrup urin desease　304
Marie, Pierre　361
masked depression　92
Masturbantenwahn　81
Maudsley　372, 381
Mayer-Gross　279
McNaughton（M'Naghten）
　　　　　240, 400, 424
meaningful　33
mechanism　38, 64, 369
Meduna　300, 386

melancholia　52, 230
Menninger-Lerchenthal　200
mental age　175
mental deficiency　261
mental retardation　174, 261
mentisme　204
Merkschwäche　24, 250
mescalin　300
mesencephalic fit　168
Mesner（Franz 1766）　361, 379
metachromatische Leukodystrophie
　　　　　305
Metalues　157
metamorphosis　3, 259
Meyer　39, 353, 383
Meynert（Theodor）　139
Michael Kohlhaas　56
Minkowski（Eugène 1929）
　　　　　136, 209, 367, 386
Mischpsychose　138
Mischzustand　95
misidentification　120
Missbrauch　146
Möbius　383, 427
model psychosis　300
Mongolismus　305
Moniz　385, 405
monopolar　89
mood disorder　89
morbus sacer〔神聖病〕　164
Morel　31, 360, 361, 380
moria〔mōros 愚〕　143, 263, 279
Morphinismus　150
Motilitätspsychose　138, 367
motivation　9, 329
motive　253
multi-infarct dementia　159
mutism　114

索　引　**481**

myoclonic petit mal　168
myoclonic seizure　169
myoclonic-astatic attack　168
myoclonus epilepsy　169
mythomanie〔muthos 作り話〕
　　　　　　　　　　57, 361

N

内因-反応性気分変調　96
内因性痴呆　367
内因性鈍化　31
内因性精神病　42, 87
内観法　414
内向　318, 341
軟酥法　414
奈良林一徳　373
ナルコレプシー　173
ねじり緊張不全　273
熱狂者　55
根こぎうつ病　96
猫泣症状群　307
粘着　172, 214, 215
粘着気質　59
熱療法　157
日中変動　91
握り反射　273
二重人格　245
二重身　245
二重定位　116, 134, 219, 371
二重つながり　136, 387
二級症状　386
認知療法　415
認知症　26
人間学　370
荷おろしうつ病　97
錦織剛清　424
ニッスル　285, 291, 382

脳梅毒　159
脳動脈硬化　159
野口英世　157, 384
ノイマン　259, 366, 380
脳幹幻覚症　279
脳気質性精神症状群　142
乗物恐怖　66
脳死　143
脳腫脹　168, 287, 297
脳震盪　163
脳挫傷　163
入眠幻覚　199
Nachhallpsychose　155
Nahrungsverweigerung　239
narcissistic　60
narcolepsy　173
negativism　112, 237
néo-jacksonisme　284, 362
neologism　115, 220
neopsychoanalysis　341
Nervosität　58
Neumann（Heinrich 1859）
　　　　　　98, 139, 259, 366, 380
neurosis　10, 62
neurotic depression　73, 97
nihilistic delusion　92
Nissl　291, 382
nondirective therapy　411
nonrestraint movement　377
noogene Neurose　62
Numinose〔numen 神話〕　224

O

オブロモフ主義者　232
大西鍛　373
オルゴール時計症状群　279
オセロ症状群　230

大槻憲二　373
obesitas〔ob 全，edo 食う〕　86
obligatorisches Symptom　140
oblomovist　232
obnubilation〔nubes 雲〕　257
obsession　14, 53, 206
obsessive idea　206
obsessive-compulsive neurosis　72
occupational delirium　149
oculo-cerebro-renal syndrome　305
Oedipus complex　326, 337
oligophrenia　26, 174
onania　185
oneirism〔oneiros 夢〕　257
oneiroid　23
Oneirophrenie　120, 300
onirisme　362
Oppenheim　279
optokinetic nystagmus　278
Organ-neurose　85
organic dementia　27, 262
organische Psychose　140
organo-dynamisme　284, 362
osphresiophobia〔osphrēsis 嗅覚〕
　　　　　　　　　81, 184, 202
Othello syndrome　230

P

パヴロフ　363, 382
パーキンソン症　164
パーキンソン症状群　273, 405
パラフレニー　121
パラノイア　31, 122, 124
パレイドリア　198
ピック病　161, 293
ピックウイック症状群　174
ピクノレプシー　168

ピネル　358, 377, 379
プレスビオフレニー　160
プロセス（病的過程）　121
プルシナー　162, 387
panic reaction　73, 74, 75, 230, 407
paralogia　115, 263
paranoia　31, 80, 122, 124366
paranoid　21, 60, 121
paranoid reaction　79, 211
paranoisch　21
Paraphrenie　121
paraphrosyne　378
parathymia　111, 231
pareidolia〔para, eidos 形〕　198
Parkinson　164, 273, 405
Pathographie　427
pathologischer Rausch　148
Pavlov（*Ivan* 1890）　319, 363, 382
pavor nocturnus　75, 182
pedantisch　172
Pelizaeus-Merzbacher（1885）　305
periodische Schlafsucht　173
perplexed　22, 23, 257
perplexity　145
persécuté-persécuteur〔per 全, sequi 従〕　125, 240
perseveration　214, 215
personality disorder　8, 51
Personenverkennung　120
persuation　413
petit mal　165
petit mal intellectual　171
petit mal status　168
Pfaundler　326
Pfaundler-Hurler　305
Pfropfschizophrenie　122, 177
Phänomenologie　368
Phantomglied　278

Phasophrenie 95
phenylketonuria 304
phlegmatic 52
phobia 14, 72, 207
physiognomy 318, 320
Pickwick syndrome 174
Pick's desease (*Arnold* 1892)
　　　　　　　　　　161, 293
Pinel 358, 377, 379
pithiatisme 79
placebo〔placeo 喜ばすの未来〕 410
plaque sénile 293
Plater 378
play therapy 411
polioencephalitis haemorrhagica superior 149
poriomania (poreia 行) 171
positive, negative symptom 139, 156
possesion 244
post-traumatic stress disorder
　　　　　　　　　　79, 163
postinfectious neurasthenia 144
Praecox-Gefühl 116
presbyophrenia〔presbys 老人〕
　　　　　　　　　　160, 366
Prichard 360
primal scene 349
primitive mentality 221
primitive reaction 74
prion 162
prison reaction 79
prodrome 165
progressive Paralyse 157
projection 330
propulsive petit mal 168
prosopagnosia 277
Prozess 121, 369
Prozess-Schizophrenie 138

Prusiner, *Stanley* 162, 387
Pseudodemenz 84, 263
pseudohalluciantion 199
pseudologia phantastica 57, 214
pseudomnesia 251
pseudoneurotic type 98, 121
psychasthénie 15, 60, 361
psychedelic drug 301
psychedelic〔dēloō 明〕 153
Psychiker 254, 333, 364
psychische Epidemie 83
psycho-organic reaction 61
psychoanalysis 65
psychobioloby 353
psychodrama 411
psychodynamics 328
psychogene Reaktion 10, 61
psycholysis 301
psychomotor attack 168
Psychopathie 51
psychopharmacology 301
psychoreactive 33
psychose confusionnelle 361
psychose hallucinatoire chronique
　　　　　　　　　　124, 360
psychosis 264
psychosomatic disease 85
psychosurgery 404
psychotomimeticum 443
Pubertätskrise 186
Pubertätsmagersucht 70
puerilism〔puer 男児, puella 女児〕
　　　　　　　　　　84, 263
puerperal psychosis 96
pulsless disease 174
pycogenic stupor 84
pyknisch〔pyknos いっぱいつまった〕
　　　　　　　　　　52

pyknolepsy〔pyknos瘻〕 168

Q

Querulantenwahn 55, 125
Querulant〔queror 不平をいう〕 55
quick motion 144

R

ラボリ 405
ラフォラの封入体 169
ライル 379
ランゲルマン 379
濫用 146
ラッシュ 353, 379
レイング（発音レ・イング，ラェング）
388
連想弛緩 218
劣等感 341
離断症状群 284
離脱 147
離脱せん妄 152
リエボー 361, 380
リエゾン精神医学 387
離人 13, 198, 244
離人精神病 138
離人神経症 71
力動的 9, 33, 337
利巧ぶりばか（釣合痴呆） 177, 263
リペマニー 358
リープマン 382
リサウアーの麻痺 157
ロゴテラピー 411
蝋屈 113, 237
ロンブローゾ 380
老年痴呆 160
老年プラク 293

ローレンス－ムーン－バルデ－ビード
ル症 302
ロールシャハ 385, 421
了解 8 , 33, 253, 368, 369
両価性 111, 231
両向性 233
流行性脳炎 164
railway nystagmus 278
Randsymptom 157
rapid eye movement（REM） 315
rapport 116, 231
raptus melancholicus〔rapo ひっつか
む〕 95
rationalisme morbide 209
ratlos 22, 23, 145, 256
Rausch 147
reaction types 353
reactive amnesia 84
reaktive Verwirrheit 83
reality testing 264
recent memory 252
Rechts-Links-Störung 278
Rede u. Gegenrede 102
reduplicative paramnesia 252
Régis 83
regression 338
Reil 379
remote memory 252
Rentenneurose〔render, re 再，do 与〕
69, 78
repression 338
Residualwahn 102
reticular system 314
retrograde amnesia 250
retropulsive petit mal 168
revendicaterur〔vindico 要求〕 55
Ribot（1882） 252
Rorschach 385, 421

索引 **485**

Rümke（Henricus Cornelius, 1893～1967）138
Rush（Benjamin 1812）353, 379

S

詐病　77
作業せん妄　149
作業多動　161
災害反応　69
再現精神病　155
サイケデリック　153
催眠　413
再認錯誤　167
最早発性痴呆　189
榊俶　372
錯覚　198
錯語　274
作為行為　104, 235
作為思考　102
錯感情　111, 231
錯乱　22, 143
錯乱反応　83
錯乱精神病　138
作話　25, 250
産褥精神病　96, 138
散乱　23, 257
サリヴァン　341, 386
サロンのばか　177, 263
させられ行為　104, 235
させられ思考　102, 205
左右障害　278
接着剤嗅ぎ　154
生活療法　418
生活史　342
生気感情　223
精神分析　65, 336
精神病質　51, 261

精神遅滞　26, 174, 261
精神外科　404
精神薄弱　174
精神緩慢　279
精神力動論　328
精神衰弱　60, 361
精神的流行病　83
精神運動発作　168
精神薬理学　301
青春期危機　186
青春期やせ症　70
静坐不能　406
世界没落感　103, 370
せん妄　23, 257
洗脳　83, 322, 331
詮索強迫　207
戦争神経症　69
潜在記憶　251
セロトニン症状群　405
接線症　217
接枝分裂病（接枝統合失調症）
　　　　　　　　122, 177
接触　116, 231
摂食異常　70
説明妄想　104, 202, 210
説得　413
切断脳　284
社会病質的　59
シャルコー　361, 380
シデナム　378
支配観念　209
嗜癖　147
支持反射　273
視覚失認　277
しかめ顔　238
色情狂　122
色名失語　277
色失認　277

疾患単位　29
失行　276
思考奪取　102, 205
思考伝播　102, 205
思考奔逸　18, 93, 216
思考化声　99, 201
思考察知　102, 205
試行錯誤　319
思考吹入　102, 205
思考途絶　102, 215
思考抑制　17, 90, 216
下田光造　97, 385
心因性反応　10, 33, 40, 61
新ジャクソン説　284, 362
心情欠如者　57, 227
神経性無食欲症　70, 86
神経質　15, 40, 58
神経症　10, 40, 62
神経症性抑うつ　73, 97
心気　12, 69
心気反応　69
新規健忘　252
進行麻痺　157
シンナー嗜癖　154
真正妄想　211
新鮮な記憶　24
振戦せん妄　148
心身症　85
深層心理学　336
身体化（形）反応　76, 253, 356
身体図式　200, 245, 278
心的自動性　206, 210, 362, 367
心追　225
疾病認識不能　280
支離滅裂　18, 114, 217
施設症　182, 326
視床手　279
失書　276

舌語り　205
失文法　275
失読　276
失外套症状群　143, 256, 314
失語　274, 280
失認　277, 278
失音楽　275, 276
失立失歩　278
失算　276
嫉妬　230
視運動性眼振　278
象徴的表現　283
衝動行為　111, 225, 232
衝動者　58
衝撃小発作　169
小発作　165
小発作重積　168
症状性精神病　140, 143
書痙　75
触覚性幻覚症　163
触覚失認　277
植物神経失調　69
初老期精神病　162
笑卒中　173
焦点発作（てんかん）　167
集団療法　323
習癖　146
主軸症状　157
周期性不機嫌　171
周期性嗜眠　173
出血性偽脳炎（ウェルニッケ脳症）　279
終末睡眠　170
就眠儀式　183
シュナイダー　53, 67, 102, 384, 386
シュープ　121
シュプレンガー　375, 378
シュルツ−ヘンケ　386

索引 **487**

シュトラウス 386
シュトルヒ 386
出眠幻覚 199
躁 17, 18, 93
相貌 318, 320
相貌失認 277
早発性痴呆 31, 41, 88
爽快 93, 230
早期幼児自閉症 188
側頭葉てんかん 168
双極性 89
相馬誠胤 424
挿入性もうろう状態 173
逸らされやすさ 156
躁性昏迷 95
喪失うつ病 97
疏通，疎外 13, 116, 198, 231
躁うつ病 31, 41, 89
吸殻再発 155
睡眠遮断 408
睡眠てんかん 170
睡眠（就眠）儀式 72, 183
スローモーション現象 247
スタージ-ウェーバー病 302
すてばち諧謔 149
ストレス 315
ストレスうつ病 96
sadistic 60
Sakel 386
Salonblödsinn 177, 263
sanguin 52
Sante de Sanctis 189
Schauanfall 164
Schaudinn 382
Schilder 200, 278
schizo-affective psychosis 138
schizoid 59
schizophasia 122

Schizophasie 218
schizophrene Reaktion 122
schizophrene Verblödung
　　　　　　　　27, 122, 262
schizophrenia simplex 121
schizophrenic defect (deterioration),
　deficit schizophrénique 122, 262
schizophrenic reaction 122, 138
Schizophrenie 32, 97
schizophreniform state 139
schizophrenogenic mother
　　　　　　　　137, 179, 387
schizothym 52
Schlafepilepsie 170
Schlafzeremoniell 183
Schnauzkrampf (Kahlbaum) 107
Schneider 53, 67, 102, 384, 386
school phobia 183
Schreck 74, 229
Schreibkrampf 75
Schub 121
Schulangst 183
Schultz-Hencke 386
Schultz (*Johann Heinrich* 1912) 414
Schwachsinn 26, 174, 261
schwerbesinnlich 145, 256
Seelenlähmung des Schauens 278
Sejunktion (*Wernicke* 1880) 366
Selbstbeschädigung 121, 239
Selbstgespräch 115
Selbstunsichere 53
self-defeating 60
self-mutilation 121, 239
Selye (*Hans* 1936) 300, 316
sensitiver Beziehungswahn 54, 81
Sensitivparanoia 81
sensory deprivation 135, 322, 331
sham rage 314

Sheldon（1940）318
sheltered workshop　417
short circuit reaction　74, 234
signe du miroir（*Cabely* 1927）　101
Simon　385
Simulation〔similis 似〕　77
Sinnestäuschung　199
Situation　72, 97, 387
Situationsangst　72, 75
sleep ceremony　72
sleep deprivation　408
sociopathic　59
soldier's heart〔*Jacob Da Costa*〕　69
soliloquy　115
Somatiker　254, 332, 366
somatization reaction　76, 253
Somatopsychose　367
somnambulism〔somanus 眠, ambulo 歩〕　182, 257
somnolence　257
sopor〔深眠〕　257
Spätkatatonie　162
speech pathology　321
Spencer　284
Sperrung　102, 237
Spielmeyer　293, 305
Spieluhrsyndrom　279
Spitz　182
split brain　284
spontaneity　234
Sprachverwirrtheit　122, 218
Sprenger（*Jacob* 1492）　375, 378
stage fright　75, 103
status epilepticus　168
Stauder　300
stereotypy〔stereos 堅い, 固定した〕　112, 215
Stimmungslabile　55

Storch（*Alfred*）　386
Straus（*Erwin*）　386
Streitsüchtige　58
stress　315
stress depression　96
student apathy　62
stupor　113, 236
Sturge-Weber disease（1879）　302
Subdepression　92
sublimation　337
substance abuse disorder　146
Sucht　146
suggestive therapy　413
suicidality　90, 239
Sullivan　341, 386
Sydenham　378
symptomatische Psychose　140, 143
Symptome ersten Ranges　102, 386
syndrome d'action extérieure　362
syndrome malin〔malignus 悪〕　406

T

他我　243
多発梗塞性痴呆　159
体位反射　273
対人（人間）関係　9, 341
体感分裂病（体感統合失調症）　122
体感幻覚　101, 202
体感障害　101, 202
体験反応的　33
退行期妄想病　162
退行期うつ病　96, 162
太古思考　103, 221
大食　70, 86
多幸　144
丹波康頼　372
単一精神病　139, 366

索　引　**489**

単純型分裂病（統合失調症）　121
単純統合失調症　98
単極性　89
短絡反応　74, 227, 234
抵抗症　278
てんかん　164
てんかん病質　59, 172
てんかん発作重積　168
転換神経症　76
てんかん性もうろう状態　171
転換神経症　68
転嫁症　103, 134
鉄道眼振　278
テューク　377, 379
とがり口　107
逃避反応　79
当意即答　115, 263
登校拒否　183
遁走　239
闘士型　59
闘争妄想病　81
統合失調症　32, 41, 97
統合失調症くささ　116
統合失調性欠陥状態　27
途絶　102, 237
つきもの　244
釣合痴呆　177
爪咬み　183
釣合痴呆　263
土田献　372
ツェラー　364, 380
通過症状群　141
Tagesschwankung　91
Tagtraum　214
taktile Halluzinose　163
tangential　217
tardive dyskinesia　406
Tay-Sachs type　305

teilnahm (s) los　225
Tellenbach (Hubertus)　97
temper tantrum　316
temperament　52
temporal lobe epilepsy　168
tension psychologique　362
terminal sleep　170
Thalamushand　280
theatralische Reaktion　68, 77
therapeutic community　416
thinner addiction　154
Tiefenpsychologie　336
torpide Form〔torpeo 麻痺〕　176
torpor〔torpeo 硬直〕　23
Totstellreflex　74
traitement moral　418
transcultural psychiatry　324
transference　338
transient global amnesia　160
transient ischemic attack　160
transitivism〔trans 越, it 行〕
　　　　　　　　　　　103, 134
traumatic epilepsy　163
traumatic neurosis　69, 78
traumatic psychosis　163
Traumbewusstsein　257
Traumdeutung　338
treatable dementia　84
Trema〔tremō 震〕　75, 103
trichotillomania〔thrix 毛, tillō 引抜〕
　　　　　　　　　　　184
Trotzneurose　185
Trugwahrnehmung　199
tuberöse Sklerose　302
Tuke (William 1792)　377, 379
Typus melancholicus　97

U

内村祐之 74, 112, 293
迂遠 215
運動精神病 138, 367
運動性失語 274
うつ状態 17, 90
Überredung 413
überwertige Idee 209
Uexküll〔Jakob 1910, 1864～1944, Estonia〕 370
Umständlichkeit 215
Umzugsdepression 96
Unbewusste 255
uncinate fit 168
unconscious 255
Unfallreaktion 69
unheimlich 103, 134
Universitätspsychiatrie 369
Urangst 342

V

ヴェザニア 360, 364
ヴードゥー死 316
vegetative Dystonie 15, 69
Verbigeration〔verbum 語, gero 作出〕 218
Verblödung 28, 88, 120
Verhältnisschwachsinn 177, 263
Verlustdepression 97
Verödung 106
verschroben 58
verständlich 33
Verstehen 8, 368, 369
Verstimmung 171
Verwahrlosung 185, 240
Verwirrtheit 22
Verwirrtheitspsychose 138
vesania typica 366
vesania typica circularis 366
vesanie〔ve 非, sanus=sane〕 360, 374
viskös 52, 172
vitale Traurigkeit〔Schneider 1946〕 91
vitales Gefühl 223
voodoo death 316
Vorbeireden 115, 263

W

ワーグナー 80
歪顔 107
ワイゲルト 382
ワイツゼッカー 386
ワイヤー 375, 378
ワッサーマン 382
ウェルニッケ 139, 160, 210, 281, 366, 381
ウェルニッケ脳症 149, 279
wächserne Biegsamkeit 113, 237
Wagner von Jauregg 158, 384, 403
Wahn 6, 20, 210
Wahnbedürfnis 212
Wahneinfall 21, 101, 211
Wahnerinnerung 119, 211
Wahnsinn〔vain-sense〕 31, 120, 364
Wahnstimmung 103, 212, 370
Wahnsystem 121, 212
Wahnwahrnehmung 21, 101, 210, 370
Wassermann 382
waxy flexibility 113, 237
Weigert 382

索引 **491**

weitschweifig 217
Weizsäcker（*Victor von*） 86, 386
Weltuntergangsgefühl 103, 370
Wernicke
　　　139, 160, 204, 263, 274, 366, 381
Wernicke-Lichtheimsches Schema 281
Wernicke's aphasia 281
Wernicke's encephalopathy
　　　　　　　　　149, 279, 289
Wertgefühl 223
Wesensänderung 141, 172, 262
West syndrome（1841） 168
Weyer（*Johann* 1550） 375
Weyer（*Johannes* 1550） 378
Wieck（*Hans Heinrich*） 141
wild boy 178, 317, 322
Willenlose 57
withdrawal 147
Witzelsuch 279
Witzelsucht 143, 263
Wochenbettpsychose 96, 138
world-destruction fantasy 103
Wortneubildung 115, 220
Wortsalat 218

X

xénopathie〔xenos 外〕 102, 362

Y

夜驚 75, 182
夜尿 183
痩せ型 59
野生児 178, 317, 322
安河内（五郎と向笠広次） 386, 404
ヤスパース 368, 384
ヤウレッグ（ワーグナー） 384, 403

幼稚症 84, 263
幼児痴呆 188, 307
予期不安 75
欲求不満 62, 329
抑制 17, 90, 230, 233, 237
抑制喪失 18
抑制うつ病 95
抑うつ反応 73
抑うつ者 55
要素幻聴 201
指しゃぶり 183
指失認 278
優位脳半球 284
ユクスキュル 370
夢の解釈 338
夢遮断 331
ユング 301, 341, 383
憂うつ激昂 95

Z

ザーケル 386
残遺妄想 102
前兆 165
前駆 165
全生活史健忘 252
全失語 281
増動児 164
増動症 180, 189
随意症状 140
Zeitgitterstörung 252
Zeitlupenphänomen 167, 247
Zeitrafferphänomen 144, 167, 247
Zeller 380
zerfahren 18, 114, 217
Zugänglichkeit 231
Zungenreden 205
Zwang 14, 53

Zwangsdenken 206
Zwangsgreifen 278
Zwangshandlung 208
Zwangskrankheit 209
Zwangslachen 279
Zwangsneurose 72
Zwangstrieb 207
Zwangsvorstellung 207
Zwangsweinen 159, 279
Zwangszeremoniell 72, 183
Zweckreaktion 70
Zwischenhirndemenz 263
zwischenmenschliche Beziehung 9
zyklothym 52
Zyklothymie 89

薬 の 索 引

主として薬の表に出てくる名称のアルファベット順の索引。300以上の名称があり、薬の種類はその半分にも達しないが、同じ薬に異なった名称の製品がいくつもあることが多いので、名称の数が多くなり、名を聞いただけでは何の薬であるか分らないことがあるので、この索引を作った。上中下の別は、頁の上方か、中頃か、下方かを大体において示すものである。この方が検索に便利であろう。

A

Abilify 459下
Abilit 446下
Accenon 456上
Acetazolamide 456中
Acetylpheneturide 456中
Akineton 458中
Aleviatin 455下
Alprazolam 451下
Amantadine 458下, 461下
Amitriptyline 448中
Amoban 455中
Amobarbital 454中
Amoxan 448下
Amoxapine 448下
Amplit 448下
Anafranil 448中
Anatensol 445下
Apamin 445下
Aricept 461下
Artan 458中
Atarax 452下, 453下
Atropine 458中
Azapirone 453上

B

Balance 450中
Barbital 454上
Barnetil 446下
Benozil 454下
Benzalin 454下
Benzamide 446中
Benzodiazepine 450中
Biperiden 458中
Bromazepam 451上
Bromide 456下
Bromocriptine 459上, 461上
Bromovalerylurea 454中
Bromperidol 446上
Bronanserin 459下
Brotizolam 455中
Brovarin 454中
Butansultamsulfonamide 456中
Butyrophenon 445下

C

Caffein 453下
Carbamazepine 456下
Carpipramine 447中
Cercine 450下
Chlordiazepoxide 450中
Chlorpromazin 445上
Cholinfall 458上
Citicoline 461下
Clobazepam 457上
Clofekton 447中
Clomipramine 448中
Clonazepam 452中, 456下
Clotiazepam 451上
Cloxazolam 451中
Constan 451下
Contol 450中
Contomin 445上
Coreminal 451中
Crampol 456中
Cremin 447中
Crocapramine 447中

D

Dalmate　454下
Dantrolene　461上
Defekton　447中
Depakene　456上
Depas　452中
Depromel　449中
Desyrel　449中
Diamox　456中
Diazepam　450下
Dibenzotiazepine　447下
diethylamide　457中
Diphenylhydantoin　455下
Diphenylmethan　453中
Diphenylmethane　452下
Dipotassium clorazepate　451中
Dogmatyl　446下
Donepezil　461下
Dopasol　459上
Dopaston　459上
Dops　459上
Doral　454中
Droxidopa　459上

E

Emilace　446下
Enadel　451中
Epileo　456中
Erimin　454下
Estazolam　454下
Ethosuximide　456中
Ethyl loflazepate　452上
Ethylphenylhydantoin　456上
Etizolam　452中
Eurodim　454下
Evamyl　455中
Excegran　456下

F

Floropipamide　446中
Fludecasin　445下
Flumezin　445中
Flunitrazepam　455中
Fluphenazine　445中
Flurazepam　454下
Flutazolam　451中
Flutoprazepam　452中
Fluvoxamine　449中
Fluvoxetine　459中
Forit　447中

G

Glandaxin　452上
Goodmin　455中

H

Halcion　455上
Halomonth　446上
Haloperidol　446上
Haloxazolam　455上
Hiberna　458上
Hirnamin　445下
Horizon　450下
Hydroxyzine　452下, 453下
Hyserenin　456上

I

Ibudilast　461下
Imidol　448中
Iminodibenzyl　447中
Imipramine　448中
Impromen　446上
Indole　447中
Insumin　454下
Isomytal　454中

J

Jzoloft　449中

L

Landsen　456下
Larodopa　459上
l-Dopa　459上
Lendormin　455中
Levodopa　459上
Levomepromazin　445下
Levotomin　445下
Lexotan　451上
Librium　450中
Limas　453中
Linton　446上
Lithium　453中
Lithium carbonate　453中
Lithium jodide　453中
Lodopin　447上
Lofepramine　448下
Lonasen　459下
Loramet　455中

薬 の 索 引 **495**

Lorazepam 450下
Lormetazepam 455中
LSD 457上
Lucidril 454上
Ludiomil 448下
Lullan 448中
Luvatren 446中
Luvox 449中
Lysergic acid 457中

M

Maprotiline 448下
Mazaticol 458下
Meclofenoxate 454上
Medazepam 452上
Meilax 452上
Melex 451下
Melleril 445下
Mendon 451中
Mescalin 457上
Methamphetamin 453下
Methixene 458上
Methylphenidate 453下
Mexazolam 451下
Mianserin 449上
Milnacipran
　　　449下,461中
Minoaleviatin 456上
Miradol 446下
Mirtazapine 459下
Moperon 446中
Mosapramine 447中
Myslee 455下
Mystan 457上

N

Na. dipropylacetate
　　　456上
Nelbon 454下
Nemonapride 446下
Neoperidol 446上
Neuleptil 445下
Nicorgoline 461下
Nimetazepam 454下
Nitoman 450中
Nitrazepam 454下
Noritren 448下
Nortriptyline 448下
Novamin 445中

O

Olanzapine 448上,461中
Orap 446中
Osporot 456中
Oxazolam 451中
Oxypertine 447中

P

Parkin 458上
Parlodel 459上,461上
Paroxetine 449中
Pasotomin 445中
Paxil 449中
Pentobarbital-calcium
　　　454中
Pentona 458下
Perospirone 448中
Perphenazin 445中
Pheneturide 456中

Phenobal 454中,455下
Phenobarbital
　　　454中,455下
Philopon 453下
Pipamperone 446中
Piroheptine 458中
Prazepam 452中
Prochlorperazin 445中
Profenamine 458上
Promethazine 458上
Propericiazin 445下
Propitan 446中
Prozac 459中
Psilocybin 457中
Pyrethia 458上
PZC 445中

Q

Quazepam 454中
Quetiapine 447下,461中

R

Rauwolfia serpentina
　　　450上
Ravona 454中
Reflex 459下
Regulin 450中
Remeron 459下
Reserpin 450上
Reslin 449中
Resmit 452上
Restas 452中
Rhynchophylline 457下
Rhythmy 455中
Rilmazafone 455中
Risperdal 448中

Risperidone
　　　　448中, 461中
Ritalin　453下
Rivotoril　456下
Rize　451上, 452中
Rohypnol　455中
Rubigen　450中

S

Sedapran　452中
Sediel　453上
Sepazon　451中
Serenace　446上
Serenal　451中
Serenamin　450下
Seroquel　447下
Serpasil　450上
Sertraline　449中
Setiptiline　449上
Silece　455中
SNRI　449下
Solanax　451下
Somelin　455上
Spiropen　446上
Spiroperidol　446上
Spiropitan　446中
SSRI　449中
Sulpiride　446下
Sulthiame　456中
Sultopride　446下
Symmetrel　458下

T

Tandospirone　453上
Tasmolin　458中
Tecipul　449上

Tegretol　456下
Telesmin　456下
Tetrabenazin　450中
Tetramide　449上
Thienodiazepine　452中
Thiepin　447上
Thioridazin　445下
Tiapride　461下
Timiperone　446中
Tofisopam　452上
Tofranil　448中
Toledomin　449下
Tolopelon　446中
Tranquis　445中
Trazodone　449中
Tremin　458中
Triazolam　455上
Triazolopyridine　449中
Tridione　456上
Trifluoperazin　445中
Trihexyphenidyl　458中
Trilafon　445中
Trimethadion　456上
Trimol　458中
Triomin　445中
Triptanol　448中
1-Tryptophan　457下

V

Valerin　456上
Vegetamin　445上

W

Wintermin　445上
Wypax　450下

Z

Zarontin　456中
Zolpidem　455下
Zonisamide　456下
Zopiclone　455中
Zotepine　447上
Zyprexa　448上

西丸四方
略　歴　1936年　東大医学部卒業
　　　　1945年まで　東京都立松沢病院勤務
　　　　1949年まで　国立東京第一病院医長　および　東京女子医専講師
　　　　1969年まで　信州大学医学部教授
　　　　1977年まで　愛知医科大学教授
　　　　1978年　信州大学，愛知医科大学名誉教授
　　　　2002年2月　没

主訳著書　ヤスペルス，精神病理学総論（岩波書店）・クレッチマー，医学的心理学（みすず書房）・シュナイダー，一般医家のための精神医学（南山堂）・ユング，人間心理と教育（日本教文社）・精神医学入門（南山堂）・神経病学入門（南山堂）・島崎藤村の秘密（有信堂および筑摩書房日本文学大系）・異常性格の世界（創元社）・脳と心（創元社）・精神異常（筑摩書房）・病める心の記録（中央公論社）・幻覚（医学書院）・東洋的精神療法（みすず書房，異常心理学講座）・ヤスパース，精神病理学原論（みすず書房）・臨床精神医学研究（みすず書房）・やさしい精神医学（南山堂）・ジャスミンおとこ（みすず書房）・心の病気（創元社）・臨床精神医学辞典（南山堂）・精神医学彷徨記（金剛出版）・シュナイダー，精神病理学序説（みすず書房）・クレペリン，精神医学臨床講義（共訳・医学書院）・狂気の価値（朝日新聞社出版局）・ノイマン単一精神病観（医学書院）・クレペリン，精神分裂病，躁うつ病とてんかん（共訳，みすず書房）・ヘルダリンの病誌（みすず書房）・精神医学の古典を読む（みすず書房）・ハインロート，狂気の学理（中央洋書）・彷徨記～狂気を担って（批評社）・西丸四方の本1．精神科の臨床から，2．精神医学の人と書物（みすず書房）・クレペリン，精神医学総論（遠藤みどりと共訳，みすず書房）

西丸甫夫
略　歴　1974年　岩手医科大学大学院卒業
　　　　1977年まで　愛知医科大学講師
　　　　1997年10月まで　北信総合病院医長
　　　　1997～2018年　西丸医院院長
共　訳　上記クレペリンの3冊

精神医学入門

1949年9月15日　1版1刷　　　　　　　　　　　ⓒ2006
2006年5月8日　25版1刷
2020年4月30日　5刷

著　者　西丸四方　西丸甫夫
　　　　にしまるしほう　にしまるとしお

発行者
株式会社　南山堂　代表者　鈴木幹太
〒113-0034　東京都文京区湯島4-1-11
TEL　代表　03-5689-7850　　www.nanzando.com

ISBN 978-4-525-38015-1　　定価（本体5,100＋税）

JCOPY　〈出版者著作権管理機構　委託出版物〉
複製を行う場合はそのつど事前に（一社）出版者著作権管理機構（電話03-5244-5088，FAX 03-5244-5089，e-mail: info@jcopy.or.jp）の許諾を得るようお願いいたします．

本書の内容を無断で複製することは，著作権法上での例外を除き禁じられています．また，代行業者等の第三者に依頼してスキャニング，デジタルデータ化を行うことは認められておりません．